AF468178

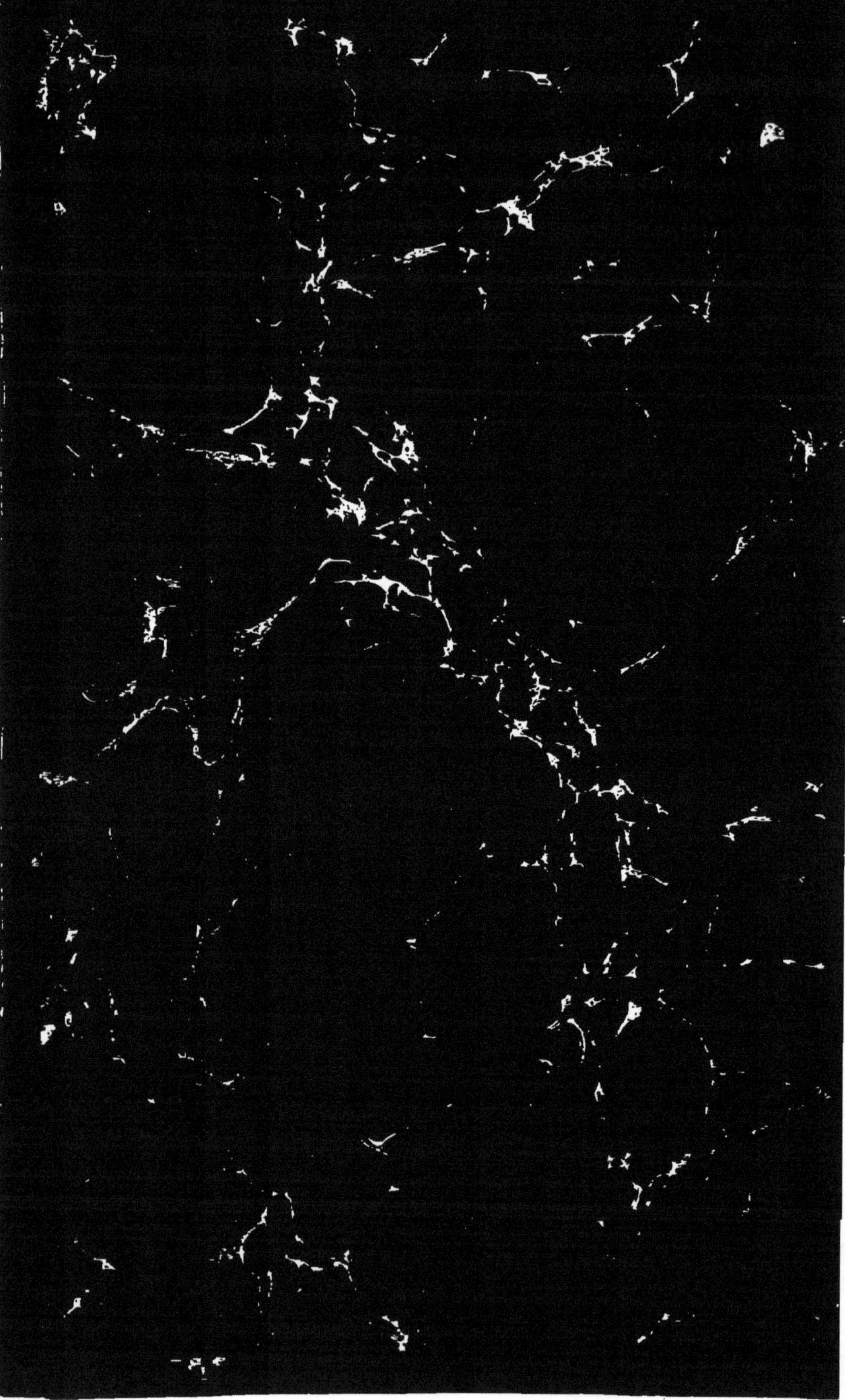

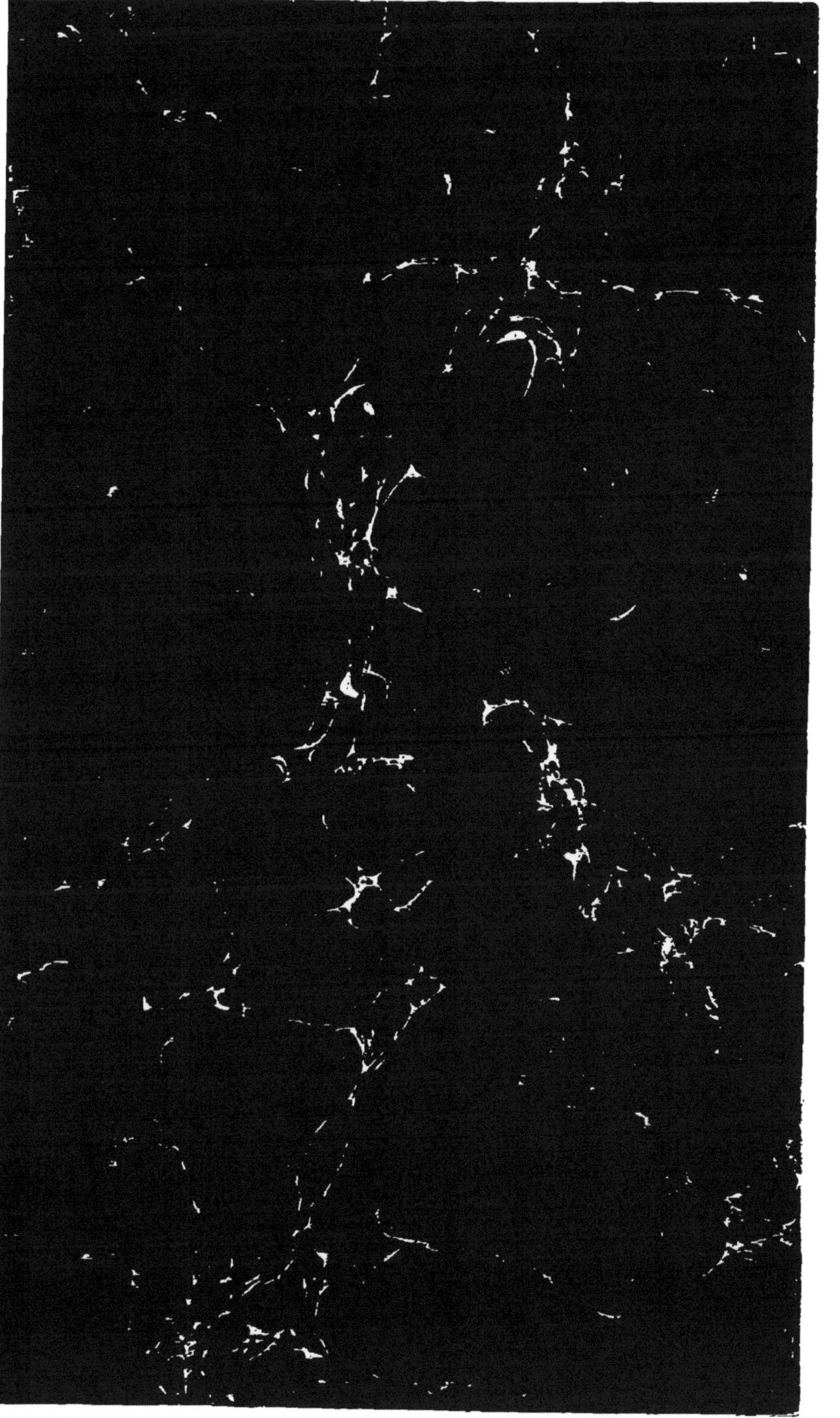

MANUEL

D'ANATOMIE

PAR

LE Dr J.-A. FORT

ANCIEN INTERNE DES HOPITAUX, PROFESSEUR LIBRE D'ANATOMIE.

**Deuxième édition du Résumé d'Anatomie,
revue corrigée et augmentée**

CONTENANT

La dissection des différentes régions du corps,
un résumé de la description de tous les organes, (os, muscles, articulations
vaisseaux, centres nerveux, nerfs, viscères, organes des sens)
et un résumé d'Embryologie.

AVEC 151 FIGURES DANS LE TEXTE

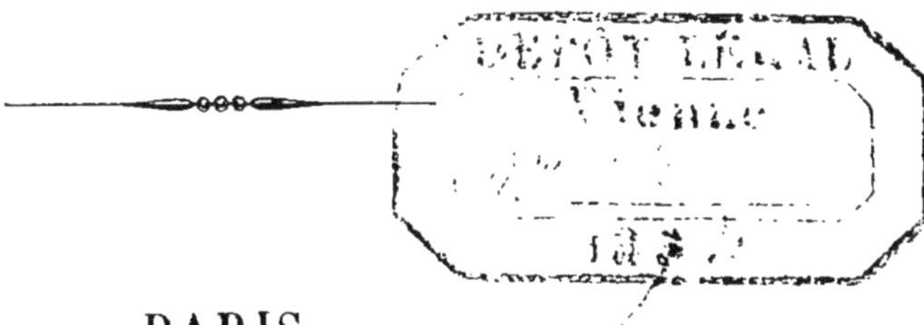

PARIS
ADRIEN DELAHAYE, LIBRAIRE-ÉDITEUR
PLACE DE L'ÉCOLE-DE-MÉDECINE.
1875

PRÉFACE DE L'ÉDITEUR.

Nous publions aujourd'hui la deuxième édition du *Résumé d'anatomie* sous le titre *Manuel d'anatomie*.

Sur la demande des élèves, l'auteur a ajouté à cette édition les préparations anatomiques et un plus grand nombre de figures.

Les préparations anatomiques sont indiquées surtout en vue du premier examen de doctorat.

Le contenu du volume a été remis au courant de la science.

Le *Manuel d'anatomie* ne suffirait pas aux étudiants qui ne connaîtraient pas déjà l'anatomie ; mais nous sommes persuadé qu'il rendra de grands services à ceux qui veulent revoir cette science en peu de temps, ou se préparer rapidement aux examens et aux concours.

INTRODUCTION.

L'anatomie est la science qui s'occupe de la structure des corps organisés.

I. Principes immédiats.

Les principes immédiats sont des substances composées, c'est-à-dire susceptibles elles-mêmes d'analyse chimique, et formant par leur réunion, par leur combinaison, la matière organisée. Exemple : albumine. fibrine.

II. Éléments anatomiques.

Les éléments anatomiques, formés de principes immédiats, sont des parties presque toujours microscopiques et se montrant sous la forme d'éléments figurés et d'éléments non figurés, ou matière amorphe.

Des éléments anatomiques figurés.

Ces éléments peuvent affecter cinq formes différentes : granulations, cellules, fibres, tubes ou cristaux.

Tous les éléments anatomiques figurés qui entrent dans la constitution de nos tissus présentent une des formes précédentes. Dans un tissu, on trouve en général un élément qui prédomine et qui lui donne ses propriétés ; exemple : la fibrille musculaire, qui donne ses propriétés au muscle, et qu'on nomme pour cette raison *élément fondamental.* On appelle *éléments acces-*

soires ceux qui entrent dans la constitution du tissu et qui servent à protéger, à nourrir, etc., l'élément anatomique fondamental.

Des granulations. — On désigne sous ce nom, en histologie, des granules extrêmement fins, sans forme déterminée, échappant le plus souvent à nos moyens de mensuration : les plus gros ne dépassent pas trois millièmes de millimètre. On les rencontre partout, en suspension dans les liquides libres ou intracellulaires, et même dans le protoplasma qui forme certaines cellules. Dans quelques cas, elles infiltrent un tissu au point de masquer sa structure.

Des cellules. — Les cellules sont des éléments anatomiques plus ou moins arrondis, et renfermant ordinairement un noyau.

Ces éléments ont une forme arrondie, ovale, polyédrique ou aplatie, quelquefois allongée. Leur volume varie depuis 5 μ jusqu'à 100 μ [1].

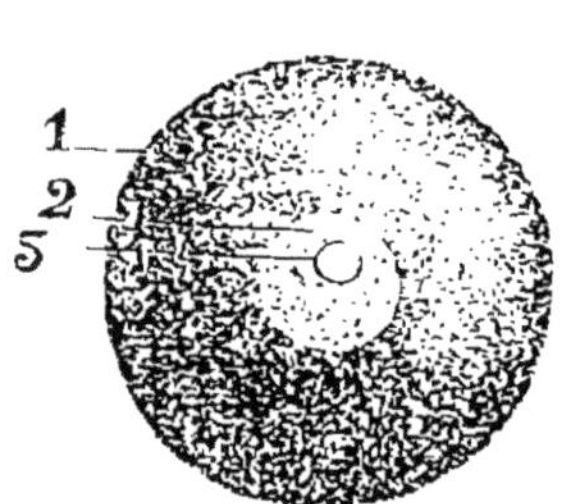

FIG. 1. — Protoblaste (cellule dépourvue de membrane d'enveloppe).

1. Protoplasma. — 2. Noyau. — 3. Nucléole.

Les cellules sont formées par une masse fondamentale pleine ou creusée d'une cavité. La plus grande partie des cellules ne possèdent pas de cavité, et le contenu a une densité égale à celle de la paroi.

Une cellule peut manquer de noyau. De là deux variétés de cellules : *à noyau* et *sans noyau*.

1. 1 μ indique un millième de millimètre ; certains auteurs écrivent 0mm,001.

Le noyau a un ou plusieurs *nucléoles* et des *granulations*.

Les cellules qui n'ont pas de cavité et qui sont, par conséquent, dépourvues d'enveloppe, portent en histologie le nom de *protoblastes*. Ce sont surtout les jeunes cellules qui se montrent sous cette forme (fig. 1 et 2).

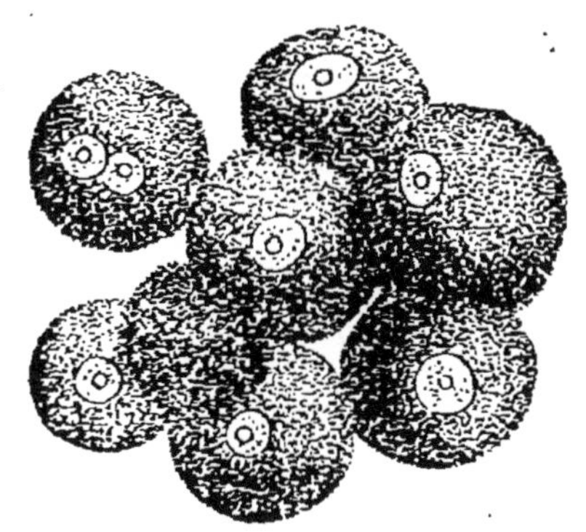

FIG. 2. — Plusieurs jeunes cellules ; en haut et à droite, elles se déforment en se comprimant.

Ceux de ces éléments qui ont une enveloppe constituent les *vraies cellules*, les *cellules parfaites*. Si cette enveloppe est très-mince, elle se montre au microscope sous forme d'une ligne ; on dit qu'elle a un *simple contour* (fig. 3). Si elle est épaisse, la membrane est dite à *double contour* (fig. 4). Exemple : l'ovule.

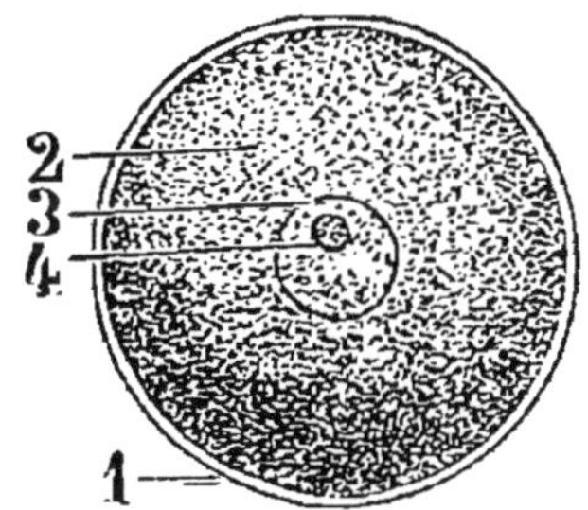

FIG. 3. — Vraie cellule, cellule parfaite, dont la membrane offre un simple contour.

1. Membrane d'enveloppe. — 2. Protoplasma de la cellule. — 3. Noyau. — 4. Nucléole. (Fort grossissement.)

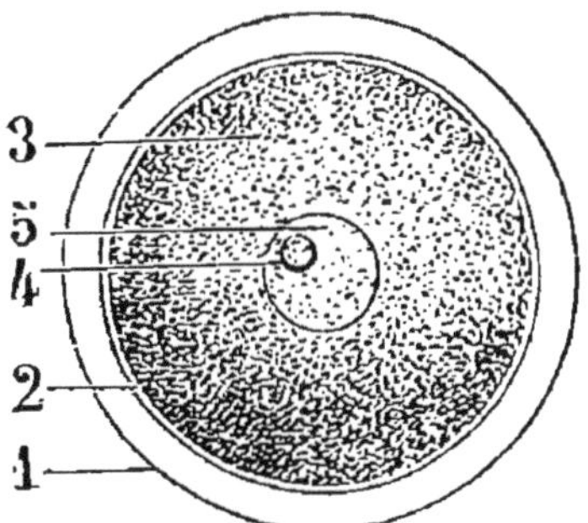

FIG. 4. — Cellule dont la membrane a un double contour (ovule).

1. Limite extérieure de la membrane d'enveloppe. — 2. Limite intérieure. — 3. Protoplasma granuleux. — 4. Nucléole. — 5. Noyau. (Fort grossissement.)

Le *nucléole* est plus gros et plus brillant que les granulations.

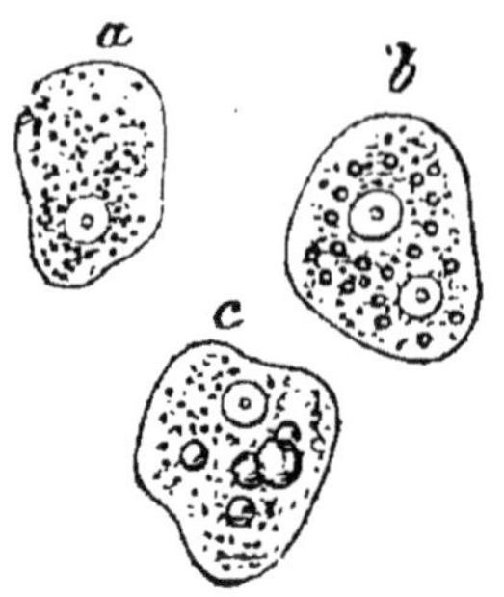

Fig. 5.

a. Cellule avec un noyau, un nucléole et des granulations. — *b*. Cellule avec deux noyaux nucléolés, des granulations et quelques gouttelettes graisseuses. — *c*. Cellule avec un noyau nucléolé, des granulations et des gouttelettes graisseuses plus volumineuses.

Des fibres. — Les fibres sont de petits filaments microscopiques allongés. Quoique moins nombreux que les cellules, ces éléments forment des masses considérables. Dans les tissus qu'elles constituent, les fibres sont presque toujours l'élément anatomique fondamental : exemple : tissu musculaire.

Des tubes. — Ces éléments anatomiques sont creusés d'un canal dans toute leur étendue, canal plein de substance liquide ou demi-solide. On les trouve dans le tissu nerveux et dans la plupart des organes glandulaires : ils constituent les capillaires et le myolemme des muscles.

Des cristaux. — En dehors des cristaux de poudre auditive qu'on trouve dans le labyrinthe membraneux, les cristaux ont une origine pathologique, et ils sont formés de *cholestérine* et d'*hématoïdine*.

Des éléments anatomiques non figurés.

Ces éléments comprennent les matières amorphes.

Des matières amorphes. — Les matières amorphes sont des substances interposées aux éléments anatomiques. Elles sont liquides ou solides.

Lorsqu'elles sont liquides, on les désigne sous les noms de *blastème* et de *plasma*.

Blastèmes. — Les blastèmes sont des liquides d'existence transitoire, dans lesquels se développent des éléments anatomiques qui en prennent la place. Ces liquides sont homogènes, quelquefois granuleux. On les trouve décrits par certains auteurs sous les noms de *cytoblastème*, *substance fondamentale* ou *substance conjonctive*.

Les blastèmes sont toujours en dehors des vaisseaux ; ils baignent les éléments anatomiques.

Plasma. — Le plasma est la matière amorphe liquide qu'on rencontre dans les vaisseaux, et qui tient en suspension de petits corps microscopiques, les globules.

Parmi les *matières amorphes solides*, nous trouvons plusieurs espèces qui présentent entre elles quelques différences.

III. Tissus.

Par tissus on entend des parties solides du corps, formées par la réunion d'éléments anatomiques, dont quelques-uns ont entre eux des rapports invariables pour chaque tissu.

IV. Organes, Systèmes et Appareils.

Organes. — On donne le nom d'organe à une certaine masse de parties élémentaires ayant une forme et une fonction déterminées. Ainsi l'os, le muscle, le nerf, sont des organes.

Systèmes. — Les organes, envisagés comme organes de même nature, constituent un système. C'est ainsi que la réunion de tous les os forme le système osseux. On nomme *organes similaires* ceux qui sont formés du même tissu et dont l'ensemble constitue un système : les muscles, les nerfs, etc., sont des organes similaires.

Appareils. — L'appareil est formé par un groupe d'organes concourant à la même fonction : ainsi l'appareil digestif comprend une foule d'organes dont le but commun est la digestion.

PREMIÈRE PARTIE.

ANATOMIE GÉNÉRALE ET HISTOLOGIE.

Nous décrirons successivement les divers systèmes anatomiques, en suivant l'ordre alphabétique :

Systèmes adipeux, cartilagineux, conjonctif, élastique, épithélial, fibreux, glandulaire, musculaire, nerveux, osseux, séreux, tendineux, vasculaire.

Nous ferons suivre l'étude des systèmes de celle du sang.

CHAPITRE PREMIER.

SYSTÈME ADIPEUX.

§ 1. — **Disposition générale.** — Le *tissu adipeux* ou *graisseux* ne se rencontre que dans les régions où il existe du tissu cellulaire ou conjonctif. Ces deux tissus sont tellement inséparables, que souvent on dit : tissu *cellulo-adipeux*. On le trouve principalement sous la peau ; on le rencontre aussi sous les aponévroses, où il sépare les muscles, les vaisseaux, les nerfs, etc. Dans les cavités splanchniques, il se montre aussi en plus ou moins grande quantité.

Le tissu adipeux présente une couleur jaunâtre. Les lobules dont il est formé lui donnent un aspect granulé.

§ 2. — **Structure**. — A la coupe, on voit manifestement que le tissu adipeux est parcouru par des traînées de tissu cellulaire ou conjonctif, constituant des cloisons entre-croisées qui limitent de grands espaces ou aréoles. On remarque dans ces aréoles des grains jaunâtres du volume d'un grain de millet, d'un petit pois (de 1 à 6 mill.): ce sont les *lobules graisseux*.

Le lobule est formé par un amas de petits corpuscules ou vésicules et par des vaisseaux ; le tout est entouré par une couche de tissu conjonctif.

Les *vésicules* ou *cellules graisseuses* ont un volume qui varie selon l'âge et l'état d'embonpoint des individus ; elles mesurent de 22 μ à 135 μ.

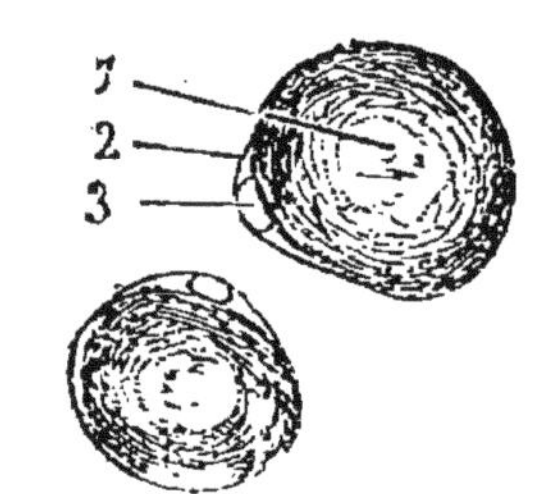

FIG. 6. — Deux cellules graisseuses.
1. Contenu. — 2. Paroi. — 3. Noyau.

La vésicule graisseuse est constituée par une enveloppe azotée et par un contenu liquide, huileux, transparent. La paroi est pourvue d'un noyau (fig. 6).

CHAPITRE II.

SYSTÈME CARTILAGINEUX.

Le système cartilagineux comprend deux sortes de cartilages : les *cartilages* proprement dits et les *fibro-cartilages.*

Les cartilages proprement dits comprennent : les cartilages du fœtus ; tous les cartilages articulaires ; les cartilages du nez, du larynx, de la trachée et des bronches ; les cartilages costaux, etc.

Parmi les *fibro-cartilages,* on trouve le fibro-cartilage du pavillon de l'oreille, les cartilages de Wrisberg et de Santorini, l'épiglotte, les cartilages tarses, les disques inter-vertébraux, le disque inter-articulaire de l'articulation temporo-maxillaire, etc.

D'un autre côté, la plupart des auteurs rangent, avec raison, je crois, tous les disques inter-articulaires parmi les fibro-cartilages.

A. Des cartilages proprement dits.

Il en existe deux espèces : 1° les *cartilages périchondrés;* 2° les *cartilages articulaires ou non périchondrés.*

1° *Cartilages périchondrés.*

Ces cartilages, qui comprennent tous ceux qui ne revêtent pas les surfaces articulaires, sont caractérisés par la présence d'une membrane, ou *périchondre,* analogue au périoste.

D'un blanc terne, ces cartilages jouissent d'une résistance et d'une élasticité considérables. Ils sont formés par une substance homogène, *substance fondamentale*. Dans cette substance sont creusées de petites cavités appelées *chondroplastes* (Robin), ou cavités de cartilage. Ovoïdes ou arrondis, ces chondroplastes renferment des cellules, dites *cellules de cartilage.*

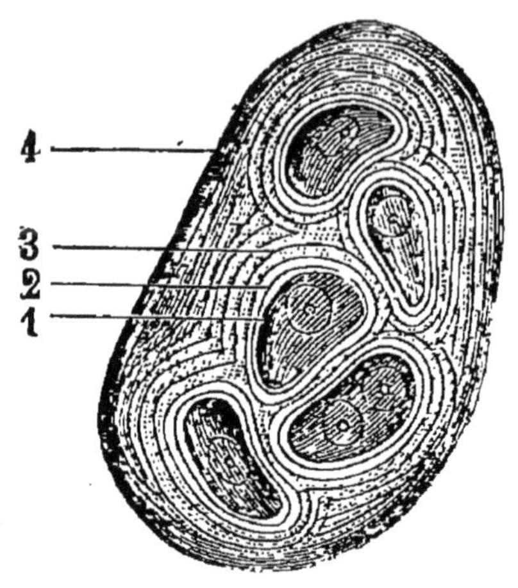

FIG. 7. — Plusieurs cellules de cartilage dont les capsules forment la substance fondamentale en se confondant.

1. Cellule cartilagineuse avec un noyau. — 2. Capsule nouvellement formée. — 3. Capsule plus ancienne commençant à se fusionner avec celles du voisinage. — 4. Substance fondamentale résultant de la fusion des capsules.

Les cellules de cartilage se distinguent par une propriété spéciale : elles sécrètent autour d'elles et successivement de minces membranes appelées *capsules de cartilage*, de sorte que les cellules un peu âgées se trouvent situées au centre de capsules emboîtées.

Il est probable que la substance fondamentale est formée par la fusion des capsules les plus externes (fig. 7).

La substance de ces cartilages est dépourvue de nerfs et de vaisseaux.

2° Cartilages articulaires ou non périchondrés.

Ils revêtent les surfaces articulaires.

§ **1. — Disposition générale.** — Résistants et élastiques, les cartilages articulaires sont disposés sous forme de lames, dont l'une des faces adhère à l'os, la face opposée étant libre dans la cavité articulaire. La substance cartilagineuse est complètement nue dans la cavité articulaire, et en contact direct avec la synovie.

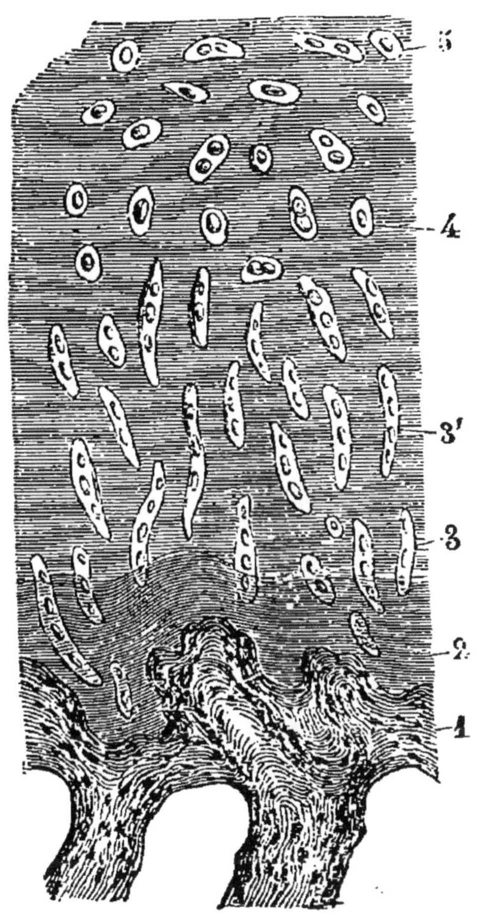

FIG. 8. — Coupe d'un cartilage articulaire à l'extrémité d'un os.

1. Tissu osseux avec ostéoplastes. — 2. Couche intermédiaire au cartilage et à l'os remplie de sels calcaires et contenant quelques chondroplastes. — 3, 3, 4, 5. Chondroplastes avec leurs différentes dispositions dans les couches superficielle, moyenne et profonde du cartilage.

§ 2. — **Structure.** — Les cartilages articulaires sont formés par une *substance fondamentale* contenant des *chondroplastes.* Ici, la substance fondamentale est granuleuse; les chondroplastes sont deux ou trois fois plus petits que ceux des cartilages périchondrés, et ils renferment quelquefois jusqu'à vingt cellules. Tous les auteurs sont d'accord pour rejeter l'existence de vaisseaux et de nerfs.

B. Des fibro-cartilages.

La plupart des fibro-cartilages font partie des articulations mobiles. Les uns remplissent l'espace qui sépare, en certains points, les surfaces articulaires ; les autres existent autour des cavités articulaires sous forme de bourrelets plus ou moins saillants.

§ 1. — **Propriétés générales.** — Les premiers, qu'on appelle encore disques inter-articulaires, se rencontrent dans les articulations dont les surfaces ne se correspondent pas exactement, et ils prennent la forme des surfaces avec lesquelles ils sont en contact.

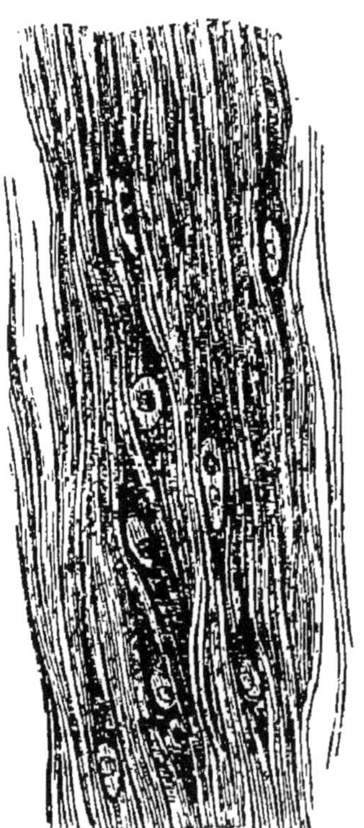

Fig. 9.

Les bourrelets fibro-cartilagineux se rencontrent autour de la cavité glénoïde de l'omoplate et de la cavité cotyloïde de l'os coxal, etc.

§ 2. — **Structure.** — Leur structure est plus complexe que celle des cartilages. Il semble que les fibro-cartilages soient formés par un mélange de tissu cartilagineux, de tissu fibreux et de tissu élastique (fig. 9).

On trouve dans ce tissu : 1° des fibres de tissu conjonctif ; 2° des cavités de cartilage ; 3° des fibres élastiques ; 4° des vaisseaux ; 5° des nerfs ; 6° des vésicules graisseuses.

CHAPITRE III.

SYSTÈME CONJONCTIF OU LAMINEUX.

Le tissu conjonctif est ce tissu blanchâtre qui entoure, qui réunit entre eux les divers organes constituant le corps de l'homme.

Le tissu conjonctif a reçu diverses dénominations : *tissu conjonctif, tissu cellulaire, tissu lamineux*, etc.

§ 1. — **Distribution**. — On le divise en trois sections : 1° le tissu conjonctif sous-cutané ; 2° le tissu conjonctif profond ou sous-aponévrotique ; 3° le tissu conjonctif splanchnique.

1° Le *tissu conjonctif sous-cutané* forme au-dessous de la peau une couche partout en communication avec elle-même. Cette couche communique en plusieurs points avec le tissu cellulaire sous-aponévrotique.

Velpeau divisait le tissu conjonctif sous-cutané en deux couches : la *couche aréolaire* et la *couche lamelleuse*. La première, située immédiatement sous le derme, renferme une plus ou moins grande quantité de graisse. La couche lamelleuse, plus profonde, constitue le *fascia superficialis*.

2° Le *tissu conjonctif profond* ou *sous-aponévrotique* est aussi partout en continuité avec lui-même ; il entoure les muscles, les vaisseaux, les nerfs.

3° Le *tissu conjonctif des cavités splanchniques* est rare dans la cavité crânienne; celui du thorax est situé dans le médiastin, où il entoure tous les organes qui y sont contenus. Le tissu conjonctif de la cavité abdominale est rare et serré autour des viscères, sous le péritoine viscéral; il est surtout très-abondant à la face profonde du péritoine pariétal, principalement dans les régions lombaire, iliaque et pelvienne.

§ 2. — **Structure.** — Le tissu conjonctif est formé de lamelles minces, limitant des espaces ou aréoles communiquant toutes entre elles. C'est dans les aréoles qu'est déposée la substance graisseuse.

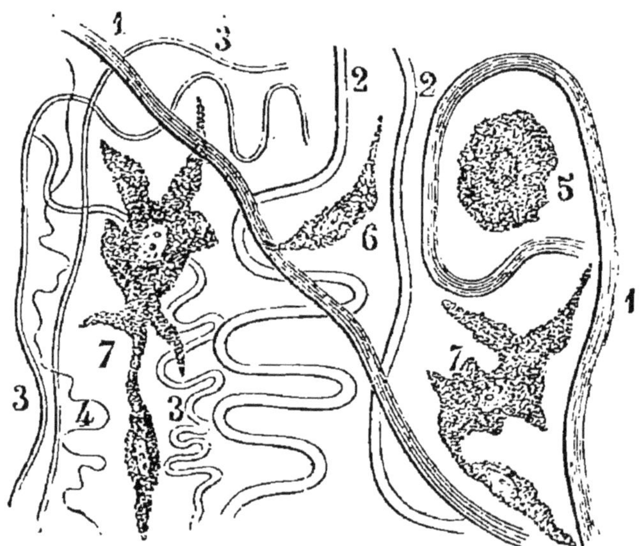

FIG. 10. — Tissu conjonctif pris dans la cuisse d'une grenouille vivante.

1, 1. Faisceaux de tissu conjonctif. — 2, 2. Grosses fibres élastiques. — 3, 3. Fibres élastiques moyennes. — 4. Fibre élastique fine — 5. Corpuscule arrondi du tissu conjonctif. — 6. Corpuscule fusiforme — 7, 7. Corpuscules étoilés avec mouvements amiboïdes.

Les lamelles de tissu conjonctif sont elles-mêmes composées de plusieurs éléments anatomiques que l'on ne peut étudier sans le secours du microscope. On y trouve : 1° une *substance amorphe ;* 2° des *fibres de tissu conjonctif, fibres lamineuses,* libres ou disposées en faisceaux ; 3° des *fibres élastiques* de la variété dartoïque ; 4° des *vaisseaux capillaires,* très-abondants ; 5° des *cellules adipeuses ;* 6° enfin des *corpuscules* particuliers, désignés par la plupart des auteurs sous le nom de *globules* ou *corpuscules du tissu conjonctif, cellules plasmatiques,* et par Robin sous celui de *noyaux embryoplastiques.*

Les *vaisseaux lymphatiques* ne prennent aucune origine dans le tissu conjonctif.

On n'y trouve point de nerfs.

CHAPITRE IV.

SYSTÈME ÉLASTIQUE.

Le tissu élastique est jaune. Ce tissu paraît homogène.

L'élément élastique, vu au microscope, possède un pouvoir réfringent considérable. Ses bords sont nets et foncés ; le centre, plein, est jaune et brillant. Les déchirures de cet élément sont très-nettes, et les parties divisées s'enroulent immédiatement sur elles-mêmes. Cet élément est essentiellement élastique.

Ni l'eau, ni l'alcool, ni l'éther, ni les acides, ni les alcalis ne l'altèrent. Il partage avec les épithéliums cette propriété de résistance aux agents chimiques.

Ce tissu renferme un élément anatomique fondamental, l'élastique, et quelques éléments accessoires, fibres et cellules du tissu conjonctif, vaisseaux capillaires.

Les *fibres élastiques* peuvent se montrer sous trois états différents : sous forme de fibres fines, anastomosées, ou réunies en lamelles.

1° Les fibres élastiques fines, décrites par Robin sous le nom de fibres *dartoïques*, ou *fibres de noyau*, ou fibres de la première variété, sont minces, enroulées, tortueuses, rarement anastomosées ou ramifiées.

2° Les fibres élastiques anastomosées diffèrent des précédentes par leurs ramifications, leurs anastomoses et leur diamètre un peu plus considérable. Elles constituent la deuxième variété de Robin, qui l'appelle *élastique fibreuse anastomosée.*

3° Les fibres élastiques se réunissent quelquefois en lamelles minces, membraneuses, striées. Ces lamelles présentent de petits orifices, des incisures résultant probablement de la soudure incomplète des fibres ; elles se rencontrent surtout dans les tuniques artérielles, *membrane fenêtrée.* Elles constituent pour Robin la troisième variété, ou *élastique lamelleuse.*

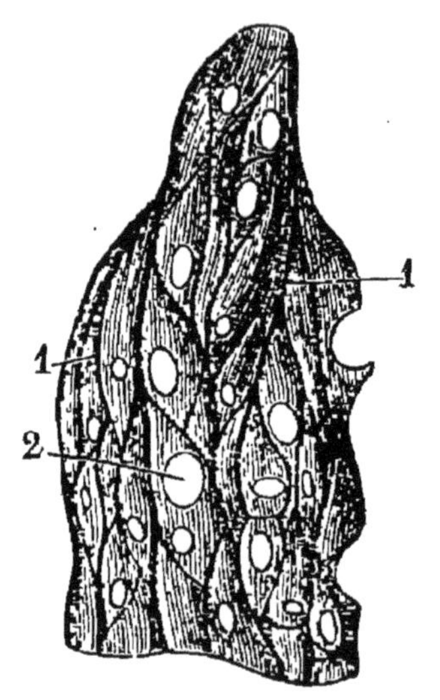

Fig. 11. — Lame élastique de tunique moyenne des artères.

1, 1. Trace de la soudure des éléments élastiques. — 2. Un orifice de la membrane fenêtrée.

On trouve dans le tissu élastique une plus ou moins grande quantité de *fibres* et de *corpuscules de tissu conjonctif.*

Les *vaisseaux capillaires*, rares, accompagnent les fibres du tissu conjonctif.

CHAPITRE V.

SYSTÈME ÉPITHÉLIAL.

Le système épithélial est constitué par un ensemble d'éléments anatomiques, ayant forme de cellules ou de noyaux, déposés pour la plupart sur des surfaces libres ou contiguës ; ces éléments sont appelés *épithéliums.*

§ **1. — Disposition générale. Distribution.** — Ces éléments anatomiques présentent une disposition qui varie avec la région qu'ils occupent.

Les épithéliums représentent une couche uniforme, régulière, à la surface libre de l'enveloppe cutanée et sur la plupart des membranes. On les trouvera tantôt à l'état de membrane, tantôt entassés et superposés au fond des culs-de-sac glandulaires.

Nous établirons une division importante dans les épithéliums, qui formeront deux groupes :

1° Les épithéliums *protecteurs :* épithéliums de la peau, des muqueuses ;

2° Les épithéliums *formateurs :* épithéliums des séreuses, des glandes, etc.

§ **2. — Division. Forme.** — Les éléments épithéliaux ont presque tous la forme de cellules ; quelques-uns, d'après Robin, sont uniquement formés par des noyaux. Certaines surfaces sont recouvertes d'une couche simple de cellules, *épithélium simple ;* d'autres présentent plusieurs couches superposées, *épithélium stratifié.*

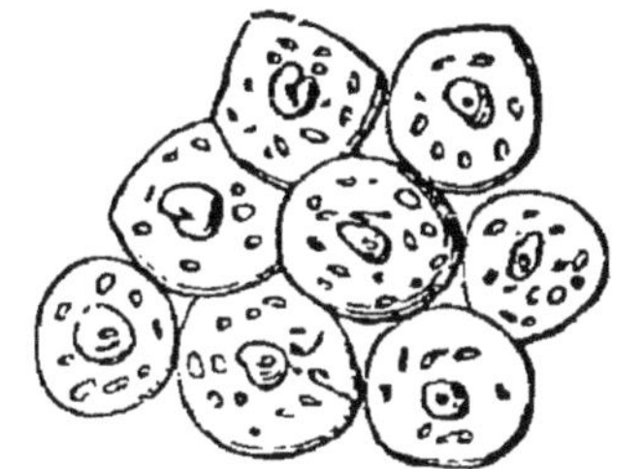

Fig. 12. — Cellules d'épithélium sphérique.

1° Les éléments qui nous occupent peuvent affecter une forme arrondie, *épithélium sphérique*. Si la pression des cellules voisines les a visiblement déformées, on dit *épithélium polyédrique*.

2° Lorsque les cellules épithéliales sont aplaties et qu'elles présentent, sur leur contour, des bords et des angles, elles constituent l'épithélium *pavimenteux* (fig. 13).

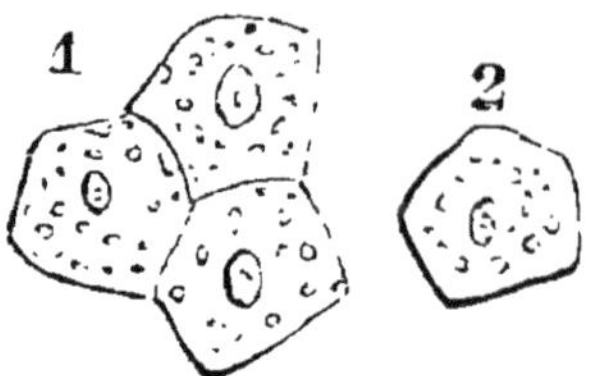

FIG. 13. — Cellules d'épithélium pavimenteux.

3° La forme des cellules se rapproche quelquefois de celle d'un petit cône, dont le sommet regarde la face profonde de la couche épithéliale, et dont la base concourt à former la surface libre.

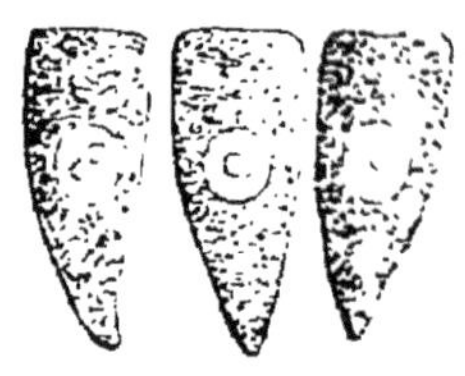
FIG. 14. — Trois cellules d'épithélium cylindrique simple.

On donne à cette espèce le nom d'épithélium *conique* ou *cylindrique*. On l'appelle encore épithélium *prismatique*.

4° L'épithélium conique ou cylindrique présente quelquefois, sur la base des cellules, de petits filaments qui jouissent de mouvements, *cils vibratiles*.

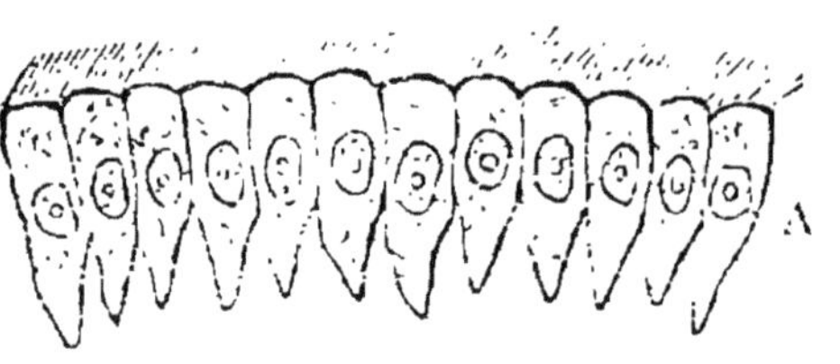

FIG. 15. — Épithélium cylindrique simple à cils vibratiles.

5° Les surfaces

épithéliales sont quelquefois recouvertes de noyaux, tantôt arrondis et tantôt ovoïdes : on donne à ces variétés d'épithélium les noms d'*épithélium nucléaire sphérique* et d'*épithélium nucléaire ovoïde* (Robin).

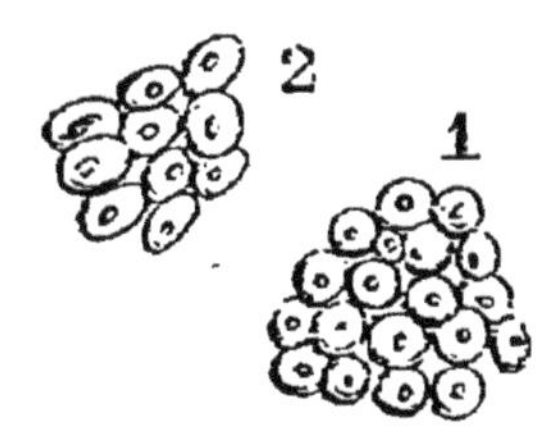

FIG. 16.— Épithélium nucléaire, les noyaux sont pourvus de nucléoles.

1. Épithélium nucléaire sphérique. — 2. Epithélium nucléaire ovoïde.

6° Souvent cet élément est intermédiaire à deux des variétés précédentes, sans qu'on puisse le rattacher exactement à l'une ou à l'autre, *épithélium de transition*.

7° Enfin l'épithélium *mixte* est celui qui consiste dans la réunion de plusieurs espèces d'épithélium sur la même surface, sans prédominance d'aucune variété, comme on le voit dans le bassinet, l'uretère et la vessie.

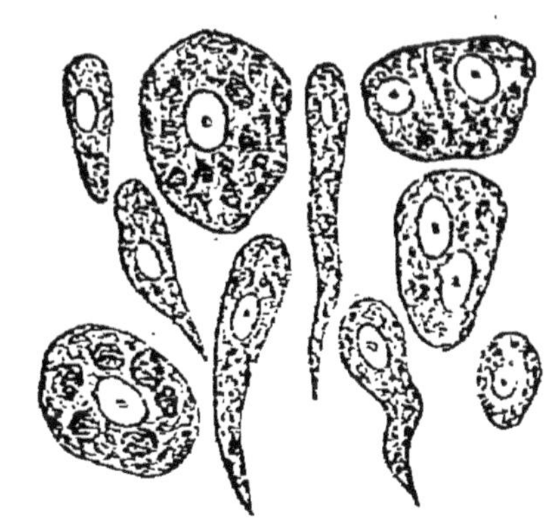

FIG. 17. — Épithélium mixte du bassinet.

CHAPITRE VI.

SYSTÈME FIBREUX.

Dans le système fibreux sont compris tous les organes formés de tissus fibreux, ligaments, aponévroses, etc.

D'une blancheur plus ou moins accentuée, le tissu fibreux se fait remarquer par sa résistance et par sa ténacité. Il est absolument dépourvu d'élasticité. Dans toutes les régions, il est en continuité avec lui-même.

Le tissu fibreux peut être considéré comme formé de tissu conjonctif condensé. On trouve dans sa composition des faisceaux fibreux qui en constituent l'élément fondamental ; on y rencontre aussi des corpuscules de tissu conjonctif, des fibres élastiques, une matière amorphe particulière et des vaisseaux.

Pour Robin, le tissu fibreux serait un tissu à part, non dérivé du tissu conjonctif.

CHAPITRE VII.

SYSTÈME GLANDULAIRE.

Le système glandulaire est formé par une quantité innombrable d'organes, de volume varié, qui portent le nom de glandes.

Les *glandes*, ou *organes glandulaires*, sont annexées à l'appareil de la circulation, dont elles extraient des principes qui doivent être rejetés au dehors ou rentrer dans la circulation après avoir joué un rôle plus ou moins important.

Ces organes sont très-répandus dans l'économie : ils présentent entre eux une grande analogie de structure et de fonction.

§ 1. — **Division des glandes**. — La division des glandes repose uniquement sur une différence fort légère dans la disposition anatomique de ces organes. C'est ainsi qu'on a admis des glandes en grappe, des glandes en tube et des glandes à follicules clos, ou vasculaires sanguines.

1° *Glandes en grappe.* — On a appelé glandes en grappe celles dans lesquelles la partie sécrétante de la glande est disposée aux extrémités des conduits excréteurs, de la même manière que les grains de raisin sont disposés aux extrémités des ramifications de la grappe qui les supporte. Si la glande présente un grain, *acinus*, ou un petit nombre de grains, c'est une glande en grappe simple : s'il en existe un grand nombre dont les canaux convergent vers un conduit principal, c'est une glande en grappe composée.

2° *Glandes en tube.* — Lorsque la portion sécrétante de la glande est formée par un assemblage de tubes plus ou moins ramifiés, plus ou moins longs, la glande est dite en tube : testicule, reins, etc., etc. La glande en tube peut être simple et formée par un seul tube, tantôt droit, comme dans les glandes de l'estomac, tantôt contourné et flexueux, comme dans les glandes sudoripares et cérumineuses.

3° *Glandes vasculaires sanguines.* — Le troisième groupe admis dans la division des glandes est constitué par des organes spéciaux, appelés glandes vasculaires sanguines ou folliculeuses. Elles se distinguent de celles des autres groupes par l'absence de conduits excréteurs, mais elles s'en rapprochent par la grande quantité de sang qu'elles reçoivent. Dans ce groupe se rencontrent la rate, le thymus, les ganglions lymphatiques, etc.

Les *follicules clos* qui constituent ces organes tendent à être envisagés d'une manière différente. Ils seraient constitués par une masse, plus molle au centre, de *tissu conjonctif réticulé*, entremêlé de *cellules lymphoïdes* (voyez *Histologie*), d'où le nom d'*organes lymphoïdes* qu'on tend à substituer à celui de glandes vasculaires sanguines.

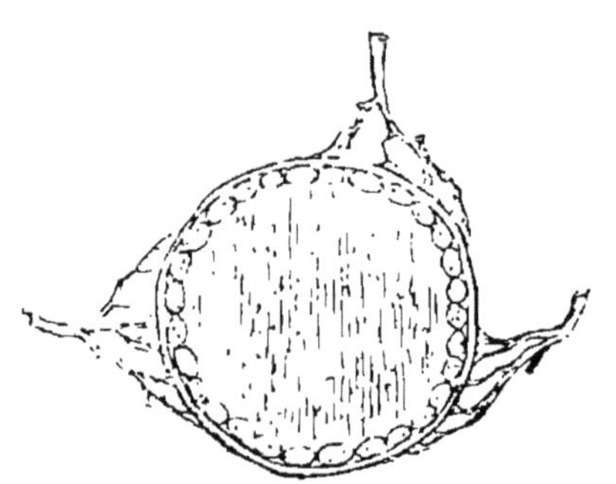

FIG. 18. — Membrane glandulaire revêtant la forme d'une sphère (follicule clos)

On y distingue : 1° les vaisseaux, en dehors de la paroi ; 2° l'épithélium, à l'intérieur ; 3° la paroi propre. Le liquide sécrété remplit le follicule, et sortira par exhalation, ou rupture de la paroi.

Il est certain néanmoins que le corps thyroïde renferme de véritables follicules clos (fig. 18).

4° *Glandes séreuses.* — A ces trois espèces de glandes on pourrait en ajouter une quatrième, constituant un groupe nettement séparé des autres par la disposition anatomique des organes qui le constituent. Ce sont les glandes séreuses, présentant la même structure que les trois groupes précédents, dont elles ne diffèrent que par leur disposition en forme de membranes étalées.

§ 2. — Structure. Membrane type représentant toutes les glandes. — Quelle que soit la glande que l'on examine, si l'on étudie l'élément glandulaire, on peut, dans tous les cas, le ramener au même type, et ce type est représenté par une membrane mince, ayant sur l'une de ses faces une couche épithéliale, et, sur l'autre, des vaisseaux capillaires disposés en réseau.

La structure des éléments glandulaires est partout la même. — Toutes les glandes doivent être ramenées par la pensée à cette membrane type :

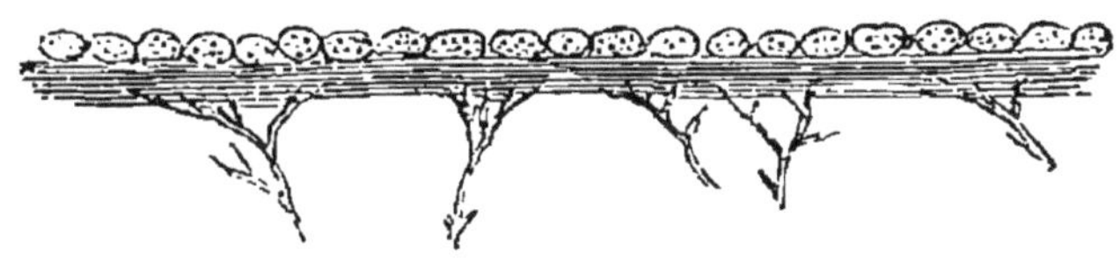

Fig. 19.

La figure 19 montre étalée la membrane type, qui peut donner une idée de toute glande. La face supérieure, formée d'épithélium, représente la couche épithéliale de l'élément glandulaire ; la couche sous-jacente représente la paroi propre de cet élément ; enfin les ramifications vasculaires qui sont placées au-dessous montrent le réseau vasculaire sur la surface extérieure de la paroi.

Si nous comparons cette membrane aux éléments glandulaires, nous voyons :

1° Que la glande en tube a une structure identique (fig. 20).

En effet, le tube possède une paroi propre, comme la membrane type ; cette paroi est revêtue à l'intérieur par une couche d'épithélium, à la manière de la membrane type ; enfin, de même que cette dernière, le tube présente un réseau vasculaire à la surface extérieure de la paroi propre (fig. 20).

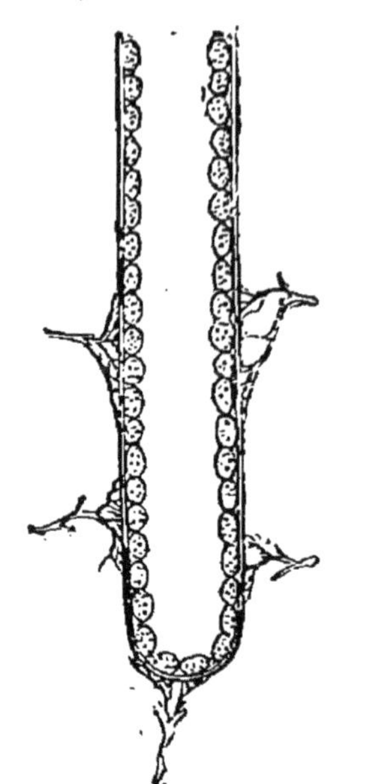

Fig. 20. — Membrane glandulaire revêtant la forme d'un tube. On voit l'épithélium à l'intérieur et les vaisseaux en dehors.

2° Que la glande en grappe présente une structure identique à celle des glandes en tube. La paroi propre de la glande en grappe revêt la forme d'un tube renflé à son extrémité terminale et présentant, à l'intérieur de ce renflement, des dépressions ou culs-de-sac glandulaires, analogues aux alvéoles d'un gâteau de ruche d'abeilles. Cette paroi propre, revêtue intérieurement d'épithélium, et à l'extérieur d'un réseau de vaisseaux, ne diffère nullement des éléments glandulaires ayant forme de tubes (fig. 21).

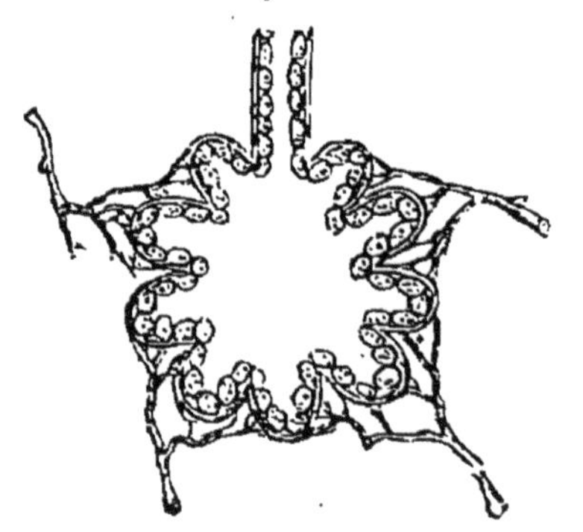

Fig. 21.

Les organes glandulaires présentent donc une identité de structure dans leur portion sécrétante. Il faut excepter la plupart des glandes vasculaires sanguines, d'après ce que nous venons de dire de leur structure.

CHAPITRE VIII.

SYSTÈME MUSCULAIRE.

A. Tissu musculaire de la vie animale.

Structure. — Les muscles présentent, à leur surface, des saillies, le plus souvent longitudinales, formées par les faisceaux musculaires.

A l'*examen microscopique*, on constate que le tissu musculaire de la vie animale contient un élément fondamental, la fibrille musculaire, et des éléments accessoires : fibres et corpuscules de tissu conjonctif, vésicules graisseuses, vaisseaux et nerfs.

Fibrille.— La fibrille musculaire est très-mince, flexible, pâle, facile à rompre, de même diamètre dans toute son étendue. Sa coloration n'est pas uniforme. On y voit, au microscope, des taches d'égale largeur, transparentes et foncées, alternant régulièrement dans toute l'étendue de la fibrille, *stries*.

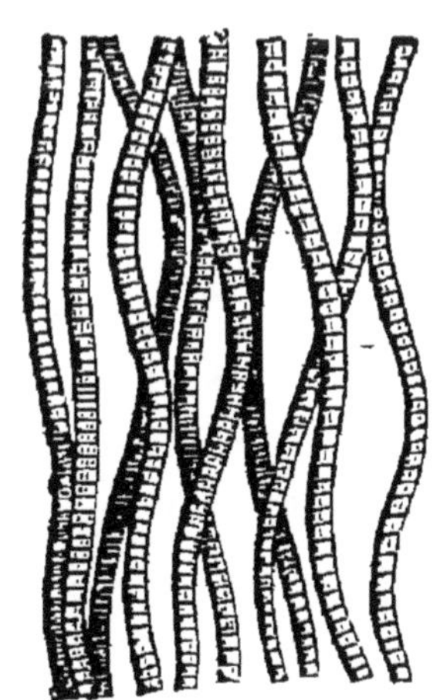

FIG. 22. — Fibrilles musculaires (muscles de la vie animale).

La largeur des fibrilles est de 1 μ environ; leur longueur est de 3 à 4 centim.

La fibrille est homogène; elle se réunit à des fibrilles

musculaires voisines par simple accolement, pour former des faisceaux qu'on appelle *faisceaux primitifs*.

Faisceaux primitifs. — Ces faisceaux sont microscopiques : ils ont la même longueur que les fibrilles : leur diamètre est de 30 à 50 μ.

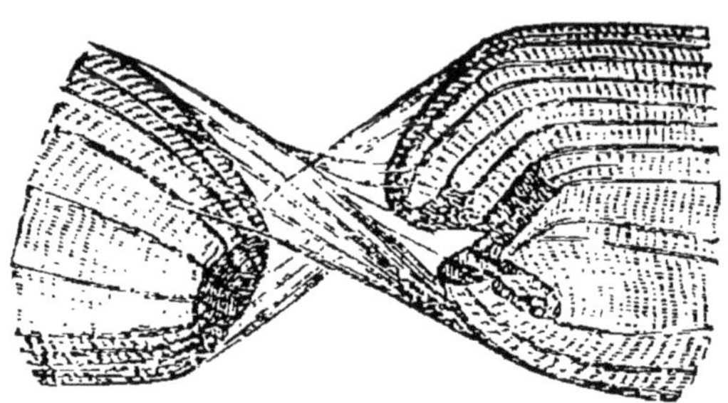

FIG. 23. — Faisceau primitif dans lequel les fibrilles sont rompues, le myolemme étant intact et tordu sur lui-même.

Myolemme. — Les fibrilles sont réunies entre elles par simple accolement, sans interposition d'aucune substance pour former le faisceau primitif : mais le faisceau lui-même possède une enveloppe tubuleuse qui porte le nom de *myolemme* ou *sarcolemme*. Ce tube, dont la substance est mince, élastique et parsemée de noyaux, a la même longueur et la même largeur que le faisceau lui-même : il est fermé à ses deux extrémités, et au niveau des tendons il adhère par simple contact.

Faisceau secondaire. — Le faisceau secondaire porte encore le nom de *fibre musculaire de la vie animale* ou de *fibre striée* : c'est lui qui constitue les fibres qu'on aperçoit à l'œil nu sur les muscles.

Les faisceaux secondaires sont formés par la juxtaposition des faisceaux primitifs, suivant leur longueur et leur épaisseur.

Fibres de tissu conjonctif. — De la face interne ou profonde de l'aponévrose d'enveloppe (*périmysium externe*) du muscle, se détachent de nombreux prolongements formés de tissu conjonctif (*périmysium interne*) et divisant les muscles en faisceaux.

Cellules graisseuses. — Il est bien rare de trouver des éléments graisseux entre les faisceaux primitifs; mais on trouve ordinairement des cellules adipeuses disposées en séries longitudinales dans le tissu cellulaire ou conjonctif qui réunit les faisceaux secondaires.

Vaisseaux capillaires. — Ils ne pénètrent jamais dans le faisceau primitif. Ils viennent au contact du myolemme, mais ils ne le traversent pas.

Nerfs. — Les nerfs des muscles ne se terminent pas en anse, comme on l'a souvent dit, les anses

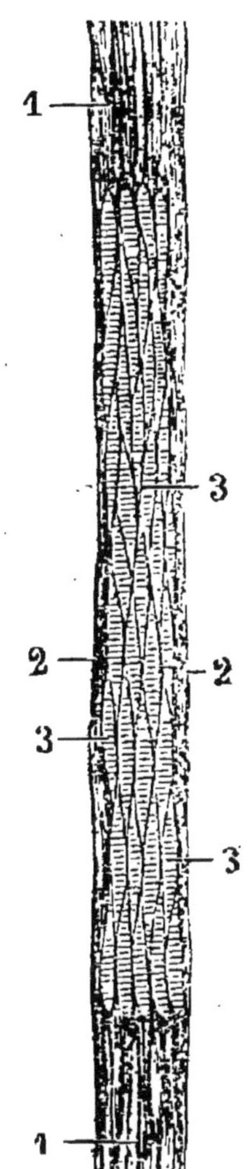

FIG. 24. — Schéma représentant un faisceau secondaire de muscle strié.

1, 1. Tendon. — 2, 2. Périmysium interne. — 3, 3, 3. Faisceaux primitifs juxtaposés et engrenés par leurs pointes.

n'étant que des anastomoses nerveuses; mais ils se terminent par de petits disques désignés sous le nom de *plaques terminales* (fig. 29). (Rouget.)

B. Tissu musculaire de la vie organique.

Les muscles de la vie organique sont extrêmement répandus. Ici ils forment des membranes, là ils sont disséminés au milieu des éléments les plus divers. On les trouve à l'état de membrane, dans le tube digestif, depuis l'orifice supérieur de l'œsophage jusqu'à l'anus; dans les voies respiratoires, etc.

Structure et propriétés. — La structure du tissu musculaire est partout identique. On y trouve les fibres-cellules comme élément fondamental, les fibres de tissu conjonctif, les fibres élastiques, les cellules graisseuses et les vaisseaux capillaires jouant le rôle d'éléments accessoires.

Les *fibres-cellules* présentent une longueur variable. Les unes représentent de vraies cellules aplaties et un peu allongées, comme dans les artères, tandis que d'autres acquièrent une longueur excessive. Elles se terminent en pointes minces, et elles offrent dans leur épaisseur un noyau allongé et homogène.

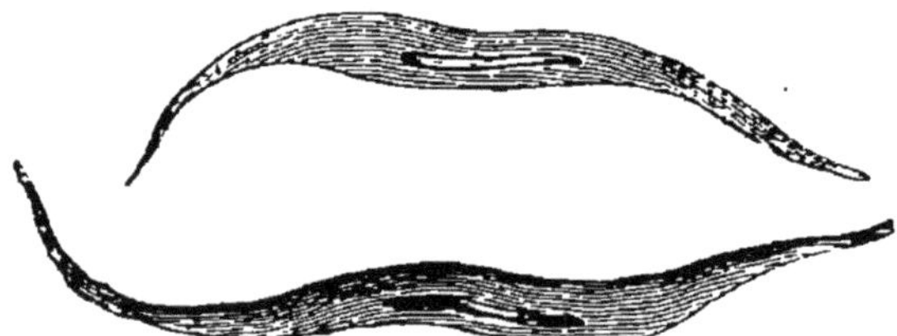

FIG. 25. — Deux fibres musculaires lisses avec noyau allongé et homogène.

Des fibres et des corpuscules de *tissu conjonctif* séparent les faisceaux musculaires de la vie organique.

Les fibres musculaires de la vie organique sont partout accompagnées de *fibres élastiques.*

Les *vaisseaux capillaires* forment des mailles allongées presque rectangulaires.

Quelques *cellules adipeuses* sont disséminées entre tous ces éléments.

CHAPITRE IX.

SYSTÈME NERVEUX.

Au point de vue anatomique, et bien plus au point de vue physiologique, on distingue deux systèmes nerveux : celui de la vie animale, *système cérébro-spinal*, et celui de la vie organique, *système du grand sympathique.*

Nous étudierons les diverses parties de ces deux systèmes dans l'ordre suivant : 1° substance nerveuse, tissu nerveux ; 2° centres nerveux ; 3° nerfs ; 4° ganglions ; 5° nerf grand sympathique.

1° Texture de la substance nerveuse. Tissu nerveux.

Il existe dans le tissu nerveux deux éléments anatomiques fondamentaux qui lui donnent ses propriétés : le tube nerveux et la cellule nerveuse. Des éléments anatomiques accessoires concourent en grand nombre à sa constitution ; ce sont : les fibres de Remak, la matière amorphe, du tissu conjonctif, des vaisseaux capillaires, un épithélium, les corps amylacés et la névroglie.

Tube nerveux. — Cet élément ânatomique existe dans toutes les parties du système nerveux. C'est un tube plein, dont la paroi est homogène, transparente et si mince qu'on ne peut pas la mesurer. On voit cette paroi lorsqu'un tube rompu laisse échapper son

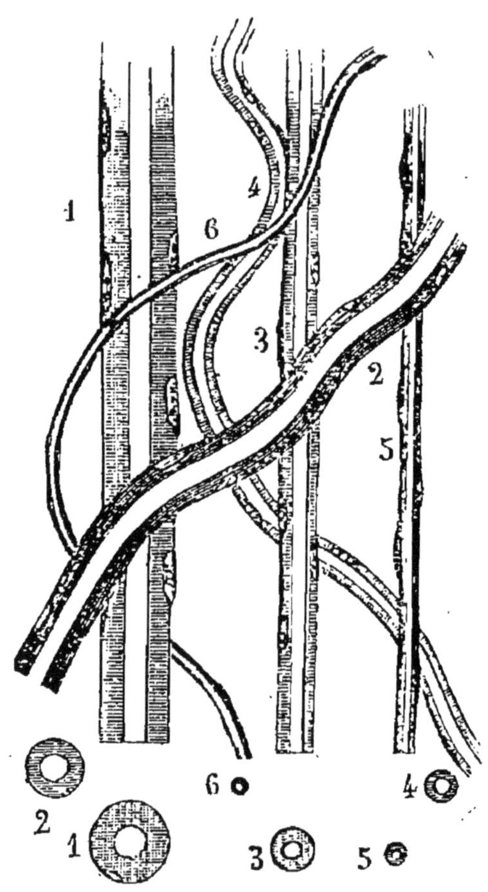

FIG. 26. — Tubes nerveux frais de différentes dimensions. A la partie inférieure de la figure, on trouve une coupe transversale des mêmes tubes avec les mêmes chiffres.

1. Tube nerveux gros ; on voit les noyaux de la gaîne du tube, la myéline et le cylinder-axis transparent.— 2. Tube moyen. — 3, 4. Tubes plus petits. — 5, 6. Tubes nerveux fins.

contenu sous forme de gouttelette, ou lorsque le contenu est chassé du tube par pression, sous le champ du microscope. Cette paroi est finement plissée ou finement striée, et renferme çà et là quelques noyaux chez l'embryon. C'est elle qu'on nomme *gaîne de Schwann*.

Le contenu du tube nerveux est formé d'un filament central, cylinder-axis, et d'une substance, substance médullaire, qui enveloppe ce filament et le sépare de la paroi.

Le *cylinder-axis* est formé d'une matière azotée ; il est solide, flexible, et se laisse facilement briser. Il commence dans les cellules nerveuses du système nerveux central, pour se terminer dans l'épaisseur des tissus (peau, muqueuses, muscles, etc.).

La *substance médullaire*, placée entre la paroi du tube et le cylinder-axis, est liquide, visqueuse, de nature graisseuse, et réfracte fortement la lumière. Elle forme, dans toute la longueur du tube, qu'elle remplit exactement, une couche homogène, régulière, nulle part interrompue.

D'après leur diamètre, les tubes ont été divisés en *tubes larges* ou tubes de la vie animale, et en *tubes minces* ou tubes de la vie organique. Les premiers ont un diamètre de 10 μ à 15 μ ; les autres ont un diamètre moitié moindre, de 5 μ à 8 μ.

Chacun de ces genres de tubes comprend deux espèces : 1° les tubes *moteurs;* 2° les tubes *sensitifs*. Le microscope ne peut pas distinguer les tubes sensitifs des tubes moteurs, si ce n'est au niveau des ganglions nerveux. La présence d'un ganglion sur le trajet d'un nerf est un indice de la sensibilité de ce nerf.

Les tubes nerveux se réunissent par groupes pour

former des faisceaux primitifs. Ces faisceaux sont entourés d'une membrane propre, *périnèvre*. (*Voyez* Nerfs.)

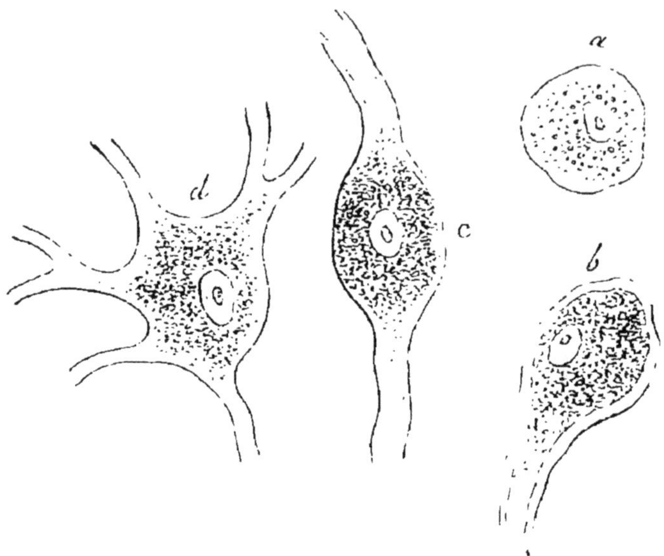

Fig. 27. — Cellules nerveuses : *a*, apolaire ; *b*, unipolaire ; *c*, bipolaire ; *d*, multipolaire.

Cellules nerveuses. — Ces éléments concourent à former la substance grise de l'axe cérébro-spinal et les ganglions nerveux. Les cellules nerveuses ganglionnaires sont en rapport avec un ou plusieurs tubes nerveux qui les traversent, et portent le nom de cellules bipolaires ou de cellules multipolaires, selon qu'elles présentent deux ou plusieurs points de leur surface en continuité avec les tubes nerveux qui sont toujours sensitifs.

Dans le système nerveux central, les cellules nerveuses sont dépourvues de paroi propre, comme les tubes nerveux. Elles contiennent quelquefois, autour du noyau, un ou plusieurs amas de granulations graisseuses foncées. On en trouve à deux pôles, à trois pôles, à quatre, cinq et même plus. Chacun de leurs pôles donne naissance à un prolongement qui va se jeter dans une cellule voisine et constituer une anastomose entre les cellules. Ce prolongement est le *cylinder-axis*, que nous avons déjà vu au centre du tube nerveux. Quelquefois il va directement d'une cellule à l'autre, au sein de la substance grise, sans se ramifier.

Fibres de Remak. — Ce sont des éléments en forme de fibres aplaties, de 3 μ de largeur, dont les bords sont nets, réguliers et parallèles, pâles et grisâtres. Comme les tubes nerveux sensitifs, ces fibres présentent sur leur trajet des cellules nerveuses ganglionnaires.

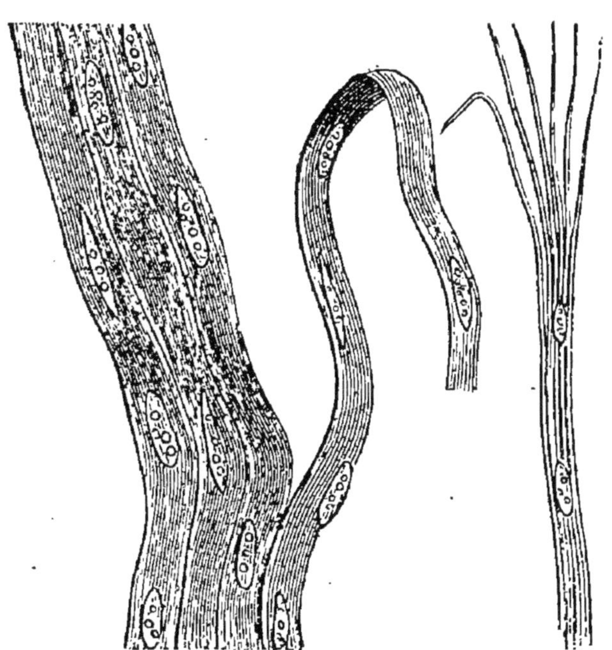

FIG. 28. — Fibres de Remak du veau, avec leurs noyaux. A droite, on voit une fibre dont l'extrémité se divise en fibrilles.

D'après Robin, les fibres de Remak sont des tubes nerveux dont l'évolution n'a pas été complète.

Robin a décrit sous le nom de *myélocyte* un élément anatomique qui existe dans le système nerveux seulement, et qui se montre sous deux formes différentes : 1° sous forme de noyau libre ; 2° sous forme de cellules. Ce sont, d'après quelques auteurs, des corpuscules de tissu conjonctif.

Substance amorphe. — Cette substance existe dans les parties grises des centres nerveux ; elle est homogène, grisâtre, finement granuleuse.

Tissu conjonctif. — Ce tissu constitue un élément accessoire du tissu nerveux ; il existe partout. Il est très-peu abondant dans le système nerveux central, où il porte le nom de *névroglie* ; mais sur les nerfs, il forme une enveloppe assez résistante, qui envoie de minces cloisons entre les faisceaux primitifs : c'est le *névrilème*.

Vaisseaux capillaires. — Dans la substance blanche et dans la substance grise, les vaisseaux ne sont pas en contact immédiat avec les éléments nerveux. On trouve autour d'eux une tunique spéciale renfermant un liquide au milieu duquel nage le vaisseau. Robin a décrit cette tunique sous le nom de *gaîne lymphatique* des capillaires.

2° Centres nerveux.

A. Substance grise. — La substance grise est formée par une grande quantité de cellules nerveuses à un ou plusieurs pôles, de la matière amorphe, des cylinder-axis, des vaisseaux capillaires et des corpuscules de tissu conjonctif. Les cellules nerveuses sont très-nombreuses ; les prolongements qu'elles fournissent, et qui les ont fait appeler unipolaires, bipolaires, multipolaires, se continuent avec les cylinder-axis.

B. Substance blanche. — La substance blanche est constituée par des faisceaux de tubes nerveux de 100 à 200 μ, devenus polyédriques par pression réciproque, et réunis entre eux par un peu de substance homogène finement granuleuse. C'est entre ces faisceaux que rampent les capillaires, enveloppés de leur gaîne spéciale.

C. Névroglie. — Virchow a donné le nom de névroglie à une substance particulière que l'on trouve dans les centres nerveux, entre les fibres et les cellules, et qui n'est autre chose qu'un tissu conjonctif très-délié.

Cette substance forme une mince couche, un peu condensée sur les parois du canal de la moelle et des ventricules (cavités épendymaires). Dans tous ces points elle est revêtue d'une membrane épithéliale, à cellules d'épithélium pavimenteux simple, dite *épendyme*. Chez l'embryon, cet épithélium est recouvert de cils vibratiles.

Les *corps amylacés* se trouvent, dans la névroglie, sur les parois des cavités épendymaires.

3o Nerfs. Système nerveux périphérique.

Terminaison. — *Nerfs sensitifs.* — Les nerfs sensitifs qui ont pu être suivis se terminent par des extrémités libres, les uns dans les corpuscules de Pacini et dans les corpuscules de Meissner, les autres dans les corpuscules de Krause. (*Voyez*, plus loin, ces corpuscules.)

Nerfs moteurs. — Arrivés à la surface des faisceaux primitifs des muscles, ils se terminent en formant des plaques plus ou moins saillantes, désignées par M. Rouget sous le nom de *plaques terminales des nerfs moteurs*. Ces plaques sont constituées par une substance granuleuse avec noyaux.

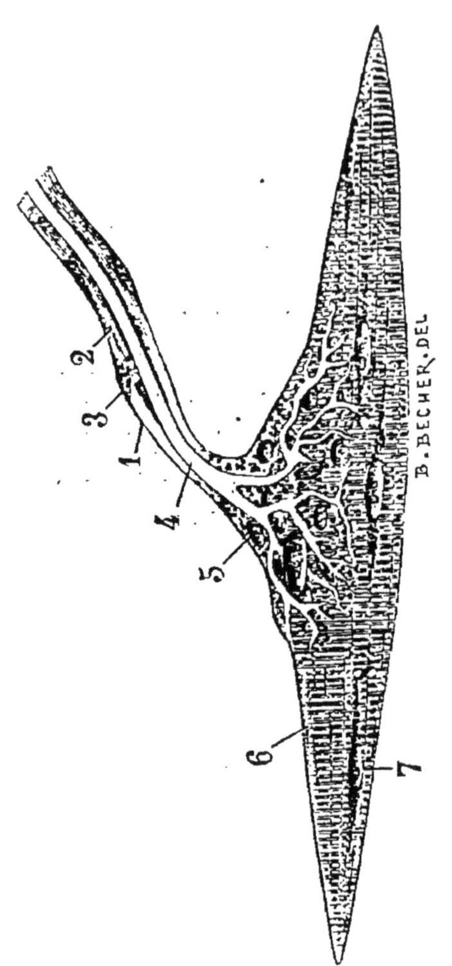

Fig. 29. — Plaque terminale à la terminaison d'un nerf moteur chez l'homme.

1. Gaîne du tube nerveux. — 2. Myéline. — 3. Noyau de la gaîne. — 4. Cylinder-axis. — 5. Noyau de la plaque terminale. — 6. Sarcolemme. — 7. Noyau de sarcolemme. — 8. Substance musculaire.

Nerfs sensoriels. — Près de la surface de l'organe, muqueuse pituitaire, par exemple, il existe des cellules spéciales, bipolaires ou multipolaires. Les fibres nerveuses du nerf sensoriel se terminent à l'un des pôles de ces cellules nerveuses, tandis que les autres pôles s'introduisent entre les cellules épithéliales de la muqueuse, pour se prolonger jusqu'à la surface sous forme de bâtonnets.

Nerfs sympathiques. — Le mode de terminaison des rameaux de ces nerfs n'a pas été déterminé d'une manière précise.

Structure. — Dans les nerfs, les tubes nerveux s'étendent d'une extrémité à l'autre de l'organe; les faisceaux primitifs sont entourés d'une membrane ana logue au myolemme, c'est le *périnèvre;* du tissu conjonctif condensé forme au nerf une enveloppe analogue à la gaîne fibreuse du muscle, on l'appelle *névrilème.* De cette enveloppe partent des cloisons de plus en plus déliées, qui séparent les uns des autres les faisceaux primitifs du nerf. On trouve au-dessous du névrilème et dans l'épaisseur des cloisons dont nous venons de parler, quelques vésicules adipeuses, comme dans les muscles. Les vaisseaux traversent le névrilème et forment des capillaires qui rampent à la surface du périnèvre, sans jamais le pénétrer.

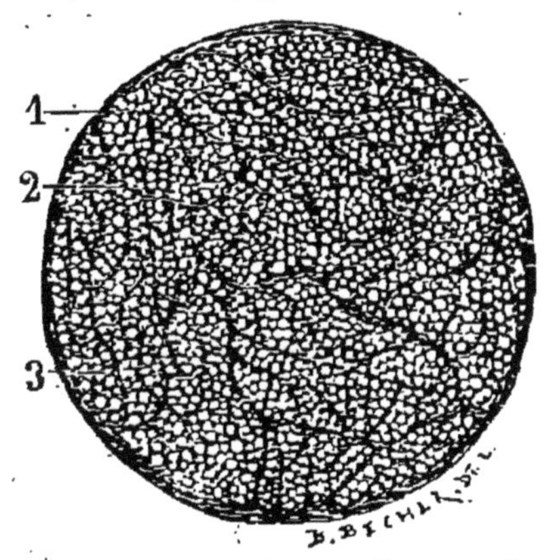

FIG. 30. — Coupe d'un nerf.

1. Névrilème. — 2. Cloison du névrilème. — 3. Section des tubes nerveux.

Faisceaux primitifs du nerf. — Les tubes nerveux parcourent le nerf d'une extrémité à l'autre sans jamais se diviser ni se fusionner, mais ils peuvent se séparer et s'accoler. Ils se réunissent par groupes de dix ou quinze pour former des faisceaux primitifs entourés de périnèvre.

Périnèvre. — Le périnèvre est un élément anatomique tubuleux, propre au système nerveux, qui entoure les faisceaux primitifs des nerfs.

Il est formé d'une substance homogène, très-résistante, plus résistante même que celle du myolemme, et parsemée de noyaux. Cette substance jouit d'une grande élasticité. Lorsque deux faisceaux nerveux se rencontrent pour s'anastomoser, leur périnèvre se fusionne pour leur former une enveloppe commune.

Névrilème. — Les nerfs sont entourés par une membrane cellulo-fibreuse qui prend son origine à la surface des centres nerveux. Elle fait suite à la pie-mère. Le névrilème envoie des cloisons celluleuses entre les faisceaux primitifs des nerfs, comme l'aponévrose d'enveloppe d'un muscle envoie des prolongements celluleux entre les faisceaux musculaires.

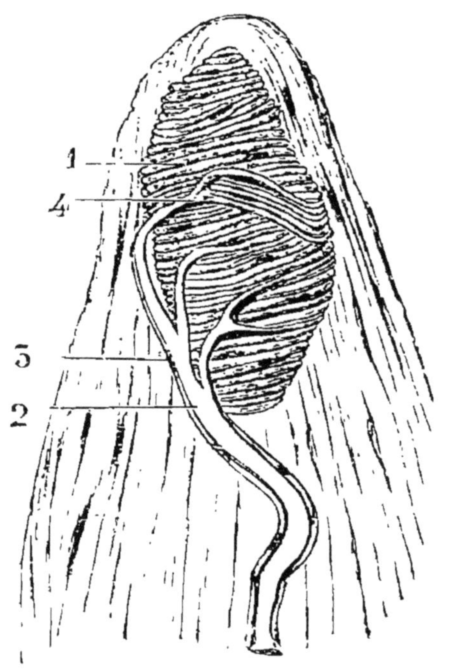

FIG. 31. — Corpuscule de Meissner, d'après Rouget.

1. Enroulement des tubes nerveux terminaux. — 2. Tube nerveux arrivant au corpuscule et se dépouillant de sa moelle. — 3. Il s'amincit. — 4. Il s'enroule.

Corpuscules du tact. — Les corpuscules du tact, ou corpuscules de Meissner, sont de petits renflements qu'on trouve au sommet de quelques papilles de la peau et de la pointe de la langue. Ces corpuscules sont ovoïdes, transparents, un peu jaunâtres, striés en travers, et ne présentent pas de cavité. Les papilles qui les contiennent reçoivent par leur base huit à dix tubes nerveux qui s'enroulent autour du corpuscule et se terminent sur ses côtés, à sa base ou dans son épaisseur, par une extrémité libre. La substance du corpuscule se continue sans ligne de démarcation avec celle de la paroi du tube nerveux, ou gaîne de Schwann.

Corpuscules de Pacini. — On appelle ainsi de petits corps durs, de la grosseur d'un grain de millet, qui adhèrent par un pédicule à certains nerfs dans le tissu cellulaire sous-cutané. On les rencontre sur les nerfs collatéraux des doigts, sur les filets nerveux qui avoisinent le coude, l'avant-bras, le talon, les malléoles, la plante du pied.

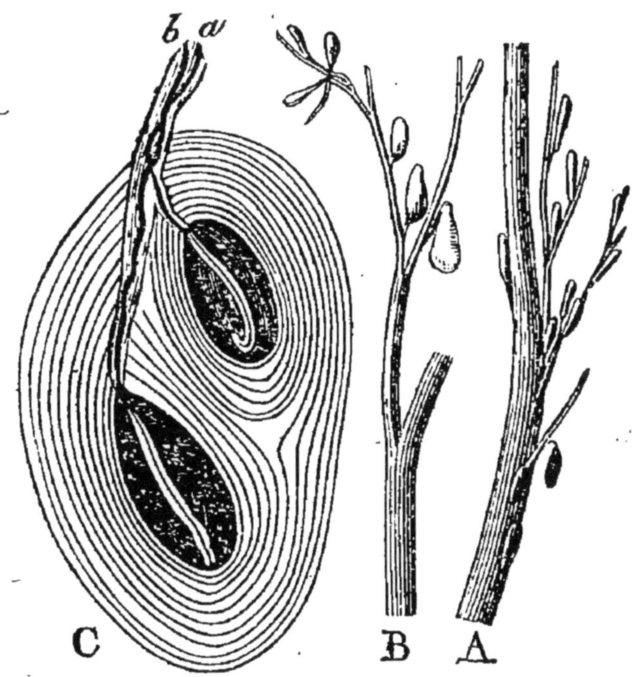

FIG. 32. — Corpuscules de Pacini.

A, B. Deux nerfs portant plusieurs corpuscules de Pacini, de dimensions différentes. — C. Un corpuscule de Pacini considérablement grossi. — *a*, *b*. Deux tubes nerveux pénétrant dans la masse du corpuscule.

Le pédicule est formé d'un tube nerveux qui se termine par une extrémité conique ou un peu renflée au centre du corpuscule. Celui-ci est composé d'une série de capsules emboîtées les unes dans les autres. La plus centrale de ces capsules est exactement appliquée sur le tube nerveux, et lui forme une gaîne qui se continue avec le périnèvre du pédicule, auquel adhèrent aussi les autres couches plus extérieures.

Corpuscules de Krause. — Ce sont des corpus-

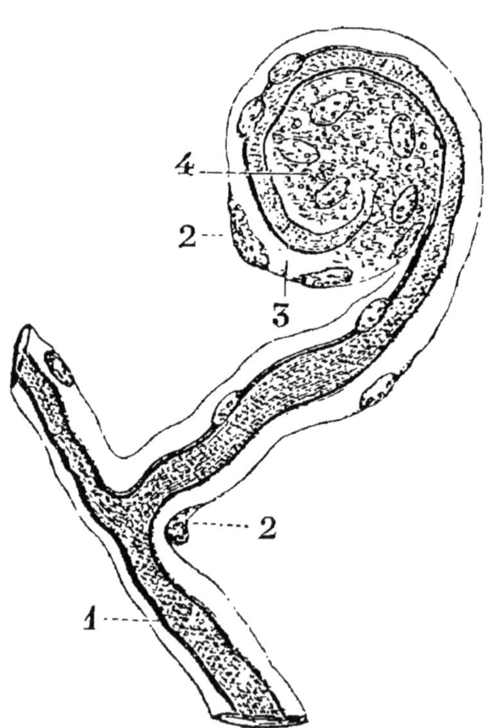

FIG. 33. — Corpuscule de Krause de la conjonctive, d'après Rouget.

1. Tube nerveux terminal, à moelle. — 2, 2. Gaîne de Schwann avec ses noyaux. — 3. Boucle nerveuse formée par la partie terminale pâle du tube nerveux. — 4. Corpuscule formé de substance nerveuse parsemée de noyaux.

cules analogues à ceux de Pacini, et signalés par M. Krause dans le derme des muqueuses.

4° Ganglions nerveux.

Les ganglions sont des renflements situés sur les nerfs et caractérisés par la présence de corpuscules nerveux ou cellules nerveuses. Chaque tube nerveux sensitif se met en rapport, au niveau du ganglion, avec l'extrémité d'une cellule nerveuse qu'il semble traverser.

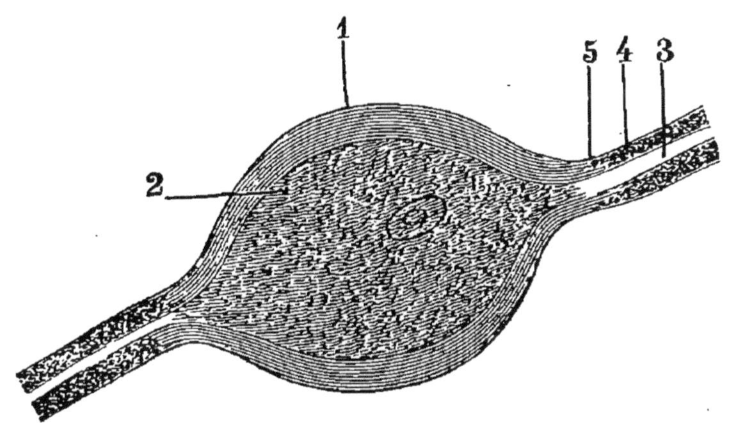

FIG. 34. — Cellule ganglionnaire (bipolaire) du brochet. (Grossissement, 350.)

1. Enveloppe de la cellule se continuant avec celle des tubes nerveux. — 2. Contenu de la cellule avec son noyau. — 3. Cylinder-axis transparent se continuant avec le contenu de la cellule. — 4. Myéline du tube nerveux. — 5. Son enveloppe.

Ils ont une enveloppe qui se continue avec le névrilème et qui envoie des prolongements vers leur centre. Les vaisseaux se comportent à leur niveau comme sur les nerfs ; on ne les rencontre que sur les nerfs sensitifs.

5° Grand sympathique.

Il est formé, comme les nerfs cérébro-spinaux, de cordons nerveux et de ganglions. La description en sera faite après celle des nerfs crâniens et rachidiens.

Le névrilème et les vaisseaux des cordons nerveux du grand sympathique présentent la même disposition que

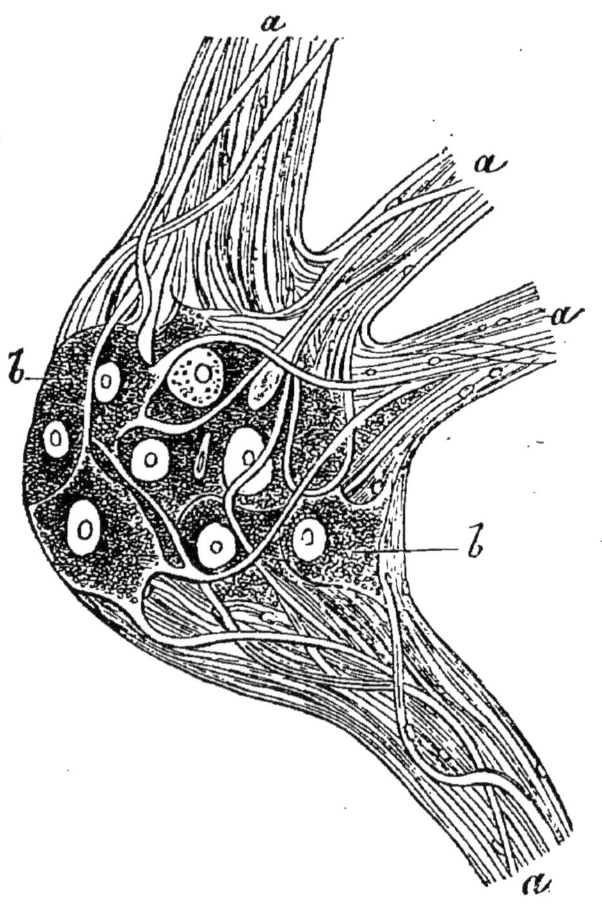

FIG. 35. — Ganglion du grand sympathique.

a, a, a, a. Filets nerveux émanant du ganglion, en connexion avec les cellules multipolaires *b, b* qui le constituent.

sur les autres nerfs (le névrilème est cependant plus mince). Comme dans ces derniers, les rameaux du grand sympathique présentent aussi des faisceaux primitifs entourés de périnèvre. Ils en diffèrent seulement en ce que ces faisceaux contiennent des tubes nerveux minces et une grande quantité de fibres de Remak.

Les tubes nerveux minces du grand sympathique ne sont point également répartis dans toute son étendue. Ses racines sont en grande partie formées de tubes et ne contiennent que de rares fibres de Remak. Le cordon nerveux, qui réunit entre eux les ganglions, est constitué par un mélange de tubes et de fibres grises ou de Remak.

Les ganglions du grand sympathique ont la structure des autres ganglions ; seulement les cellules qui les constituent sont plus petites, et l'enveloppe celluleuse du ganglion plus mince.

CHAPITRE X.

SYSTÈME OSSEUX.

§ 1. — **Division**. — Pris dans leur ensemble, les os sont divisés en trois espèces : os longs, os plats, os courts.

§ 2. — **Squelette**. — Le squelette peut être *naturel* ou *artificiel*. Le premier est celui dans lequel les os et les ligaments ont été conservés ; le squelette artificiel, dont on se sert ordinairement pour l'étude, est formé par les os réunis entre eux au moyen de liens métalliques ou autres.

Il y a dans le corps humain 208 os :

Colonne vertébrale. . . .	26
Crâne.	8
Face.	14
Osselets de l'ouïe. . . .	8
Os hyoïde.	1
Thorax.	25
Membres supérieurs. . .	64
Membres inférieurs. . .	62
	208

On trouve, en outre, dans le squelette des os irréguliers, les os *wormiens*, qui se développent dans les sutures du crâne, et les os *sésamoïdes*, qui se montrent dans l'épaisseur des tendons.

Composition chimique. — Structure.

Des os à l'état sec.

L'os est formé, à la surface, par une couche plus ou moins épaisse de *substance compacte.* L'intérieur de l'os est constitué par de minces cloisons qui s'entre-croisent pour limiter des cavités plus ou moins larges communiquant toutes entre elles dans le même os, *substance spongieuse.*

La substance compacte et la substance spongieuse sont d'une texture identique, et ne diffèrent que par la forme, condensée dans l'une d'elles, lâche et aréolaire dans l'autre.

Au point de vue chimique, les os sont composés d'une matière organique et d'une matière inorganique.

Matière organique :

Matière animale réductible par la coction.	32,17	33,30
Matière animale insoluble.	1,13	

Matière inorganique :

Phosphate de chaux.	51,04	
Carbonate de chaux.	11,30	
Fluate de chaux.	2,00	66,70
Phosphate de magnésie.	1,16	
Soude et chlorure de sodium.	1,20	

Au point de vue microscopique, l'os sec est uniquement formé de substance osseuse qui constituera l'élément anatomique fondamental du tissu des os frais.

La substance osseuse est une substance homogène, amorphe, combinée intimement avec les sels calcaires qui la rendent dure et rigide. Elle est creusée de petites cavités appelées ostéoplastes, et de canaux connus sous le nom de canaux de Havers.

Ostéoplastes. — Ils existent partout où il y a du tissu osseux et sont caractéristiques de ce tissu. On les trouve entre les lamelles que forme cette substance et au centre de ces lamelles, dans le tissu spongieux le plus délié, comme dans le tissu compacte. L'ostéoplaste se

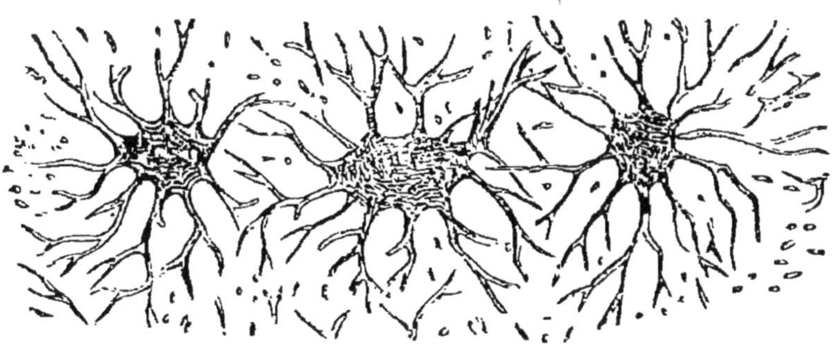

Fig. 36. — Ostéoplastes vus à un grossissement de 450 diamètres. On voit sous forme de points noirs des canalicules osseux coupés en travers.

présente sous la forme d'une petite cavité ovoïde, lenticulaire ou polyédrique. A l'état frais, le centre est brillant comme celui d'une cavité pleine de liquide. Sur l'os sec, la cavité et ses prolongements prennent une teinte noirâtre qui est due à la présence de gaz.

L'ostéoplaste émet de tous les points de la périphérie une foule de prolongements creux qui communiquent avec sa propre cavité, et qu'on appelle *canalicules osseux*. Ces prolongements se ramifient eux-mêmes et s'anastomosent avec les prolongements des cavités voisines; ils s'ouvrent dans les canaux de Havers, ainsi qu'à la surface de l'os lorsque les ostéoplastes en sont rapprochés.

Canaux de Havers. — Les canaux de Havers sont

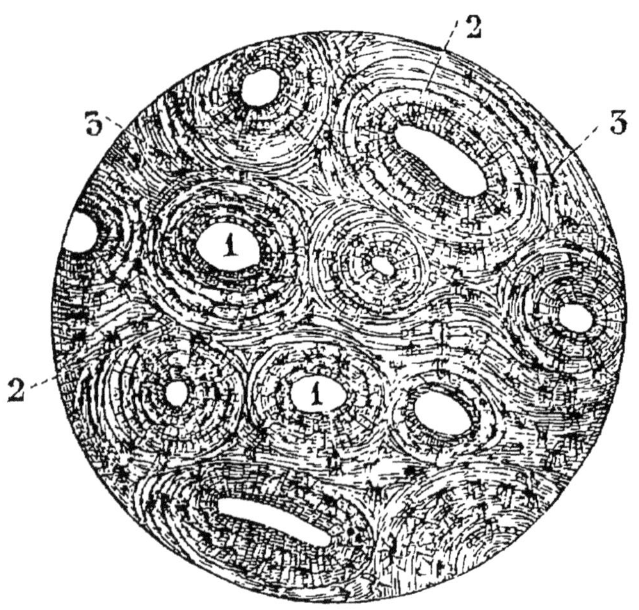

FIG. 37. — Coupe horizontale du fémur. (Grossissement, 90.)

1, 1. Coupe des canaux de Havers. — 2, 2. Cylindres de substance osseuse emboîtés les uns dans les autres. — 3, 3. Ostéoplastes.

des canaux creusés au sein de la substance osseuse, renfermant les vaisseaux, et communiquant avec les trous nourriciers des os. Ces canaux se ramifient comme les vaisseaux qu'ils renferment. Ils forment par leur réunion et par leurs ramifications des mailles dont les plus petites ont ordinairement 100 μ.

Des os à l'état frais.

Le tissu osseux, à l'état frais, est constitué : 1° par la substance osseuse et des cellules contenues dans les ostéoplastes ; 2° par des vaisseaux et des nerfs ; 3° par le périoste qui entoure l'os ; 4° par la moelle contenue à l'intérieur.

La *substance osseuse* forme l'élément fondamental et caractéristique des os ; nous venons de la décrire. Les cellules des ostéoplastes sont étoilées et envoient des prolongements dans les canalicules osseux.

A. Vaisseaux et nerfs. — Les vaisseaux des os sont excessivement nombreux. Une artère volumineuse pénètre dans les os longs par le trou nourricier principal ; les trous de second ordre donnent passage à des artères plus petites et plus nombreuses, tandis que les petits trous, si abondants sur toute la surface de l'os, reçoivent de nombreux petits vaisseaux artériels venus du périoste. Il ne passe aucun vaisseau par les trous microscopiques ou de quatrième ordre.

B. Du périoste. — Le périoste est une membrane fibro-vasculaire immédiatement appliquée sur tous les os.

L'*épaisseur* de cette membrane varie selon les régions. Elle est ordinairement de quelques dixièmes de millimètre ; mais, en certains points, elle peut acquérir 3 et

4 millimètres, comme on le voit à la face antérieure du col du fémur, où l'épaisseur et la résistance du périoste maintiennent souvent en contact les fragments dans les fractures.

Le périoste présente : 1° une *face profonde*, en rapport avec l'os auquel il adhère par ses nombreux prolongements fibro-vasculaires et nerveux ; 2° une *face superficielle*, en rapport avec les organes qui entourent l'os.

Structure du périoste. — Le périoste est composé : 1° d'un *tissu propre* qui a des propriétés spéciales analogues aux propriétés de tissu que l'on rencontre dans les glandes, par exemple : car, comme celles-ci, il est chargé d'exhaler une lymphe spéciale, un blastème particulier, au sein duquel doit se développer la substance osseuse ; 2° de *vaisseaux* ; 3° de *nerfs*.

1° *Tissu propre.* — Il est formé de deux éléments : A. la *fibre du tissu conjonctif*, et B. la *fibre élastique*. La fibre de tissu conjonctif est plus abondante à la face superficielle du périoste, tandis que la fibre élastique est plus abondante dans la couche profonde ; quant à la séparation de ces deux couches en membranes, elle est impossible.

2° *Vaisseaux.* — Les *artères* du périoste sont nombreuses. Les unes, volumineuses, ne font que le traverser pour se porter dans les trous nourriciers des os ; les autres s'y ramifient, pour se porter ensuite, sous forme de capillaires, dans les petits trous de la surface de l'os qui communiquent avec les canaux de Havers.

Les *veines* y sont plus nombreuses que les artères.

Les *vaisseaux lymphatiques* n'ont pas encore été démontrés.

3o *Nerfs.* — Les nerfs sont nombreux. La plupart traversent le périoste pour se porter au tissu osseux, et surtout à la substance médullaire ; un petit nombre seulement s'y ramifient.

Usages du périoste. — Quels sont les usages du périoste ?

C'est dans son épaisseur que se subdivisent les vaisseaux qui vont à l'os. Il sert donc de crible à ces vaisseaux, cela est évident ; mais il est doué d'un usage bien plus important : c'est d'exhaler continuellement un blastème qui sert à l'accroissement des os.

C. De la moelle des os. — On donne le nom de moelle à la substance qui remplit le canal médullaire et les aréoles de la substance spongieuse des os. On la trouve aussi dans les principaux conduits vasculaires du tissu osseux, dans ceux des cartilages d'ossification et dans les points où la substance osseuse se raréfie.

On en désigne trois variétés : la fœtale, la gélatiniforme et l'adipeuse.

La moelle *fœtale* ou *sanguine* est rouge, opaque, pulpeuse ; elle est presque dépourvue de vésicules adipeuses, et contient une certaine quantité de matière amorphe, de *myéloplaxes*, et une quantité considérable de *médullocelles* qui en forment les huit dixièmes. (Les myéloplaxes et les médullocelles de Robin constituent les cellules médullaires des autres auteurs.)

La moelle *gélatiniforme* est molle, demi-transparente, grisâtre ou rosée. Elle se montre, après de longues maladies, chez les convalescents. Elle renferme une grande quantité de matière amorphe, des myéloplaxes et des médullocelles.

La moelle *adipeuse* ou *jaune* est dense, opaque, jaunâtre ; on la trouve dans les os longs. Dans cette variété, les médullocelles sont moins abondantes ; on y trouve une grande quantité de vésicules graisseuses. Il y a moins de vaisseaux que dans les autres.

CHAPITRE XI.

SYSTÈME SÉREUX.

Le système séreux est formé par l'ensemble des membranes qui tapissent les cavités closes.

On en distingue quatre classes : séreuses splanchniques, articulaires, tendineuses et sous-cutanées.

Elles ont toutes pour caractère commun de présenter une surface lisse, polie, humectée d'un liquide filant destiné à faciliter le glissement de quelque organe. Cette surface, que l'on pourrait comparer à la face interne d'une vessie, glisse sur elle-même, et limite une cavité virtuelle qui n'existe, à proprement parler, que dans l'état pathologique : lorsque, par exemple, la plèvre est le siége d'un épanchement gazeux (pneumothorax) ou d'un épanchement liquide, ou bien lorsqu'une synoviale est le siége d'une hydarthrose.

1° Séreuses splanchniques ou grandes séreuses.

Cette classe comprend l'arachnoïde, la plèvre, le péricarde, le péritoine et la tunique vaginale.

§ 1. — **Disposition générale**. — Partout continues, ces membranes sont comparables à un sac sans aucune espèce d'ouverture.

A la manière de Bichat, on peut comparer cette membrane à un bonnet de coton, dont la partie profonde, qui est en contact avec la tête, représente le feuillet viscéral de la séreuse, tandis que la partie superficielle, en rapport avec l'air libre, rappelle le feuillet pariétal. La cavité située entre les deux feuillets du bonnet de coton simule la cavité séreuse; enfin, le bord de cette coiffure, qui entoure la tête et qui réunit le feuillet profond du bonnet au feuillet superficiel, représente les moyens de communication qui établissent la continuité entre le feuillet pariétal et le feuillet viscéral.

Le feuillet pariétal des séreuses est ordinairement plus épais que le feuillet viscéral ; il est souvent doublé de tissu fibreux ; il est un peu transparent.

Le feuillet viscéral, plus mince, n'est point, en général, séparable des viscères qu'il recouvre ; sa transparence est plus grande que celle du feuillet pariétal.

Les deux feuillets sont en continuité par des prolongements, sortes de gaînes entourant les divers organes qui se portent des viscères aux parois de la cavité.

§ 2. — **Structure.** — Les membranes séreuses sont formées de deux couches : l'une, superficielle, est constituée par de l'épithélium pavimenteux simple ; l'autre, profonde, est formée par la réunion des éléments suivants : fibres de tissu conjonctif libres ou en faisceaux entre-croisés et corpuscules de tissu conjonctif ; fibres élastiques accompagnant les faisceaux précédents et les croisant irrégulièrement ; matière amorphe séparant ces éléments.

Des vaisseaux nombreux se rendent à la face profonde de la séreuse.

2° Séreuses articulaires, synoviales.

Les synoviales sont des membranes séreuses qui tapissent la surface interne des articulations mobiles et qui sécrètent la synovie.

§ 1. — **Disposition générale**. — Ces membranes n'occupent point toute l'étendue de l'articulation, et en cela elles diffèrent des grandes séreuses; les surfaces articulaires en sont dépourvues.

Les synoviales se continuent avec la circonférence des cartilages articulaires.

La surface externe des synoviales est en rapport avec les ligaments auxquels elle adhère, quelquefois avec des tendons, et presque toujours avec le périoste, avant d'atteindre le cartilage articulaire.

§ 2. — **Structure**. — Les synoviales sont composées de deux couches : l'une externe, formée de tissu conjonctif condensé, de vaisseaux et de nerfs ; l'autre interne, formée d'épithélium.

Prolongements synoviaux. — Les synoviales présentent deux espèces de prolongements : les uns passent par des ouvertures situées au milieu des ligaments, pour faciliter le glissement des tendons, comme on l'observe à l'épaule pour le glissement des tendons du sous-scapulaire et de la longue portion du biceps ; les autres, plus nombreux et plus déliés, flottent dans la cavité articulaire sous le nom de *franges synoviales.*

3° Séreuses tendineuses.

Elles sont toutes dépourvues d'épithélium, et ne sont pas formées par une membrane propre et isolable. Leur liquide, qui n'est point un produit de sécrétion, est fourni par exhalation des vaisseaux qui rampent dans l'épaisseur de la paroi.

Les surfaces séreuses tendineuses sont situées au niveau des tendons qui sont le siége de frottements étendus. Elles sont d'autant plus spacieuses que les mouvements sont plus marqués. Les unes entourent complétement le tendon, on les appelle séreuses tendineuses *engaînantes* ou *vaginales ;* et on nomme *vésiculaires* celles qui sont aplaties en forme de vésicules au-dessous des tendons plats.

Les premières se rencontrent autour de la plupart des tendons, du poignet, du genou, des malléoles, etc. On rencontre les séreuses vésiculaires entre les tendons du grand dorsal et du grand rond, entre la tubérosité bicipitale et le tendon du biceps, au-dessous du tendon du moyen fessier, au-dessous des tendons de la patte d'oie, etc.

4° Séreuses sous-cutanées (bourses séreuses).

Les *bourses séreuses*, ou *bourses muqueuses*, sont des cavités situées dans le tissu cellulaire sous-cutané et destinées à faciliter le glissement de la peau dans les régions où elles existent. Ce ne sont pas des membranes séreuses, mais bien des surfaces. Les frottements en déterminent la formation : voici comment : par suite des mouvements de la peau, le tissu cellulaire sous-cutané devient plus lâche à ce niveau, et peu à peu les cloisons du tissu cellulaire, qui limitent les aréoles de ce tissu, finissent par céder et se déchirent.

Je divise les bourses séreuses sous-cutanées en quatre groupes. Dans le premier je place les bourses séreuses *normales et constantes ;* dans le deuxième, les bourses séreuses *normales et non constantes ;* dans le troisième, les bourses séreuses *pathologiques ;* enfin, dans le quatrième, les bourses séreuses *professionnelles*.

CHAPITRE XII.

SYSTÈME TENDINEUX.

Les tendons sont des organes blancs et nacrés, *situés* aux extrémités des muscles, et rarement au milieu, comme dans le digastrique et l'omoplat-hyoïdien.

Les tendons arrondis sont, à peu d'exceptions près, entourés d'une *gaîne fibreuse* qui les maintient pendant la contraction musculaire. Ces gaînes sont un épaississement de la gaîne cellulo-fibreuse du muscle.

Structure. — On trouve dans le tissu tendineux les éléments suivants : fibres et corpuscules du tissu conjonctif, fibres élastiques et vaisseaux capillaires.

CHAPITRE XIII.

SYSTÈME VASCULAIRE.

Nous décrirons dans le système vasculaire les artères, les veines, les capillaires, le tissu érectile et les vaisseaux lymphatiques.

ARTICLE PREMIER.

DES ARTÈRES.

Les artères sont des tubes élastiques et contractiles, destinés à porter à tous les organes de l'économie le sang qui vient du cœur.

Selon la manière dont se fait leur réunion, on donne à celle-ci les noms d'*anastomose* par inosculation, par convergence ou angulaire, et par communication transversale.

Les parois artérielles sont formées par trois couches superposées, qu'on nomme, par ordre de superposition : tuniques externe, moyenne et interne. Elles sont intimement unies; cependant la tunique externe adhère moins que l'interne à la moyenne.

1° Tunique externe. — La tunique externe, appelée aussi *celluleuse* ou *adventice*, est formée de tissu conjonctif à fibres entre-croisées, et contient des fibres élastiques fines.

Les fibres élastiques sont placées sur la face profonde de la tunique externe ; elles forment une couche très-mince dans les grosses artères, plus épaisse sur les artères de moyen calibre.

La tunique externe ne contient pas de fibres musculaires ; elle est très-vasculaire, et c'est dans son épaisseur que se ramifient les vasa vasorum.

2° Tunique moyenne. — La tunique moyenne donne aux parois artérielles leurs principales propriétés : élasticité et contractilité.

Elle est jaune, épaisse et formée de deux éléments : l'élément musculaire et l'élastique. Sur les grosses artères, l'élément élastique prédomine d'une manière très-marquée.

Dans les artères de moyen calibre, l'élément élastique est un peu moins abondant que l'élément musculaire. Leur direction transversale explique pourquoi cette tunique se déchire toujours en travers, à la suite des tractions.

3° Tunique interne. — La tunique interne, de nature séreuse, adhère fortement à la moyenne, dont elle semble faire partie ; elle est formée d'une couche d'épithélium pavimenteux, en contact avec le sang, et doublée d'une couche élastique sur la face profonde.

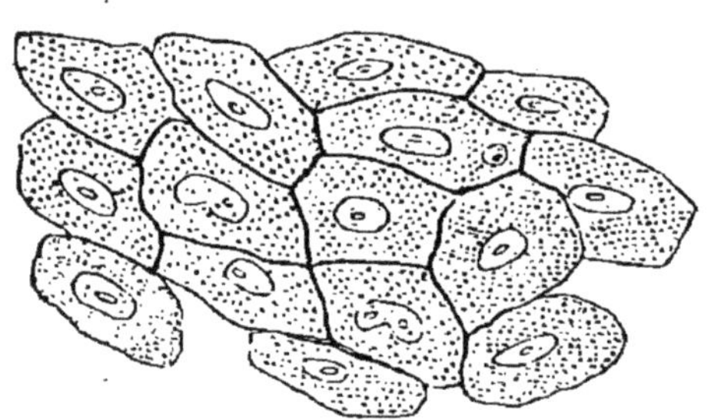

FIG 38. — Épithélium de l'artère crurale vu à un grossissement de 320 diamètres, d'après Virchow.

4° Vasa vasorum. — Les vasa vasorum sont de petits vaisseaux nourriciers des parois artérielles ; ils se distribuent dans la tunique externe.

5° Nerfs vaso moteurs. — Les artères contiennent des nerfs décrits sous le nom de *vaso moteurs ;* ils sont fournis par le grand sympathique et se jettent sur les artères, qu'ils accompagnent jusqu'à leurs dernières ramifications.

ARTICLE II.

DES VEINES.

Les veines sont des vaisseaux chargés de porter le sang en retour vers le cœur.

Valvules. — On trouve à la surface interne des veines des replis appelés valvules, destinés à empêcher le retour du sang vers les capillaires, lorsqu'il y est sollicité par une cause quelconque. Les valvules sont surtout abondantes dans les membres où le sang est obligé de lutter contre la pesanteur ; elles sont plus nombreuses dans les veines sous-cutanées. Beaucoup de veines sont cependant dépourvues de valvules : les veines cérébrales et rachidiennes, les veines pulmonaires, la veine porte, la veine sus-hépatique, les veines utérines.

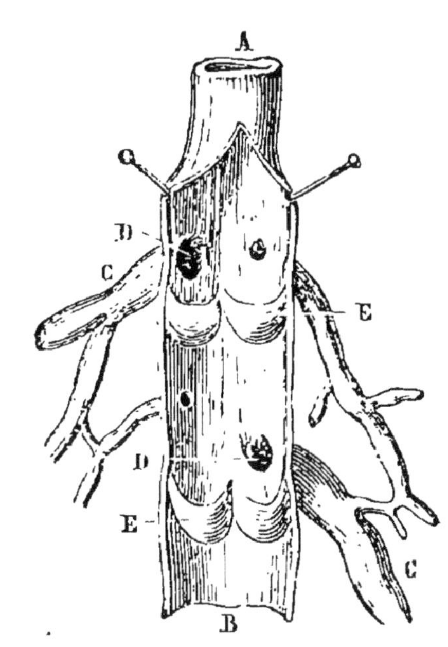

Fig. 39. — Veine ouverte avec quelques collatérales.

A. Extrémité qui regarde le cœur. — B. Extrémité qui regarde les capillaires. — C, C. Collatérales. — D, D. Leurs embouchures dans la veine. — E, E. Valvules dont la concavité regarde le cœur.

De même que les artères, les veines sont formées de trois tuniques.

1° Tunique externe. — La tunique externe, adventice ou celluleuse, présente de l'analogie avec celle des artères ; elle en diffère en ce qu'elle renferme, surtout dans les veines de l'abdomen, des fibres musculaires lisses longitudinales.

2° Tunique moyenne. — La tunique moyenne, d'un gris rougeâtre, est formée de tissu conjonctif, de fibres musculaires et de fibres élastiques, éléments beaucoup moins nombreux que dans les artères.

Les éléments de la tunique moyenne sont circulaires ; mais à la surface externe de cette tunique on trouve un plan de fibres *longitudinales* qu'on décrit souvent comme une quatrième tunique.

3° Tunique interne. — La tunique interne, de même épaisseur sur presque toutes les veines, possède la même structure que celle des artères. Elle est souvent désignée sous le nom de *tunique de Bichat.*

Les *valvules* des veines sont constituées par un repli de la tunique interne et des fibres longitudinales de la moyenne. Elles sont disposées par paires, et leur bord libre, plus épais que le reste de leur étendue, regarde du côté du cœur.

ARTICLE III.

DES CAPILLAIRES.

Les vaisseaux capillaires constituent dans leur ensemble un système de tubes anastomosés, intermédiaire aux systèmes veineux et artériel. Le sang est apporté par les artères aux capillaires, qui le rendent ensuite aux veines, et qui ralentissent considérablement le cours du sang artériel.

On distingue trois variétés de capillaires. Les plus fins forment la première variété ; ils ont de 7 à 30 μ.

Les moyens forment la deuxième ; ils ont de 30 à 70 μ. Les gros, qui forment la troisième, ont de 70 à 140 μ.

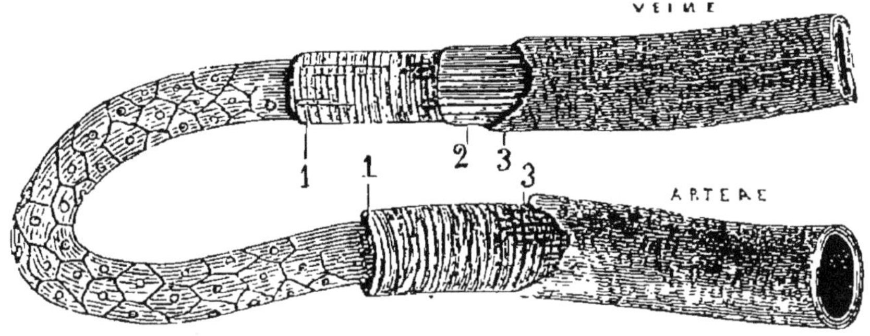

FIG. 40. — Figure schématique montrant un capillaire en continuité avec une artère et une veine. Les chiffres indiquent les trois tuniques de l'artère et les quatre tuniques de la veine.

1re *variété*. — Ils sont transparents, incolores, flexueux ou rectilignes, à bords nets. Ils ont une seule tunique,

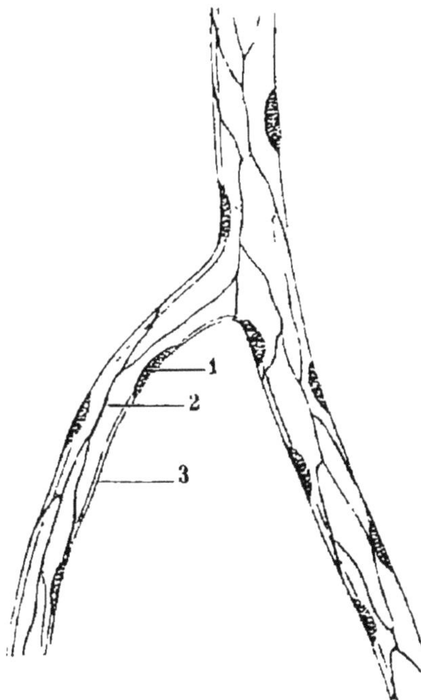

FIG. 41. — Cellules épithéliales, constituant les parois capillaires, dont les contours sont rendus visibles par l'imprégnation de nitrate d'argent.

1. Noyaux. — 2. Contours des cellules. — 3. Surface des cellules.

formée par une couche simple de cellules épithéliales

adhérentes par leurs bords et courbées du côté de la cavité du capillaire. Ces capillaires offrent des noyaux longitudinaux appartenant aux cellules épithéliales.

2e *variété.*—Ces capillaires sont formés: 1° par la paroi de ceux de la première variété ; 2° par une autre couche placée en dehors de la première, contenant des fibres musculaires de la vie organique dirigées transversalement, à noyaux allongés ; leur grand diamètre est perpendiculaire au grand diamètre des noyaux de la couche interne.

3e *variété.* — Ces capillaires sont formés : 1° par les deux tuniques précédentes; 2° par une troisième tunique formée de fibres lamineuses, parallèles, onduleuses, longitudinales, et de fibres élastiques dirigées en tous sens.

ARTICLE IV.

DU TISSU ÉRECTILE.

Structure. — Ce tissu est formé par une membrane extérieure qui le limite, et par des cloisons ou trabécules parties de la surface interne de l'enveloppe et s'entrecroisant en tous sens pour limiter des espaces ou aréoles communiquant toutes entre elles. Le sang est contenu dans les aréoles, en sorte que ce tissu ressemble à une éponge : d'où le nom de tissu spongieux qu'on lui donne quelquefois. D'un côté, le tissu érectile reçoit les veines ; d'un autre côté, on voit les artérioles s'ouvrir dans les aréoles. Il se laisse dilater, parce que des éléments élastiques entrent dans sa constitution. Il est contractile, parce qu'il renferme des fibres musculaires, et il résiste à une pression très-forte, parce qu'il renferme des éléments fibreux. Les aréoles sont tapissées dans toute leur étendue par la tunique interne des veines, *tunique de Bichat.*

ARTICLE V.

DES LYMPHATIQUES.

1° *Vaisseaux lymphatiques.*

Les vaisseaux lymphatiques viennent se rendre dans le système veineux en formant deux gros troncs. L'un, *grande veine lymphatique* droite, présentant de 2 à 4 centimètres de longueur, est situé sur le côté droit de la racine du cou, en dedans du scalène antérieur, et se jette à l'union des veines sous-clavière et jugulaire interne. Ce petit tronc reçoit tous les vaisseaux lymphatiques des organes de la moitié droite du corps situés au-dessus du diaphragme. Tous les autres lymphatiques se jettent dans le *canal thoracique*. Ce canal, étendu le long de la colonne vertébrale, prend son origine au niveau de la deuxième vertèbre lombaire par une dilatation appelée *citerne de Pecquet*. Situé dans le médiastin, il longe la face antérieure de la colonne vertébrale, en la croisant de bas en haut et de droite à gauche, jusqu'à la base du cou. Là il se jette dans la veine sous-clavière gauche, à son point de réunion avec le jugulaire interne.

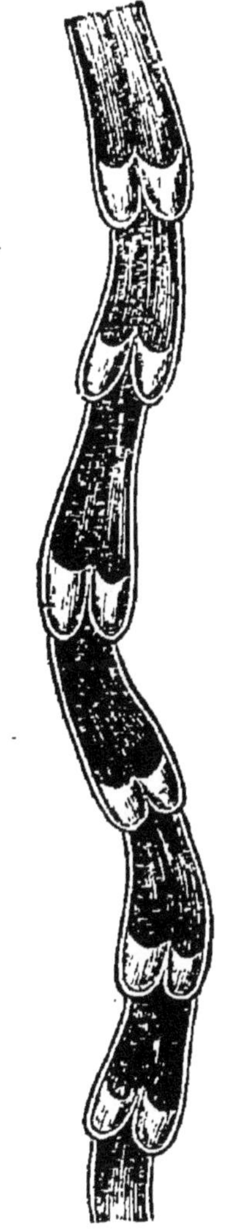

FIG. 42. — Vaisseau lymphatique avec ses valvules.

Les parois des vaisseaux lymphatiques sont formées, comme les artères et les veines, de trois tuniques superposées et portant le même nom que dans les veines. On y trouve des valvules plus nombreuses que dans les veines et disposées également par paires.

2° *Ganglions lymphatiques.*

Les ganglions, ou glandes lymphatiques, sont de petits organes appartenant au groupe des organes lymphoïdes, et situés sur le trajet des vaisseaux lymphatiques qui les traversent.

Les ganglions sont formés d'un tissu particulier revêtu d'une membrane.

Cette *enveloppe*, plus mince sur les ganglions contenus dans les cavités du corps, est formée de fibres de tissu conjonctif, et de quelques fibres élastiques fines. De la face interne de la membrane enveloppante partent des *cloisons* qui se portent vers le centre de l'organe, en s'entre-croisant de manière à limiter des aréoles communiquant les unes avec les autres.

La *substance* du ganglion est constituée par du tissu lymphoïde (voy. *Système glandulaire*). Vers la périphérie, cette substance forme de petites masses, prises autrefois pour des follicules clos, et dont la totalité représente la *substance corticale*. Chacune de ces masses de tissu lymphoïde envoie vers le centre du ganglion des traînées, des cordons, formés de même tissu et constituant la *substance médullaire*.

Entre la substance du ganglion et l'enveloppe, on trouve des espaces dans lesquels circule la lymphe, *sinus lymphatiques*.

Les vaisseaux lymphatiques qui apportent la lymphe sont les *vaisseaux afférents*. Après avoir baigné la surface des substances corticale et médullaire, la lymphe passe dans un lymphatique dit *vaisseau efférent*, vaisseau qui part d'une petite dépression du ganglion appelée *hile*.

Les *vaisseaux sanguins* pénètrent dans le ganglion par tous les points de la surface.

CHAPITRE XIV.

DU SANG.

Le sang est formé par les éléments suivants :

Fibrine.	2,5 à 3
Globules.	127
Albumine.	65 à 70
Matières extractives. . / Sels et matières grasses.	10
Eau.	790 à 800
	1010

Ces chiffres représentent les matériaux du sang desséchés.

Pour obtenir la *fibrine*, il suffit de battre le sang, au moment où il sort des vaisseaux, avec une fourchette ou un petit balai ; cette substance s'attache au corps étranger sous forme de filaments blanchâtres. Le liquide restant constitue le sang défibriné.

Les *globules*, représentés par le chiffre 127, offrent quelques variétés à l'état sain : c'est pour cela que tous les auteurs ne s'accordent pas à indiquer le même chiffre.

Les corpuscules du sang sont de trois espèces : les globules rouges ou hématies, les globules blancs ou leucocytes, et les globulins ou noyaux de leucocytes.

Les *globules rouges* du sang sont des éléments circulaires, biconcaves, d'un rouge vif à la lumière réfléchie, d'une teinte jaunâtre, un peu rosée, à la lumière transmise. Le centre du globule réfracte la lumière plus facilement que les contours et paraît plus transparent. Beaucoup d'observateurs ont pris ce point central plus clair pour un noyau.

Ils ont 7 à 8 μ de diamètre, et 2 à 4 μ d'épaisseur.

Les globules rouges sont mous, élastiques ; ils s'allongent pour traverser des vaisseaux capillaires qui ont moins de 7 μ, et reprennent ensuite leur forme primitive.

L'hématosine, représentée par 2 gr. environ dans les 127 de globules, est une matière colorante combinée à une certaine quantité de fer qui paraît nécessaire à la constitution du sang.

Les *globules blancs*, ou *leucocytes*, sont des éléments anatomiques auxquels Robin donne une extension considérable. Pour ce micrographe, les globules du pus, de la lymphe, du chyle, du mucus, de la salive, de l'urine, et les globules granuleux de l'inflammation, ne seraient autre chose que le leucocyte, c'est-à-dire le globule blanc du sang.

Ces éléments sont sphériques, d'une teinte grisâtre plus ou moins foncée ; leur contour est net et régulier ; ils sont transparents ; leur surface est uniforme, lisse ; leur diamètre varie, selon les points où on les trouve, de 8 à 14 μ.

Les *globulins* sont considérés par Robin comme des noyaux libres de leucocytes, et présenteraient de 3 à 5 μ. Ils sont sphériques, granuleux, et contiennent un nucléole. Ces corpuscules, que Kölliker appelle granules élémentaires, seraient, d'après cet auteur, versés par le canal thoracique dans le sang veineux.

Pour séparer l'*albumine*, on prend le sérum dont on a déjà extrait la fibrine par le battage, et les globules par la filtration, et on le fait coaguler en chauffant le liquide ; on sait que l'albumine se coagule à une température de 70°.

Pour séparer les matières extractives, les sels et les matières grasses, on a recours à la dessiccation du résidu et au traitement par l'eau, l'alcool, l'éther, etc. L'analyse devient ici très-difficile, et importe beaucoup plus au chimiste qu'à l'anatomiste.

DEUXIÈME PARTIE.

ANATOMIE DESCRIPTIVE.

SECTION PREMIÈRE.

OSTÉOLOGIE.

ARTICLE PREMIER.

TÊTE.

La tête est composée de vingt-deux os, non compris les osselets de l'ouïe : huit constituent le crâne, quatorze forment la face

§ 1. — **Crâne.**

Le crâne est composé de huit os : quatre impairs : le frontal, l'ethmoïde, le sphénoïde, l'occipital; deux pairs : les pariétaux, les temporaux.

I. — FRONTAL OU CORONAL.

Le frontal est un os impair, médian, symétrique, situé à la partie antérieure du crâne ; il offre trois faces et trois bords.

Face antérieure. — Cette face est convexe ; elle présente sur la ligne médiane, et de bas en haut, la *bosse frontale moyenne* et la *suture frontale*, qui disparaît chez l'adulte. De chaque côté, une bosse : c'est la *bosse frontale*. Au-dessous de cette bosse, une gouttière ; plus bas, une saillie, *arcade sourcilière*, qui donne insertion, par sa partie interne, au muscle sourcilier. De chaque côté de la face antérieure, on trouve une surface triangulaire allongée, à sommet supérieur, faisant partie de la fosse temporale.

Face postérieure. — On y trouve, sur la ligne médiane, de bas en haut : 1° le *trou borgne*, qui loge une expansion de la dure-mère et une petite veine qui va se jeter dans le sinus longitudinal supérieur ; 2° la *crête frontale*, de 3 à 4 centim. de longueur, pour l'insertion de la faux du cerveau ; 3° la *gouttière longitudinale*.

De chaque côté de la ligne médiane, il existe : 1° une dépression, *fosse frontale ;* 2° une saillie au-dessous, *bosse orbitaire*, formée par une paroi osseuse très-mince. Cette face est parsemée, dans toute son étendue, d'éminences mamillaires et d'impressions digitales, beaucoup plus marquées sur la bosse orbitaire.

Face inférieure. — Elle présente : 1° sur ses parties latérales, la voûte de l'orbite, creusée d'une fossette à sa partie externe, *fossette lacrymale ;* 2° sur la ligne médiane, l'*échancrure ethmoïdale*, destinée à l'articulation de l'ethmoïde ; sur sa partie antérieure on trouve des rugosités et une épine appartenant au bord antérieur. Les parties latérales de cette échancrure présentent des demi-cellules qui s'articulent avec celles de l'ethmoïde, et à la partie antérieure avec l'os unguis ; l'orifice des sinus frontaux et deux gouttières transversales qui se réunissent à des gouttières semblables de l'ethmoïde, pour former de chaque côté les deux *trous orbitaires internes.*

Bord supérieur. — Dentelé, épais, articulé avec le bord antérieur du pariétal.

Bord antérieur. — Il présente : 1° sur la ligne médiane, la partie antérieure de l'échancrure ethmoïdale ; on y trouve un prolongement, *épine nasale supérieure ;* 2° sur les parties latérales, l'*arcade orbitaire*, bord osseux lisse, concave inférieurement, épais en dedans, mince et tranchant en dehors. Elle est limitée en dedans et en dehors par deux saillies, l'*apophyse orbitaire interne*, qui s'articule avec l'apophyse montante du maxillaire supérieur, et l'*apophyse orbitaire externe*, qui s'articule avec l'os malaire.

Bord postérieur. — Mince et tranchant, le bord postérieur n'existe pas sur la ligne médiane, où l'on trouve l'échancrure ethmoïdale. Aux extrémités de ce bord, on trouve une facette triangulaire très-rugueuse et très-large. Cette facette, qui s'articule avec la grande aile du sphénoïde, est le point de réunion des trois bords de l'os qui se rendent à chacun de ses angles.

II. — Ethmoïde.

L'ethmoïde est un os impair, médian, symétrique, situé à la base du crâne, au-dessus des fosses nasales, entre les cavités orbitaires.

Il est formé de deux parties distinctes : 1° la *partie médiane ;* 2° les *masses latérales.*

La *partie médiane* est formée par deux lames osseuses qui se coupent perpendiculairement.

L'une, verticale, forme : 1° à la partie supérieure, une apophyse triangulaire, épaisse : c'est l'*apophyse crista-galli ;* 2° à la partie inférieure, une lame osseuse beaucoup plus longue et plus mince, *lame perpendiculaire de l'ethmoïde*, articulée en avant avec l'épine nasale du frontal et les os propres du nez, en arrière avec le sphénoïde, en bas et en arrière avec le vomer.

L'autre lame, horizontale, croisant la précédente à l'union de la lame perpendiculaire et de l'apophyse crista-galli, constitue la *lame criblée* de l'ethmoïde, supportant par ses deux bords les *masses latérales* de cet os qui y sont comme suspendues. De chaque côté de l'apophyse crista-galli, la face supérieure de cette lame criblée est creusée en forme de gouttière plus profonde en avant : c'est la *gouttière ethmoïdale*. On y trouve des trous nombreux, donnant passage aux filets du nerf olfactif et aux ramifications des artères ethmoïdales. On y trouve encore, de chaque côté de l'apophyse crista-galli, une fente, *fente ethmoïdale*, où passe le filet ethmoïdal du nerf ophthalmique de Willis, et une branche de l'artère ethmoïdale antérieure. La lame criblée, par sa partie inférieure, forme la plus grande partie de la voûte des fosses nasales.

Les *masses latérales* sont cubiques. Elles sont placées entre les fosses nasales et les cavités orbitaires, et réunies l'une à l'autre seulement par la lame criblée de l'ethmoïde. Elles présentent six faces.

Face externe. — Cette face, formée par l'*os planum* ou *lame papyracée*, est sinueuse, et articulée avec le frontal, le maxillaire supérieur, le palatin, l'unguis et le sphénoïde.

Face interne. — Elle forme une grande partie de la paroi externe des fosses nasales. On y trouve, à la partie supérieure, le *cornet supérieur des fosses nasales* ou *cornet de Morgagni ;* au-dessous, une dépression qui communique avec les cellules postérieures de l'ethmoïde, *méat supérieur des fosses nasales ;* en bas, le *cornet moyen.*

Face supérieure. — Cette face présente des dépressions qui se réunissent à celles de l'échancrure ethmoïdale du frontal, et deux gouttières transversales formant avec celles du frontal les trous orbitaires internes.

Face inférieure. — Elle offre : 1° le bord inférieur du cornet moyen ; 2° une cavité placée au-dessous, *méat moyen*, au fond et en avant de laquelle se trouve un conduit osseux se dirigeant vers le sinus frontal ; ce conduit, *infundibulum*, communique avec les cellules ethmoïdales antérieures ; 3° du fond de ce méat, on voit sortir une lamelle osseuse, mince, libre, et qui se dirige par une extrémité libre vers l'orifice du sinus maxillaire, *apophyse unciforme.*

Face antérieure. — Cette face est située en arrière de l'apophyse montante du maxillaire supérieur, en dedans et en arrière de l'os unguis.

Face postérieure. — La face postérieure s'articule avec la face antérieure du corps du sphénoïde.

Cet os est creusé de nombreuses cavités : 1° les *cellules ethmoïdales antérieures*, indépendantes des autres, communiquant avec l'infundibulum et le méat moyen ; 2° les *cellules ethmoïdales postérieures*, indépendantes des premières et communiquant avec le méat supérieur.

III. — SPHÉNOÏDE.

Le sphénoïde est un os très-irrégulier situé à la partie moyenne de la base du crâne.

Face antérieure. — Elle présente : 1° de chaque côté de la ligne médiane, l'orifice des *sinus sphénoïdaux*, en partie fermés par une lamelle osseuse, *cornet de Bertin ;* 2° entre les deux sinus, une ligne rugueuse médiane et verticale qui s'articule avec la lame perpendiculaire de l'ethmoïde ; 3° au-dessus des orifices, une ligne rugueuse transversale, s'articulant avec le bord postérieur de la lame criblée de l'ethmoïde ; 4° en dehors, une surface rugueuse verticale plus large, s'articulant avec la face postérieure des masses latérales de l'ethmoïde et avec l'os palatin.

Face postérieure. — Petite, quadrilatère, rugueuse, elle s'articule dans toute son étendue avec l'occipital.

Face supérieure. — La face supérieure offre, d'avant en arrière et sur la ligne médiane : 1° une surface lisse, quadrilatère, sur laquelle sont creusées, de chaque côté de la ligne médiane, deux gouttières très-peu marquées, *gouttières olfactives ;* 2° une gouttière transversale un peu concave en avant, *gouttière optique*, se terminant de chaque côté par un petit canal, *trou optique ;* 3° une dépression profonde, *selle turcique* ou *fosse pituitaire*, qui loge la glande pituitaire ; 4° la *lame quadrilatère* du sphénoïde, séparant la selle turcique de la gouttière basilaire. Les deux angles libres de cette lame présentent une saillie, *apophyse clinoïde postérieure.*

Sur les parties latérales de cette face, on trouve : 1° une gouttière, *gouttière caverneuse :* l'artère carotide interne est située dans cette gouttière, de même que le sinus caverneux ; 2° une saillie arrondie formant l'angle postérieur de la petite aile du sphénoïde : c'est l'*apophyse clinoïde antérieure.*

Petites ailes du sphénoïde ou apophyses d'Ingrassias. — Prolongement mince et triangulaire. Le bord antérieur des petites ailes, rugueux, est articulé avec le bord postérieur du frontal. Le bord postérieur, très-mince et lisse, sépare l'étage moyen de l'étage supérieur de la base du crâne. Le bord interne est traversé par le trou optique, et présente une échancrure qui limite en avant la gouttière caverneuse. L'angle postérieur forme l'apophyse clinoïde antérieure. L'angle externe, très-aigu, très-mince, forme le sommet du triangle.

Face inférieure. — On y voit : 1° sur la ligne médiane, une crête qui s'insinue dans la gouttière du bord supérieur du vomer ; cette crête, *rostrum* ou *bec* du sphénoïde, se continue avec la crête de la face antérieure ; 2° de chaque côté de la crête, une gouttière qui reçoit les bords de la gouttière du vomer ; un peu en dehors, une petite gouttière se terminant souvent en avant par le conduit *ptérygo-palatin* qui va s'ouvrir dans la fosse ptérygo-maxillaire.

Deux prolongements, les *apophyses ptérygoïdes,* se rattachent à cette face. L'apophyse ptérygoïde présente une base confondue avec le reste de l'os ; un sommet bifurqué : une face interne qui fait partie des fosses nasales; une face externe qui fait partie de la fosse zygomatique; une face antérieure, lisse dans sa moitié supérieure pour concourir à la formation de la fosse ptérygo-maxillaire, rugueuse au-dessous pour s'articuler avec le palatin; une face postérieure concave, c'est la *fosse ptérygoïdienne*, profonde, et donnant insertion dans toute son étendue au muscle ptérygoïdien interne. A la partie supérieure de cette fosse, il existe une petite dépression ovale, *fossette naviculaire*, pour l'insertion du muscle péristaphylin externe. La bifurcation du sommet a fait donner aux deux branches de la bifurcation le nom d'*ailes :* 1° l'aile interne, verticale, petite et contournée à son sommet en forme de crochet, dont la concavité regarde en dehors; 2° l'aile externe large, déjetée en dehors. Deux canaux traversent la base de cette apophyse d'avant en arrière : l'un interne, le conduit *vidien ;* l'autre externe, le trou *grand rond*.

Faces latérales. — Elles sont complétement masquées par l'insertion des grandes ailes, qui présentent une face supérieure, une face externe, une face antérieure; un bord interne convexe et un bord externe concave; une extrémité inférieure ou interne, une extrémité supérieure ou externe. Les deux bords se confondent aux deux extrémités. La grande aile est très-étendue, elle monte jusque dans la fosse temporale. Elle est concave en haut pour concourir à la formation de la cavité crânienne. La face supérieure, concave, présente des éminences mamillaires et des impressions digitales. La face externe est divisée vers la partie moyenne par une crête; la portion qui est au-dessous fait partie de la fosse zygomatique; celle qui est au-dessus concourt à former la fosse temporale. La face antérieure est une petite face quadrilatère, qui concourt à former la paroi externe de la cavité orbitaire.

Le bord externe, concave et rugueux, est taillé en biseau en arrière aux dépens de la table interne, en avant aux dépens de la table externe. Il s'articule avec la portion écailleuse du temporal. Le bord interne, convexe et très-long, commence à l'extrémité externe et se termine à l'extrémité interne, en passant sur les côtés du corps du sphénoïde et concourant à former la fente sphénoïdale. A l'origine de ce bord, en haut, existe une surface triangulaire, rugueuse, qui s'articule avec une facette semblable que nous avons déjà étudiée sur le frontal, au point de convergence des bords. C'est le long de ce bord qu'on trouve d'avant en arrière et disposés sur une ligne courbe, concave en dehors : 1° la fente sphénoïdale ; 2° le trou grand rond ; 3° le trou ovale, et 4° le trou petit rond.

Dans la fente sphénoïdale passent les nerfs moteur oculaire commun, moteur oculaire externe, pathétique, ophthalmique de Willis, la veine ophthalmique, et quelques branches de l'artère méningée moyenne. Dans le trou grand rond passe le nerf maxillaire supérieur ; dans le trou ovale, le nerf maxillaire inférieur et l'artère petite méningée ; dans le trou petit rond ou sphéno-épineux, passe l'artère méningée moyenne. L'extrémité interne se termine par une apophyse saillante au-dessous de la base du crâne, *épine du sphénoïde*. Elle donne attache au ligament sphéno-maxillaire et au muscle interne du marteau. L'extrémité externe est mince, tranchante ; elle vient s'engrener au point de réunion du frontal, du pariétal et du temporal.

IV. — Occipital.

L'os occipital est situé à la partie postérieure et inférieure du crâne. Deux faces, quatre bords et quatre angles.

Face supérieure. — Elle est concave et présente un grand trou, le *trou occipital*, dans lequel passent le bulbe rachidien, l'artère vertébrale, le nerf spinal. On voit : 1° en avant du trou, la *gouttière basilaire*, en rapport avec la protubérance annulaire ; sur les bords de cette gouttière, la gouttière pétreuse inférieure ; 2° en arrière, une large surface présentant quatre fosses, *fosses occipitales ;* les deux supérieures, mamillaires, sont les *fosses cérébrales ;* les deux inférieures constituent les *fosses cérébelleuses.* Les quatre fosses sont séparées par des crêtes qui viennent toutes converger vers le centre où se trouve la *protubérance occipitale interne.* La crête qui sépare les fosses cérébelleuses, *crête occipitale interne*, est très-saillante et mince ; les autres sont creusées d'une gouttière. 3° De chaque côté du trou, se trouve une saillie qui correspond aux condyles de l'occipital, et un petit conduit, *trou condylien antérieur*, où passe le nerf grand hypoglosse.

Face inférieure. — On voit : 1° en avant du trou, la surface basilaire de l'occipital, rugueuse, recouverte en avant par la membrane muqueuse de la partie supérieure du pharynx.

2° En arrière du trou, une large surface au centre de laquelle se trouve une saillie, *protubérance occipitale externe ;* entre cette protubérance et le trou occipital, la *crête occipitale externe*, de chaque côté de laquelle partent deux lignes courbes à concavité interne et antérieure.

3° De chaque côté du trou, deux saillies et deux fossettes : une saillie interne, ou *condyle*, obliquement dirigée d'arrière en avant, de dehors en dedans, dont la face articulaire regarde en bas et en dehors, pour s'articuler avec la cavité glénoïde de l'atlas ; une saillie externe, placée à 5 ou 6 millimètres de la précédente, *apophyse jugulaire*, qui donne insertion au muscle droit latéral de la tête ; une fossette, *fossette condylienne antérieure*, au fond de laquelle existe constamment un trou, *trou condylien antérieur*, pour le passage du nerf grand hypoglosse : une *fossette condylienne postérieure*, au fond de laquelle existe quelquefois un petit trou pour le passage d'une veine qui va dans le sinus latéral.

Bords postérieurs. — Ils sont fortement dentelés et s'articulent avec le pariétal.

Bords antérieurs. — Ils s'articulent avec le temporal.

Angle postérieur. — Articulé avec les deux pariétaux.

Angle antérieur. — Très-épais, connu sous le nom d'*apophyse basilaire de l'occipital*, il s'articule avec le corps du sphénoïde.

Angles latéraux. — Ils s'articulent avec le point de réunion du pariétal et du temporal.

V. — Temporal.

L'os temporal est un os pair, situé sur les parties latérales du crâne, de chaque côté du corps du sphénoïde et de l'apophyse basilaire de l'occipital.

On divise cet os en trois portions : *portion écailleuse*, *portion mastoïdienne*, *portion pierreuse* ou *rocher*.

1° Portion écailleuse. — Elle est mince et verticale.

Face interne. — Elle est concave, pourvue de quelques éminences mamillaires.

Face externe. — Légèrement convexe et lisse, elle fait partie de la fosse temporale. Une apophyse limite cette face en bas, c'est l'*apophyse zygomatique*. De 2 centimètres et demi à 3 centimètres de longueur, l'apophyse zygomatique est dirigée horizontalement d'arrière en avant, de dedans en dehors ; son sommet, dentelé, s'articule avec l'os malaire ; la face externe est recouverte par la peau ; la face interne est en rapport avec le tendon du temporal. Le bord supérieur donne insertion à l'aponévrose temporale ; le bord inférieur,au muscle masséter. La base est aplatie ; sur sa partie supérieure glisse le temporal ; à la partie inférieure se trouve un tubercule, *tubercule zygomatique*, pour l'insertion du ligament latéral externe de l'articulation temporo-maxillaire. Deux lignes, ou racines de l'apophyse zygomatique, partent de cette base : l'une fait suite au bord inférieur de l'apophyse et se porte transversalement en dedans, c'est la *ligne transverse ;* l'autre fait suite au bord supérieur de l'apophyse et se porte horizontalement en arrière, c'esf la *racine antéro-postérieure* ou *longitudinale*. Il existe une cavité au-dessous, en arrière et en dedans de la base de l'apophyse zygomatique, c'est la *cavité glénoïde*, divisée en deux parties par une fente, *scissure de Glaser*, dans laquelle passent la longue apophyse du marteau ou *apophyse de Raw*, le muscle externe du marteau, l'artère tympanique.

Circonférence. — Elle décrit les trois quarts d'un cercle. Elle s'articule avec le pariétal et avec la grande aile du sphénoïde.

2° Portion mastoïdienne. — Cette portion, beaucoup plus volumineuse chez l'adulte et surtout chez le vieillard, se prolonge sous forme de saillie, *apophyse mastoïde*. On lui considère deux faces et une circonférence

Face externe. — Elle est rugueuse et donne insertion de haut en bas au muscle sterno-cléido-mastoïdien, au splénius et au petit complexus, qui s'insère surtout au sommet. Sur cette face se voit le *trou mastoïdien*.

Face interne. — Elle est concave, et fait partie de la cavité crânienne ; elle est parcourue de haut en bas par une portion de la gouttière latérale, presque toujours plus profonde à droite. Le sommet, ou apophyse mastoïde, présente à sa partie interne une échancrure profonde, *rainure digastrique*, pour l'insertion du muscle digastrique.

Circonférence. — Dentelée, elle s'articule en haut avec l'angle postérieur et inférieur du pariétal, et en arrière avec le bord antérieur de l'occipital.

3° Portion pierreuse ou rocher. — De forme pyramidale, le rocher présente une base, un sommet, trois faces et trois bords.

Base. — Confondue avec les portions écailleuse et mastoïdienne, elle présente le *conduit auditif externe* aplati d'avant en arrière, légèrement concave en bas.

Sommet. — Tronqué, il se place dans l'angle rentrant formé par le corps et la grande aile du sphénoïde, et concourt à former le trou déchiré antérieur. On y trouve l'orifice interne du canal carotidien.

Face antérieure. — Elle présente en dehors une saillie plus développée chez les jeunes sujets, formée par les canaux demi-circulaires de l'oreille interne. Au milieu de cette face se trouve un trou en forme de fente, *hiatus de Fallope*, auquel font suite deux gouttières qui longent la face antérieure du rocher jusqu'au sommet. L'hiatus communique avec l'*aqueduc de Fallope*, situé dans le rocher. Il laisse passer une petite artériole, branche de la méningée moyenne, et quatre nerfs : le grand pétreux superficiel et le petit pétreux superficiel venant du facial, le petit pétreux profond interne et le petit pétreux profond externe venant du glosso-pharyngien.

Face postérieure. — Vers le milieu, on voit le *conduit auditif interne*, qui a 1 centimètre environ de profondeur et une direction transversale. Le nerf facial, le nerf auditif et une petite branche artérielle passent par ce conduit. — A quelques millimètres en dehors du conduit auditif, il existe un petit orifice triangulaire, dont le siége est un peu variable, *aqueduc du vestibule*, qui communique avec le vestibule de l'oreille interne, et dans lequel passe une artériole destinée au périoste de la cavité vestibulaire et au vestibule membraneux.

Face inférieure. — Elle fait partie de la surface extérieure de la base du crâne. Rétrécie vers la partie interne, elle présente à étudier sept parties bien distinctes les unes des autres ; de ces sept parties, cinq sont placées sur le trajet d'une ligne oblique qui irait du sommet de l'apophyse mastoïde au sommet du rocher ; les deux autres sont placées en arrière. De dehors en dedans, nous trouvons : 1° le *trou stylo-mastoïdien*, où passent le nerf facial et l'artère stylo-mastoïdienne ; 2° l'*apophyse styloïde* ; 3° une lame osseuse qui fait suite à la paroi antérieure du conduit auditif externe et s'étend du trou stylo-mastoïdien au canal carotidien, en passant devant l'apophyse styloïde qu'elle embrasse : c'est l'*apophyse vaginale ;* 4° l'orifice inférieur du *canal carotidien*, qui s'infléchit en dedans pour s'ouvrir au sommet du rocher ; 5° une surface rugueuse où s'insère le muscle péristaphylin interne.

Sur la même face, mais en arrière des parties que nous venons de décrire, nous trouvons : 1° derrière le trou stylo-mastoïdien, une surface rugueuse, *surface jugulaire*, qui s'articule avec l'apophyse jugulaire de l'occipital : 2° derrière l'apophyse styloïde et en dehors du canal carotidien, une dépression à fond lisse, plus ou moins profonde suivant les sujets : c'est le *golfe de la veine jugulaire interne.*

Bord supérieur. — Il commence en dehors par une crête qui sépare les portions écailleuse et mastoïdienne, se dirige obliquement en dedans et en bas, et présente dans toute son étendue une gouttière, *gouttière pétreuse supérieure.*

Bord antérieur. — Libre dans sa moitié interne, il s'articule avec la partie postérieure de la grande aile du sphénoïde. Dans sa moitié externe, il est confondu avec la portion écailleuse.

La portion libre de ce bord forme avec la portion écailleuse un angle rentrant qui reçoit l'épine du sphénoïde. Dans cet angle, on trouve deux canaux, superposés comme les deux canons d'un fusil double, communiquant avec la caisse du tympan ; le supérieur constitue la portion osseuse de la trompe d'Eustache, l'inférieur donne passage au muscle interne du marteau.

Bord postérieur. — Le bord postérieur du rocher présente, de dehors en dedans : 1° la gouttière latérale ; 2° une vaste échancrure concourant à former le trou déchiré postérieur ; 3° un orifice triangulaire, *aqueduc du limaçon,* dans lequel passe une branche artérielle qui va se distribuer au limaçon ; 4° la portion interne de ce bord qui s'articule par contact avec l'occipital, et sur laquelle on trouve la gouttière pétreuse inférieure.

VI. — PARIÉTAL.

Le pariétal est un os pair, situé à la voûte et sur les parties latérales du crâne.

Il présente deux faces, quatre bords, quatre angles.

Face externe. — Divisée en deux parties par une ligne courbe à concavité inférieure qui limite la fosse temporale. Au-dessous de la ligne s'insère le muscle temporal ; au-dessus, la face externe est lisse et en rapport avec l'aponévrose épicrânienne. Au milieu de cette face, il existe une saillie, *bosse pariétale.*

Face interne. — Concave, parsemée d'impressions digitales et d'éminences mamillaires, elle présente au milieu une dépression correspondant à la saillie extérieure, *fosse pariétale.* Elle est sillonnée par des gouttières ramifiées qui partent de l'angle inférieur et antérieur de l'os, et qui s'irradient en arrière et en haut. Les branches de l'artère méningée moyenne sont contenues dans ces gouttières.

Bord antérieur. — Dentelé, épais en haut, mince en bas, il s'articule dans toute son étendue avec le frontal.

Bord postérieur. — Fortement dentelé ; il s'articule avec l'occipital.

Bord supérieur. — Très-épais, articulé avec celui du côté opposé, il présente du côté de la face interne une portion de gouttière concourant à former la gouttière longitudinale supérieure; un trou, qui n'est pas constant, le *trou pariétal*, qui laisse passer la *veine émissaire* de Santorini, et une petite artère venant de l'occipitale.

Bord inférieur. — Le plus court et le plus mince: il est concave et taillé en biseau aux dépens de la face externe, pour s'articuler avec le temporal.

Angle supérieur et antérieur. — Il forme un angle droit ; il s'articule avec celui du côté opposé et avec le frontal.

Angle supérieur et postérieur. — Presque droit, il s'articule avec celui du côté opposé et avec l'occipital.

Angle inférieur et antérieur. — Mince, pointu, il est creusé à sa face interne d'un canal ou d'une gouttière très-profonde, point de départ des ramifications de la face interne du pariétal.

Cet angle, en avant, s'articule avec le frontal ; en bas, avec la grande aile du sphénoïde et le temporal.

Angle inférieur et postérieur. — Echancré, il s'articule avec la portion mastoïdienne du temporal ; il s'engrène solidement avec le temporal.

§ 2. — Du crâne en général.

Le crâne est une boîte osseuse formée par les os que je viens de décrire, située au-dessus et en arrière de la face, sur la colonne vertébrale.

Il est ovoïde, à petite extrémité dirigée en avant.

Le crâne présente à étudier la *voûte*, la *base* et les *parties latérales*.

I. — VOUTE DU CRANE.

Surface extérieure ou convexe de la voûte. — 1° Sur la ligne médiane et d'avant en arrière, on y trouve : la bosse frontale moyenne, la suture frontale, marquée seulement chez les jeunes sujets, la fontanelle antérieure, la suture bipariétale ou sagittale, formée par la réunion des deux pariétaux, le trou pariétal pour les veines émissaires de Santorini, et une branche de l'artère occipitale, la fontanelle postérieure, enfin l'écaille de l'occipital.

2° Sur les côtés et d'avant en arrière, on trouve la bosse frontale, la portion lisse du frontal qui est au-dessus, la suture fronto-pariétale, la bosse pariétale, la suture lambdoïde, formée par la réunion des deux sutures pariéto-occipitale et bi-pariétale, ainsi apppelée de sa ressemblance plus ou moins complète avec un λ ; enfin la bosse occipitale, sur les côtés de laquelle se trouve, à l'union de l'occipital, du temporal et du pariétal, la fontanelle latérale.

Surface intérieure de la voûte crânienne. — On y trouve :

1° Sur la ligne médiane, d'avant en arrière : la crête frontale, la gouttière longitudinale supérieure qui longe le sinus du même nom et qui se continue jusqu'à la protubérance occipitale interne, pour se jeter le plus souvent dans la gouttière latérale de droite, enfin les sutures et les fontanelles que nous avons étudiées à la surface opposée.

2° Sur les parties latérales, d'avant en arrière : la fosse frontale, la suture fronto-pariétale, la fosse pariétale, la suture occipito-pariétale et la fosse occipitale supérieure ou cérébrale. Ces dernières parties sont sillonnées par les ramifications qui logent l'artère méningée moyenne.

II. — Région latérale du crane.

Appelée aussi *fosse temporale*: elle est limitée en bas par l'arcade zygomatique et sa racine longitudinale, en avant par le bord postérieur de l'os malaire et une crête de la face antérieure du frontal, en haut par la ligne courbe pariétale. Cette fosse temporale, ouverte en bas, communique avec la fosse zygomatique; elle est recouverte par l'aponévrose temporale qui s'insère sur les limites que je viens d'indiquer, et qui concourt à former une loge ostéo-fibreuse dans laquelle prend insertion le muscle temporal. Les os qui la constituent sont : en haut, le pariétal; en bas et en arrière, le temporal : en avant, la grande aile du sphénoïde et le frontal.

III. — Base du crane.

A. Surface inférieure de la base du crâne ou face supérieure. — Cette face est inclinée d'avant en arrière, de haut en bas : elle a l'apparence d'un petit escalier à trois degrés irréguliers, dont le degré supérieur constitue l'*étage supérieur*, le degré moyen, l'*étage moyen*, et le degré inférieur, l'*étage inférieur*.

1° Étage supérieur ou antérieur. — On y voit : au milieu, l'*apophyse crista-galli* qui sépare les deux *gouttières ethmoïdales*; sur les parties latérales, les *bosses orbitaires* qui présentent des saillies et des dépressions.

A l'apophyse crista-galli s'attache la faux du cerveau. Sur la lame criblée, qui forme les gouttières ethmoïdales, et sur les gouttières olfactives, reposent les nerfs olfactifs ; sur les parties latérales sont placés les lobes antérieurs du cerveau.

Sur cet étage on remarque quatre trous : 1° le *trou borgne*, qui loge une expansion de la dure-mère, et une petite veine qui va se jeter dans le sinus longitudinal supérieur ; 2° les *trous olfactifs*, dans lesquels passent les prolongements tubuleux de la dure-mère et les ramifications du nerf olfactif qui y sont contenues ; des ramifications des artères ethmoïdales y passent aussi ; 3° la *fente ethmoïdale*, située immédiatement à côté de l'apophyse crista-galli, et donnant passage au filet ethmoïdal du rameau nasal du nef ophthalmique de Willis et à une ramification principale de l'artère ethmoïdale antérieure ; 4° les *trous orbitaires internes* ou *ethmoïdaux*. Le trou orbitaire interne antérieur est en face de la fente ethmoïdale ; il laisse passer l'artère ethmoïdale antérieure et le même filet ethmoïdal qui ne fait que traverser la gouttière pour pénétrer dans la fente. Le trou orbitaire interne postérieur est situé à la partie postérieure de la même gouttière, contre le bord antérieur du sphénoïde. Il laisse passer l'artère ethmoïdale postérieure.

2° Étage moyen. — Cet étage présente au milieu, d'avant en arrière : 1° la gouttière optique sur laquelle repose le chiasma des nerfs optiques ; 2° la selle turcique, qui loge le corps pituitaire ; 3° la lame quadrilatère du sphénoïde, présentant deux échancrures de chaque côté, dans lesquelles passent, en haut le nerf moteur oculaire commun, en bas le nerf moteur oculaire externe.

La partie moyenne de l'étage moyen est limitée à ses angles par quatre apophyses, *apophyses clinoïdes*, qui donnent insertion, les antérieures à la petite circonférence de la tente du cervelet, les postérieures à la grande circonférence.

Sur les parties latérales de cet étage on remarque une dépression, une gouttière, une fente et sept trous. La *dépression* est située au sommet du rocher, sur sa face antérieure. Le ganglion de Gasser est placé dans cette dépression. La gouttière, *gouttière caverneuse*, est étendue du trou déchiré antérieur à l'apophyse clinoïde antérieure ; sur elles sont placés le sinus caverneux et l'artère carotide interne qui le traverse. La fente, *fente sphénoïdale*, allongée transversalement, présente à sa partie interne un petit tubercule non constant pour l'insertion de l'anneau de Zinn. Cette fente est traversée par le nerf moteur oculaire commun, le nerf moteur oculaire externe, le nerf pathétique, le nerf ophthalmique de Willis, de petites branches artérielles de l'artère méningée moyenne, et un prolongement de la dure-mère qui va former le périoste de l'orbite. Les trous sont tous groupés à côté du corps du sphénoïde et du sommet du rocher. Le *trou optique* au-dessous de la fente sphénoïdale, le *trou grand rond* à 3 millimètres au-dessous, le *trou ovale* à 12 millimètres en arrière et en dehors du précédent, le *trou petit rond* à 2 millimètres en arrière de celui-ci, sont disposés suivant une ligne courbe, concave en dehors. Le *trou déchiré antérieur*, formé par la réunion du sommet du rocher et du corps du sphénoïde, est situé en dedans du trou ovale. L'orifice antérieur du *canal carotidien* est situé au-dessus de ce trou, à l'origine de la gouttière caverneuse. L'*hiatus de Fallope* est situé sur le milieu de la face antérieure du rocher ; il est entouré de deux ou trois trous très-petits, et il précède deux petites gouttières qui se dirigent vers le trou déchiré antérieur.

Les organes qui passent dans ces trous sont les suivants : 1° dans le trou optique, le nerf optique et l'artère ophthalmique ; 2° dans le trou grand rond, le nerf maxillaire supérieur ; 3° dans le trou ovale, le nerf maxillaire inférieur et l'artère petite méningée ; 4° dans le trou petit rond, l'artère méningée moyenne ; 5° dans l'hiatus de Fallope, une branche de l'artère méningée moyenne qui va s'anastomoser dans l'aqueduc de Fallope avec l'artère stylo-mastoïdienne, et quatre nerfs, le grand nerf pétreux superficiel et le petit nerf pétreux superficiel du facial, le petit nerf pétreux profond interne et le petit nerf pétreux profond externe ; 6° dans le trou déchiré antérieur, fermé à l'état frais par une membrane fibreuse, passent une petite branche artérielle venant de la pharyngienne inférieure, et le nerf vidien ; 7° dans l'orifice antérieur du canal carotidien passe l'artère carotide interne, qui se jette aussitôt sur la gouttière caverneuse.

3° Étage inférieur. — *A.* Sur la ligne médiane et d'avant en arrière, on rencontre : 1° la *gouttière basilaire*, sur laquelle reposent la protubérance annulaire et le tronc basilaire ; 2° le *trou occipital* ; 3° la *crête occipitale interne* pour l'insertion de la faux du cervelet ; 4° la *protubérance occipitale interne*, en rapport avec le *pressoir d'Hérophile*.

B. Sur les côtés et d'avant en arrière, on trouve : 1° le *conduit auditif interne*, au milieu de la face postérieure du rocher ; 2° à 2 ou 3 millimètres en dehors, l'*aqueduc du vestibule* ; 3° la *gouttière pétreuse inférieure*, située à la partie interne de la suture pétro-occipitale, qui loge le sinus pétreux inférieur ; 4° le *trou déchiré postérieur*, à la partie moyenne de la même suture : ce trou, irrégulier, a une longueur de 1 centimètre et demi ; il est ordinairement plus grand du côté droit, et divisé en trois parties par deux crêtes osseuses; 5° le *trou condylien antérieur*, situé sur les côtés du trou occipital. à 1 centimètre en dedans et en arrière du trou déchiré postérieur et en partie caché par une saillie qui se trouve en cet endroit ; 6° la *gouttière latérale*, plus large à droite qu'à gauche, qui commence au niveau de la protubérance occipitale interne, se dirige horizontalement en dehors, descend verticalement sur la portion mastoïdienne du temporal à la base du rocher, et gagne de nouveau l'occipital, sur les côtés du trou occipital, pour se terminer au trou déchiré postérieur : elle loge le sinus latéral ; 7° un *trou* presque constant qui s'ouvre dans la portion mastoïdienne de la gouttière latérale, c'est le *trou mastoïdien*; 8° les *fosses occipitales inférieures* ou *cérébelleuses* déjà décrites.

Les organes qui passent par les trous de l'étage inférieur sont les suivants : 1° dans le trou occipital, le bulbe et ses enveloppes, l'artère vertébrale, le nerf spinal ; 2° dans le conduit auditif interne, le nerf facial, le nerf auditif et une petite artère qui pénètre avec le facial dans l'aqueduc de Fallope, où elle s'anastomose avec l'artère stylo-mastoïdienne ; 3° dans l'aqueduc du vestibule, une petite artère pour le périoste du vestibule et une veine qui va se jeter dans le sinus pétreux inférieur ; 4° dans le trou déchiré postérieur, le nerf glosso-pharyngien vers la partie antérieure, le nerf pneumogastrique et le nerf spinal à la partie moyenne, avec l'*artère méningée postérieure* et la veine jugulaire interne à la partie postérieure ; 5° dans le trou condylien antérieur, le nerf grand hypoglosse et souvent une petite artère, branche de la pharyngienne inférieure ; 6° dans le trou mastoïdien, une petite artère venant de l'occipital et une veine qui va dans le sinus latéral.

B. Surface extérieure de la base du crâne ou face inférieure. — 1° Sur la ligne médiane et d'avant en arrière, on voit la surface basilaire recouverte par la muqueuse pharyngienne et donnant insertion à l'aponévrose du pharynx et aux muscles grand et petit droit antérieurs de la tête ; le trou occipital ; la crête occipitale externe ; enfin la protubérance occipitale externe placée à l'extrémité de la crête, au milieu de l'occipital, et sur laquelle s'insère le raphé médian cervical postérieur.

2° De chaque côté de la ligne médiane, on rencontre des rugosités et des dépressions, des saillies et des trous, le tout disposé d'une façon très-irrégulière.

Vous remarquerez d'abord que, de chaque côté du trou occipital, il existe, sur une ligne transversale à laquelle je donnerai le nom de *ligne condylo-mastoïdienne*, trois saillies osseuses. La plus rapprochée du trou est le *condyle de l'occipital ;* la plus externe est l'*apophyse mastoïde*, dont le développement varie selon les sujets ; la moyenne est l'*apophyse jugulaire*, qui donne insertion au muscle droit latéral. De chacune de ces saillies part une ligne qui se dirige en arrière et en dedans, en décrivant une courbe à concavité interne. Celle qui part de l'apophyse mastoïde se porte à la protubérance occipitale externe et constitue la ligne courbe occipitale supérieure ; celle qui part de l'apophyse jugulaire se porte à la partie moyenne de la crête occipitale externe et constitue la ligne courbe occipitale inférieure ; enfin celle qui prend naissance sur les condyles forme les bords du trou occipital. Immédiatement en arrière de la ligne transversale qui réunit ces trois saillies, on trouve deux dépressions : l'une interne, entre le condyle et l'apophyse jugulaire, c'est la fossette condylienne postérieure, au fond de laquelle se trouve souvent un petit trou, trou condylien postérieur, qui laisse passer une veine ; l'autre externe, entre l'apophyse jugulaire et l'apophyse mastoïde, c'est la rainure digastrique pour l'insertion du muscle digastrique.

En avant de la ligne condylo-mastoïdienne, vous remarquerez qu'il existe, de chaque côté de la surface basilaire de l'occipital, un quadrilatère dont les quatre angles et les quatre côtés sont parfaitement indiqués. Le côté postérieur est formé par la ligne condylo-mastoïdienne ; le côté antérieur, par la racine transverse de l'apophyse zygomatique, prolongée sur l'apophyse ptérygoïde : le côté externe, par la racine longitudinale de l'apophyse zygomatique, qui se réunit à l'apophyse mastoïde en limitant la fosse temporale ; et le côté interne, un peu oblique, par le bord de l'apophyse basilaire qui s'étend de l'apophyse ptérygoïde au condyle.

Les angles sont constitués par quatre saillies. L'apophyse mastoïde forme l'angle postérieur et externe ; le condyle de l'occipital, l'angle postérieur et interne ; le tubercule zygomatique, l'angle antérieur et externe ; l'apophyse ptérygoïde, l'angle antérieur et interne.

Les côtés de ce quadrilatère sont égaux. Ils ont chacun 4 centimètres sur une tête ordinaire d'adulte.

Os wormiens. — Les os wormiens sont de petits os irréguliers, dont le nombre et le volume varient, ainsi que le siége, selon les sujets. On sait cependant qu'ils ne se rencontrent qu'à la voûte du crâne, au milieu des sutures dentelées. Très-rares dans la suture fronto-pariétale, on les trouve quelquefois dans la suture bipariétale, souvent dans la suture lambdoïde ; plus souvent encore, on en trouve un au point de réunion des deux pariétaux et de l'occipital : c'est l'os épactal ou os wormien proprement dit.

§ 3. — Face.

Les os qui constituent la face sont au nombre de quatorze : treize s'articulent entre eux et forment un massif adhérent au crâne, la mâchoire supérieure.

La mâchoire inférieure n'est formée que par un seul os.

I. — Maxillaire supérieur.

Le maxillaire supérieur est un os irrégulier, placé au centre de la mâchoire supérieure, autour duquel viennent se grouper tous les petits os qui concourent avec lui à la formation de cette mâchoire.

Je considérerai dans cet os deux faces et quatre bords : une face interne qui regarde les fosses nasales et qui présente une saillie, *apophyse palatine ;* une face externe, proéminente, sous forme de pyramide triangulaire creusée d'une cavité; un bord antérieur, le plus long; un bord postérieur, le plus épais; un bord supérieur irrégulier et mince ; un bord inférieur, creusé de cavités, *alvéoles.*

Face interne. — Elle présente, à l'union du quart inférieur avec les trois quarts supérieurs, l'*apophyse palatine* n'existant que dans les deux tiers antérieurs, prolongement considérable qui s'articule avec celui du côté opposé pour former la voûte palatine et le plancher des fosses nasales. Le bord postérieur de cette apophyse, rugueux, s'articule avec la lame horizontale du palatin. A sa partie antérieure, il existe une saillie osseuse, *épine nasale antérieure.* Son bord interne, rugueux, très-large, est surmonté d'une crête qui forme avec celle du côté opposé une scissure dans laquelle se place le vomer. Ce bord, dans sa partie antérieure la plus large, présente un trou parfaitement visible sur la face supérieure, se terminant en gouttière à la partie inférieure et se confondant avec celui du côté opposé : c'est le *canal palatin antérieur*, unique du côté de la

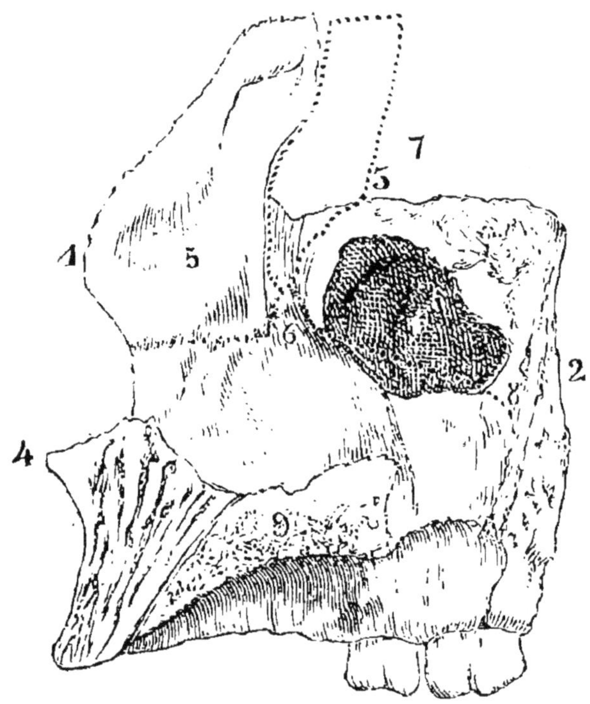

Fig. 43. — Face interne du maxillaire supérieur droit.

1. Bord antérieur. — 2. Bord postérieur. — 3. Bord supérieur. — 4. Épine nasale antérieure et inférieure. — 5. Apophyse montante. — 6. Partie inférieure de la gouttière lacrymo-nasale. — 7. Ponctuation indiquant les limites de l'os unguis avec une pointe inférieure qui s'articule au-dessus de 6 avec l'apophyse lacrymale du cornet inférieur. — Entre 6 et 8, on voit l'orifice du sinus maxillaire et une ligne ponctuée qui indique l'articulation du cornet inférieur. — 8. Gouttière formant avec le palatin le canal palatin postérieur. — 9. Apophyse palatine présentant une gouttière dirigée en bas et en avant, concourant à former le palatin antérieur.

voûte palatine, bifurqué du côté des fosses nasales, dans lequel passe le nerf sphéno-palatin interne et une branche de l'artère sphéno-palatine. La face supérieure de cette apophyse est concave et lisse pour former le plancher des fosses nasales ; la face inférieure est rugueuse pour former la voûte palatine ; elle se prolonge jusqu'au rebord alvéolaire.

Au-dessus de l'apophyse palatine, la face interne de l'os présente d'avant en arrière : 1° la face interne de l'*apophyse montante* du maxillaire supérieur ; 2° une gouttière faisant partie du *canal nasal ;* 3° l'orifice du *sinus maxillaire ;* 4° une surface rugueuse, verticale, pour l'articulation du palatin. L'apophyse montante présente à sa partie inférieure et à sa partie moyenne deux surfaces déprimées et lisses qui font partie : l'inférieure, du méat inférieur ; la supérieure, du méat moyen des fosses nasales. Elle présente aussi deux lignes rugueuses antéro-postérieures : l'une placée entre les deux surfaces déprimées et s'articulant avec le cornet moyen. La gouttière qui concourt à former le canal nasal est très-profonde, plus étroite à la partie moyenne qu'aux extrémités, légèrement concave en arrière ; elle a de 12 à 14 millimètres de long. Sa partie inférieure s'étale dans le méat inférieur. Les deux bords de la gouttière s'articulent en haut avec l'unguis, en bas avec le cornet inférieur qui complète le canal nasal. L'orifice du sinus maxillaire est rétréci à sa partie inférieure par le cornet inférieur, à sa partie supérieure par l'ethmoïde, à sa partie antérieure par l'unguis, à sa partie postérieure surtout par le palatin. Par cet orifice, on peut apercevoir une cavité, *sinus maxillaire* ou *antre d'Higmore*, à forme de pyramide triangulaire, dont la base correspond à l'ouverture, dont le sommet détermine une saillic sur la face externe de l'os, et dont les trois faces correspondent aux trois faces que nous retrouverons sur la surface externe de l'os. Cette cavité, à l'état frais, est tapissée par la muqueuse pituitaire, et communique avec les fosses nasales. La surface rugueuse, placée en arrière du sinus, s'articule avec l'os palatin. Elle présente souvent à sa partie la plus reculée une gouttière qui, se dirigeant vers la voûte palatine, concourt à former le canal palatin postérieur.

Face externe. — Cette face présente une saillie en forme de pyramide triangulaire, dont le développement est en rapport avec celui du sinus maxillaire. Le sommet rugueux, ou *apophyse malaire*, s'articule avec l'os malaire. Les trois faces et les trois bords de cette pyramide se continuent directement avec les trois faces et les trois bords de l'os malaire. Le bord inférieur de la pyramide se perd en s'arrondissant vers la première ou la seconde grosse molaire. Le bord antérieur concourt à former le rebord orbitaire ; le bord postérieur concourt à former la fente sphéno-maxillaire. La face supérieure de cette pyramide, ou plancher de l'orbite, formée par la paroi supérieure mince du sinus maxillaire, présente dans sa moitié postérieure une gouttière, *gouttière sous-orbitaire*, qui, sous forme de canal, *canal sous-orbitaire*, traverse le bord antérieur de la pyramide et s'ouvre sur sa face antérieure par un orifice, *trou sous-orbitaire*. Dans la gouttière, dans le canal et dans le trou passent le nerf maxillaire supérieur et l'artère sous-orbitaire. Dans le canal sous-orbitaire, on trouve l'embouchure d'un petit conduit qui descend vers les dents incisives et canines, dans l'épaisseur de la paroi antérieure du sinus : c'est le *canal dentaire antérieur*. Il loge le nerf dentaire antérieur et une petite artère venant de la sous-orbitaire, destinés aux racines dentaires de la partie antérieure de l'arcade. La face antérieure de la pyramide est très-large ; on y trouve le trou sous-orbitaire et au-dessous une dépression, *fosse canine.* Elle présente, en avant et en haut, la face externe de l'apophyse montante ; en avant et en bas, la saillie de la dent canine, et en dedans de cette saillie, une dépression, *fossette myrtiforme.* La face postérieure, concave en dehors, convexe et large en dedans, où elle porte le nom de *tubérosité maxillaire,* forme la paroi postérieure du sinus ; elle fait partie de la fosse zygomatique et de la fosse ptérygo-maxillaire. Elle est creusée de gouttières irrégulières et percée de trous dont le nombre varie. Ces gouttières et ces trous logent les nerfs dentaires postérieurs et des branches de l'artère alvéolaire.

Bord antérieur. — Le plus long ; il offre de bas en haut : 1° la partie antérieure de l'apophyse palatine, formant le bord interne de la fossette myrtiforme ; 2° l'épine nasale antérieure ; 3° un bord, concave en dedans, qui concourt à la formation de l'ouverture antérieure des fosses nasales ; 4° le bord antérieur de l'apophyse montante qui s'engrène avec les os propres du nez. On remarque que cette apophyse montante a la forme d'une pyramide triangulaire, aplatie latéralement et présentant une base confondue avec l'os, un sommet supérieur qui s'engrène avec le frontal, une face externe qui fait partie de la face externe de l'os, une face interne qui fait partie de la face interne, une face postérieure concave, étroite, formant la gouttière du canal nasal, un bord antérieur pour les os propres du nez, un bord interne et un bord externe formant les deux bords de la gouttière du canal nasal.

Bord postérieur. — Arrondi, épais : dans sa moitié supérieure, il forme la paroi antérieure de la fosse ptérygo-maxillaire ; dans sa moitié inférieure, il s'articule avec l'apophyse pyramidale du palatin.

Bord supérieur. — Ce bord présente, d'avant en arrière : 1° le sommet rugueux de l'apophyse montante ; 2° l'extrémité supérieure de la gouttière nasale ; 3° des rugosités qui séparent le plancher de l'orbite de la paroi interne du maxillaire, et qui s'articulent en avant avec l'unguis, en arrière avec l'ethmoïde.

Bord inférieur. — Il est creusé de trous, *alvéoles*, plus larges en arrière qu'en avant, dont le fond présente autant de prolongements creux que les dents correspondantes ont de racines.

II. — Cornet inférieur.

Cet os est formé par une petite lamelle osseuse contournée, articulée avec l'apophyse montante du maxillaire supérieur, l'unguis, l'orifice du sinus maxillaire, l'os palatin et l'ethmoïde.

Face interne. — Convexe, elle regarde la cloison des fosses nasales.

Face externe. — Concave, elle regarde le méat inférieur.

Bord inférieur. — Épais, libre, il est situé dans le méat inférieur.

Bord supérieur. — Il présente aux deux extrémités des rugosités pour l'articulation de l'apophyse montante du maxillaire supérieur et du palatin, et à sa partie moyenne deux apophyses minces : l'une antérieure, *apophyse nasale* (1), verticale, petite, qui s'articule avec la partie inférieure de l'unguis et les bords de la gouttière nasale, pour compléter le canal nasal; l'autre postérieure, plus large, qui se dirige en bas, *apophyse auriculaire* (2), et se place sur l'orifice du sinus maxillaire, qu'elle concourt à rétrécir. Entre les deux apophyses du bord supérieur, on voit quelques rugosités qui s'articulent avec l'ethmoïde.

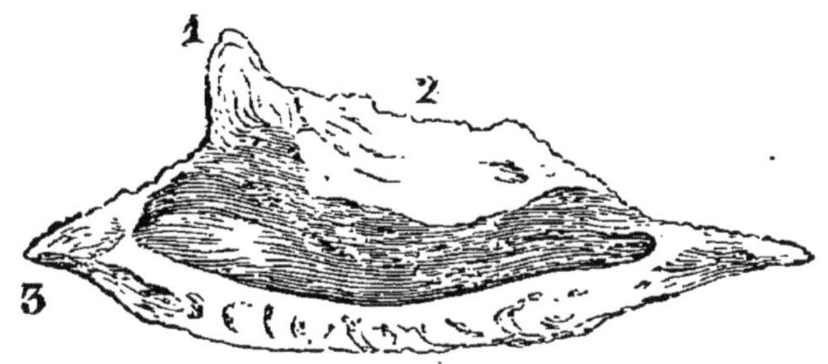

FIG. 44. — Face externe du cornet inférieur.

Extérmité antérieure. — Elle est un peu obtuse (3).

Extrémité postérieure. — Elle est effilée.

III. — OS MALAIRE.

Plus ou moins proéminent selon les sujets, dont il détermine la saillie de la pommette, cet os présente trois faces, quatre bords et quatre angles.

Face antérieure. — Convexe, lisse, elle donne insertion aux muscles grand et petit zygomatique.

Face postérieure. — Concave, elle fait partie de la fosse temporale et de la fosse zygomatique.

Face supérieure ou orbitaire. — Concave, elle concourt à former les parois inférieure et externe de l'orbite, et elle limite en avant la fente sphéno-maxillaire. La portion d'os qui supporte cette face s'appelle *apophyse orbitaire* de l'os malaire. Le bord qui termine l'apophyse est échancré au milieu pour fermer la fente sphéno-maxillaire, articulaire en haut pour la grande aile du sphénoïde, articulaire en bas pour le maxillaire supérieur. L'apophyse orbitaire est concave en haut et en dedans, comme le bord qui la supporte.

Bord antérieur et supérieur. — Concave, lisse, il concourt à former le rebord orbitaire.

Bord antérieur et inférieur. — Il s'articule, de même que les deux angles voisins, avec la tubérosité malaire ou sommet de la pyramide que l'on trouve sur le maxillaire supérieur.

Bord postérieur et supérieur. — Il forme un angle presque droit, dont la moitié inférieure horizontale se continue avec l'apophyse zygomatique, et la supérieure presque verticale se continue avec la ligne du frontal qui limite en avant la fosse temporale. Ce bord donne insertion à l'aponévrose temporale.

Bord postérieur et inférieur. — Presque horizontal, rugueux, il donne insertion par sa partie postérieure au muscle masséter.

Angle supérieur. — Allongé, vertical, épais, il s'articule avec l'apophyse orbitaire externe du frontal.

Angle inférieur. — Presque droit, il s'articule avec la tubérosité malaire du maxillaire supérieur ; on y trouve un petit tubercule, *tubercule malaire.*

Angle antérieur. — Il s'articule avec le maxillaire supérieur et concourt à former le rebord orbitaire.

Angle postérieur. — Large et mince, taillé en biseau aux dépens de son bord supérieur, il s'articule avec le sommet de l'apophyse zygomatique.

On trouve ordinairement sur l'os malaire un conduit, *conduit malaire*, divisé en trois branches qui s'ouvrent par trois orifices sur les faces cutanée, temporale et orbitaire de l'os. Il est fréquent de ne trouver qu'un ou deux trous; des nerfs et des vaisseaux les traversent.

IV. — Os unguis ou lacrymal.

L'unguis est une lamelle osseuse, mince, verticale, qui sépare l'orbite des fosses nasales. Il a deux faces et quatre bords.

Face interne. — Parcourue par de nombreux petits sillons, elle concourt à former la paroi externe des fosses nasales.

Face externe. — Elle est pourvue d'une crête tranchante verticale formant la lèvre postérieure de la gouttière lacrymo-nasale, et se terminant en bas par un petit crochet destiné à former une partie de l'orifice supérieur du canal nasal. En arrière de la crête, la face externe plane de l'os concourt à former la paroi interne de l'orbite. En avant, la face externe est creusée en gouttière qui forme la gouttière lacrymo-nasale avec l'apophyse montante du maxillaire supérieur.

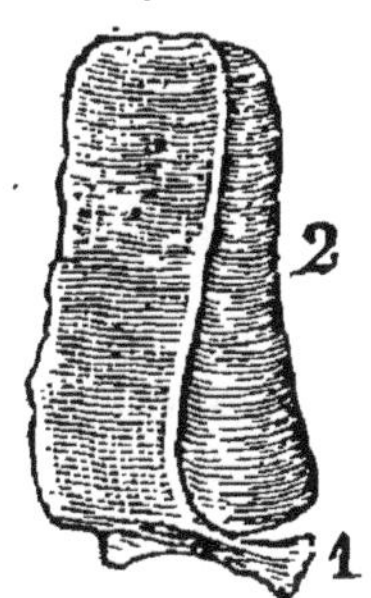

Fig. 45. — Face externe de l'os unguis droit.

On y voit une crête verticale se terminant en bas par un crochet, 1, concourant à limiter l'orifice supérieur du canal nasal. — 2. Bord antérieur de l'os.

Bord antérieur. — Il s'articule avec l'apophyse montante du maxillaire supérieur.

Bord postérieur. — Il s'articule avec l'os planum de l'ethmoïde.

Bord supérieur. — Il s'articule avec le frontal.

Bord inférieur. — Il s'articule avec le maxillaire supérieur et le cornet inférieur.

V. — Os propre du nez ou os nasal.

Os pair, situé en avant et au-dessus des fosses nasales, qu'il concourt à former. Il présente deux faces et quatre bords.

Face antérieure. — Concave en haut, convexe en bas, elle donne insertion au muscle pyramidal.

Face postérieure. — Concave, elle fait partie de la voûte des fosses nasales. Elle présente de petits sillons pour les vaisseaux et les nerfs.

Bord supérieur. — Épais, il s'articule avec le frontal.

Bord inférieur. — Mince et tranchant, il s'unit aux cartilages latéraux du nez et présente, à sa partie moyenne, une échancrure dans laquelle passe un filet nerveux.

Bord interne. — Taillé en biseau aux dépens de la table interne, il s'articule avec celui du côté opposé, et en arrière avec la lame perpendiculaire de l'ethmoïde et l'épine nasale du frontal.

Bord externe. — Il s'articule avec l'apophyse montante du maxillaire supérieur ; il est taillé en biseau aux dépens de la face externe.

VI. — Os palatin.

L'os palatin, un peu irrégulier, est formé de deux parties : l'une petite et horizontale, *os quadratum*, faisant partie de la voûte palatine ; l'autre beaucoup plus grande, verticale, appliquée contre la face interne du maxillaire supérieur et concourant à former la paroi externe des fosses nasales. En se réunissant, ces deux portions forment un angle droit dont l'ouverture regarde les fosses nasales.

La portion horizontale, ou os quadratum, carrée, petite, présente deux faces et quatre bords.

Face supérieure. — Concave et lisse, elle fait partie du plancher des fosses nasales.

Face inférieure. — Un peu inégale, elle fait partie de la voûte palatine.

Bord antérieur. — Rugueux, il s'articule avec l'apophyse palatine du maxillaire supérieur, que l'os quadratum continue en arrière, et avec laquelle il présente beaucoup d'analogie.

Bord postérieur. — Mince, concave, il donne insertion à l'aponévrose du voile du palais.

Bord interne. — Rugueux, il s'articule avec celui du côté opposé et forme avec lui, supérieurement, une scissure dans laquelle est reçu le vomer. Ce bord est terminé en arrière par une petite saillie, *épine nasale postérieure*, qui donne insertion au muscle palato-staphylin.

Bord externe. — Il est confondu avec la portion verticale de l'os.

La portion verticale du palatin, mince, présente deux faces et quatre bords.

Face interne. — Sur cette face on trouve deux crêtes antéro-postérieures qui s'articulent, l'inférieure avec le cornet inférieur (4), la supérieure avec le cornet moyen, et deux surfaces déprimées qui font partie du méat inférieur et du méat moyen des fosses nasales.

Face externe. — Elle s'applique à la face interne du maxillaire supérieur et un peu à celle de l'apophyse ptérygoïde. En passant du maxillaire sur l'apophyse ptérygoïde, elle forme le fond de la fosse ptérygo-maxillaire, qu'elle sépare de la fosse nasale correspondante. Entre cette face et le maxillaire supérieur il existe un canal, *canal palatin postérieur*, qui descend obliquement de la fosse ptérygo-maxillaire à la voûte palatine. Ce canal est quelquefois presque entièrement formé par le palatin. On trouve alors sur la face externe de cet os une petite crête osseuse qui regarde dans la fosse ptérygo-maxillaire.

Bord antérieur. — Mince, il est pourvu d'une languette osseuse qui rétrécit l'orifice du sinus maxillaire et qui se place dans la fissure que l'on trouve à la partie inférieure de cet orifice.

Bord postérieur. — Il s'applique sur la face interne de l'apophyse ptérygoïde.

Bord inférieur. — Confondu avec l'os quadratum, il présente en arrière une apophyse, *apophyse pyramidale* (1), volumineuse et en forme de pyramide triangulaire, dont le sommet se dirige en bas, en arrière et en dehors. La base de cette apophyse se confond avec le point de fusion des deux lames horizontale et verticale du palatin, et correspond à l'orifice inférieur du canal palatin postérieur. Le sommet est placé sur le sommet de l'aile externe de l'apophyse

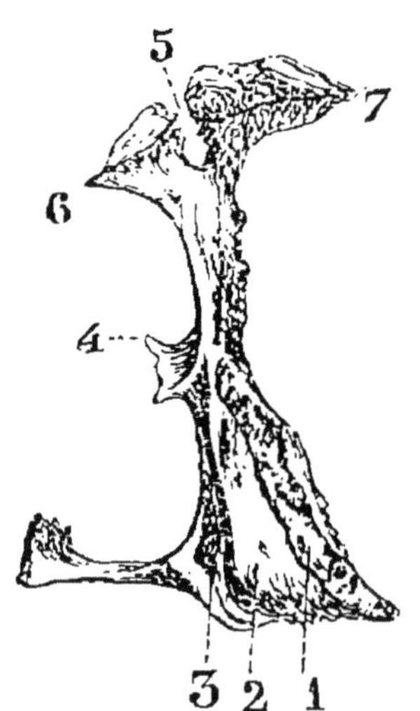

FIG. 46. — Partie postérieure du palatin droit.

ptérygoïde. La face externe, rugueuse, est articulée avec la partie postérieure du maxillaire supérieur; la face postérieure est creusée de trois gouttières : l'une, médiane, lisse, qui fait partie de la fosse ptérygoïdienne, qu'elle complète en bas (2); les deux autres, rugueuses et articulaires (1, 3), s'articulent avec le bord antérieur des deux ailes de l'apophyse ptérygoïde. La face inférieure, libre, semble continuer la voûte palatine et comble l'espace triangulaire situé entre le sommet des deux ailes de l'apophyse ptérygoïde et le rebord alvéolaire. Elle présente quelquefois du côté interne un ou deux petits trous, *canaux palatins accessoires.*

Bord supérieur. — Il présente, au milieu, une échancrure qui forme, avec le corps du sphénoïde, le *trou sphéno-palatin* (5), orifice qui sépare la fosse nasale de la fosse ptérygo-maxillaire. En avant et en arrière de cette échancrure, on trouve deux apophyses : l'antérieure s'appelle *apophyse orbitaire* (7); la postérieure, *apophyse sphénoïdale* (6). L'apophyse sphénoïdale se porte en haut, en arrière et en dedans, au-dessous du corps du sphénoïde. Elle présente trois faces : une inférieure ou interne, concave, formant paroi des fosses nasales; une externe, faisant partie de la fosse zygomatique; une supérieure, articulée avec le sphénoïde et formant par sa réunion avec cet os le *conduit ptérygo-palatin.* L'apophyse orbitaire, au lieu d'être inclinée en dedans comme la précédente, se porte en dehors et en avant. Elle présente cinq facettes, trois articulaires, deux non articulaires; ces deux dernières sont placées à la partie la plus reculée du plancher de l'orbite : l'une petite, triangulaire, forme l'angle postérieur de ce plancher; l'autre est placée au fond de la fosse ptérygo-maxillaire. La crête qui les sépare concourt à former la fente sphéno-maxillaire. Des trois facettes articulaires, l'antérieure s'articule avec le maxillaire supérieur ; l'interne, plus large, s'articule avec l'ethmoïde ; la postérieure, avec le corps du sphénoïde.

VII. — Vomer.

Le vomer, formé par une petite lamelle osseuse, constitue la partie postérieure de la cloison des fosses nasales.

Il a deux faces et quatre bords.

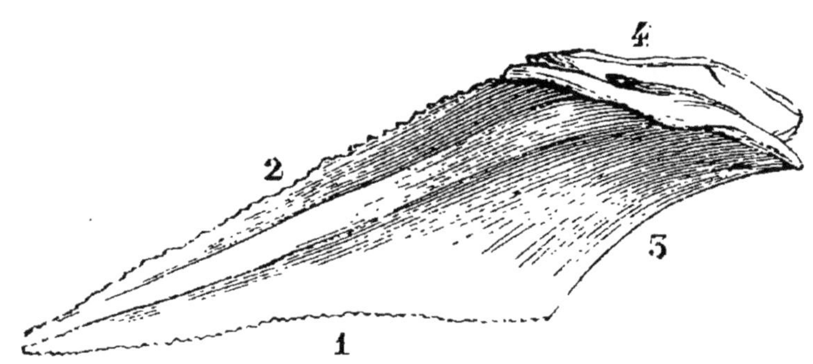

Fig. 47. — Vomer.

1. Bord inférieur. — 2. Bord antérieur. — 3. Bord postérieur. — 4. Bord supérieur présentant une gouttière qui s'articule avec le sphénoïde. On voit par transparence dans cet os un canal qui contient à l'état frais le prolongement caudal du cartilage de la cloison du nez.

Les *faces* sont recouvertes par la muqueuse pituitaire ; elles sont tantôt verticales, tantôt un peu inclinées.

Le *bord supérieur*, le plus court, épais, est creusé d'une gouttière profonde qui reçoit la crête de la face inférieure du sphénoïde.

Le *bord inférieur*, mince, long, est reçu dans la fissure que forment par leur réunion les apophyses palatines du maxillaire supérieur et les portions horizontales du palatin.

Le *bord postérieur*, étendu du sphénoïde à la voûte palatine, sépare les orifices postérieurs des deux fosses nasales.

Le *bord antérieur*, le plus long, s'articule en haut avec la lame perpendiculaire de l'ethmoïde, et en bas avec le cartilage de la cloison, qui envoie dans l'épaisseur du vomer un prolongement cartilagineux.

VIII. — Maxillaire inférieur.

Os impair, médian, symétrique, formant à lui seul la mâchoire inférieure, articulé avec le temporal. Il présente un corps et deux extrémités.

Le *corps*, courbé en forme de fer à cheval, présente deux faces et deux bords.

Face antérieure. — Convexe, elle présente sur la ligne médiane la symphyse du menton, point de soudure des deux moitiés de l'os; de chaque côté de la ligne médiane, et près du bord inférieur, le *tubercule mentonnier*, d'où part une ligne qui se porte obliquement vers l'apophyse coronoïde : c'est la *ligne oblique externe*. La portion qui est au-dessus de cette ligne est recouverte par les gencives, et présente le *trou mentonnier*. Au-dessous de la ligne, cette face est légèrement rugueuse pour des insertions musculaires.

Face postérieure. — Elle présente sur la ligne médiane et à la partie inférieure quatre petits tubercules irréguliers, peu distincts quelquefois : ce sont les *apophyses géni*. Les inférieures donnent insertion au muscle génio-hyoïdien, et les supérieures au muscle génio-glosse. Au-dessous des apophyses géni, on voit naître une ligne, *ligne oblique interne* ou *myloïdienne*, qui se porte vers l'apophyse coronoïde; elle donne insertion au muscle mylo-hyoïdien. Au-dessus de cette ligne, près de la ligne médiane, il existe une dépression, *fossette sublinguale*, qui loge la glande de même nom. Le reste de la face postérieure de l'os, placé au-dessous de la ligne myloïdienne, est recouvert par les gencives. Au-dessous de la ligne, et vers sa partie moyenne, il existe une fossette, *fossette sous-maxillaire*, qui loge la glande de même nom.

Bord supérieur ou alvéolaire. — Il est creusé d'alvéoles analogues à celles du maxillaire supérieur. Les extrémités de ce bord sont déjetées vers la ligne médiane.

Bord inférieur. — Il est mousse, lisse; ses extrémités sont déjetées en dehors. Ce bord présente près de la ligne médiane une dépression, *fossette digastrique*, pour l'insertion du muscle de même nom.

Les *extrémités du maxillaire inférieur*, ou *branches*, présentent deux faces, quatre bords et quatre angles.

Face externe. — Elle est plane et rugueuse en bas pour l'insertion du masséter.

Face interne. — Elle presente, au milieu, un trou : c'est l'orifice du canal dentaire, d'où part un sillon, *sillon myloïdien*, qui se dirige vers la face interne du corps de l'os. Il loge le nerf myloïdien, branche du dentaire inférieur. Une petite épine borde l'orifice du canal dentaire, *épine de Spyx*. Au-dessous du trou, la face interne est rugueuse pour l'insertion du muscle ptérygoïdien interne.

Bord postérieur ou parotidien. — Mousse, arrondi, en rapport avec la grande parotide.

Bord antérieur. — Il constitue l'apophyse coronoïde.

Bord inférieur. — Il est confondu avec le corps de l'os.

Bord supérieur. — Il est concave : c'est *l'échancrure sigmoïde*.

Angle supérieur et antérieur ou apophyse coronoïde. — Il a la forme d'une pyramide triangulaire à sommet supérieur, dont la longueur et la direction sont variables. Elle donne insertion au muscle temporal.

Angle supérieur et postérieur. — Il présente une tête ou *condyle* dont le grand axe se dirige obliquement en dedans et un peu en arrière. Déjeté vers la partie interne, légèrement incliné en avant, revêtu de cartilage à la partie antérieure, le condyle s'articule avec la cavité glénoïde du temporal. La partie rétrécie du condyle, ou *col*, donne insertion, à sa partie interne, au muscle ptérygoïdien externe, et à sa partie externe, au ligament latéral externe de l'articulation temporo-maxillaire.

Angle inférieur et antérieur. — Il est confondu avec le corps de l'os.

Angle inférieur et postérieur, ou angle de la mâchoire. — Il est rugueux et donne insertion, en dehors au masséter, en dedans au ptérygoïdien interne.

Le maxillaire inférieur est parcouru par un canal, *canal dentaire*. Vers le tiers antérieur du corps de l'os, il se bifurque, s'ouvre par une branche à la surface de l'os, forme le *trou mentonnier*, et par une autre branche, *canal incisif*, il se continue jusqu'à la ligne médiane. Dans toute l'étendue de ce canal, il existe de petits trous qui le font communiquer avec les alvéoles. A l'état frais, ce canal renferme l'artère dentaire inférieure et le nerf dentaire, qui fournissent dans leur trajet des branches aux racines de chaque dent et se divisent en avant en artère et nerf mentonniers, artère et nerf incisifs, qui traversent les canaux de même nom.

§ 4. — De la face en général.

Je décrirai : 1° les *cavités orbitaires;* 2° les *fosses nasales;* 3° la *fosse zygomatique;* 4° la *fosse ptérygo-maxillaire.*

1° *Cavité orbitaire.*

La cavité de l'orbite est située sur les parties latérale, antérieure et supérieure de la face. Elle a la forme d'une pyramide quadrangulaire à sommet postérieur. Cette pyramide présente à étudier une base, un sommet, quatre parois, quatre angles.

L'axe de la pyramide n'est pas directement antéro-postérieur, mais un peu oblique en arrière et en dedans, de sorte que la paroi interne se porte directement d'avant en arrière, tandis que la paroi externe est oblique en arrière et en dedans.

Base ou bord orbitaire. — Elle est coupée obliquement en dehors et un peu en arrière. Elle est formée, en haut, par l'arcade orbitaire et les apophyses orbitaires interne et externe; en bas et en dedans, par le bord externe de l'apophyse montante du maxillaire supérieur; en bas et en dehors, par le bord interne et antérieur de l'os malaire.

Sommet. — Il est formé par la partie la plus large de la fente sphénoïdale et la lamelle osseuse qui la limite en dedans.

Paroi supérieure. — Elle présente la voûte orbitaire du frontal en avant, la face inférieure de la petite aile du sphénoïde en arrière, et la suture qui les réunit. A la partie antérieure de cette paroi, sur le rebord orbitaire, on trouve : 1° en dedans, une échancrure pour la poulie cartilagineuse du muscle grand oblique ; 2° au milieu, le trou sus-orbitaire pour le passage de l'artère et du nerf sus-orbitaires : 3° en dehors, derrière le rebord orbitaire, la fossette lacrymale pour la glande lacrymale.

Paroi inférieure. — Triangulaire, un peu oblique en bas, en avant et en dehors, elle est formée, dans presque toute son étendue, par la face supérieure de la pyramide, située sur la face externe du maxillaire supérieur. Sur cette paroi amincie qui recouvre le sinus maxillaire, on trouve la gouttière sous-orbitaire et le nerf maxillaire supérieur, gouttière qui se termine par le canal sous-orbitaire.

Paroi externe. — Elle est formée par la face antérieure de la grande aile du sphénoïde en arrière, et par la face orbitaire de l'os malaire en avant. Une suture réunit ces os.

Paroi interne. — Elle est formée, d'arrière en avant, par le corps du sphénoïde, par l'os planum de l'ethmoïde, par l'unguis et la gouttière lacrymo-nasale. Des sutures verticales unissent ces os. A la partie antérieure de cette paroi se trouve la gouttière lacrymo-nasale.

Angle supérieur et interne. — Il présente la suture du frontal avec l'unguis et l'ethmoïde ; on y trouve au niveau de la suture fronto-ethmoïdale deux orifices, *trous ethmoïdaux* ou *orbitaires internes*. A la partie postérieure de cet angle, on voit le trou optique, où passent le nerf optique et l'artère ophthalmique.

Angle supérieur et externe. — Il est formé par la réunion du frontal avec la grande aile du sphénoïde et l'os malaire. Il présente dans sa moitié postérieure la fente sphénoïdale élargie vers le sommet de l'orbite, formée par les deux ailes et par le corps du sphénoïde.

Angle inférieur et interne. — Peu marqué, il se confond tellement avec les deux parois qu'il sépare, qu'on pourrait dire que la cavité orbitaire a la forme d'une pyramide triangulaire. Il présente d'arrière en avant la suture qui unit l'apophyse orbitaire du palatin au corps du sphénoïde, celle qui réunit le maxillaire supérieur à l'ethmoïde et à l'unguis ; c'est à la partie antérieure de cet angle qu'on trouve l'orifice supérieur du canal nasal.

Angle inférieur et externe. — Il est formé en avant par la face orbitaire de l'os malaire ; en arrière, par la fente sphéno-maxillaire.

2° *Fosses nasales.*

Les fosses nasales sont des cavités situées au centre des os de la face et séparées par une cloison, *cloison des fosses nasales*. Elles présentent à étudier : une cavité, deux orifices, quatre parois.

La *cavité des fosses nasales*, beaucoup plus large à la partie inférieure, communique avec la cavité du pharynx et avec plusieurs prolongements situés dans l'épaisseur des os qui entourent les fosses nasales, *sinus*.

Paroi inférieure. — Appelée aussi *plancher*, cette paroi est formée par l'apophyse palatine du maxillaire supérieur et par la portion horizontale du palatin. Elle est lisse, concave transversalement, horizontale.

Paroi supérieure. — En forme de voûte, elle n'a que 4 à 6 millimètres de largeur. Plus élevée à la partie moyenne qu'à ses extrémités, cette paroi est formée par cinq os : les os propres du nez, l'épine nasale du frontal, creusée en arrière de deux gouttières, la lame criblée de l'ethmoïde, l'apophyse sphénoïdale du palatin qui s'incline vers la ligne médiane en s'appliquant à la face inférieure du corps du sphénoïde, et le corps du sphénoïde lui-même.

Paroi interne. — Verticale, régulière, formée par la cloison, cette paroi est construite par deux os : la lame perpendiculaire de l'ethmoïde en haut et en avant, le vomer en bas et en arrière. Ces deux os interceptent entre eux, à la partie antérieure, un espace triangulaire qui, chez le squelette, laisse communiquer les deux fosses nasales. A l'état frais, cet espace est comblé par le cartilage de la cloison.

Paroi externe. — Oblique de haut en bas et de dedans en dehors, la paroi externe est très-irrégulière et présente des orifices, des saillies et des anfractuosités. Elle est formée par six os : la face interne des masses latérales de l'ethmoïde en haut, la face interne du maxillaire supérieur et de son apophyse montante en bas et en avant, l'unguis en haut entre l'ethmoïde et l'apophyse montante, la portion verticale du palatin en arrière, la face interne de l'apophyse ptérygoïde qui forme la limite postérieure de cette paroi, et le cornet inférieur qui s'articule avec les quatre premiers. On trouve sur cette paroi trois lames osseuses, contournées sur elles-mêmes, qu'on a appelées *cornets*.

Le *cornet supérieur* ou *cornet de Morgagni*, à peine marqué, ne peut être distingué que sur son extrémité postérieure. Il appartient à l'ethmoïde ; pour l'apercevoir, il faut regarder la face interne des masses latérales de l'ethmoïde par la partie postérieure. Le *cornet moyen*, placé au-dessous, est plus volumineux ; il est aussi une dépendance de l'ethmoïde. Le *cornet inférieur* est indépendant : c'est un os isolé, beaucoup plus volumineux et plus allongé que les deux autres. Les cornets ont tous : une face interne convexe qui regarde la cloison des fosses nasales ; une face externe concave, qui regarde le côté opposé ; un bord inférieur libre dans la cavité des fosses nasales ; un bord supérieur adhérent. Ces os sont couverts de petits sillons dans lesquels rampent des vaisseaux. Les espaces placés au-dessous des cornets constituent les *méats*. Ils prennent le nom du cornet au-dessous duquel ils sont placés. Ainsi le *méat supérieur* est situé au-dessous du cornet supérieur, le *méat moyen* au-dessous du cornet moyen ; etc. On conçoit facilement que le supérieur est plus petit que les deux autres, puisque le cornet qui le recouvre est beaucoup plus petit. Les méats moyens peuvent être considérés comme les principaux prolongements de la cavité des fosses nasales, dans lesquelles viennent s'ouvrir d'autres prolongements anfractueux, creusés au centre de plusieurs os, les *sinus*. Dans le méat supérieur, en arrière, on voit l'ouverture des cellules ethmoïdales postérieures, ou sinus ethmoïdal postérieur, et plus en arrière, l'ouverture des sinus sphénoïdaux. Dans le méat moyen, vers la partie moyenne, on voit celle du sinus maxillaire, considérablement rétrécie par l'ethmoïde, l'unguis, le cornet inférieur et le palatin. On y trouve aussi, à la partie antérieure, l'ouverture d'un canal osseux qui parcourt l'ethmoïde de bas en haut et d'arrière en avant. *infundibulum.* Ce conduit s'ouvre en haut dans les sinus frontaux ; il communique dans son trajet avec les cellules antérieures de l'ethmoïde, et par un petit orifice avec le sinus maxillaire. Dans le méat inférieur, vers la partie antérieure, on voit l'orifice inférieur du canal nasal.

Orifice antérieur. — L'orifice antérieur de la fosse nasale se confond avec celui du côté opposé. Il a la forme d'un cœur de carte à jouer. Il est formé par les os propres du nez et le maxillaire supérieur. On y trouve à la partie inférieure l'épine nasale antérieure.

Orifice postérieur. — Séparé de celui du côté opposé par le vomer, cet orifice forme un quadrilatère limité en haut par le corps du sphénoïde, en bas par le bord postérieur de la voûte palatine, en dedans par le bord postérieur du vomer, en dehors par le bord postérieur de l'aile interne de l'apophyse ptérygoïde.

3° *Fosse zygomatique.*

C'est une cavité incomplète, dépourvue de paroi postérieure et de paroi inférieure. Située sur les côtés de la face, entre l'apophyse ptérygoïde, le maxillaire supérieur et la branche du maxillaire inférieur, elle présente une paroi interne formée par l'aile externe de l'apophyse ptérygoïde, en avant de laquelle se trouve la fosse ptérygo-maxillaire ; une paroi externe formée par la branche du maxillaire inférieur ; une paroi antérieure formée par la face postérieure de la pyramide qui surmonte le maxillaire supérieur ; et une paroi supérieure incomplète, limitée en avant par une crête qui la sépare de la fente sphéno-maxillaire, et en dehors par une crête qui la sépare de la fosse temporale.

4° *Fosse ptérygo-maxillaire.*

Bichat a donné ce nom à une cavité que l'on trouve au fond de la fosse zygomatique, derrière le maxillaire supérieur. Cette cavité profonde, en forme de fente, présente une ouverture du côté de la fosse zygomatique ; une *paroi interne* ou *fond*, formée par la portion verticale du palatin et par une des facettes non articulaires de l'apophyse orbitaire de cet os ; une *paroi antérieure* formée par le bord postérieur du maxillaire supérieur ; et une *paroi postérieure* formée par la face antérieure de l'apophyse ptérygoïde.

La fosse ptérygo-maxillaire se termine en pointe en bas, tandis qu'en haut elle est élargie. Dans ce point, elle se réunit à la fente sphéno-maxillaire et à la fente sphénoïdale, au-dessous du sommet de la cavité orbitaire.

On trouve cinq trous dans la fosse ptérygo-maxillaire : deux sur la paroi postérieure, le *trou grand rond*, où passe le nerf maxillaire supérieur, et le *conduit vidien*, où passent le nerf vidien et l'artère vidienne ; un sur la paroi interne, le *trou sphéno-palatin*, fermé à l'état frais par la muqueuse pituitaire, où passent les nerfs sphéno-palatins et l'artère sphéno-palatine ; un sur la paroi supérieure, le *conduit ptérygo-palatin*, où passent l'artère ptérygo-palatine et le nerf pharyngien de Bock ; un sur la partie inférieure et interne, le *canal palatin postérieur*, pour l'artère palatine supérieure et les nerfs palatins.

DENTS.

Division. — Il existe chez l'adulte trente-deux dents, seize sur chaque mâchoire. Celles de la mâchoire supérieure sont exactement représentées par celles de l'inférieure.

Chaque mâchoire présente, en procédant d'avant en arrière, quatre *incisives*, deux à droite et deux à gauche : deux *canines*, l'une à droite et l'autre à gauche ; et dix *molaires*, dont cinq sont situées du côté droit et cinq du côté gauche. Parmi ces cinq molaires, les deux antérieures de chaque côté sont appelées *petites molaires*, tandis que les trois postérieures constituent les *grosses molaires*. On donne le nom de *dents de sagesse* aux dernières grosses molaires de chaque mâchoire. Il en existe quatre.

Au nombre de trente-deux chez l'adulte, seize à chaque mâchoire, les dents sont formées d'une partie libre dans la cavité buccale, la *couronne* ; d'une partie implantée dans les alvéoles, la *racine*. Une portion rétrécie, le *collet*, sépare la couronne de la racine.

1° Incisives. — La couronne des incisives est étroite. Près du collet, elle est arrondie ; leur face antérieure est convexe et verticale ; leur face postérieure est taillée en biseau du collet au bord libre de la couronne ; les faces latérales s'effilent à mesure qu'on se rapproche du bord libre, et sont séparées des dents voisines par un très-petit espace triangulaire à sommet supérieur ; au niveau de ce sommet, la gencive s'élève sous forme de pointe.

Le collet est complètement arrondi. La racine est unique, conique et aplatie transversalement. De cet aplatissement résultent deux bords ; l'antérieur est plus épais que le postérieur.

2° Canines. — Les canines, situées de chaque côté des incisives, aux deux mâchoires, présentent des caractères très-tranchés. Elles ont une forme plus cylindrique que les autres dents à une seule racine, les seules avec lesquelles on pourrait les confondre. Leur couronne est conique et forme une pointe qui déborde légèrement le bord libre des autres dents. Cette couronne est convexe, arrondie sur la face externe, aplatie et même taillée en biseau sur la face interne.

La racine des canines est plus longue que celle des incisives ; elle détermine au-devant de l'os une saillie considérable à la mâchoire supérieure, où elle est connue sous le nom de *bosse canine.*

3° Petites molaires ou bicuspidées. — Les petites molaires tiennent le milieu, pour le volume comme pour la position, entre les canines et les grosses molaires.

Leur couronne est surmontée, du côté de la surface triturante, de deux tubercules séparés par un sillon antéro-postérieur ; l'externe est plus gros que l'interne. La face de la couronne qui touche les dents voisines est un peu aplatie, tandis que les faces interne et externe sont convexes et arrondies ; le tubercule externe est plus gros que l'interne.

Leur racine est unique et quelquefois bifide. Lorsqu'elle est unique, elle présente un sillon longitudinal assez marqué. Les supérieures sont plus souvent bifides que les inférieures.

4° Grosses molaires ou multicuspidées. — Les grosses molaires possèdent une couronne très-volumineuse, pourvue, du côté de la surface triturante, de trois, quatre et cinq tubercules ou cuspides séparés par des sillons.

Leurs racines sont toujours multiples, excepté dans quelques cas, pour les dents de sagesse. Il est aisé de distinguer les grosses molaires supérieures des grosses molaires inférieures. Il est possible même de reconnaître une première, une seconde et une troisième grosse molaire. On dit qu'une dent est *barrée* lorsqu'une ou deux racines se recourbent en crochet et embrassent une portion plus ou moins considérable de substance osseuse. L'extraction d'une dent barrée ne peut être pratiquée qu'à la condition de rompre la racine crochue ou de fracturer un fragment du maxillaire.

Structure. — Les dents sont formées d'une partie dure et d'une partie molle. La partie dure, la seule que l'on trouve sur les dents desséchées, est constituée par la réunion de l'*ivoire*, de l'*émail* et du *cément*. La partie molle, qu'on appelle *pulpe dentaire*, remplit la cavité de la dent.

IX. — OS HYOÏDE.

L'os hyoïde est un petit os en forme de fer à cheval, situé entre les régions sus-hyoïdienne et sous-hyoïdienne, au-dessus du larynx, au-dessous de la langue. Il ne s'articule avec aucun os, et il est suspendu au milieu des parties molles de la

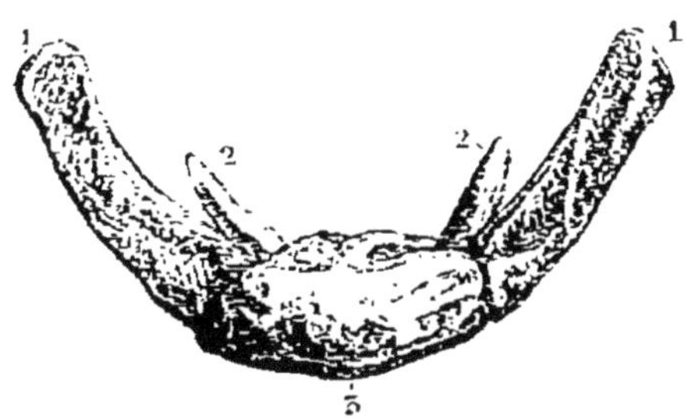

FIG. 48. — Os hyoïde vu par sa face antérieure.

1, 1. Grandes cornes. — 2, 2. Petites cornes. — 3. Corps.

région antérieure du cou. Il présente un corps et deux extrémités.

Le corps est aplati d'avant en arrière et convexe en avant ; on lui considère une face antérieure, une face postérieure, un bord supérieur, un bord inférieur.

Face antérieure. — Elle présente une saillie en forme de croix et donne insertion aux muscles génio-hyoïdien, mylo-hyoïdien, stylo-hyoïdien et digastrique.

Face postérieure — Concave, elle est en rapport avec la membrane thyro-hyoïdienne.

Bord inférieur. — Mince, ce bord donne insertion aux muscles sterno-cléïdo-hyoïdien et omoplato-hyoïdien.

Bord supérieur. — Mince aussi, il donne insertion à la membrane thyro-hyoïdienne et au muscle hyo-glosse.

Les extrémités sont bifurquées ; chacune des branches porte le nom de corne. La branche supérieure, ou *petite corne*, située à l'union du corps de l'os et de la grande corne, donne insertion au ligament stylo-hyoïdien. La branche inférieure, ou *grande corne*, constitue les extrémités du fer à cheval ; elles sont aplaties de haut en bas.

ARTICLE II.

COLONNE VERTÉBRALE.

On appelle colonne vertébrale cette tige osseuse située à la partie postérieure du tronc, sur la ligne médiane. Cette tige osseuse présente plusieurs courbures qui correspondent à autant de régions différentes. De haut en bas, on remarque : 1° une courbure à convexité antérieure, c'est la *région cervicale* de la colonne ; 2° une courbure à convexité postérieure, c'est la *région dorsale* : elle correspond à toutes les côtes ; 3° une courbure convexe en avant, c'est la *région lombaire* ; 4° enfin une courbure plus marquée que toutes les autres, concave en avant : cette région s'appelle *sacro-coccygienne* ou *pelvienne*.

Vingt-six os composent la colonne vertébrale : les uns, parfaitement séparables, réunis au moyen de ligaments, sont au nombre de vingt-quatre. On les appelle *vraies vertèbres* ; il y en a sept à la région cervicale, douze à la région dorsale, cinq à la région lombaire.

Les autres, qui sont le *sacrum* et le *coccyx*, sont formés par plusieurs vertèbres incomplètement développées et soudées entre elles. On les appelle *fausses vertèbres* ; elles sont au nombre de neuf : cinq constituent le sacrum, quatre le coccyx.

Les vertèbres présentent à étudier :

1° Des caractères généraux qui s'appliquent à toutes les vertèbres ;

2° Des caractères particuliers qui s'appliquent à toutes les vertèbres d'une même région ;

3° Des caractères particuliers qui s'appliquent à l'étude de quelques-unes d'entre elles.

§ 1. — Caractères généraux des vertèbres.

Toute vertèbre mise en position présente :

A. Sur la ligne médiane, en allant d'avant en arrière : 1° un corps ; 2° un trou ; 3° une apophyse épineuse ;

B. Sur les parties latérales, en allant d'avant en arrière, c'est-à-dire du corps vers l'apophyse épineuse :

1° un pédicule ; 2° deux échancrures ; 3° une apophyse transverse ; 4° deux apophyses articulaires ; 5° une lame.

Corps. — Partie la plus volumineuse de la vertèbre : ses faces supérieure et inférieure donnent insertion au disque fibreux inter-vertébral ; sa face antérieure est creusée d'une gouttière transversale plus marquée sur les côtés que sur la ligne médiane ; sa face postérieure, plane, forme la paroi antérieure du canal rachidien : elle présente un ou plusieurs trous volumineux qui donnent passage aux veines du corps de la vertèbre.

Trou vertébral. — Il sépare le corps de l'apophyse épineuse ; il forme avec le trou des autres vertèbres le canal rachidien.

Apophyse épineuse. — Elle se dirige en arrière sous forme d'épine ; elle forme avec les autres apophyses épineuses la crête épinière ; elle donne insertion à des muscles.

Pédicule. — On donne ce nom à cette portion étroite de la vertèbre qui réunit le corps aux autres parties. Le pédicule sépare les deux échancrures ; il est placé à égale distance de la face supérieure et de la face inférieure du corps, si les deux échancrures sont égales ; à une distance inégale, si les deux échancrures n'ont pas la même profondeur.

Échancrures. — Au nombre de deux de chaque côté : l'une est placée sur le pédicule, l'autre est placée au-dessous. Les échancrures des vertèbres se correspondent ; en se réunissant, elles forment les *trous de conjugaison*.

Apophyses transverses. — Ce sont des prolongements latéraux de la vertèbre qui donnent insertion à des muscles. Il en existe une de chaque côté de la vertèbre.

Apophyses articulaires. — Au nombre de quatre, deux supérieures, deux inférieures : elles s'articulent avec celles des vertèbres voisines : les supérieures regardent en arrière ; les inférieures en avant.

Lame. — Portion de vertèbre qui forme la paroi postérieure du canal rachidien : elle réunit l'apophyse épineuse aux apophyses articulaires. Les ligaments jaunes unissent les lames à celles des vertèbres voisines.

Avec les caractères qui précèdent, on pourra reconnaître une vertèbre, la distinguer de tous les autres os : mais on ne pourra dire à quelle région cette vertèbre appartient qu'après avoir étudié le chapitre suivant.

§ 2. — Caractères des vertèbres de chaque région.

1° *Région cervicale.*

Le corps est allongé transversalement ; il est surmonté, de chaque côté de la face supérieure, d'un crochet qui s'articule avec une échancrure située également de chaque côté de la face inférieure de la vertèbre qui est au-dessus. Le trou est triangulaire ; l'un des côtés du triangle est plus long que les deux autres : c'est celui que forme le corps. L'apophyse épineuse est courte, presque horizontale, bifurquée à son extrémité libre, creusée d'une gouttière sur sa face inférieure. Le pédicule est mince, situé à égale distance des faces supérieure et inférieure du corps, ce qui indique que les échancrures sont d'une égale profondeur au-dessus et au-dessous du pédicule. L'apophyse transverse est située sur les côtés du corps, et non en arrière, comme cela se voit dans les autres régions. Elle est courte, bifurquée au sommet, percée d'un trou à la base pour laisser passer l'artère vertébrale, creusée à sa face supérieure d'une gouttière horizontale, sur laquelle passe le nerf qui sort du trou de conjugaison. Les apophyses articulaires supérieures regardent en arrière et en haut, les inférieures en avant et en bas. Les deux apophyses articulaires du même côté sont placées aux extrémités d'une petite colonne osseuse, qui semble avoir été coupée obliquement à ses deux extrémités pour former les surfaces articulaires.

La lame est mince, allongée dans le sens transversal; elle est un peu inclinée en bas et en arrière.

2° *Région dorsale.*

Le corps des vertèbres dorsales présente les diamètres transverse et antéro-postérieur égaux. La face supérieure et la face inférieure sont planes. On trouve de chaque côté du corps deux demi-facettes articulaires qui s'articulent avec les côtes. Le trou est rond, beaucoup plus petit que dans les autres régions. L'apophyse épineuse est longue, oblique en bas et en arrière, non bifurquée au sommet. Le pédicule est plus rapproché de la face supérieure du corps : donc les échancrures supérieures sont plus petites que les échancrures inférieures, comme 1 est à 3. L'apophyse transverse est longue, son sommet est volumineux, déjeté en arrière, muni en avant d'une facette articulaire, qui s'articule avec la tubérosité de la côte qui lui correspond. Les apophyses articulaires font voir, dans cette région, qu'il est utile de ne pas confondre les mots *facette* et *apophyse*. En effet, les apophyses articulaires inférieures n'existent pas : ce sont des facettes creusées sur la face antérieure des lames, tandis que les apophyses supérieures sont très-marquées. Celles-ci sont minces, tranchantes, aiguës. Leur face articulaire regarde en arrière et un peu en dehors. La lame est épaisse; elle représente un carré osseux dont le diamètre vertical et le diamètre transversal sont égaux.

3° *Région lombaire.*

Le corps est très-volumineux. Le diamètre transversal est un peu plus long que l'antéro-postérieur. Les faces supérieure et inférieure sont concaves. Le trou a la forme d'un triangle équilatéral. L'apophyse épineuse est grosse, horizontale, quadrilatère, munie à son sommet d'un tubercule volumineux. Le pédicule est plus rapproché de la face supérieure du corps. Les échancrures supérieures sont trois fois plus petites que les inférieures.

Les apophyses transverses sont minces, transversales, effilées. Les apophyses articulaires supérieures sont séparées l'une de l'autre par une distance plus considérable que celle qui sépare les deux inférieures. Elles forment une sorte de gouttière dont la concavité regarde en arrière et en dedans, gouttière dans laquelle viennent se placer les apophyses articulaires inférieures qui sont convexes en sens inverse, c'est-à-dire en avant et en dehors. Les apophyses articulaires supérieures présentent sur leur bord postérieur un tubercule osseux nommé *tubercule apophysaire.*

§ 3. — Caractères particuliers de quelques vertèbres.

Les caractères appartenant aux vertèbres des diverses régions se rencontrent dans les os du milieu de la région d'une manière tranchée; mais aux extrémités de chaque région, les vertèbres présentent une physionomie intermédiaire, pour ainsi dire. à celle des deux régions voisines. C'est ainsi que la douzième dorsale présente des caractères des vertèbres dorsales et des vertèbres lombaires.

Les première, deuxième et septième cervicales, les première, dixième, onzième et douzième dorsales, et la cinquième lombaire, telles sont les vertèbres qui offrent des caractères propres à les faire reconnaître au milieu de toutes les autres.

1° *Atlas, première vertèbre cervicale.*

Le *corps* de cette vertèbre est remplacé par un arc osseux, *arc antérieur de l'atlas,* qui présente en avant un tubercule (1) pour l'insertion de ligaments, et, en arrière, une facette articulaire pour l'apophyse odontoïde de l'axis ; ses bords supérieur et inférieur donnent insertion à des ligaments. Le *trou* est vaste ; il loge dans sa partie antérieure l'apophyse odontoïde, et dans sa partie postérieure la moelle épinière (5). L'*apophyse épineuse* est remplacée par un tubercule rugueux situé au milieu de l'arc postérieur (4).

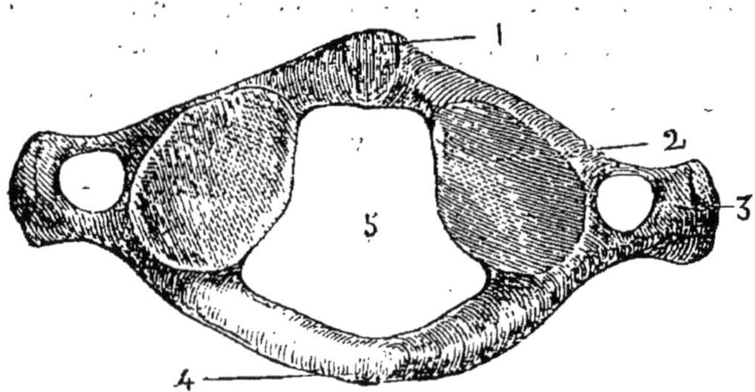

FIG. 49. — Face inférieure de l'atlas.

De chaque côté de cet os, il existe deux masses osseuses volumineuses, *masses latérales de l'atlas*. Situées aux extrémités de l'arc antérieur, ces masses présentent sur leur face interne des rugosités destinées à l'insertion du ligament transverse. Sur leur face externe se trouve l'apophyse transverse (3), volumineuse, triangulaire, dont le sommet, très-gros et non bifurqué, donne insertion à des muscles. Elle est traversée à sa base, comme les autres, par l'artère vertébrale. Sur leur face supérieure, on trouve la cavité glénoïde, oblique en bas et en avant, regardant en haut et en dedans, s'articulant avec les condyles de l'occipital. La facette articulaire inférieure (2) est placée sur la face opposée ; elle est plane ou un peu concave, large, et regarde en dedans et en bas. De la direction des deux facettes articulaires du même côté, il résulte que les masses latérales de l'atlas présentent beaucoup plus d'épaisseur du côté de la face externe. Immédiatement en arrière des masses latérales, on trouve les deux échancrures. La supérieure, très-profonde, convertie souvent en trou par une languette osseuse, forme une gouttière horizontale qui contourne la masse latérale pour se confondre avec le trou de l'apophyse transverse. L'artère vertébrale passe dans cette gouttière. L'échancrure inférieure est profonde aussi ; le pédicule, qui les sépare, est mince et aplati ; les lames, irrégulièrement cylindriques, se réunissent pour former l'*arc postérieur de l'atlas* (4), beaucoup plus grand que l'arc antérieur.

2° *Axis, deuxième vertèbre cervicale.*

Le *corps* de cette vertèbre est petit ; il est surmonté d'une saillie, *apophyse odontoïde* (2), qui présente une partie rétrécie ou col, une portion plus volumineuse ou tête. La tête est pourvue, en avant, d'une facette articulaire pour s'articuler avec l'arc antérieur de l'atlas; en arrière, d'une facette striée transversalement, sur laquelle glisse le ligament transverse. Sur son sommet s'insèrent les ligaments occipito-odontoïdiens. La *face inférieure* du corps est oblique en bas et en avant, concave dans le même sens, convexe transversalement pour former avec la troisième vertèbre cervicale une articulation par emboîtement réciproque; elle se termine en avant par un tubercule qui descend devant la vertèbre située au-dessous. La *face antérieure* est pourvue d'une crête médiane et verticale, bifurquée en bas, et séparant deux dépressions; la *face postérieure* présente des trous nombreux pour le passage des veines.

Le trou de l'axis a la forme d'un cœur de carte à jouer dont le sommet est dirigé en arrière; il est moins large que celui de l'atlas et plus que celui des autres vertèbres cervicales. L'*apophyse épineuse* est très-développée et présente les mêmes caractères que les autres vertèbres cervicales, c'est-à-dire qu'elle est courte, presque horizontale, bifurquée au sommet, creusée d'une gouttière à la face inférieure. Sur les côtés du corps de l'axis, on trouve l'*apophyse transverse*, petite, triangulaire, percée d'un trou à la base, et présentant à son sommet un seul tubercule. Cette apophyse sépare les deux facettes articulaires du même côté. La facette supérieure, large, aplatie, regarde en haut et en dehors; elle est très-rapprochée de l'apophyse odontoïde et s'articule avec la facette articulaire inférieure de l'atlas. La facette articulaire inférieure est conformée selon le type de celles des autres vertèbres cervicales; elle a la même étendue et la même direction que celles-ci; elle est séparée de la facette supérieure par l'apophyse transverse. L'échancrure supérieure est à peine marquée ; l'inférieure a une profondeur égale à celle des autres vertèbres cervicales. Le pédicule est gros et à peine distinct des lames, qui sont conformées comme celles des autres vertèbres cervicales.

3° *Septième vertèbre cervicale, ou proéminente.*

Elle se distingue : 1° par son apophyse épineuse très-longue, qui lui a fait donner son nom : 2° par son apophyse transverse. Le sommet présente à peine une trace de bifurcation, c'est le tubercule postérieur qui est surtout développé ; elle ne présente pas à sa base un grand trou, mais un ou deux petits trous rudimentaires à travers lesquels ne passe presque jamais l'artère vertébrale.

4° *Première vertèbre dorsale.*

Cette vertèbre présente un corps dont la physionomie rappelle une vertèbre cervicale. Il est pourvu, de chaque côté de la face supérieure, d'un petit crochet ; mais il se distingue des vertèbres cervicales, de même que des vertèbres dorsales, par la présence d'une facette articulaire complète sur les côtés du corps pour l'articulation de la première côte, et d'une petite portion de facette articulaire placée au-dessous de la précédente pour la seconde côte.

5° *Dixième vertèbre dorsale.*

Cette vertèbre se distingue des autres par la présence d'une seule demi-facette articulaire sur ses côtés ; elle est située à la partie supérieure du corps et s'articule avec la dixième côte. La facette inférieure manque, puisque la onzième côte ne s'articule qu'avec la onzième vertèbre.

6° *Onzième et douzième vertèbres dorsales.*

Elles ressemblent, par leur aspect extérieur, à des vertèbres lombaires. Leurs caractères distinctifs consistent : 1° dans la présence d'une seule demi-facette articulaire assez large sur les côtés du corps pour l'articulation des onzième et douzième côtes ; 2° dans l'absence de facette articulaire aux apophyses transverses, qui sont rudimentaires.

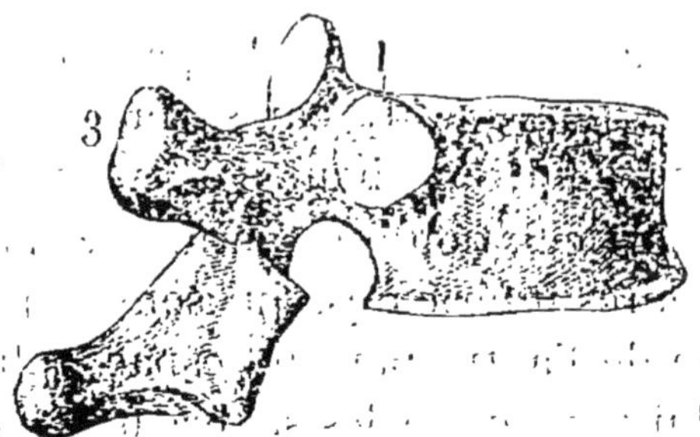

FIG. 50. — Onzième vertèbre dorsale.

Il existe un caractère très-marqué qui permet de distinguer ces deux vertèbres l'une de l'autre : c'est que les apophyses articulaires inférieures de la douzième, identiques avec celles des vertèbres lombaires, sont

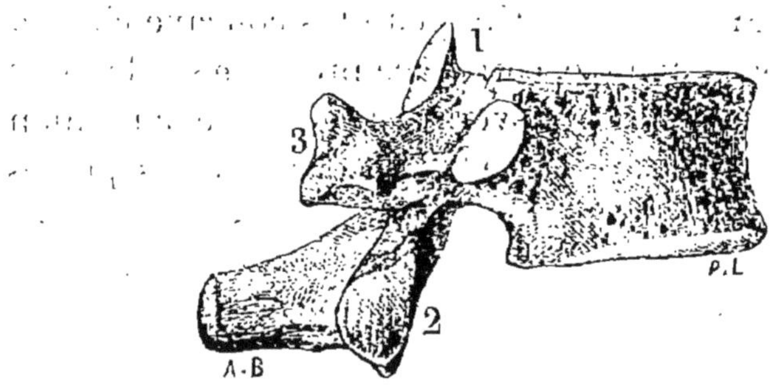

FIG. 51. — Douzième vertèbre dorsale.

très-rapprochées l'une de l'autre et présentent leur convexité en avant et en dehors.

7° Cinquième vertèbre lombaire.

Elle se distingue des autres : 1° par son corps beaucoup plus épais en avant, car sa face inférieure est coupée obliquement, de haut en bas et d'arrière en avant, pour l'articulation du sacrum : 2° par ses apophyses articulaires inférieures, qui sont le plus souvent séparées l'une de l'autre par un espace plus considérable que celui qui sépare les supérieures ; de plus, les facettes articulaires de ces apophyses sont planes et regardent en avant et un peu en dehors.

SACRUM.

Os impair, médian, symétrique, formé par la réunion de cinq fausses vertèbres, articulé avec la cinquième vertèbre lombaire en haut, le coccyx en bas, les os coxaux sur les côtés, affectant la forme d'une pyramide quadrangulaire à base supérieure, situé à la partie postérieure du bassin. Il présente à étudier quatre faces, une base et un sommet.

Face antérieure. — Un peu plus concave chez la femme que chez l'homme, cette face présente sur la ligne médiane quatre lignes transversales, indice de la réunion des vertèbres sacrées ; elles séparent des facettes planes correspondant au corps de ces vertèbres. De chaque côté, quatre trous, *trous sacrés antérieurs*, très-larges, qui donnent passage aux branches antérieures des quatre premiers nerfs sacrés. Ces trous sont continués en dehors par des gouttières lisses qui logent les nerfs. Entre ces gouttières, on remarque des surfaces qui donnent insertion aux digitations du muscle pyramidal. Cette face est en rapport avec le rectum et l'artère sacrée moyenne sur la ligne médiane, avec le plexus sacré sur les parties latérales.

Face postérieure. — Convexe, cette face présente toutes les parties que l'on trouve sur une vertèbre vue par derrière, mais modifiées par la soudure des cinq pièces qui constituent le sacrum. Sur la ligne médiane, on trouve la *crête sacrée*, formée par la réunion des apophyses épineuses ; de chaque côté de la ligne médiane, les *gouttières sacrées*, formées par la réunion des lames ; plus en dehors, une série de tubercules quelquefois peu marqués, formés par les apophyses articulaires ; immédiatement en dehors de ces tubercules, quatre trous, *trous sacrés postérieurs*, plus petits que les antérieurs, et donnant passage aux branches postérieures des quatre premiers nerfs sacrés ; enfin, en dehors de ces trous, une série de tubercules, plus marqués que les précédents, et formés par les apophyses transverses.

Faces latérales. — Triangulaires, larges en haut, amincies en bas, ces faces présentent : 1° en avant et en haut, une facette articulaire, rugueuse, *facette auriculaire*, inclinée obliquement de haut en bas, de dehors en dedans, inclinée encore d'avant en arrière, de dehors en dedans, pour se placer entre les deux os coxaux comme un double coin vertical et antéro-postérieur ; 2° en arrière, des inégalités très-prononcées pour l'insertion du ligament sacro-iliaque postérieur ; 3° en bas, un bord qui résulte de l'amincissement de cette face et qui donne insertion dans toute son étendue au grand ligament sacro-sciatique.

Base. — On y trouve les mêmes détails qu'à la face supérieure d'une vertèbre. Sur la ligne médiane : 1° la face articulaire supérieure du corps de la première vertèbre sacrée ; 2° le trou de la même vertèbre ou orifice supérieur du canal sacré ; 3° le commencement de la crête sacrée de chaque côté ; 4° l'échancrure supérieure de la première vertèbre sacrée qui concourt à la formation du vingt-cinquième trou de conjugaison ; 5° l'apophyse articulaire supérieure, large, plane, regardant en arrière et en dedans pour s'articuler avec la dernière vertèbre lombaire ; 6° en dehors, une surface triangulaire lisse, *aileron du sacrum*, qui fait partie du grand bassin et qui est séparée de la face antérieure par une ligne faisant partie du détroit supérieur du bassin. En se réunissant à la cinquième lombaire, le sacrum forme l'*angle sacro-vertébral* ou *promontoire des accoucheurs*.

Sommet. — Il présente : 1° une facette articulaire transversale, ovalaire, articulée avec le coccyx ; 2° en arrière de cette facette, de chaque côté de la ligne médiane, deux tubercules, *cornes du sacrum*, s'articulant avec les cornes du coccyx et formant avec elles un dernier trou qui laisse passer les deux derniers nerfs sacrés ; 3° en arrière de la facette articulaire, sur la ligne médiane, l'orifice inférieur du canal sacré, en forme de gouttière.

Le sacrum est parcouru, de la base au sommet, par le *canal sacré*, triangulaire en haut, aplati d'avant en arrière en bas, communiquant avec tous les trous sacrés antérieurs et postérieurs, et logeant la terminaison de la queue de cheval.

COCCYX.

Petit os impair, médian, symétrique, formé de quatre fausses vertèbres rudimentaires, le plus souvent soudées entre elles, articulé avec le sacrum, dont il continue la direction. Il présente deux faces, deux bords, une base et un sommet.

Face antérieure. — Légèrement concave, elle offre des lignes transversales qui séparent les fausses vertèbres. Elle est en rapport avec le rectum.

Face postérieure. — Convexe, rugueuse, irrégulière, elle est recouverte par la peau et par quelques insertions du muscle grand fessier.

Bords. — Rugueux, ils donnent insertion au grand ligament sacro-sciatique et au muscle ischio-coccygien.

Base. — Comme sur le sommet du sacrum, on y trouve une facette articulaire pour le sacrum et deux saillies en arrière, *cornes du coccyx*, qui s'articulent avec les cornes du sacrum.

Sommet. — Il est formé par un tubercule osseux souvent dévié en arrière, sur les côtés et surtout en avant.

ARTICLE III.

THORAX.

Le thorax est formé par les vertèbres dorsales en arrière, le sternum en avant et les côtes sur les côtés.

§ 1. — Côtes.

Au nombre de douze, les côtes se divisent en *vraies côtes*, au nombre de sept, et en *fausses côtes*, au nombre de cinq. Les premières sont encore appelées *sternales*, parce qu'elles s'articulent au moyen d'un cartilage avec le sternum ; les autres, qui ne s'articulent pas avec cet os, s'appellent *asternales*. Les deux dernières côtes sont appelées *côtes flottantes*.

I. — *Caractères généraux des côtes.*

Les côtes présentent à étudier un corps et deux extrémités.

Le *corps* présente deux faces et deux bords.

Face externe. — Convexe, elle est pourvue vers le quart postérieur d'une saillie rugueuse, *angle de la côte*, correspondant à un point plus prononcé de la courbe que décrit cet os. Cet angle, à mesure qu'on se rapproche de la première côte, est moins éloigné de l'extrémité postérieure.

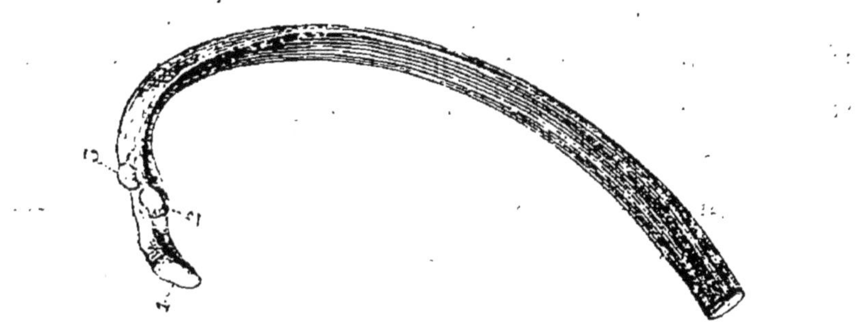

FIG. 52. — Côte vue par sa partie inférieure.

Vers la partie antérieure de cette face, il existe une saillie analogue, mais moins marquée, *angle antérieur* de la côte. Divers muscles s'insèrent sur cette face.

Face interne. — Concave, lisse, elle est recouverte par la plèvre.

Bord supérieur. — Mousse, il donne insertion aux deux muscles intercostaux.

Bord inférieur. — Semblable au précédent dans ses trois quarts antérieurs, il est pourvu d'une gouttière en arrière, *gouttière costale*. Cette gouttière, creusée en partie sur le bord inférieur et en partie sur la face interne de la côte, loge l'artère et la veine intercostales et le nerf intercostal. Elle donne insertion, par sa lèvre externe, au muscle intercostal externe, et par sa lèvre interne au muscle intercostal interne.

Extrémité antérieure. — Un peu renflée, elle présente une surface concave, rugueuse, non revêtue de cartilage, pour donner insertion au cartilage costal.

Extrémité postérieure. — Elle présente à l'extrémité même une *tête*, en dehors une portion rétrécie ou *col*, plus en dehors une saillie ou *tubérosité*.

La *tête* (1) présente deux facettes articulaires qui s'articulent avec le corps de deux vertèbres voisines et qui se portent obliquement l'une vers l'autre pour former un sommet qui donne insertion au disque fibreux intervertébral.

Le *col* (2), placé au-devant de l'apophyse transverse de la vertèbre qui est au-dessus, donne insertion à un ligament. Il est pourvu en haut d'une crête longitudinale qui donne insertion au muscle sur-costal correspondant.

La *tubérosité* (3) n'est marquée que sur la face externe de l'os. Elle présente en arrière et en haut une surface articulaire pour l'apophyse transverse de la vertèbre correspondante.

II. — *Caractères particuliers des côtes.*

Première côte. — Elle se distingue des autres : 1° par le corps, et 2° par les extrémités.

Corps. — Court, aplati de haut en bas et non sur les côtés, il présente une face supérieure et une face inférieure ; courbé sur ses bords, il a un bord interne et un bord externe. Il est horizontal, dépourvu de gouttière costale et d'angle postérieur. Il présente à la partie moyenne de sa face supérieure le *tubercule de Lisfranc*, qui donne insertion au muscle scalène antérieur. Ce tubercule sépare deux gouttières transversales : l'une antérieure, pour le passage de la veine sous-clavière ; l'autre postérieure, pour le passage de l'artère sous-clavière.

Extrémités. — L'antérieure, très-volumineuse, est pourvue à sa partie supérieure d'une facette articulaire pour la clavicule et de rugosités pour l'insertion du ligament costo-claviculaire. A l'extrémité postérieure, on trouve une tête arrondie, pourvue d'une seule facette articulaire qui s'articule avec la première vertèbre dorsale seulement. Le col est mince ; la tubérosité, très-saillante, est confondue avec l'angle de la côte.

Deuxième côte. — Plus longue que la précédente, mais plus courte que la troisième, elle est dépourvue de gouttière costale. Elle ne présente pas de torsion sur ses bords. La face externe regarde en haut et en dehors ; sa face interne, en bas et en avant. Sur la moitié postérieure de sa face externe, il existe une empreinte rugueuse pour le muscle scalène postérieur. L'angle postérieur est très-rapproché de la tubérosité ; sa tête est pourvue de deux facettes articulaires dont la supérieure est beaucoup plus petite que l'autre.

Onzième et douzième côtes. — Courtes ; la douzième est plus courte que la onzième. A peine courbées, elles sont dépourvues de gouttière costale et de tubérosité. L'extrémité antérieure est mince et pointue, la postérieure est pourvue d'une seule facette convexe pour s'articuler avec une seule vertèbre. Ces deux côtes ne se développent que par un seul point osseux.

§ 2. — Sternum.

Le sternum, situé à la partie antérieure du thorax, sur la ligne médiane, présente à étudier deux faces, deux bords, deux extrémités.

Face antérieure.— Convexe, plus large en haut, elle présente six ou sept lignes transversales, rugueuses, séparant les diverses pièces osseuses qui constituent les trois portions du sternum. Ces lignes, plus rapprochées en bas qu'en haut, représentent les vestiges de la soudure des diverses pièces osseuses.

Entre les lignes rugueuses, on trouve des surfaces planes formées par les diverses pièces de l'ossification. Trois muscles s'insèrent sur cette face : dans toute son étendue, le muscle grand pectoral ; à sa partie supérieure, sur la première portion du sternum, le muscle sterno-cléido-mastoïdien ; à la partie inférieure, sur les côtés, le muscle droit de l'abdomen. On trouve quelquefois, sur cette face, un trou, *trou sternal*, qui fait communiquer le tissu cellulaire sous-cutané avec le tissu cellulaire du médiastin.

Face postérieure. — Concave, elle présente les mêmes surfaces planes et les mêmes lignes transversales que la face antérieure ; seulement les lignes sont moins accusées. Trois muscles s'y insèrent : à la partie supérieure, près de la ligne médiane, le muscle sterno-thyroïdien ; en dehors de celui-ci, le muscle sterno-cléido-hyoïdien ; sur les côtés de la deuxième portion de l'os, le muscle triangulaire du sternum.

Bords.— Sinueux, contournés en *S* italique, concaves à la partie supérieure, convexes à la partie inférieure, ces bords présentent treize échancrures, dont six, plus étendues et moins profondes, font partie des espaces intercostaux, tandis que les sept autres, articulaires, moins étendues et plus profondes, reçoivent les cartilages costaux. Ces dernières échancrures alternent avec les autres; elles correspondent toujours, excepté pour la première, à la ligne de réunion des deux pièces d'ossification du sternum, et sont, comme ces lignes, plus rapprochées à la partie inférieure.

Extrémité supérieure ou base. — C'est la partie la plus épaisse de l'os; elle concourt à former l'orifice supérieur du thorax. Séparée de la colonne vertébrale par un intervalle de 5 centimètres, dans lequel se trouvent la trachée, l'œsophage et de nombreux vaisseaux, elle présente sur la ligne médiane une échancrure, *fourchette sternale*, et, de chaque côté de la fourchette, une surface articulaire, oblongue, à grand diamètre transversal, concave dans le même sens, convexe d'avant en arrière, et destinée à s'articuler avec la clavicule.

Extrémité inférieure ou sommet. — Cette extrémité, ou appendice xiphoïde, est cartilagineuse et ne commence à s'ossifier que chez le vieillard; quelquefois même, dans la plus extrême vieillesse, on n'y trouve aucune trace d'ossification.

ARTICLE IV.

MEMBRE SUPÉRIEUR.

I. — CLAVICULE.

La clavicule est un os pair, long, non symétrique, situé à la partie supérieure et latérale du thorax. Il présente à étudier deux faces, deux bords, deux extrémités.

Face supérieure.— Elle est lisse, convexe, recouverte par le peaucier et la peau. A son tiers interne s'insère le muscle sterno-cléido-mastoïdien.

Face inférieure.— Elle présente une gouttière transversale, *gouttière sous-clavière*, où s'insère le muscle sous-clavier.

Bord antérieur. — Large et convexe dans les deux tiers internes, où s'insère le muscle grand pectoral, il est mince et concave dans le tiers externe, où s'insère le deltoïde.

Bord postérieur. — Large et concave dans les deux tiers internes, il est mince et convexe dans le tiers externe. Au niveau de sa portion concave, il est en rapport avec les vaisseaux sous-claviers ; sa portion convexe donne insertion au muscle trapèze.

Extrémité interne — Volumineuse, à peu près quadrangulaire, elle présente une surface articulaire plane, large, qui s'articule avec le sternum. En haut et en avant, on trouve des rugosités pour des insertions musculaires : en bas, des rugosités pour l'insertion du ligament costo-claviculaire, et une facette articulaire qui s'articule avec l'extrémité antérieure de la première côte ; en arrière, l'insertion du muscle sterno-cléido-hyoïdien.

Extrémité externe.— Aplatie de haut en bas, elle est terminée par une facette articulaire ovale, à grand diamètre antéro-postérieur, regardant en dehors et un peu en bas ; elle s'articule avec l'acromion. Au-dessous de cette extrémité, on trouve des rugosités pour l'insertion des ligaments coraco-claviculaires.

II. — Omoplate ou scapulum.

Cet os présente à étudier deux faces, trois bords, trois angles.

Face antérieure.— Concave, elle forme la fosse sous-scapulaire, et présente des crêtes obliques, en haut et en dehors, pour l'insertion du muscle sous-scapulaire. Cette face se termine, en haut et en bas, par une surface triangulaire sur laquelle s'insère le grand dentelé.

Face postérieure.—On y trouve, à l'union du quart supérieur et des trois quarts inférieurs, une grande apophyse, *épine de l'omoplate*, triangulaire, confondue avec l'omoplate par son bord antérieur. Son bord postérieur, confondu en dedans avec le bord interne de l'omoplate, se termine en dehors, en formant avec le bord externe de l'épine une saillie, *acromion*. Ce bord, ou *crête*, est très-épais. La lèvre supérieure donne insertion au trapèze, l'inférieure au muscle deltoïde. Le bord externe de l'épine est concave, lisse. L'acromion, qui fait suite à ces deux bords, est une apophyse dirigée en avant, en haut et en dehors. La base ou pédicule semble tordue : son sommet donne insertion au ligament acromio-coracoïdien ; sa face supérieure est séparée de la peau par une bourse séreuse ; sa face inférieure, lisse, est en rapport avec la tête de l'humérus. Les bords se continuent avec les deux lèvres du bord postérieur de l'épine de l'omoplate ; l'externe est convexe, l'interne concave. Celui-ci présente à sa partie antérieure une facette ovale à grand diamètre antéro-postérieur, qui regarde en haut et en dedans pour s'articuler avec la clavicule. Au-dessus de l'épine, la dépression que l'on rencontre s'appelle *fosse sus-épineuse* et donne attache au muscle sus-épineux ; la dépression qui est au-dessous se nomme *fosse sous-épineuse* et donne attache au muscle sous-épineux. Elle est plus étendue que la première ; elle est bordée, à sa partie externe et inférieure, le long du bord externe de l'omoplate, par une surface rugueuse, allongée, divisée en deux parties par une crête oblique en haut et en dehors. A la partie supérieure s'insère le muscle petit rond, à la partie inférieure le muscle grand rond.

Bord interne ou spinal. — Le plus long des bords ; il est mince et présente, à l'union de son quart supérieur avec les trois quarts inférieurs, un angle qui correspond à l'origine de l'épine de l'omoplate. Au-dessus de l'angle s'insère le muscle angulaire de l'omoplate ; le rhomboïde s'insère au-dessous.

Bord supérieur ou cervical.— Le plus mince et le plus court : il présente à sa partie externe l'échancrure coracoïdienne convertie en trou par un ligament. Le nerf sus-scapulaire passe dans le trou sous le ligament, tandis que les vaisseaux sus-scapulaires passent par-dessus. Le muscle omoplato-hyoïdien s'insère en dedans de l'échancrure.

Bord externe ou axillaire.— Très-épais, surtout à la partie supérieure, il présente au-dessous de la cavité glénoïde une surface rugueuse triangulaire pour la longue portion du triceps.

Angle supérieur. — Il est presque droit et donne attache au muscle angulaire de l'omoplate.

Angle inférieur. — Il est pointu.

Angle externe.— Très-volumineux, il présente : 1° la *cavité glénoïde*, articulaire, peu profonde, ovale, plus large en bas qu'en haut, s'articulant avec l'humérus ; à l'état frais, le bourrelet glénoïdien la borde. On appelle *col de l'omoplate* la portion rétrécie qui supporte la cavité glénoïde ; la longue portion du biceps s'insère à la partie supérieure de la cavité glénoïde de l'omoplate et se confond avec le bourrelet glénoïdien : 2° l'*apophyse coracoïde*, qui constitue avec l'acromion une voûte osseuse à l'articulation scapulo-humérale. Cette apophyse est dirigée en avant, en haut et en dehors.

III. — Humérus.

L'humérus, os du bras, offre à étudier un corps et deux extrémités.

Le *corps* est cylindrique en haut, parce que les bords y sont à peine marqués ; prismatique et triangulaire. au contraire, en bas. Il est tordu sur son axe ; de cette torsion résulte une gouttière oblique de haut en bas, de dedans en dehors, qui contourne la face postérieure et la face externe : c'est la *gouttière de torsion*, dans laquelle sont logés le nerf radial et l'artère humérale profonde.

Le corps présente trois faces et trois bords qui portent le même nom que les faces et les bords du tibia et du péroné.

Face postérieure. — Large en bas, elle est croisée obliquement par la gouttière de torsion. La courte portion du triceps s'insère au-dessous de la gouttière, tandis que la moyenne s'insère au-dessus.

Face interne.— Elle est plus étroite en bas qu'en haut. Au milieu, on voit des rugosités pour le muscle coraco-brachial.

Face externe. — Elle devient antérieure en bas : on y trouve, au-dessus de la partie moyenne, des rugosités qui constituent l'*empreinte deltoïdienne* pour l'insertion du muscle deltoïde.

Bord antérieur.— Il commence en haut à la grosse tubérosité, forme dans son trajet la lèvre antérieure de la coulisse bicipitale, et se bifurque en bas pour embrasser la cavité coronoïde. Ce bord, qui est très-marqué dans toute son étendue, présente en dedans, un peu sur la face interne, le *trou nourricier de l'os*, dirigé de haut en bas.

Bord externe.— Très-marqué en bas, il donne insertion au muscle long supinateur et au muscle premier radial externe; il se termine en se dirigeant en avant sur l'épicondyle.

Bord interne.— Très-marqué aussi à la partie inférieure, il se termine sur l'épitrochlée, en donnant insertion au muscle rond pronateur.

Extrémité supérieure. — Elle présente : 1° une surface articulaire représentant le tiers d'une sphère, regardant en haut et en dedans, et s'articulant avec la cavité glénoïde de l'omoplate : 2° une portion rétrécie qui limite cette surface : c'est le *col anatomique*, qui donne insertion à la capsule fibreuse de l'articulation : 3° au-dessous de la tête, un rétrécissement ou *col chirurgical*, qui se confond en dedans avec le col anatomique, et qui en est séparé en dehors par un espace dans lequel on trouve les deux tubérosites suivantes ; 4° entre les deux cols et en avant, une saillie appelée *trochin* ou *petite tubérosité de l'humérus*, où s'insère le muscle sous-scapulaire ; 5° entre les deux cols, en dehors de la petite tubérosité, une saillie appelée trochiter, ou *grosse tubérosité de l'humérus*, qui présente trois facettes : la supérieure, pour l'insertion du muscle sus-épineux, la moyenne pour le sous-épineux, et l'inférieure pour le petit rond : 6° entre ces deux tubérosités, en avant de l'extrémité supérieure de l'os, une gouttière, *coulisse bicipitale*, qui se prolonge sur le quart supérieur du corps de l'os : la lèvre interne ou postérieure de cette coulisse commence à la petite tubérosité et se perd insensiblement sur le corps de l'os, après 6 à 8 centimètres de trajet : elle donne attache au muscle grand rond. La lèvre externe ou antérieure fait partie du bord antérieur de l'os, et donne attache au muscle grand pectoral. Le muscle grand dorsal s'insère au fond de la coulisse.

Extrémité inférieure. — Elle est aplatie d'avant en arrière ; on y voit, en avant, une petite cavité, *cavité coronoïde*, qui loge l'apophyse coronoïde du cubitus ; en arrière, une cavité plus grande, *cavité olécrânienne*, qui loge l'olécrâne. Cette extrémité présente de dehors en dedans : 1° une apophyse, *épicondyle*, qui donne insertion au ligament latéral externe de l'articulation et à six muscles de l'avant-bras : 2° une surface articulaire, convexe, regardant en avant et en bas : c'est le *condyle* ou *petite tête de l'humérus*, en rapport avec le radius : 3° une *poulie*, *trochlée humérale*, en rapport avec le cubitus : le bord interne descend plus bas que l'externe : la gorge est située plus près du bord externe, et dirigée d'arrière en avant et de dehors en dedans : 4° une apophyse, *épitrochlée*, beaucoup plus saillante que l'épicondyle, située à un centimètre et demi au-dessus du bord interne de la trochlée, donnant insertion au ligament latéral interne de l'articulation et à cinq muscles qui forment les deux premières couches de la région antérieure de l'avant bras.

IV. — CUBITUS.

Le cubitus, l'os le plus interne de l'avant-bras, présente un corps et deux extrémités.

Le *corps*, régulièrement prismatique et triangulaire, décrit à sa partie inférieure une légère courbe à concavité externe.

Face antérieure. — Légèrement concave, plus large en haut, elle donne insertion à trois muscles : fléchisseur profond des doigts au milieu, brachial antérieur en haut, carré pronateur en bas. On y trouve en haut le *trou nourricier*, dirigé de bas en haut.

Face postérieure. — Plus large en haut, elle est divisée en deux parties par une crête verticale : une partie externe sur laquelle s'insèrent, de haut en bas, les quatre muscles de la couche profonde de la région postérieure de l'avant-bras : *long abducteur du pouce, court extenseur du pouce, long extenseur du pouce, extenseur propre de l'index* ; une partie interne sur laquelle s'insère le *cubital postérieur*. A la partie supérieure de cette face, on trouve une surface triangulaire allongée commençant sur le côté externe de l'olécrâne et se terminant en pointe en bas : c'est la surface d'insertion du muscle anconé.

Face interne. — Plus large en haut, lisse, séparée de la peau par l'aponévrose antibrachiale et par quelques fibres du fléchisseur profond des doigts et du cubital antérieur, elle ne donne insertion qu'à ces muscles. Cette face est facilement sentie sous la peau.

Bord antérieur. — Il s'étend de la partie interne de l'apophyse coronoïde à l'apophyse styloïde.

Bord postérieur ou crête du cubitus. — Il est

situé sous l'aponévrose. Il s'étend de l'olécrâne à l'apophyse styloïde.

Bord externe. — Concave, il est très-marqué à sa partie moyenne, où il donne insertion au ligament interosseux et s'arrondit en bas en se rapprochant de la tête du cubitus. Il s'élargit en haut et forme une surface triangulaire rugueuse, située au-dessous de la petite cavité sigmoïde, pour l'une des insertions fixes du muscle court supinateur.

Extrémité inférieure. — Petite, elle présente, en dedans et en arrière, une saillie, *apophyse styloïde*, mince, cylindrique, de 5 à 6 millimètres de long, revêtue de cartilage à son sommet pour s'articuler avec le pyramidal, et donnant insertion par sa surface au ligament latéral interne de l'articulation du poignet. On trouve en dehors de cette apophyse la *petite tête du cubitus*, arrondie, s'articulant avec la cavité sigmoïde du radius et avec l'os pyramidal, dont elle est séparée par un fibro-cartilage dit *ligament triangulaire.*

Extrémité supérieure. — Volumineuse, elle offre deux apophyses qui par leur réunion forment la grande cavité sigmoïde. L'apophyse antérieure de cette extrémité, *apophyse coronoïde*, présente un sommet pour l'insertion du ligament antérieur de l'articulation une base confondue avec l'os, une face supérieure articulaire, une face inférieure pour l'insertion du muscle brachial antérieur, un bord interne pour l'insertion du ligament interne de l'articulation, d'un faisceau du rond pronateur et du muscle fléchisseur superficiel des doigts, un bord externe pour l'insertion du ligament annulaire et du ligament latéral externe de l'articulation du coude. L'apophyse postérieure, *olécrâne*, est plus volumineuse, verticale, à sommet recourbé en avant ; le sommet, ou *bec*, est situé dans la cavité olécrânienne ; la face antérieure est articulaire, et fait partie de la grande cavité sigmoïde. La face postérieure, rugueuse, donne insertion au muscle *triceps*. Le bord interne et le bord externe donnent insertion aux faisceaux postérieurs du ligament latéral interne et du ligament latéral externe. Entre l'olécrâne et l'apophyse coronoïde, sur la face externe de l'extrémité supérieure, il existe une petite cavité articulaire, *petite cavité sigmoïde*, allongée d'avant en arrière, articulée avec la tête du radius et donnant insertion, par ses extrémités, au ligament annulaire du radius.

V. — RADIUS.

Le radius, situé au côté externe de l'avant-bras, présente un corps et deux extrémités.

Le *corps*, prismatique et triangulaire, décrit une courbe à concavité interne et antérieure. Il présente trois faces et trois bords.

Face antérieure. — Elle donne insertion à deux muscles : *carré pronateur* en bas, *fléchisseur propre du pouce* en haut. On y trouve en haut le *trou nourricier*, dirigé de bas en haut.

Face postérieure. — Inégale, elle présente des crêtes obliques en bas et en dehors. A la partie supérieure, elle est arrondie pour l'insertion du court supinateur.

Face externe. — Convexe, elle donne insertion, en haut, au court supinateur, et au milieu, par une surface rugueuse allongée, au tendon du rond pronateur.

Bord antérieur. — Il s'étend de la tubérosité bicipitale à l'apophyse styloïde.

Bord interne. — Il donne insertion au ligament interosseux.

Bord postérieur. — Il est marqué seulement à sa partie moyenne et ne présente rien à considérer.

Extrémité supérieure. — On y trouve, comme sur une côte, une tête, un col et une tubérosité. La *tête* est creusée d'une petite cavité ou *cupule*, qui s'articule avec la petite tête de l'humérus. Elle est entourée par une surface articulaire qui se continue avec la cupule. Cette surface est entourée par le ligament annulaire du radius. Le *col* est cette portion cylindrique de l'os située au-dessous de la tête. La *tubérosité bicipitale* placée au sommet de cet angle est un gros tubercule, d'un centimètre et demi de longueur, situé en avant et en dedans de l'os, rugueux dans sa moitié postérieure, où il donne insertion au biceps.

Extrémité inférieure. — Volumineuse, formée de tissu spongieux très-fragile, elle a la forme d'une pyramide triangulaire, dont la *base* s'articule avec le carpe. Cette base est divisée en deux parties par une crête antéro-postérieure : l'une externe, triangulaire, s'articulant avec le scaphoïde ; l'autre, interne, quadrilatère, pour le semi-lunaire. A la partie externe de cette base, on trouve l'apophyse styloïde, placée plus bas que celle du cubitus, donnant insertion au ligament latéral externe par son sommet. La *face postérieure* de cette extrémité est sillonnée de gouttières. Il en existe trois principales, et chacune d'elles est divisée en deux gouttières plus petites par de petites crêtes. Les gouttières principales sont, de dehors en dedans : 1° la première, oblique en dehors et en bas sur l'apophyse styloïde : elle est petite et donne passage aux muscles long abducteur et court extenseur du pouce ; 2° la seconde, verticale, reçoit les tendons des muscles radiaux externes ; 3° la troisième, profonde, reçoit les tendons des muscles extenseur commun des doigts et extenseur propre de l'index.

MAIN.

La main est divisée en trois parties : le carpe, le métacarpe et les doigts.

Carpe.

On donne ce nom à un groupe de petits os courts, situés entre les os de l'avant-bras et les métacarpiens. Ils sont au nombre de huit, disposés sur deux rangées. En comptant de dehors en dedans, les os de la première rangée, ou rangée antibrachiale, sont : le *scaphoïde*, le *semi-lunaire*, le *pyramidal*, le *pisiforme* ; ceux de la seconde rangée, ou rangée métacarpienne, sont : le *trapèze*, le *trapézoïde*, le *grand os*, l'*os crochu*.

1° *Caractères communs.* — Ce sont des os courts, dont la plupart présentent six faces : quatre articulaires et deux non articulaires. Les quatre faces articulaires sont dites supérieure, inférieure et latérales. Les faces non articulaires sont : l'une antérieure, plus petite, concourant à former la concavité du carpe ; l'autre postérieure, plus grande, concourant à former la convexité. Les os qui sont placés aux extrémités des deux rangées du carpe présentent en général, en moins, une facette articulaire.

Le carpe, formé par l'ensemble de ces os, présente une face antérieure, en forme de gouttière, convertie en canal par le ligament annulaire antérieur du carpe, et dans laquelle passent les tendons de tous les muscles fléchisseurs des doigts et le nerf médian. Cette gouttière est limitée en dedans et en dehors par deux saillies osseuses, appelées *apophyses externe et interne du carpe.* L'apophyse interne et supérieure est formée par le pisiforme ; l'apophyse interne et inférieure, par l'os crochu ; l'apophyse externe et supérieure, par le scaphoïde ; et l'apophyse externe et inférieure, par le trapèze.

Il présente une face postérieure, convexe, sur laquelle glissent les muscles extenseurs des doigts, un bord supérieur qui s'articule avec les os de l'avant-bras, un bord inférieur qui s'articule avec les métacarpiens, et deux extrémités formées par les apophyses du carpe déjà indiquées.

2° *Caractères particuliers.* — Chacun de ces os présente un ou plusieurs caractères qui lui sont propres.

1° Scaphoïde. — Cet os qui s'articule, en haut, avec le radius; en bas, avec le grand os, le trapézoïde et le trapèze; en dedans, avec le semi-lunaire par des facettes revêtues de cartilages, présente : 1° la *forme d'une nacelle* à concavité inférieure ; 2° un *gros tubercule* en dehors et en avant, c'est l'apophyse externe et supérieure du carpe ; 3° une *gouttière rugueuse*, transversale, en arrière.

2° Semi-lunaire. — Cet os, qui s'articule, en haut, avec le radius par une facette convexe ; en bas, avec le grand os et avec l'os crochu par une facette concave ; en dedans, avec le pyramidal ; en dehors, avec le scaphoïde, présente : 1° la forme d'un *croissant* antéro-postérieur à concavité inférieure ; 2° la facette non articulaire antérieure, beaucoup *plus large* que la postérieure ; 3° une *apophyse* qui termine en bas cette facette non articulaire et qui est déjetée en dedans.

3° Pyramidal. — Cet os, qui s'articule en bas avec l'os crochu, en haut avec le cubitus, en dehors avec le semi-lunaire, en avant avec le pisiforme, présente : 1° une forme à peu près *cubique* ; 2° sur sa face antérieure, une *facette plane* et arrondie s'articulant avec le pisiforme et placée à la partie inférieure et interne de l'os.

4° Pisiforme. — Petit os arrondi, en forme de pois, pouvant être considéré comme un os sésamoïde développé dans l'épaisseur du tendon du cubital antérieur, et s'articulant avec la face antérieure du pyramidal par une *facette* semblable à celle de cet os. Quoi qu'en disent certains auteurs, il est impossible de distinguer le pisiforme droit du pisiforme gauche.

5° Trapèze. — Articulé en bas avec le premier métacarpien, en haut avec le scaphoïde, en dedans avec le trapézoïde et le deuxième métacarpien, cet os offre comme caractères distinctifs : 1° la *facette* qui s'articule avec le premier métacarpien, concave et convexe en sens contraire, comme une selle de cheval ; 2° sur la face antérieure, un *tubercule* très-saillant, qui constitue l'apophyse externe et inférieure du carpe ; 3° en dedans de ce tubercule, une *gouttière* verticale destinée à donner passage au tendon du grand palmaire.

6° Trapézoïde. — Il s'articule en bas avec le deuxième métacarpien, en haut avec le scaphoïde, en dehors avec le trapèze, en dedans avec le grand os. Il présente : 1° quatre facettes articulaires, qui forment les *quatre plans* d'une pyramide ; 2° une facette antérieure non articulaire très-petite, qui constitue le *sommet* tronqué de la pyramide ; 3° sur la face postérieure non articulaire qui forme la base de la pyramide ; une *apophyse* externe qui se porte vers le scaphoïde et le trapèze.

7° Grand os. — C'est le plus volumineux des os du carpe, autour duquel viennent se grouper presque tous les autres. Il s'articule, en bas, avec les deuxième, troisième et quatrième métacarpiens, en haut avec le scaphoïde et le semi-lunaire, en dehors avec le trapézoïde, en dedans avec l'os crochu. Il présente : 1° à la partie supérieure, une partie renflée, c'est la *tête* ; 2° au-dessous un rétrécissement ou *col* ; 3° en arrière et en bas, une *apophyse* qui se porte en dedans vers le quatrième métacarpien.

8° Os crochu ou unciforme. — Articulé en bas avec le quatrième et le cinquième métacarpien, en haut avec le pyramidal et le semi-lunaire, en dehors avec le grand os, il présente sur sa face antérieure l'*apophyse unciforme*, placée à la partie inférieure de la face antérieure et pourvue d'une concavité qui regarde en dehors.

Métacarpe.

Le métacarpe constitue le squelette de la paume de la main. Les colonnes osseuses qui le constituent, au nombre de cinq, s'appellent *métacarpiens* ; ils sont désignés sous le nom de *premier, deuxième, troisième*, etc., en allant de dehors en dedans. Ils sont séparés par des espaces dits *espaces interosseux*.

Ces os présentent des caractères communs et des caractères particuliers.

1° *Caractères communs.* — Les métacarpiens sont de petits os longs, terminés par deux extrémités volumineuses.

Corps. — Quoique prismatique et triangulaire, il est presque cylindrique. Le trou nourricier, presque toujours visible, est situé en avant et dirigé en haut. Les trois faces de ces os sont les mêmes que celles de l'humérus, du tibia et du péroné, c'est-à-dire *postérieure, interne et externe*. Les bords sont *antérieur, interne* et *externe*.

Extrémité supérieure ou carpienne. — Elle représente un petit os court. On y trouve, en général, cinq facettes : trois articulaires et deux non articulaires, rugueuses, donnant insertion à des ligaments. La facette non articulaire antérieure est plus petite que la postérieure. Des trois facettes articulaires, celle qui correspond au carpe est revêtue de cartilage dans toute son étendue et forme une articulation par arthrodie. Les facettes articulaires latérales, incomplètement articulaires, constituent des articulations par amphiarthrose.

Extrémité inférieure. — Elle a la forme d'une tête arrondie, qui ne déborde pas la face postérieure de l'os, mais qui proémine sur la partie antérieure ; appelée aussi *condyle*, cette extrémité présente une surface articulaire convexe pour la première phalange, beaucoup plus marquée en avant. De chaque côté on trouve une dépression située entre deux tubercules, dont l'un est placé en avant et l'autre en arrière. La dépression et le tubercule postérieur servent à l'insertion des ligaments latéraux de l'articulation métacarpo-phalangienne.

2° *Caractères particuliers.* — **Premier métacarpien.** — Très-gros et très-court, cet os présente en haut une seule facette articulaire, concave et convexe en sens inverse, pour l'articulation du trapèze ; il n'a pas de facette articulaire latérale, de là vient l'indépendance de ses mouvements. Son corps est aplati d'avant en arrière. En arrière et en dehors de l'extrémité supérieure, s'insère le muscle long abducteur du pouce.

Deuxième métacarpien. — Le plus long de tous. Il offre à son extrémité supérieure une facette articulaire interne pour le troisième métacarpien. Il est dépourvu de facette articulaire externe, puisqu'il ne s'articule pas avec le premier métacarpien. L'extrémité supérieure présente en outre trois facettes pour les trois premiers os de la deuxième rangée du carpe. A la partie postérieure de cette extrémité, immédiatement au-dessous du trapézoïde, il existe une fossette profonde qu'on ne trouve pas sur les autres métacarpiens, et au-dessous de laquelle s'insère le muscle premier radial externe.

Troisième métacarpien. — Il est très long aussi, mais un peu moins que le précédent. Il présente à son extrémité supérieure les cinq facettes, telles qu'elles ont été décrites dans les caractères généraux ; seulement cette extrémité est pourvue, à sa partie postérieure, d'une apophyse assez forte, qui se porte vers le trapézoïde et qui donne attache au muscle second radial externe.

Quatrième métacarpien. — Moins volumineux que le troisième, il se distingue des autres en ce qu'il présente en haut les cinq facettes qui ont été indiquées dans les caractères généraux. Cette extrémité supérieure, moins volumineuse que les autres, ne présente pas d'apophyse en arrière, comme le troisième. Elle s'articule un peu avec le grand os en haut, mais surtout avec l'os crochu.

Cinquième métacarpien. — Mince, court, il présente à son extrémité supérieure une seule facette articulaire latérale pour le quatrième, et une surface articulaire supérieure concave et convexe en sens inverse pour l'os crochu. A la partie interne de cette extrémité se trouve une apophyse qui donne attache au cubital postérieur.

Il est à remarquer que les caractères différentiels de ces os se tirent de l'extrémité supérieure, le reste de l'os étant le même pour tous.

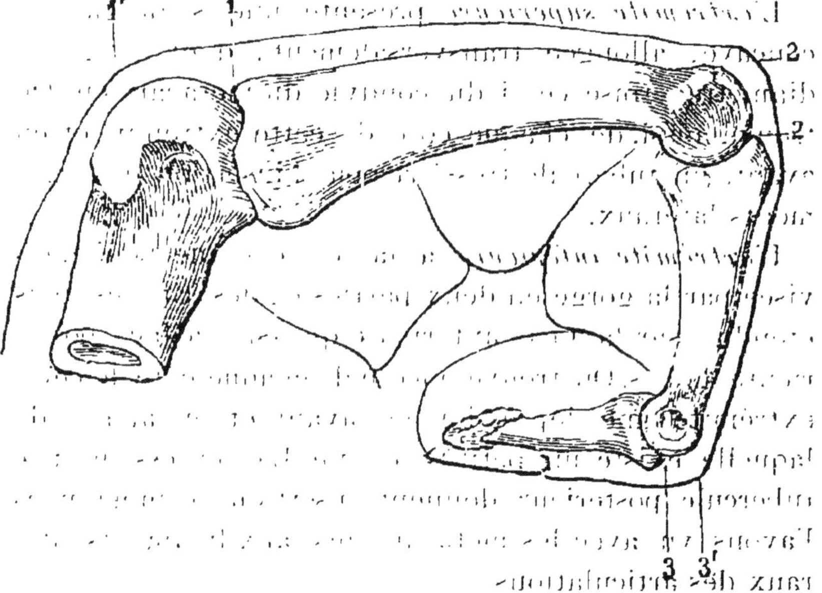

Fig. 53.

Doigts.

Les doigts sont composés de phalanges ; chacun en possède trois, excepté le pouce, qui n'en a que deux. De haut en bas, on les appelle *phalange*, *phalangine*, *phalangette*, autrement appelées *première* ou *métacarpienne*, *deuxième*, *troisième* ou *unguéale*.

Il n'est pas possible de distinguer les phalanges du

côté droit des mêmes phalanges du côté gauche. Il est difficile de distinguer dans une même main, sinon par leur longueur, les phalanges de même nom ; mais il est facile de distinguer les trois os du même doigt.

Première phalange. — Petit os long, dont le corps, aplati d'avant en arrière, est convexe sur la face postérieure, plane sur la face antérieure. Les bords, rugueux, donnent insertion aux gaînes fibreuses sous lesquelles passent les tendons des muscles fléchisseurs.

L'*extrémité supérieure* présente une seule facette concave, allongée transversalement, dont le grand diamètre croise celui du condyle du métacarpien. On trouve aussi de chaque côté de cette extrémité et en avant, un tubercule très-fort pour l'insertion des ligaments latéraux.

L'*extrémité inférieure* a la forme d'une poulie, divisée par la gorge en deux parties égales. Elle est plus étendue sur la face antérieure que sur la face postérieure de l'os. On trouve encore de chaque côté de cette extrémité une dépression, en avant et en arrière de laquelle existe un petit tubercule. La dépression et le tubercule postérieur donnent insertion, comme nous l'avons vu avec les métacarpiens, aux ligaments latéraux des articulations.

Deuxième phalange. — Petit os long, dont le corps présente deux faces et deux bords, exactement semblables à ceux de la première.

L'*extrémité inférieure* est identique avec l'extrémité inférieure de la première phalange, seulement elle est plus petite. L'extrémité supérieure, devant s'articuler avec une poulie, présente au milieu une crête correspondant à la gorge de la poulie, et, de chaque côté de la crête, une surface concave pour les parties latérales de la poulie. De chaque côté de cette extrémité, et un peu en avant, on remarque un tubercule pour l'insertion des ligaments latéraux.

Troisième phalange. — Petit os long, très-raccourci, dont le corps est cylindrique. L'extrémité supérieure est identique à celle de la seconde phalange, car, comme elle, elle se moule sur une poulie. L'extrémité inférieure est aplatie et présente une convexité inférieure en forme de fer à cheval. Elle est rugueuse surtout en avant, pour donner insertion à la pulpe du doigt.

ARTICLE V.

MEMBRES INFÉRIEURS.

I. — OS COXAL, OS ILIAQUE.

L'os coxal est un os irrégulier, formé de trois portions que quelques auteurs anciens décrivaient séparément : 1° le *pubis*, en avant, avec sa branche horizontale et sa branche descendante, qui forme une partie de la circonférence du trou obturateur ; 2° l'*ischion*, en bas, limitant de ce côté le trou obturateur ; 3° l'*ilion*, en arrière. Ces trois portions se réunissent au fond de la cavité cotyloïde.

Os plat, irrégulier, tordu sur lui-même, présentant à étudier deux faces, quatre bords, quatre angles.

Face interne. — Elle est divisée en deux parties par une crête saillante qui concourt à former le détroit supérieur du bassin. Au-dessus de cette ligne, on trouve la *fosse iliaque interne*, sur laquelle s'insère le muscle iliaque. Au-dessous, on trouve le *trou obturateur*, fermé par la *membrane obturatrice*. Le muscle obturateur interne s'insère au pourtour de ce trou et sur la membrane. A la partie supérieure du trou obturateur, il existe une gouttière antéro-postérieure, *gouttière sous-pubienne*, dans laquelle passent le nerf et les vaisseaux obturateurs. Le trou obturateur est limité en bas par l'ischion; en avant, par le corps du pubis, ainsi que par une portion osseuse, qui le réunit à l'ischion, et qu'on appelle, dans sa moitié supérieure, *branche descendante du pubis*; dans sa moitié inférieure, *branche ascendante de l'ischion*; en haut, par un prolongement osseux ou *branche horizontale* du pubis.

Face externe. — Elle présente, au milieu, la cavité cotyloïde qui regarde en dehors, un peu en bas et en avant; elle s'articule avec la tête du fémur, et présente, au fond, une petite surface non articulaire rugueuse, plus profonde, se continuant en bas avec l'échancrure cotyloïdienne : c'est l'*arrière-fond* de la cavité cotyloïde. Le bord de la cavité, ou *sourcil cotyloïdien*, donne insertion, à l'état frais, au bourrelet cotyloïdien. Il présente trois échancrures qui portent le nom des portions d'os qu'elles séparent : une antérieure, *ilio-pubienne*; une postérieure, *ilio-ischiatique*; une inférieure, *ischio-pubienne* ou cotyloïdienne. Au-dessus de la cavité cotyloïde, on trouve une gouttière antéro-postérieure qui longe le sourcil, c'est la *gouttière sus-cotyloïdienne*, pour l'insertion du tendon réfléchi du muscle droit antérieur. La surface élargie qui se trouve au-dessus constitue la *fosse iliaque externe*. Elle regarde en dehors, en arrière et en bas. Elle présente deux lignes courbes, qui se terminent : l'antérieure à l'épine iliaque antérieure et supérieure, la postérieure à la partie moyenne de la crête iliaque. En avant de la ligne antérieure, s'insère le muscle petit fessier; entre les deux lignes, le muscle moyen fessier; en arrière, le muscle grand fessier. Au-dessous de la cavité cotyloïde, la face regarde en bas, en avant et en dehors; nous trouvons encore là le trou obturateur; en avant de lui le corps du pubis, d'où partent sa branche horizontale et sa branche verticale, qui se réunissent en haut à l'ilium et en bas à la branche ascendante de l'ischion, formant la limite inférieure du trou. Le muscle obturateur externe s'insère sur la face externe de la membrane qui ferme le trou obturateur et au pourtour du trou.

Bord antérieur. — De dehors en dedans, on trouve sur ce bord quatre éminences osseuses et trois échancrures alternant avec elles : 1° l'*épine iliaque antérieure et supérieure*, où s'insèrent le muscle couturier, l'arcade crurale et le muscle tenseur du fascia lata; 2° une *échancrure* au-dessous, où passe le nerf fémoro-cutané; 3° l'*épine iliaque antérieure et inférieure*, où s'insère le muscle droit antérieur du triceps; 4° une *gouttière* dans laquelle glisse le muscle psoas-iliaque; 5° l'*éminence ilio-pectinée*, sur laquelle s'insèrent la bandelette ilio-pectinée et le muscle petit psoas, quand il existe; 6° la *surface pectinéale*, terminée en arrière par une crête, *crête pectinéale*, qui fait partie du détroit supérieur du bassin; 7° l'*épine pubienne*, saillante, qu'il importe de ne pas confondre avec l'angle. Elle donne insertion au muscle premier adducteur, et à l'arcade crurale.

Bord postérieur. — Comme l'antérieur, il présente, de haut en bas, quatre éminences osseuses et trois échancrures. On y trouve de haut en bas : 1° l'*épine iliaque postérieure et supérieure*; 2° une *petite échancrure* insignifiante; 3° l'*épine iliaque postérieure* *et inférieure*. Ces deux épines donnent insertion aux muscles de la masse commune ; la supérieure est pourvue en dedans de nombreuses rugosités qu'on désigne sous le nom de *tubérosité iliaque* ; en dedans et au-dessous de cette tubérosité, derrière la crête de la face interne de l'os coxal, se trouve une facette auriculaire, rugueuse, triangulaire, analogue à celle du sacrum : c'est la *facette auriculaire* de l'os coxal ; 4° au-dessous de l'épine iliaque inférieure, la *grande échancrure sciatique*, convertie en trou à l'état frais par les deux ligaments sacro-sciatiques ; 5° plus bas, l'*épine sciatique*, mince et saillante, donnant insertion par son sommet au petit ligament sacro-sciatique, par sa face externe au muscle jumeau supérieur, par sa face interne au muscle releveur de l'anus et au muscle ischio-coccygien ; 6° au-dessous, la *petite échancrure sciatique*, convertie aussi en trou par les deux ligaments sacro-sciatiques ; 7° l'*ischion*, qui sera décrit avec les angles.

Bord supérieur ou crête iliaque. — Plus épais aux extrémités qu'à la partie moyenne, il a la forme d'un *S* italique ; sa partie antérieure est concave en dedans, sa partie postérieure concave en dehors. Ce bord, dirigé obliquement de dehors en dedans et d'avant en arrière, présente une lèvre interne pour l'insertion du muscle transverse de l'abdomen, une lèvre externe pour le muscle grand oblique, et un interstice pour le muscle petit oblique en avant et le muscle carré des lombes en arrière.

Bord inférieur. — Le plus court, il correspond aux branches ascendante de l'ischion et descendante du pubis ; il est mince, rugueux chez l'homme, lisse et déjeté en dehors chez la femme ; il donne insertion aux aponévroses du périnée, à la racine des corps caverneux et au muscle ischio-caverneux chez l'homme.

Angle antérieur et supérieur. — Cet angle n'est autre chose que l'épine iliaque antérieure et supérieure déjà décrite.

Angle antérieur et inférieur, ou angle du pubis. — Il est placé à un centimètre et demi en dedans de l'épine pubienne. Sur sa face interne on trouve une surface articulaire, rugueuse, allongée, placée sur le corps du pubis et se continuant avec le bord inférieur de l'os. En s'articulant avec celle du côté opposé, elle forme la *symphyse pubienne*. Sur l'angle s'insère le pilier interne de l'anneau inguinal. L'espace qui sépare l'angle de l'épine donne insertion, sur sa lèvre postérieure, au muscle droit de l'abdomen. Immédiatement en avant de cette insertion, s'insèrent le muscle pyramidal et le pilier postérieur de l'anneau inguinal ou *ligament de Colles*. Cet espace constitue le bord inférieur de l'anneau inguinal : le cordon spermatique repose sur lui.

Angle postérieur et supérieur. — Il est formé par l'épine iliaque postérieure et supérieure déjà décrite.

Angle postérieur et inférieur, ou tubérosité de l'ischion. — C'est la portion la plus épaisse de l'os coxal ; c'est sur cet angle que repose le corps dans la station assise. Il se continue par sa branche ascendante avec la branche descendante du pubis ; il donne insertion : 1° en arrière et de bas en haut, au muscle demi-membraneux, à la longue portion du biceps et au demi-tendineux réunis, au jumeau inférieur ; 2° en dedans, au muscle transverse du périnée ; 3° en dehors, au muscle grand adducteur et au muscle carré crural.

II. — FÉMUR.

Le fémur, os de la cuisse, présente un corps et deux extrémités.

Le *corps* est pourvu de trois faces et de trois bords. Il décrit une courbure à concavité postérieure.

Face antérieure. — Elle se continue en haut avec celle du col, dont la sépare une ligne rugueuse. Elle présente en bas une concavité, *creux sus-condylien*, qui reçoit la rotule dans l'extension du genou. Cette face, convexe, donne insertion au muscle vaste interne.

Face interne. — Étroite en haut, elle s'élargit et devient postérieure en bas ; elle donne insertion dans ses deux tiers supérieurs au muscle vaste interne.

Face externe. — Étroite en haut, un peu plus large en bas, elle se termine sur le condyle externe et donne insertion au muscle vaste externe.

Bord interne. — Étendu du bord inférieur du col du fémur à l'extrémité postérieure du condyle interne, il est arrondi.

Bord externe. — Il est étendu du bord antérieur du grand trochanter à l'extrémité antérieure du condyle externe.

Bord postérieur ou ligne âpre du fémur. — Simple au milieu, il se bifurque aux extrémités. La partie moyenne donne attache par sa lèvre interne au muscle vaste interne, par sa lèvre externe au muscle vaste externe, et par son interstice aux trois muscles adducteurs et à la courte portion du biceps.

L'*extrémité inférieure de la ligne âpre* est bifurquée : la branche interne de la bifurcation se termine au condyle interne, sur le tubercule du troisième adducteur ; elle est effacée au milieu de son trajet par le passage de l'artère fémorale, et donne insertion au troisième adducteur ; la branche externe se termine à la partie postérieure du condyle externe et donne insertion au muscle vaste externe. L'espace triangulaire compris entre ces deux lignes constitue l'*espace poplité*.

L'*extrémité supérieure de la ligne âpre* est divisée en trois branches : l'externe, très-rugueuse, se dirige vers le bord postérieur du grand trochanter ; elle est destinée à l'insertion du muscle grand fessier ; la moyenne se porte au petit trochanter ; elle donne attache au muscle pectiné ; l'interne, quelquefois peu marquée, se dirige vers le bord inférieur du col et donne attache au vaste interne.

C'est sur le bord postérieur qu'on trouve le *trou nourricier* de l'os, dirigé en haut et situé vers le tiers supérieur du corps.

Extrémité supérieure. — Elle présente : 1° une *tête* articulaire ; 2° un *col* représentant le *col anatomique* de l'humérus ; 3° le *grand trochanter* ; 4° le *petit trochanter* ; 5° un col représentant le *col chirurgical* de l'humérus.

La *tête* est articulée avec l'os coxal ; elle représente les deux tiers d'une sphère régulière ; elle est creusée, au sommet, d'une dépression au fond de laquelle on voit de petits trous. Le ligament interarticulaire s'insère dans la dépression.

Le *col du fémur* est plus étroit au milieu qu'à ses extrémités. Il est aplati d'avant en arrière, dirigé obliquement en bas et en dehors.

Il présente deux faces, deux bords, deux extrémités.

La face antérieure regarde un peu en bas ; elle est plane et se continue avec la face antérieure du corps de l'os.

La face postérieure, concave, moins étendue, regarde un peu en haut et donne attache à la capsule fibreuse de l'articulation. La face postérieure est creusée en dehors et en haut d'une dépression profonde, *cavité digitale ou trochantérienne*, qui affaiblit singulièrement la résistance du col; le muscle obturateur externe s'y insère.

Le bord supérieur, concave, de 3 centimètres de longueur, est presque horizontal.

Le bord inférieur, moins profondément concave, de 6 centimètres environ, est oblique en bas et en dehors.

Le col du fémur est très résistant chez les jeunes sujets et chez l'adolescent. Vers l'âge de quarante à cinquante ans, on voit une raréfaction s'opérer dans le col : les cellules du tissu spongieux s'agrandissent par l'amincissement des lamelles osseuses qui les séparent : l'écorce du col fortifiée par le tissu compacte s'amincit. A mesure qu'on avance en âge, la raréfaction augmente. On conçoit, d'après cela, que les fractures du col du fémur doivent être plus fréquentes chez les vieillards.

Le *grand trochanter* est cette grosse tubérosité qui surmonte le corps et le col de l'os. Il est quadrilatère et présente deux faces et quatre bords. La face externe présente une crête oblique en bas et en avant, qui donne insertion au muscle moyen fessier. La face interne, confondue avec l'os, forme en haut une partie de la cavité digitale. Le bord inférieur, indiqué par une ligne un peu rugueuse, et le bord antérieur aplati donnent attache au muscle vaste externe. Le bord postérieur est destiné à l'insertion du muscle carré crural.

Le bord supérieur est recouvert par la partie inférieure du moyen fessier. Il n'est pas exact de dire qu'il donne insertion aux muscles pelvi-trochantériens, car ces muscles s'insèrent bien plus fréquemment dans la cavité digitale en confondant leurs tendons.

Le *petit trochanter*, éminence conique, est situé à la partie inférieure, interne et postérieure du col. Il représente la petite tubérosité de l'humérus, et donne insertion au muscle psoas-iliaque et au ligament de Bertin.

Le *col chirurgical*, ou portion rétrécie de l'os au-dessous des trochanters, est entouré, comme celui de l'humérus, par les artères circonflexes.

Extrémité inférieure. — Volumineuse, spongieuse, elle se termine par deux renflements osseux, *condyles fémoraux*. On peut la considérer comme une pyramide triangulaire à base articulaire, à sommet confondu avec le corps de l'os. Les trois faces et les trois bords sont la terminaison des faces et des bords du corps; seulement ils ne conservent pas le même nom à cause de la déviation, en bas, de la face interne du fémur.

La face postérieure est formée par l'*espace poplité*, criblé de trous vasculaires.

La face antérieure et interne présente, en avant, le *creux sus-condylien*, et en dedans une saillie, *tubérosité interne*, placée à l'union du tiers postérieur avec les deux tiers antérieurs du condyle pour l'insertion du ligament latéral interne du genou.

La face externe, beaucoup plus étroite, est pourvue aussi, au même niveau, d'une saillie, *tubérosité externe*, pour l'insertion du ligament latéral externe. Cette face présente de plus, en arrière, une gouttière profonde, oblique en bas et en avant, le long de la surface articulaire, pour l'insertion du muscle poplité.

Les bords antérieurs, interne et externe, séparent les trois faces et font suite aux bords de l'os.

La base, articulée avec le tibia et la rotule, présente une surface articulaire en forme de poulie à la partie antérieure, divisée à la partie postérieure par une échancrure, *échancrure inter-condylienne*. La poulie, articulée avec la rotule, est plus élevée du côté externe et plus large. Les condyles, qui se séparent en arrière, sont revêtus d'un cartilage articulaire qui se prolonge sur leur extrémité postérieure ; ils présentent quelques différences : le condyle interne est placé sur un plan inférieur ; il est plus étroit et plus long, il est déjeté en dedans, où il déborde complètement le plan du corps du fémur. Il présente, en dedans, la tubérosité interne ; en dehors, la face intercondylienne qui donne insertion au ligament croisé postérieur ; en arrière, un tubercule pour l'insertion du muscle grand adducteur et une dépression située en dessous pour l'insertion du muscle jumeau interne. Le condyle externe est plus court, plus large, plus élevé ; situé sur le plan du corps de l'os, il présente, en dehors, la tubérosité externe et la gouttière du muscle poplité ; en dedans, la face intercondylienne ; en arrière, une dépression pour l'insertion des muscles jumeau externe et plantaire grêle.

III. — ROTULE.

La rotule, le plus gros des os sésamoïdes, présente à étudier deux faces et une circonférence.

Face antérieure. — Convexe, elle est pourvue de stries verticales ; elle donne insertion à quelques fibres du triceps, tandis que d'autres glissent sur elle pour former le tendon rotulien. Elle est séparée de la peau par la *bourse séreuse prérotulienne*.

Face postérieure. — Articulaire, elle est divisée par une crête verticale en deux parties inégales ; la portion externe, plus large, s'articule avec le condyle externe du fémur ; la portion interne, qui s'articule avec le condyle interne, présente en dedans une petite dépression en rapport avec le bord antérieur du condyle interne.

Circonférence. — Large en haut, où elle constitue la *base* de la rotule, elle présente des rugosités pour l'insertion du tendon du triceps. Mince sur les côtés, où elle forme les *bords*, elle donne insertion aux ligaments rotuliens. En bas, elle forme une pointe, *sommet*, sur lequel s'insère le tendon rotulien.

IV. — TIBIA.

Le tibia est un os situé à la partie interne de la jambe.

Son *corps* présente trois faces et trois bords, de même nom que ceux de l'humérus et du péroné.

Face interne. — Large en haut, étroite en bas, elle donne insertion, en haut, aux tendons des muscles de la patte d'oie : le reste de cette face, excepté au niveau de l'extrémité inférieure, est recouvert par la peau et dépourvu d'aponévrose.

Face externe. — Concave en haut, elle devient antérieure en bas et convexe. Sur ses deux tiers supérieurs s'insère le muscle jambier antérieur.

Face postérieure. — Plus large en haut, elle présente à sa partie supérieure une ligne rugueuse, *ligne oblique du tibia*, dirigée de haut en bas, de dehors en dedans. Le muscle poplité s'insère sur la lèvre supérieure et sur toute la portion du tibia qui est au-dessus, le muscle soléaire sur l'interstice, le fléchisseur commun des orteils et le jambier postérieur sur la lèvre inférieure. Au-dessous de la ligne oblique, cette face est divisée en deux parties par une crête d'assez mince importance; on y trouve encore, vers la partie moyenne, le trou nourricier de l'os dirigé en bas.

Bord antérieur ou crête du tibia. — Etendu de la tubérosité externe du tibia à la malléole interne, sinueux, il donne insertion à l'aponévrose jambière.

Bord interne. — Moins saillant, il se termine en bas, derrière la malléole interne. Il donne aussi insertion à l'aponévrose jambière.

Bord externe. — Il commence à la facette articulaire péronéale, où il est peu marqué, devient très-saillant à la partie moyenne, pour donner insertion au ligament interosseux, et se bifurque en bas, pour former une surface concave qui reçoit le péroné.

Extrémité supérieure. — Elle est volumineuse, spongieuse. On y trouve :

1° Une face supérieure articulaire, divisée en deux portions, *cavités glénoïdes*, par une saillie médiane, *épine du tibia*; ces deux cavités sont sur le même plan, ovales, à grand axe antéro-postérieur : l'externe est plus large et plus courte que l'interne.

2° Une face antérieure, triangulaire, à sommet inférieur, criblée de trous vasculaires, en rapport avec un paquet graisseux qui la sépare du tendon rotulien. Au sommet de ce triangle, la *tubérosité antérieure* donne insertion, par sa partie inférieure, au tendon rotulien, séparé de la partie supérieure par une bourse séreuse.

3° Une face postérieure pour l'insertion du poplité, présentant en haut des rugosités pour l'insertion du ligament postérieur de l'articulation du genou.

4° Une face interne saillante, *tubérosité interne du*

tibia, pourvue d'une gouttière horizontale qui longe la cavité glénoïde et d'une crête qui donne insertion au ligament latéral interne.

3° Une face externe plus saillante encore, *tubérosité externe*. Elle est pourvue, en arrière, d'une surface articulaire, plane, petite, qui regarde en bas, en arrière et en dehors, pour le péroné. En avant, un tubercule saillant, *tubercule de Gerdy* ou du *jambier antérieur*, placé à égale distance de la facette articulaire péronéale et de la tubérosité antérieure du tibia, donne insertion au jambier antérieur.

Extrémité inférieure — Elle est plus petite, quadrilatère. On y voit :

1° Une face inférieure articulaire pour l'astragale, divisée par une crête antéro-postérieure en deux parties, l'externe plus large.

2° Une face antérieure sur laquelle reposent les tendons, les vaisseaux et nerfs de la région antérieure de la jambe, et sur laquelle s'insère, en bas, le ligament antérieur de l'articulation tibio-tarsienne.

3° Une face postérieure, au milieu de laquelle existe une gouttière verticale peu marquée, pour le passage du tendon du fléchisseur propre du gros orteil.

4° Une face externe, formée par la bifurcation du bord externe de l'os, présentant, à sa partie inférieure, une surface articulaire qui reçoit le péroné, et au-dessus, des rugosités pour l'insertion d'un ligament qui réunit ces deux os.

5° Une face interne lisse, sous-aponévrotique, se terminant en bas par une saillie, *malléole interne*, pyramidale, confondue avec l'os à sa base, échancrée au sommet pour l'insertion du ligament interne de l'articulation, articulaire en dehors pour la face interne de l'astragale, convexe et sous-aponévrotique en dedans. Son bord antérieur, rugueux, donne insertion au ligament antérieur de l'articulation : son bord postérieur est creusé d'une gouttière oblique en bas et en dedans pour le passage des tendons des muscles jambier postérieur et fléchisseur commun des orteils.

V. — PÉRONÉ

Le corps du péroné est mince, flexible, situé sur le côté externe du tibia, irrégulièrement prismatique et triangulaire. On considère dans cet os trois faces et trois bords.

Face externe. — La plus régulière ; elle devient postérieure en bas. Sur le tiers supérieur s'insère le muscle long péronier latéral, et sur le tiers moyen le court péronier latéral.

Face interne. — Elle est divisée en deux parties par une crête verticale et devient antérieure en bas. La crête donne insertion au ligament interosseux. La partie de la face interne qui est en arrière de la crête donne insertion au muscle jambier postérieur. La portion de face interne qui est en avant de la crête donne insertion, en haut, au muscle extenseur commun des orteils, et, vers la partie inférieure, au muscle extenseur propre du gros orteil. Tout à fait en bas, la face interne, devenue antérieure et même externe, présente une deuxième crête verticale, qui sépare du reste de la face une surface triangulaire, allongée, placée sous l'aponévrose et surmontant la malléole.

Face postérieure. — Rugueuse dans son tiers supérieur, où elle donne insertion au muscle soléaire : lisse dans le reste de son étendue ; elle donne attache, en bas, au muscle fléchisseur propre du gros orteil. Le *trou nourricier*, situé sur la face postérieure, se dirige en bas.

Bord antérieur. — Il devient externe en bas, et donne attache à la cloison aponévrotique qui sépare les muscles de la région antérieure de ceux de la région externe.

Bord externe. — Il devient postérieur, et donne attache à la cloison aponévrotique qui sépare les muscles de la région externe de ceux de la région postérieure.

Bord interne. — Il donne attache au muscle jambier postérieur.

Extrémité supérieure. — Elle est volumineuse et renflée. Elle présente : 1° une surface articulaire plane regardant en haut, en dedans et en avant, de 1 centimètre de diamètre environ, qui s'articule avec le tibia ; 2° en avant, un tubercule qui donne insertion à l'origine du muscle extenseur commun des orteils ; 3° en dehors, un tubercule pour l'insertion de l'extrémité supérieure du muscle long péronier latéral ; 4° en arrière, un tubercule pour l'insertion de l'extrémité supérieure du muscle soléaire ; 5° en arrière et en dehors, il existe une saillie, qui surmonte la surface articulaire, c'est l'*apophyse styloïde* du péroné, qui donne insertion au muscle biceps, et au ligament latéral externe de l'articulation du genou.

Extrémité inférieure. — Elle a la forme d'une pyramide triangulaire à sommet inférieur. Connue sous le nom de *malléole externe*, cette pyramide présente une base confondue avec le corps de l'os et correspondant à la surface articulaire de l'extrémité inférieure du tibia ; un sommet, donnant insertion au ligament péronéo-calcanéen ; une face interne articulaire pour la face externe de l'astragale et pourvue d'une échancrure profonde, à la partie postérieure, pour l'insertion du ligament péronéo-astragalien postérieur ; une face externe convexe, sous-cutanée ; une face postérieure verticale, pourvue d'une gouttière pour les muscles long et court péronier latéraux. La malléole externe descend plus bas que l'interne, elle est plus saillante.

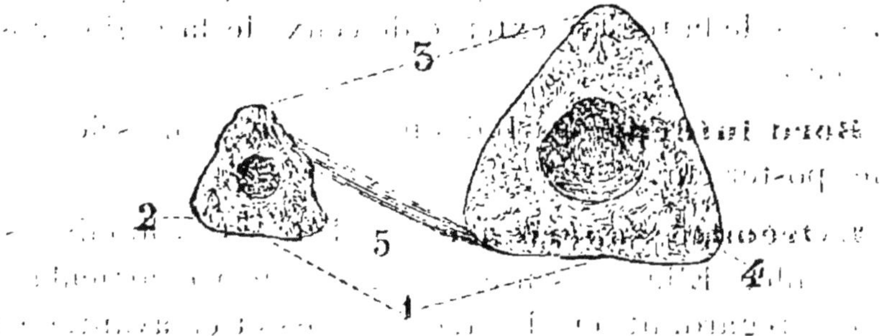

FIG. 54. — Coupe des os de la jambe.

1. Face postérieure du tibia et du péroné. — 2. Bord externe du péroné. — 3. Bord antérieur des deux os. — 4. Bord interne du tibia. — 5. Ligament interosseux s'insérant sur le bord externe du tibia et sur la crête de la face interne du péroné.

PIED.

Le pied se divise en trois parties : le *tarse*, le *métatarse* et les *orteils*.

Tarse. — Massif osseux, placé au-dessous des os de la jambe, en arrière du métatarse, formant par sa face antérieure une concavité en forme de voûte, et par sa face supérieure une convexité dont le point culminant est la poulie de l'astragale.

Les os qui le composent sont au nombre de sept : le calcanéum, l'astragale, le cuboïde, le scaphoïde et les trois cunéiformes, désignés sous les noms de *premier*, *deuxième* et *troisième*, en allant de dedans en dehors.

Ces os sont disposés sur deux rangées. Le calcanéum et

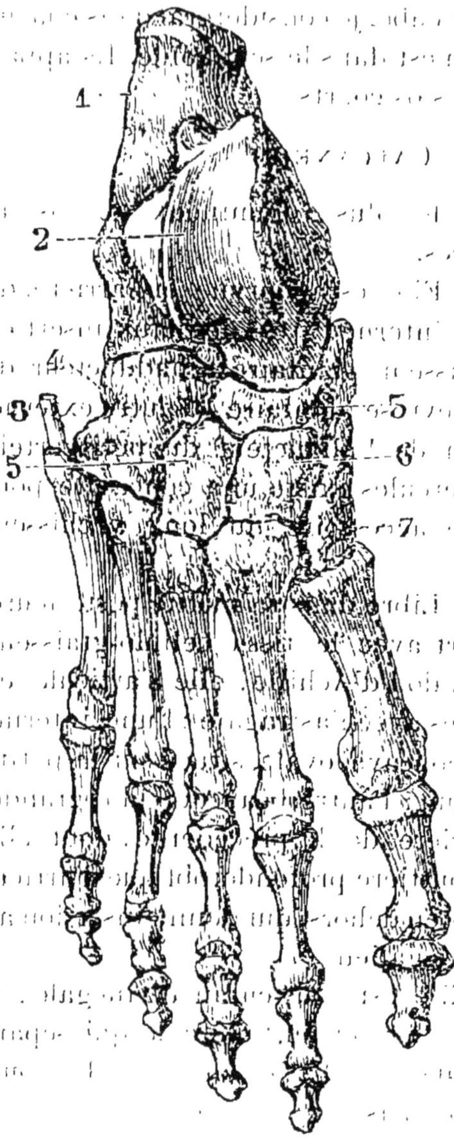

Fig. 55. — Face dorsale du pied.
1. Calcanéum. — 2. Astragale. — 3. Scaphoïde. — 4. Cuboïde. — 5. Troisième cunéiforme. — 6. Deuxième cunéiforme. — 7. Premier cunéiforme. — 8. Tendon du court péronier latéral.

l'astragale forment la rangée postérieure ; les cinq autres forment la rangée antérieure.

Ils se rapprochent tous plus ou moins de la forme cubique, quoique certains soient assez irréguliers ; néanmoins, comme dans un cube, je considérerai dans chacun d'eux six faces, si ce n'est dans le scaphoïde. Ils appartiennent à la classe des os courts.

I. — Calcanéum.

Le calcanéum, l'os le plus volumineux des os du tarse, présente six faces.

Face inférieure. — Elle est pourvue, en arrière, de deux tubercules : l'un interne, gros, donnant insertion au muscle court fléchisseur plantaire, à l'adducteur du gros orteil, et à l'aponévrose plantaire ; l'autre externe, petit, pour l'insertion de l'abducteur du petit orteil. Au-devant de ces tubercules existe une concavité pour l'insertion du muscle accessoire du long fléchisseur commun des orteils.

Face supérieure. — Libre dans sa moitié postérieure, où elle est en rapport avec le tissu cellulo-graisseux placé en avant du tendon d'Achille, elle s'articule en avant par deux facettes avec l'astragale : l'une, interne, plane ou légèrement concave, ovale, située sur la petite apophyse du calcanéum ; l'autre, beaucoup plus grande, convexe, située en arrière de la précédente, dont elle est séparée par une gouttière profonde, oblique d'arrière en avant et de dedans en dehors, qui donne insertion au ligament calcanéo-astragalien.

Face externe. — Elle est sous-cutanée, inégale ; il existe vers le tiers antérieur un tubercule qui sépare deux gouttières obliques en bas et en avant. La gouttière antérieure donne passage au tendon du muscle court péronier latéral ; la postérieure, à celui du muscle long péronier latéral.

Face interne. — Concave et lisse, elle est rendue plus profonde par la saillie de la petite apophyse du calcanéum et du gros tubercule de la face inférieure. Elle est en rapport avec les vaisseaux et les nerfs plantaires, qu'elle protége. Le tendon du fléchisseur propre du gros orteil s'applique immédiatement au-dessous de la petite apophyse. A la partie antérieure de cette face, la *petite apophyse* du calcanéum fait saillie et donne insertion au ligament annulaire interne du tarse et au faisceau superficiel du ligament latéral interne de l'articulation tibio-tarsienne.

Face antérieure. — Articulée avec le cuboïde, irrégulièrement convexe de haut en bas et concave transversalement, cette facette est supportée par la *grosse apophyse* du calcanéum. Cette apophyse présente, en dedans et en haut, un tubercule osseux qui proémine en avant.

Face postérieure. — Rugueuse en bas pour l'insertion du tendon d'Achille, elle est lisse et terminée en pointe en haut, où se trouve une bourse séreuse qui sépare le tendon de l'os.

II. — Astragale.

Cet os, irrégulier, est placé au-dessous du tibia, en arrière du scaphoïde, au-dessus du calcanéum et en dedans de la malléole externe avec lesquels il s'articule. La portion antérieure convexe a reçu le nom de *tête;* elle est limitée par une portion rétrécie, le *col,* qui la sépare du *corps.* De même que le calcanéum, l'astragale est pourvue de six faces.

Face supérieure. — Articulaire dans presque toute son étendue, elle est convexe d'avant en arrière, concave transversalement en forme de poulie, dont la gorge antéro-postérieure, peu profonde, la divise en deux parties inégales, la partie externe plus large. C'est la *poulie astragalienne*, qui, s'articulant avec le tibia, est limitée en avant par une dépression faisant partie du col.

Face inférieure. — Concave, elle présente deux facettes articulaires séparées par une gouttière, *rainure astragalienne*, semblable à celle qui sépare les deux facettes du calcanéum : l'une, interne et antérieure, petite, plane ou presque plane, se continue souvent avec la surface articulaire de la tête de l'os, et s'articule avec la petite apophyse du calcanéum ; l'autre, externe, beaucoup plus large et concave, s'articule avec la grande facette convexe de la face supérieure du calcanéum.

Face antérieure. — Convexe, volumineuse, elle forme la *tête* de l'astragale et s'articule avec le scaphoïde.

Face postérieure. — Extrêmement petite, elle est réduite à un petit tubercule et à une gouttière oblique en bas et en dedans, dans laquelle passe le tendon du muscle long fléchisseur propre du gros orteil.

Face interne. — Etendue d'une extrémité à l'autre de l'astragale, et sans forme déterminée, elle est articulaire seulement en haut, où elle touche la malléole interne ; rugueuse dans tout le reste de son étendue. La portion articulaire, encroûtée de cartilage, se continue, de même que la face externe, avec la poulie astragalienne. La portion non articulaire donne insertion, par sa partie moyenne au faisceau profond du ligament latéral interne de l'articulation tibio-tarsienne.

Face externe. — Elle n'existe que dans les deux tiers postérieurs, l'autre tiers formant le col et la tête de l'os. Triangulaire et complétement encroûtée de cartilage, elle s'articule avec la malléole externe qui descend plus bas que l'interne. Cette face surmonte le creux calcanéo-astragalien.

III. — CUBOÏDE.

Cet os, placé sur le bord externe du pied, s'articule en avant avec les deux derniers métatarsiens, en arrière avec le calcanéum, en dedans avec le troisième cunéiforme et souvent avec le scaphoïde. Il présente six faces.

Face supérieure. — Plane, rugueuse, large, inclinée en bas et en dehors; elle donne insertion à des ligaments.

Face inférieure. — Sur cette face, il existe d'avant en arrière : une gouttière oblique en dedans et en avant, convertie en canal par un ligament et donnant passage au tendon du muscle long péronier latéral; un tubercule placé derrière la gouttière, ayant la même direction, pour l'insertion du ligament calcanéo-cuboïdien; une petite dépression remplie de tissu graisseux.

Face antérieure. — Elle est encroûtée de cartilage, et divisée en deux parties par une crête verticale. La partie interne, quadrilatère, complétement articulaire, s'articule avec le quatrième métatarsien; elle est un peu oblique en dehors et en arrière. La partie externe, triangulaire, un peu plus large, plus oblique en dehors et en arrière, s'articule avec le cinquième métatarsien.

Face postérieure. — Irrégulièrement concave et convexe, en sens inverse, elle s'articule avec le calcanéum.

Face interne. — Large et très-rugueuse dans presque toute son étendue, elle présente, en haut, une surface articulaire pour le troisième cunéiforme, et quelquefois, en arrière, une petite surface articulaire pour le scaphoïde.

Face externe. — Cette face, très petite, est réduite à l'état de bord, sur lequel on voit le commencement de la gouttière et du tubercule de la face inférieure de l'os.

IV. — SCAPHOÏDE.

Cet os, convexe en avant, où il s'articule avec les trois cunéiformes, concave en arrière, où il s'articule avec l'astragale, présente à étudier deux faces et une circonférence.

Face antérieure. — Articulaire, elle est divisée en trois parties par deux crêtes verticales, pour s'articuler avec les trois cunéiformes. La facette interne, qui correspond au premier cunéiforme, est triangulaire à sommet supérieur ; celles des deuxième et troisième cunéiformes sont triangulaires à sommet inférieur.

Face postérieure. — Régulièrement concave, elle s'articule avec la tête de l'astragale.

Circonférence. — Rugueuse, elle donne insertion, en haut, en bas et en dehors, à des ligaments. Elle présente à la partie interne et inférieure une grosse saillie, *tubercule du scaphoïde*, sur laquelle s'insère le tendon du muscle jambier postérieur. On y trouve quelquefois une petite facette articulaire pour le cuboïde.

V. — CUNÉIFORMES.

Ces os, au nombre de trois, ont la forme d'un coin ; ils n'ont par conséquent que cinq faces. De dedans en dehors, on les désigne sous le nom de *premier*, *deuxième* et *troisième cunéiforme*. Le premier est le plus gros, le deuxième est le plus petit.

Premier. — Cet os, articulé avec le premier métatarsien en avant, le scaphoïde en arrière, le deuxième cunéiforme et le deuxième métatarsien en dehors, présente cinq faces.

Face interne. — Elle est large, convexe, rugueuse, pour l'insertion des ligaments : la peau la recouvre.

Face externe. — Rugueuse et inégale en bas, elle présente en haut deux facettes articulaires : l'une petite, antérieure, pour le deuxième métatarsien ; l'autre plus grande, pour le deuxième cunéiforme.

Face antérieure. — De forme semi-lunaire, à concavité externe, cette face s'articule avec le premier métatarsien.

Face postérieure. — Articulaire, en forme de triangle à sommet supérieur, elle s'articule avec le scaphoïde.

Face inférieure. — Étroite, tuberculeuse, elle donne insertion au tendon du muscle jambier antérieur.

Un bord supérieur, articulé avec le deuxième cunéiforme et le deuxième métatarsien, forme le sommet de l'os.

Deuxième. — Cet os présente cinq faces.

Face antérieure. — Triangulaire, elle s'articule avec le deuxième métatarsien.

Face postérieure. — Triangulaire, elle s'articule avec le scaphoïde.

Faces latérales. — Ces faces sont rugueuses ; l'interne présente en haut et en avant une surface articulaire pour le premier cunéiforme, et l'externe une petite facette en haut et en arrière pour le troisième cunéiforme.

Face supérieure. — Quadrilatère, elle est rugueuse pour l'insertion des ligaments.

Un bord inférieur rugueux forme le sommet de cet

os et se cache profondément entre le premier et le troisième cunéiforme.

Troisième. — Le troisième cunéiforme fait saillie du côté du métatarse pour s'articuler avec les trois métatarsiens correspondants. Il s'articule, de plus, en arrière, avec le scaphoïde ; en dedans, avec le deuxième cunéiforme, et, en dehors, avec le cuboïde. Il présente cinq faces.

Face supérieure. — Elle est rugueuse, destinée à des insertions ligamenteuses.

Face antérieure. — Elle est articulaire, triangulaire pour le troisième métatarsien.

Face postérieure. — Articulaire, triangulaire ; elle s'articule avec le scaphoïde.

Faces latérales. — Rugueuses en bas, articulaires en haut ; du côté interne, l'os présente deux petites facettes distinctes qui s'articulent avec le deuxième métatarsien et le deuxième cunéiforme ; du côté externe, une petite facette en arrière, s'articulant avec le cuboïde, et une petite facette tout à fait en avant pour le quatrième métatarsien.

Un bord inférieur, donnant attache à des ligaments, forme le sommet du coin.

VI. — MÉTATARSE.

Le métatarse est l'analogue du métacarpe. On y trouve aussi cinq os, *métatarsiens*, désignés sous le nom de *premier*, *deuxième*, *troisième*, etc., en comptant de dedans en dehors. Les espaces qui séparent les os s'appellent aussi *espaces interosseux* ; ils sont également remplis par les muscles interosseux. Ces os présentent des caractères généraux et des caractères particuliers.

1° *Caractères généraux.*

Ces os, étant construits sur le même plan que les métacarpiens, présentent la même description générale : chaque métatarsien représente un os dont le *corps* est triangulaire. Il possède une extrémité postérieure ou *tarsienne* avec cinq facettes, dont trois articulaires et deux non articulaires, et une *extrémité* antérieure ou *phalangienne*, aplatie latéralement, pourvue d'un condyle pour s'articuler avec la phalange, et munie, sur ses côtés, d'une dépression et d'un tubercule pour l'insertion des ligaments latéraux de l'articulation métatarso-phalangienne. Le condyle de l'extrémité antérieure s'articule avec la première phalange correspondante. Les deux facettes non articulaires de l'extrémité postérieure concourent à former les deux faces du pied. Des trois facettes articulaires, la postérieure, complètement articulaire, s'articule avec les os du tarse ; les latérales, incomplètement articulaires, s'articulent avec les métatarsiens voisins. Ils se distinguent des métacarpiens : 1° par leur direction, qui est horizontale et non verticale ; 2° par leur extrémité tarsienne, beaucoup plus volumineuse que l'extrémité carpienne des métacarpiens ; 3° par le corps, qui est beaucoup plus long et plus étroit que celui des métacarpiens ; 4° par leur extrémité phalangienne, beaucoup plus aplatie latéralement que l'extrémité phalangienne des métacarpiens.

2° *Caractères particuliers.*

Premier métatarsien. — Énorme, cet os présente, à son extrémité postérieure, une surface articulaire semi-lunaire, concave en dehors, une seule facette articulaire latérale très-petite pour le deuxième métatarsien, et un gros tubercule en bas et en dehors pour l'insertion du long péronier latéral. L'extrémité antérieure, volumineuse, est très-large transversalement, et présente à sa partie inférieure deux gouttières, dans lesquelles sont logés deux os sésamoïdes.

Deuxième métatarsien.— Cet os est le plus long des métatarsiens; il présente en arrière cinq facettes articulaires, pour les trois cunéiformes et les deux métatarsiens voisins.

Troisième métatarsien.— Il est difficile à distinguer du quatrième; il présente, en arrière, trois facettes articulaires, dont l'externe possède une rainure horizontale séparant la portion articulaire qui est au-dessus de la portion rugueuse.

Quatrième métatarsien.— Mêmes caractères: de plus, il présente, en dedans, une très-petite facette pour le troisième cunéiforme: la face articulaire postérieure est moins étendue en hauteur que celle du troisième: elle est un peu oblique en dehors et en arrière, tandis que celle du troisième métatarsien est transversale.

Cinquième métatarsien. — Il n'existe pas dans cet os de facette articulaire latérale à la partie externe de l'extrémité postérieure: facette articulaire postérieure très-oblique en arrière et en dehors: apophyse énorme en dehors et en arrière pour l'insertion du muscle court péronier latéral au sommet, et du muscle péronier antérieur à la partie supérieure.

VII.— Orteils.

Les os qui les composent portent le nom de *phalanges*. Elles sont en même nombre qu'à la main; elles ont la même configuration, et seraient complétement identiques si leur corps n'était raccourci, surtout dans la deuxième phalange des quatre derniers orteils. Le gros orteil, qui remplace le pouce, n'a également que deux phalanges.

OS SÉSAMOÏDES.

On donne ce nom à de petits os courts qui se développent dans l'épaisseur des tendons, autour des articulations.

SECTION DEUXIÈME.

MYOLOGIE.

ARTICLE PREMIER.

MUSCLES DE LA TÊTE.

§ 1. — Muscles masticateurs.

I. — MASSÉTER.

Dissection. — 1° *Incision verticale* (2.3) *de* 10 *centimètres, dépassant en haut de* 2 *centimètres l'arcade zygomatique, et en bas, de* 2 *centimètres, l'angle de la mâchoire;* 2° *incision horizontale* (1.3) *de* 6 *centimètres, perpendiculaire à la première.* (Fig. 56.)

Insertions. — 1° Bord inférieur et face interne de l'arcade zygomatique; 2° deux tiers inférieurs de la face externe de la branche du maxillaire inférieur.

Rapports.— Il recouvre la branche du maxillaire et le tendon du temporal. Il est recouvert par l'artère transversale de la face, le canal de Sténon, le nerf facial, la partie antérieure de la parotide, le peaucier et la peau.

Action. — Élévateur de la mâchoire inférieure.

II. — TEMPORAL.

Dissection.— 1° *Incision verticale* (1,1) *de* 12 *centimètres, dépassant en bas de* 3 *centimètres l'arcade zygomatique;* 2° *incision horizontale* (2) *perpendiculaire à la* *première, de 12 à 15 centimètres ; 3° relever les quatre lambeaux égaux ; 4° pour préparer la région temporale, relever couche par couche les plans de haut en bas, en conservant les vaisseaux et nerfs.*

Insertions. — 1° Deux tiers supérieurs de la fosse temporale et face profonde de l'aponévrose temporale ; 2° autour de l'apophyse coronoïde du maxillaire inférieur.

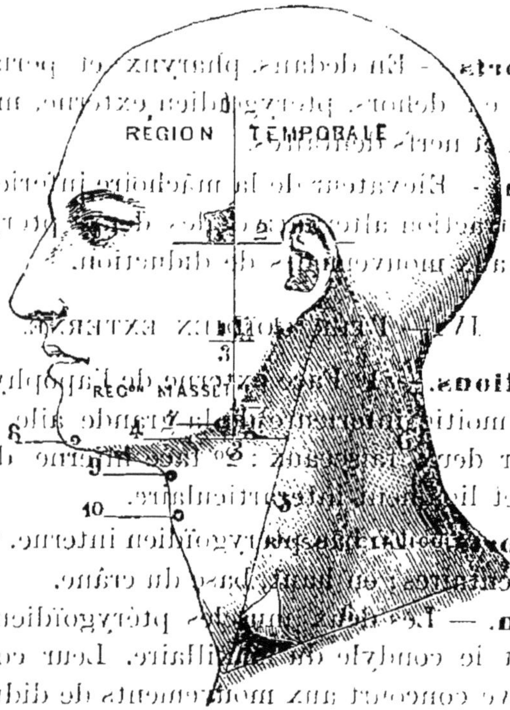

Fig. 56.

Rapports. — Il est recouvert par l'aponévrose temporale, sur laquelle sont situés le nerf auriculo-temporal et l'artère temporale superficielle. Il recouvre les os, les vaisseaux et nerfs temporaux profonds.

Action. — Élévateur de la mâchoire inférieure.

III. — PTÉRYGOÏDIEN INTERNE.

Dissection. — 1° *Coupez les parties molles au-dessous et en arrière des branches de la mâchoire de bas en haut ; 2° sciez la tête de bas en haut, en faisant passer la scie en arrière des branches du maxillaire ; 3° préparez les deux ptérygoïdiens par la face postérieure.*

Insertions. — 1° Fosse ptérygoïde ; 2° moitié inférieure de la face interne de la branche du maxillaire inférieur.

Rapports. — En dedans, pharynx et péristaphylin externe ; en dehors, ptérygoïdien externe, maxillaire, vaisseaux et nerfs dentaires.

Action. — Élévateur de la mâchoire inférieure.

La contraction alternative des deux ptérygoïdiens concourt aux mouvements de diduction.

IV. — PTÉRYGOÏDIEN EXTERNE.

Insertions. — 1° Face externe de l'apophyse ptérygoïde et moitié inférieure de la grande aile du sphénoïde par deux faisceaux ; 2° face interne du col du condyle et ligament interarticulaire.

Rapports. — En bas, ptérygoïdien interne, vaisseaux et nerf dentaires ; en haut, base du crâne.

Action. — Les deux muscles ptérygoïdiens portent en avant le condyle du maxillaire. Leur contraction alternative concourt aux mouvements de diduction.

§ 2. — Muscles peauciers.

Au nombre de dix-sept, ils occupent la voûte du crâne et la face.

Dissection. — *En commençant la dissection des muscles peauciers sur les limites de la face, front, men-*

ton ; oreilles ; il est facile de découvrir ces muscles. On risque de les fourvoyer en commençant par la ligne médiane.

I. — PEAUCIER DU CRANE, OU OCCIPITO-FRONTAL.

C'est un muscle digastrique, aplati, dont la partie postérieure constitue le muscle occipital, et la partie antérieure le muscle frontal. Le tendon intermédiaire aplati constitue l'aponévrose épicrânienne.

A. *Occipital.*

Insertions. — A la lèvre supérieure de la ligne courbe supérieure de l'occipital, et au bord postérieur de l'aponévrose épicrânienne.

Rapports. — Il recouvre l'occipital et le pariétal. Il est recouvert par le cuir chevelu et par les ramifications de l'artère occipitale et du nerf occipital.

Action. — Il tend l'aponévrose épicrânienne et entraîne le cuir chevelu en arrière.

B. *Frontal.*

Insertions. — Au bord antérieur de l'aponévrose épicrânienne et à la face profonde de la peau de l'espace inter sourcilier et des sourcils, en entre-croisant ses fibres avec celles du pyramidal, du sourcilier et de l'orbiculaire des paupières.

Rapports. — Il recouvre l'os frontal. Sa face superficielle est séparée de la peau par des ramifications de l'artère temporale superficielle et du nerf sus-orbitaire.

Action. — Ce muscle ne se contracte ordinairement que lorsque l'aponévrose épicrânienne a été tendue par la contraction de l'occipital ; il élève alors les sourcils et détermine des rides transversales sur le front.

L'*aponévrose épicrânienne* est un tendon aplati étendu entre ces deux muscles et formé principalement par des fibres antéro-postérieures. Elles sont croisées par des fibres transversales, étendues de l'arcade zygomatique d'un côté à celle du côté opposé.

Cette membrane est en rapport, par sa face profonde, avec une couche celluleuse qui la sépare du péricrâne et de l'aponévrose temporale. Par sa face superficielle elle est adhérente au cuir chevelu.

II. — SOURCILIER.

Ce muscle, *situé* dans la région sourcilière, s'insère, par son point *fixe*, sur la partie interne de l'arcade sourcilière. Ses fibres se dirigent en dehors et en haut pour s'insérer à la face profonde du derme, après avoir parcouru un trajet de 3 à 4 centimètres et s'être entrecroisées avec celles du frontal et de l'orbiculaire. Son *action* est de rapprocher les sourcils et de déterminer la formation de rides verticales sur la ligne médiane.

III. — ORBICULAIRE DES PAUPIÈRES.

Insertions fixes. — A la partie interne de la base de l'orbite, par quatre faisceaux qui embrassent la surface du sac lacrymal.

1° Par un tendon principal, ou *tendon direct*, au bord antérieur de la gouttière lacrymale sur l'apophyse montante du maxillaire supérieur ; ce tendon croise la face antérieure du sac lacrymal ;

2° Par un faisceau plus petit, ou *tendon réfléchi*, sur le bord postérieur de la même gouttière, c'est-à-dire sur la crête de l'os unguis ;

3° Par un faisceau charnu, à l'apophyse orbitaire interne du frontal, à la partie supérieure de la gouttière lacrymale, et sur le fond du sac lacrymal.

4° Par un dernier faisceau, sur le plancher de l'orbite, près de l'orifice supérieur du canal nasal et sur la paroi externe du sac lacrymal.

Insertion mobile. — A la face profonde de la peau située à la partie externe de la région orbitaire, directement en dehors de la commissure externe des paupières.

Structure et division du muscle. — On considère trois portions à ce muscle : les portions *orbitaire*, *palpébrale* et *ciliaire*.

Rapports. — Dans ses trois portions, le muscle orbiculaire est situé sous la peau ; sa face profonde recouvre les ligaments larges des paupières et des cartilages tarses, et, dans sa portion orbitaire, la base de l'orbite, où il s'entre-croise avec des fibres du sourcilier, du frontal et des zygomatiques.

Action. — Il ferme l'orifice palpébral et porte la commissure externe en dedans.

Muscle de Horner.

On désigne sous ce nom un petit muscle, long de 5 à 6 mm, situé derrière le sac lacrymal et le tendon de l'orbiculaire.

Il s'insère, *en dedans*, sur le tendon réfléchi de l'orbiculaire, et, *en dehors*, en arrière des points lacrymaux. Son extrémité externe est bifurquée comme les deux branches de bifurcation du tendon de l'orbiculaire.

Lorsqu'il se contracte, il tire les points lacrymaux en arrière et en dedans : il tend à dilater l'orifice des conduits lacrymaux, en même temps qu'il les fait plonger dans le sac lacrymal. Il facilite par conséquent l'écoulement des larmes dans le sac lacrymal.

IV. — Pyramidal.

Insertions. — En bas, sur le bord inférieur des os propres du nez et sur les cartilages latéraux du nez. En haut, à la face profonde de la peau de la région intersourcilière.

Action. — Il abaisse la peau de la région intersourcilière et la plisse transversalement.

V. — Transverse ou dilatateur des narines.

Insertions. — En haut, sur le dos du nez, au moyen d'une aponévrose qui descend sur les parties latérales du nez, et donne naissance à des fibres charnues qui viennent s'implanter sur le bord postérieur des cartilages de l'aile du nez et sur la peau qui les recouvre.

Action. — Il porte en haut et en avant la partie postérieure de l'aile du nez et dilate les narines.

VI. — Myrtiforme ou constricteur des narines.

Insertions. — En bas, dans la fossette myrtiforme du maxillaire supérieur ; en haut, par deux faisceaux, à la sous-cloison et à la partie postérieure de l'aile du nez.

Action. — Il porte en bas et en avant les parties sur lesquelles il s'insère, et rétrécit la narine.

VII. — Buccinateur et orbiculaire des lèvres.

Le buccinateur s'étend des deux bords alvéolaires et du pharynx vers les lèvres, où il constitue l'orbiculaire.

Insertions. — Il s'insère, en arrière, à la partie externe du bord alvéolaire de la mâchoire supérieure, au tiers postérieur de la lèvre externe du bord alvéolaire de la mâchoire inférieure, et à l'*aponévrose buccinato-pharyngienne*.

Direction des fibres. — Vers les commissures des lèvres, les fibres s'entre-croisent; les supérieures passent dans la lèvre inférieure et les inférieures dans la lèvre supérieure, pour former le *muscle orbiculaire des lèvres.*

Celles qui sont situées sur le bord libre des lèvres passent directement d'un côté à l'autre sans s'insérer aux os. Celles qui sont immédiatement en dehors s'entre-croisent sur la ligne médiane, pour s'insérer : les supérieures, sur la fossette myrtiforme du côté opposé; les inférieures, sur le côté opposé du maxillaire inférieur, en dehors de la symphyse.

Les plus extérieures s'insèrent : les supérieures, sur la fossette myrtiforme du même côté, sans s'entre-croiser; les inférieures, sur le maxillaire inférieur, à côté de la symphyse, sans s'entre-croiser avec celles du côté opposé.

Action. — Il porte les commissures en arrière. Dans la mastication, il porte sous les dents les aliments qui tombent dans le vestibule de la bouche.

VIII. — Canin.

Insertions. — Sur le maxillaire supérieur, au-dessous du trou sous-orbitaire, sur une étendue variable. De là il descend verticalement pour s'insérer à la face profonde de la peau de la lèvre supérieure, au-devant de l'orbiculaire.

IX. — ÉLÉVATEUR COMMUN DE L'AILE DU NEZ ET DE LA LÈVRE SUPÉRIEURE.

Insertions. — En haut, sur les os propres du nez et sur l'apophyse montante du maxillaire supérieur. En bas, à la face profonde de la peau de la lèvre supérieure. Il descend en décrivant des courbes à concavité antérieure; il vient s'insérer par quelques fibres à la peau qui recouvre l'aile du nez, et par quelques autres à la face profonde de la peau de la lèvre supérieure. Son nom indique son action.

X. — ÉLÉVATEUR PROPRE DE LA LÈVRE SUPÉRIEURE.

Insertions. — Il s'insère, en haut, à la partie inférieure du rebord orbitaire, au-dessus du trou sous-orbitaire, dans une étendue de 2 à 3 centimètres. De là, il se dirige en bas et en dedans, et va s'insérer à la face profonde de la peau de la lèvre supérieure, en avant du canin.

Action. — Les trois muscles précédents relèvent la lèvre supérieure.

XI. — GRAND ZYGOMATIQUE.

Insertions. — Il s'insère, en haut, à la face externe de l'os malaire, et se dirige en bas et en dedans, pour s'insérer à la face profonde de la peau de la lèvre supérieure, près de la commissure. Il tire la commissure en haut et en arrière.

XII. — PETIT ZYGOMATIQUE.

Ce muscle est parallèle au précédent, au-dessous duquel il est situé. Comme celui-ci, il s'insère en haut à la face externe de l'os malaire, et en bas à la face profonde de la peau de la lèvre supérieure, près de la commissure. Il a la même action que le précédent.

XIII. — Muscle de la houppe du menton.

Ce muscle est situé dans l'épaisseur du menton. Il s'insère, en haut, dans la fossette du maxillaire inférieur située de chaque côté de la symphyse. Il descend pour s'insérer à la face profonde de la peau du menton. Il élève la lèvre inférieure.

XIV. — Carré du menton.

Muscle quadrilatère qui s'insère, en bas, sur la ligne oblique externe du maxillaire inférieur, où il reçoit plusieurs fibres du peaucier du cou, et se porte en haut à la face profonde de la peau de la lèvre inférieure. Il abaisse la lèvre inférieure et la porte un peu en dehors, de son côté.

XV. — Triangulaire des lèvres.

Il s'insère, en bas, à la partie postérieure de la ligne oblique externe du maxillaire inférieur, où il ne reçoit que quelques fibres du peaucier du cou ; en haut, à la face profonde de la peau de la lèvre inférieure, au niveau de la commissure.

XVI. — Risorius novus de Santorini.

En avant, ce petit muscle s'attache à la face profonde de la peau des commissures ; *en arrière*, il se confond avec le peaucier, dont il n'est qu'un faisceau.

ARTICLE II.

MUSCLES DU COU.

§ 1. — Muscles superficiels latéraux.

I. — PEAUCIER.

Dissection. — *1° Tendre avec un billot le côté sur lequel on veut opérer ; 2° pratiquer les incisions indiquées fig. 56 : 3° relever la peau vers le côté, en partant de la ligne médiane ; 4° tenir le tranchant du scalpel parallèle aux fibres du muscle.*

Insertions. — En bas, à la face profonde de la peau qui recouvre le deltoïde et la partie supérieure du grand pectoral. Ses fibres se dirigent en haut, en avant et en dedans : les plus internes s'insèrent sur la ligne médiane, où elles s'entre-croisent avec celles du côté opposé ; les autres concourent à former le carré du menton, le triangulaire des lèvres, et forment le risorius de Santorini ; quelques-unes s'insèrent à la face profonde de la peau qui recouvre la glande parotide.

Rapports. — Il est recouvert par la peau ; il recouvre le masséter, la parotide, le maxillaire inférieur, le buccinateur, le sterno-cléido-mastoïdien, l'omoplat-hyoïdien, le mylo-hyoïdien, le ventre antérieur du digastrique, les branches superficielles du plexus cervical, la veine jugulaire externe, la clavicule, la partie supérieure du grand pectoral et du deltoïde.

Action. — Abaisseur de la lèvre inférieure, qu'il porte un peu en dehors.

II. — STERNO-CLÉIDO-MASTOÏDIEN.

Dissection. — *Guidez-vous sur la dissection précédente. Enlevez le peaucier en ayant soin de laisser en* *place la jugulaire externe et les nerfs du plexus cervical.*

Insertions. — 1° Par deux faisceaux, à la clavicule et au sternum. Le faisceau sternal, arrondi, s'insère à la partie supérieure de la face antérieure du sternum, en s'entre-croisant avec celui du côté opposé. Le faisceau claviculaire, large et aplati d'avant en arrière, s'insère sur le quart interne de la face supérieure de la clavicule. 2° Au bord antérieur et à la face externe de l'apophyse mastoïde, ainsi qu'aux deux tiers externes de la ligne courbe supérieure de l'occipital.

Rapports. — Il est recouvert par la veine jugulaire externe, le plexus cervical superficiel, le peaucier et la peau. Il recouvre, de bas en haut, le sterno-hyoïdien, l'omoplat-hyoïdien, les scalènes, le ventre postérieur du digastrique, la partie supérieure du splénius et de l'angulaire. Il recouvre aussi la veine jugulaire interne et la carotide primitive, dont il croise la direction, le plexus cervical profond.

Action. — Fléchisseur de la tête. Lorsque la tête est fortement renversée en arrière, ces muscles sont extenseurs ; si un seul de ces muscles se contracte, il incline la tête de son côté et porte la face du côté opposé.

§ 2. — Muscles superficiels médians, ou muscles hyoïdiens.

Premier groupe, ou *région sus-hyoïdienne* :

1, Digastrique ; 2, stylo-hyoïdien ; 3, mylo-hyoïdien ; 4, génio-hyoïdien.

Deuxième groupe, ou *région sous-hyoïdienne* :

1, Sterno-cléido-hyoïdien ; 2, omoplat-hyoïdien ; 3, sterno-thyroïdien ; 4, thyro-hyoïdien.

1. — Digastrique.

Insertions. — En arrière, dans la rainure digastrique de l'apophyse mastoïde; en avant, dans la fosse digastrique du maxillaire inférieur.

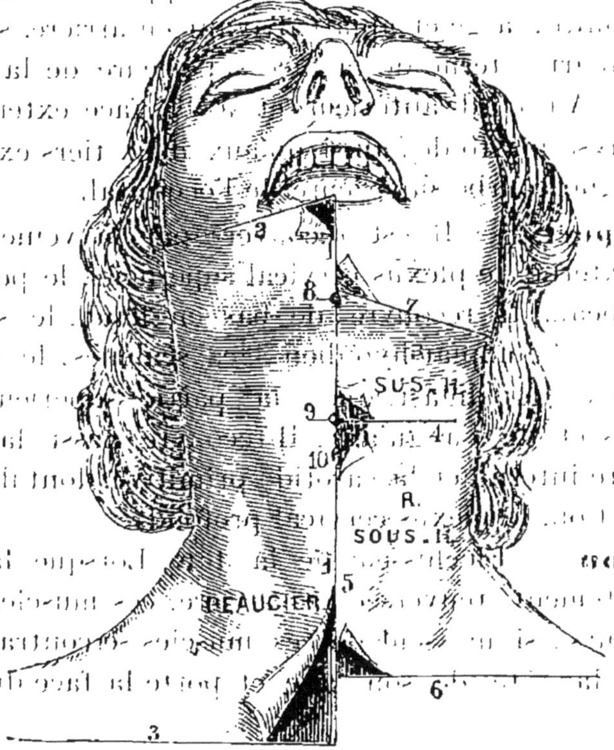

Fig. 37.

Rapports. — 1° Le tendon intermédiaire aux deux parties charnues du muscle traverse ordinairement le tendon du stylo-hyoïdien et se fixe à l'os hyoïde par une expansion aponévrotique qui se réunit à celle du côté opposé.

2° Le ventre antérieur est recouvert par le peaucier et recouvre le mylo-hyoïdien.

3° Le ventre postérieur recouvre les artères carotide externe, linguale, faciale et carotide interne, la veine jugulaire interne et le nerf grand hypoglosse.

4° Ce muscle forme avec l'os maxillaire un triangle dans l'aire duquel on trouve la glande sous-maxillaire, les ganglions lymphatiques de même nom, l'artère et la veine sous-mentales.

Action. — Si les deux points d'insertion sont fixes, le ventre postérieur porte l'os hyoïde en arrière et en haut, l'antérieur le porte en avant et en haut. L'os hyoïde est élevé si les deux ventres se contractent en même temps. Si l'os hyoïde est fixe, le ventre antérieur peut abaisser la mâchoire inférieure, et le postérieur devenir extenseur de la tête sur la colonne vertébrale.

II. — STYLO-HYOÏDIEN.

Insertions. — En haut, à la face postérieure de l'apophyse styloïde ; en bas, à la petite corne et au bord supérieur de l'os hyoïde. Son tendon inférieur est presque toujours traversé par le tendon du muscle digastrique. Il a la même direction et les mêmes rapports que le ventre postérieur du digastrique, sur la face interne duquel il est accolé.

Action. — Il porte l'os hyoïde en haut, en arrière et en dehors.

III. — MYLO-HYOÏDIEN.

Muscle mince, large, formant la principale partie du plancher de la bouche.

Insertions. — En haut, sur toute l'étendue de la ligne myloïdienne ou oblique interne du maxillaire inférieur. De là, ses fibres se dirigent obliquement en entre-croisent en dedans, et s'insèrent : 1° les plus externes, au bord supérieur de l'os hyoïde ; 2° les plus internes, sur la ligne médiane, à un raphé fibreux formé par l'entre-croisement des deux muscles.

Rapports. — Il est recouvert par le digastrique, l'artère et la veine sous-mentales, la glande sous-maxillaire, le peaucier et l'aponévrose cervicale superficielle ; 2° il recouvre le génio-hyoïdien, l'hyo-glosse, la glande sublinguale, le canal de Wharton, le nerf grand hypoglosse, le nerf lingual et la muqueuse buccale.

Action. — Abaisseur de la mâchoire, quand l'os hyoïde est fixe ; élévateur de l'os hyoïde, quand la mâchoire est immobile.

IV. — GÉNIO-HYOÏDIEN.

Insertions. — En avant, aux apophyses géni inférieures, et, en arrière, au bord supérieur de l'os hyoïde.

Rapports. — Formés de fibres antéro-postérieures, les deux muscles génio-hyoïdiens sont en contact sur la ligne médiane. Ils sont recouverts par les mylo-hyoïdiens. Ils recouvrent les muscles génio-glosses, la muqueuse linguale et la glande sublinguale.

Action. — Si l'os hyoïde est fixé, il abaisse la mâchoire. Si celle-ci est fixe, il porte l'os hyoïde en haut et en avant.

V. — STERNO-CLÉIDO-HYOÏDIEN.

Insertions. — En bas, à la partie supérieure de la face postérieure du sternum, à l'extrémité interne de la clavicule et à l'articulation sterno-claviculaire. En haut, au bord inférieur de l'os hyoïde.

Rapports. — Il est recouvert par la peau, l'aponévrose cervicale superficielle et le sterno-cléido-mastoïdien. Il recouvre le thyro-hyoïdien, le sterno-thyroïdien et le corps thyroïde.

Action. — Il abaisse l'os hyoïde.

VI. — OMOPLAT-HYOÏDIEN.

Insertions. — Il s'insère, en bas, au bord supérieur de l'omoplate, en dedans de l'échancrure coracoïdienne ; de là, il se dirige en avant et en dedans, en décrivant une courbe à concavité externe et supérieure, pour s'insérer au bord inférieur de l'os hyoïde, en dehors du sterno-hyoïdien.

Rapports. — Il est recouvert, d'arrière en avant, par le sus-épineux, le trapèze, le peaucier, l'aponévrose cervicale superficielle, la veine jugulaire externe et le sterno-cléido-mastoïdien. Il recouvre les scalènes, les nerfs du plexus brachial, les vaisseaux sous-claviers, l'artère carotide primitive et la veine jugulaire interne.

Action. — Tenseur de l'aponévrose omo-claviculaire.

VII. — STERNO-THYROÏDIEN.

Insertions. — 1° A la partie supérieure de la face postérieure du sternum ; 2° sur l'arcade fibreuse située sur les côtés du cartilage thyroïde.

Rapports. — Recouvert par le sterno-cléido-hyoïdien et un peu par l'omoplat-hyoïdien. Il recouvre le corps thyroïde, la trachée, l'artère carotide primitive et la veine jugulaire interne.

Action. — Abaisseur du larynx.

VIII. — Thyro-hyoïdien.

Insertions. — En bas, à l'arcade fibreuse des parties latérales du cartilage thyroïde ; en haut, au bord inférieur de l'os hyoïde et à une partie de la grande corne.

Rapports. — Recouvert par le sterno-cléido-hyoïdien, il recouvre le cartilage thyroïde, la membrane thyro-hyoïdienne, les vaisseaux et nerf laryngés supérieurs.

Action. — Élévateur du larynx, quand l'os hyoïde est fixe ; abaisseur de l'os hyoïde, quand c'est le larynx qui est fixe.

§ 3. — Muscles profonds latéraux.

Dissection. — *Guidez-vous sur la préparation précédente ; enlevez le sterno-mastoïdien ; dégagez les muscles scalènes, et conservez omoplato-hyoïdien, vaisseaux sous-claviers et nerfs du plexus brachial. La préparation serait plus complète si l'on enlevait la clavicule avec ménagement.*

I. — Scalène antérieur.

Situé profondément sur les côtés du cou.

Insertions. — 1° En bas, à la face supérieure de la première côte, sur le tubercule de Lisfranc ; 2° en haut, par quatre faisceaux tendineux, aux tubercules antérieurs des apophyses transverses des cinq dernières cervicales, excepté la septième.

Rapports. — En avant et en dehors, avec la veine sous-clavière, le muscle sous-clavier, le sterno-cléido-mastoïdien, l'omoplat-hyoïdien, l'artère cervicale ascendante et le nerf diaphragmatique ; en arrière, avec le scalène postérieur, dont il est séparé par un espace triangulaire à base inférieure, dans lequel on trouve l'artère sous-clavière et les nerfs du plexus brachial.

Action. — Élévateur du thorax.

II. — Scalène postérieur.

Insertions. — En bas, par deux faisceaux, sur la première côte, et au bord supérieur de la deuxième côte. En haut, par six faisceaux, aux apophyses transverses de l'atlas et de l'axis, et aux tubercules postérieurs des apophyses transverses des quatre vertèbres cervicales suivantes.

Rapports. — En avant, avec l'artère sous-clavière et le plexus brachial qui le séparent du scalène antérieur ; en arrière, avec les muscles sacro-lombaire, transversaire du cou, splénius et angulaire ; en dehors, avec le sterno-cléido-mastoïdien.

Action. — La même que celle du précédent.

III. — Droit latéral de la tête.

Il s'insère, en haut, à l'apophyse jugulaire de l'occipital, et se porte verticalement, en bas, sur l'apophyse transverse de l'atlas.

IV. — Intertransversaires du cou.

Languettes charnues, disposées par paires et analogues aux muscles interépineux. Au nombre de deux pour chaque espace, et désignés sous le nom d'*antérieur* et de *postérieur*, ces muscles commencent à se montrer entre la deuxième et la troisième vertèbre cervicale jusqu'à la septième. Ils s'insèrent, en bas, aux bords antérieur et postérieur de l'apophyse transverse de la vertèbre qui est au-dessous, et en haut, aux bords de l'apophyse située au-dessus.

§ 4. — Muscles profonds médians, ou région prévertébrale.

Dissection. — 1° *Ouvrez le thorax en enlevant une bonne partie des côtes; 2° enlevez les viscères; 3° enlevez toutes les parties molles du cou, avec le larynx et le pharynx; 4° sciez le crâne en travers, verticalement et de bas en haut, comme pour les ptérygoïdiens; 5° débarrassez les muscles du tissu cellulaire avoisinant.*

I. — GRAND DROIT ANTÉRIEUR DE LA TÊTE.

Ce muscle, allongé, s'insère en haut à l'apophyse basilaire de l'occipital. Il se dirige en bas et en dehors, et va s'insérer aux tubercules antérieurs des apophyses transverses des cinq dernières cervicales, excepté de la septième. Il est recouvert par le pharynx, l'artère carotide interne et la veine jugulaire interne, par les nerfs grand sympathique et pneumogastrique. Il recouvre les vertèbres, le long du cou et le petit droit antérieur.

Il est fléchisseur de la tête.

II. — PETIT DROIT ANTÉRIEUR DE LA TÊTE.

C'est un petit muscle qui s'insère en haut à la surface basilaire de l'occipital, entre le grand droit et le trou occipital. Il se dirige très-obliquement en dehors et en bas, et s'insère à la base de l'apophyse transverse de l'atlas. Il est placé au-dessous du grand droit.

Il est fléchisseur de la tête.

III. — LONG DU COU.

Mince et aplati, ce muscle s'étend de l'atlas aux trois premières vertèbres dorsales. Il se compose de trois ordres de faisceaux : 1° de faisceaux supérieurs qui s'insèrent en haut au tubercule antérieur de l'atlas et à la partie moyenne du corps de l'axis, et se dirigent en bas et en dehors pour s'insérer aux tubercules antérieurs des apophyses transverses des cinq dernières vertèbres cervicales, excepté de la septième, comme le grand droit antérieur; 2° de faisceaux inférieurs qui s'insèrent, en bas, à la face antérieure du corps des trois premières vertèbres dorsales, et se dirigent en haut et en dehors pour s'insérer aux tubercules antérieurs des apophyses transverses des mêmes vertèbres cervicales; 3° de faisceaux moyens arciformes, qui s'insèrent, en haut, sur la face antérieure du corps de l'axis et sur le tubercule antérieur de l'atlas, et en bas, après avoir décrit une courbe à concavité interne, aux corps des trois premières vertèbres dorsales.

Ce muscle est recouvert par le pharynx, l'artère carotide primitive et la veine jugulaire interne, par les nerfs grand sympathique et pneumogastrique. Il est appliqué contre les vertèbres.

ARTICLE III.

MUSCLES EXTÉRIEURS DU TRONC.

§ 1. — Muscles de la région thoracique antérieure.

I. — GRAND PECTORAL.

Insertions. — 1° Aux deux tiers internes du bord antérieur de la clavicule, à toute l'étendue de la face antérieure du sternum, à la face antérieure des six premiers cartilages costaux, et à la ligne blanche abdominale par un petit faisceau; 2° à la lèvre antérieure de la coulisse bicipitale.

Rapports. — 1° Il est recouvert dans presque toute son étendue par l'aponévrose et la peau; en haut par le peaucier, en bas par la glande mammaire.

2° Il recouvre le petit pectoral, le sous-clavier, la partie antérieure du grand dentelé, les côtes et les intercostaux. Il forme la paroi antérieure du creux de l'aisselle, où il recouvre les deux portions du biceps et le coraco-brachial, les vaisseaux axillaires et les nerfs du plexus brachial.

Action. — Il porte l'humérus en avant et en dedans; il est un peu rotateur de l'humérus en dedans. Si le bras est levé, il abaisse l'humérus. Si l'humérus est fixé, il est légèrement inspirateur.

II. — PETIT PECTORAL.

Insertions. — 1° A la face externe et au bord supérieur des troisième, quatrième et cinquième côtes; 2° au bord antérieur de l'apophyse coracoïde.

Rapports. — Recouvert par le grand pectoral, et, à son sommet, par le deltoïde, il recouvre les côtes, les muscles intercostaux, le grand dentelé, et il forme avec le grand pectoral la paroi antérieure du creux de l'aisselle.

Action. — Si l'épaule est fixée, il est inspirateur; si les côtes sont fixes, il abaisse le moignon de l'épaule, et cette action est plus fréquente que la première.

III. — SOUS-CLAVIER.

Insertions. — En bas, il s'insère par un tendon au bord supérieur du premier cartilage costal. De là il se dirige en haut et en dehors, pour s'insérer à toute l'étendue de la gouttière sous-clavière.

Rapports. — Recouvert par le grand pectoral, il recouvre la veine et l'artère sous-clavières.

Action. — Il abaisse la clavicule.

§ 2. — Muscles de la région thoracique latérale.

I. — Grand dentelé.

Insertions. — 1° Aux dix premières côtes par autant de digitations qui s'entre-croisent avec celles du grand oblique de l'abdomen ; 2° à la lèvre antérieure du bord spinal de l'omoplate dans toute son étendue, et par deux faisceaux à la surface triangulaire située en avant des angles supérieur et inférieur de cet os.

Rapports. — 1° Il est recouvert par la peau, par le sous-scapulaire, par le grand et le petit pectoral, par les nerfs du plexus brachial et les vaisseaux axillaires. Toutes ces parties en sont séparées par une grande quantité de tissu cellulaire. 2° Il recouvre les côtes et les intercostaux externes.

Action. — Il porte l'omoplate en avant et abaisse légèrement le moignon de l'épaule. Quand l'omoplate est fixée, ce muscle est inspirateur.

II. — Intercostaux.

Au nombre de deux pour chaque espace, ces muscles sont divisés en interne et externe.

1° L'*intercostal interne* est formé de fibres dirigées de haut en bas et d'avant en arrière. Il s'insère, en haut, à la lèvre interne de la gouttière costale, sur la face interne de la côte, et en bas, au bord supérieur de la côte qui est au-dessous.

2° L'*intercostal externe* est formé de fibres dirigées de haut en bas et d'arrière en avant. Il s'insère en haut à la lèvre externe de la gouttière costale, qui forme le bord inférieur de la côte, et en bas, au bord supérieur de la côte qui est au-dessous.

Rapports. — L'interne est en rapport, en dedans, avec la plèvre : l'externe est recouvert par les grands muscles qui entourent le thorax. Entre les deux muscles et la gouttière costale, il existe un canal prismatique et triangulaire dans lequel on trouve, de haut en bas, la veine intercostale, l'artère intercostale, le nerf intercostal.

Action. — D'après la plupart des auteurs, ces muscles sont tous expirateurs.

III. — SOUS-COSTAUX.

Variables en nombre et en volume, ces muscles ne sont autre chose que des languettes musculaires qui passent, en dedans des côtes, d'un muscle intercostal interne au muscle intercostal voisin.

IV. — SUR-COSTAUX.

Muscles triangulaires, petits, au nombre de douze, situés en arrière du thorax. Ils s'insèrent, par leur base, sur le bord supérieur de la côte, entre la tête et la tubérosité, et, en haut, par leur sommet, à l'apophyse transverse de la vertèbre qui est au-dessus. Le premier s'insère à la septième vertèbre cervicale et à la première côte.

Ils élèvent les côtes.

§ 3. — Muscles de l'abdomen.

Dissection. — *Il suffit d'enlever la peau et de mettre à nu les fibres charnues. La dissection doit s'étendre des côtes et du sternum aux arcades crurales, et en arrière jusqu'à la limite du grand oblique. Incisez ensuite verticalement la portion charnue du grand* *oblique pour découvrir le petit, puis le petit, dans le même sens, pour découvrir le transverse. Laissez intacte la gaîne du muscle droit.*

I. — Droit de l'abdomen.

Insertions. — 1° En haut, il s'insère au bord inférieur et à la face antérieure des cinquième, sixième et quelquefois septième cartilages costaux, et à la partie inférieure du sternum.

2° En bas, par un tendon court et aplati, à la lèvre postérieure de l'espace qui sépare l'angle du pubis de l'épine pubienne.

Rapports. — Dans les quatre cinquièmes supérieurs, ce muscle est contenu dans une gaîne fibreuse que lui forme l'aponévrose du muscle petit oblique. Dans le cinquième inférieur, il est en rapport, en avant, avec l'aponévrose du muscle transverse, en arrière avec le péritoine, dont il est séparé par du tissu cellulaire et les vaisseaux épigastriques.

Action. — Il comprime les viscères abdominaux.

II. — Pyramidal.

Il s'insère, en bas, sur le pubis, immédiatement en avant du muscle droit, s'accole à la face antérieure de ce muscle, et se termine en pointe par un petit tendon qui va s'insérer sur la ligne blanche, au-dessous de l'ombilic, à une distance variable.

III. — Grand oblique.

Insertions. — 1° D'une part, il s'insère à la face externe et au bord inférieur des sept ou huit dernières côtes. De là, ses fibres se dirigent en bas en s'irradiant : les supérieures sont horizontales, les inférieures verticales, les moyennes obliques.

2° D'autre part, il s'insère : à toute l'étendue de la ligne blanche, où il s'entre-croise avec les muscles du côté opposé ; au pubis par les deux piliers de l'anneau inguinal qui se fixent à l'épine et à l'angle du pubis ; au bord antérieur de l'arcade crurale par des fibres qui convergent pour former les deux faisceaux appelés ligament de Gimbernat et bandelette ilio-pectinée ; enfin à la moitié antérieure de la lèvre externe de la crête iliaque.

Rapports. — Recouvert par la peau, il recouvre le petit oblique dans toute son étendue.

Action. — Il comprime les viscères de l'abdomen.

IV. — Petit oblique.

Insertions. — 1° D'une part, il s'insère aux apophyses épineuses des deux dernières vertèbres lombaires et à la partie postérieure de la crête iliaque par un feuillet aponévrotique ; aux deux tiers antérieurs de l'interstice de la crête iliaque ; au tiers externe de la face supérieure de l'arcade fémorale.

De là, ses fibres se portent en haut et en dedans, en s'irradiant en sens inverse de celles du grand oblique.

2° D'autre part, ce muscle s'insère au bord inférieur des quatre derniers cartilages costaux : à la ligne blanche dans toute son étendue ; au pubis ; sur la tunique fibreuse des bourses, où il concourt à la formation du muscle crémaster.

Rapports. — Recouvert par le grand oblique dans toute son étendue, il recouvre le transverse. Au niveau du muscle droit de l'abdomen, son aponévrose se dédouble en deux feuillets qui embrassent ce muscle et lui forment une gaine fibreuse. Dans le cinquième inférieur de la paroi abdominale, ce dédoublement n'existe pas, et le muscle droit est dépourvu de gaîne fibreuse à sa face postérieure.

Action.— Il comprime les viscères abdominaux.

V. — TRANSVERSE.

Insertions.— D'une part, ce muscle s'insère : 1° à la face interne des six ou sept dernières côtes ; 2° à la colonne vertébrale par trois feuillets aponévrotiques : le feuillet antérieur s'insère à la base des apophyses transverses des vertèbres lombaires : le moyen se place entre le muscle carré des lombes et les muscles spinaux, et s'insère au sommet des apophyses transverses des vertèbres lombaires ; le postérieur s'attache au sommet des apophyses épineuses des mêmes vertèbres ; 3° aux trois quarts antérieurs de la crête iliaque et au tiers externe de la face supérieure de l'arcade fémorale.

De là, les fibres se dirigent transversalement vers la ligne blanche ; les inférieures sont obliques en bas et en dedans.

D'autre part, le transverse s'insère à toute l'étendue de la ligne blanche abdominale, et à la tunique fibreuse des bourses par quelques fibres qui sortent de l'anneau inguinal pour concourir à la formation du muscle crémaster.

Rapports.— Recouvert par le petit oblique, le muscle transverse recouvre le péritoine, dont il est séparé par le fascia transversalis. Au niveau du muscle droit, son aponévrose passe derrière ce muscle dans ses quatre cinquièmes supérieurs, et au-devant de lui dans son cinquième inférieur.

Action.— Il comprime les viscères abdominaux.

APONÉVROSES ABDOMINALES ANTÉRIEURES.

On donne ce nom aux tendons aplatis des muscles abdominaux. De la ligne blanche, étendue de l'appendice xyphoïde à la symphyse pubienne et formée par l'entre-croisement des muscles de l'abdomen, partent quatre feuillets. Deux passent sur la face antérieure du muscle droit : celui du grand oblique et le feuillet antérieur du petit oblique dédoublé. Deux autres feuillets passent sur la face postérieure du même muscle : celui du transverse et le feuillet postérieur du petit oblique. Ce dernier se confond avec le feuillet antérieur du même muscle, au niveau du bord externe du muscle droit, auquel il forme une gaîne complète.

Ombilic.

Chez le fœtus, cette ouverture laisse passer les vaisseaux ombilicaux. A la naissance, l'ombilic est resserré par le *sphincter ombilical*, situé sur la lèvre postérieure de l'ouverture ; le cordon se détache. Les vaisseaux s'oblitèrent, l'enfant s'accroît, et la moitié inférieure de cette ouverture est attirée vers le bassin par les cordons fibreux qui résultent de l'oblitération des artères. Il en résulte un relâchement de la moitié supérieure de l'ombilic qui se remplit de graisse. C'est par ce point que se font les hernies ombilicales.

Arcade crurale.

Ligament étendu de l'épine iliaque antéro-supérieure à l'épine du pubis. Son bord antérieur donne insertion au grand oblique ; son bord postérieur reçoit celle du fascia transversalis ; sa face supérieure forme la paroi inférieure du canal inguinal ; sa face inférieure est en rapport avec le psoas iliaque, en dehors, et les vaisseaux fémoraux, en dedans.

Deux faisceaux fibreux partent de l'arcade crurale. L'un, *ligament de Gimbernat*, est triangulaire ; il s'étend de l'extrémité interne de l'arcade à la crête pectinéale. Son sommet correspond à l'épine du pubis, tandis que sa base forme l'angle interne de l'anneau crural. L'autre faisceau, *bandelette ilio-pectinée*, se détache du milieu de l'arcade et se porte sur l'éminence ilio-pectinée. Il sépare l'anneau crural du psoas iliaque.

Fascia transversalis.

C'est un feuillet fibreux plus ou moins mince, situé entre le péritoine et le muscle transverse dans la région ilio-inguinale. De forme triangulaire, ce feuillet s'insère, par son bord interne, sur le bord externe de la gaine du muscle droit. Son bord supérieur se confond insensiblement avec le tissu cellulaire sous-péritonéal, tandis que son bord inférieur se porte sur le bord postérieur de l'arcade crurale. En dedans de la veine iliaque externe, il se prolonge sur l'anneau crural pour former le *septum crurale*.

Canal inguinal.

Dissection. — 1° *Incision le long de l'arcade crurale ; 2° incision verticale sur la ligne médiane, se réunissant à la précédente ; 3° relevez le lambeau jusqu'à une hauteur de 8 à 10 centimètres ; 4° mettez à nu les fibres nacrées du grand oblique, une portion du cordon à sa sortie de l'anneau inguinal ; 5° si l'on veut voir le contenu du canal, il suffira d'inciser sa paroi antérieure.*

Trajet de 5 centimètres de longueur, situé au-dessus de l'arcade crurale, dans l'épaisseur des muscles de l'abdomen, et livrant passage aux éléments du cordon spermatique.

Sa paroi antérieure est formée par l'aponévrose du grand oblique ; sa paroi postérieure, par le fascia transversalis, et sa paroi inférieure, par l'arcade crurale.

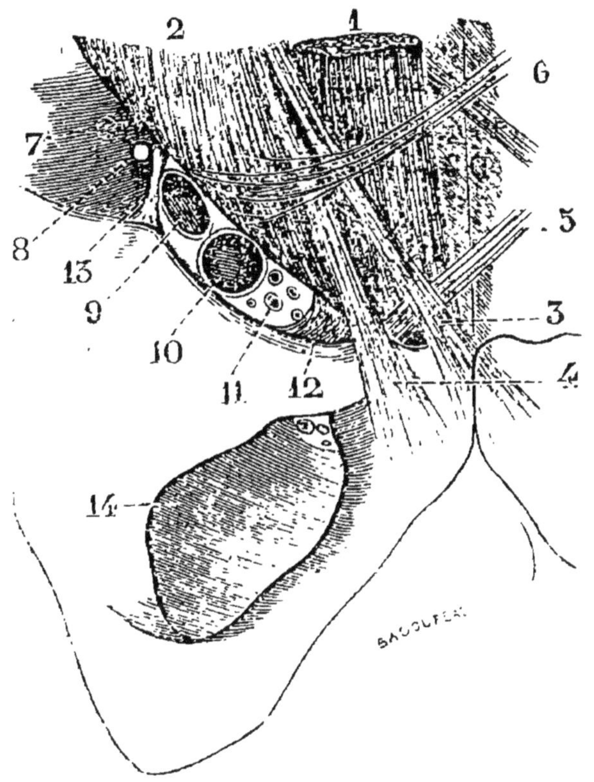

FIG. 58. — Canal inguinal et anneau crural.

1. Muscle droit. — 2. Grand oblique. — 3. Pilier interne. — 4. Pilier externe. — 5. Ligament de Colles. — 6. Fibres arciformes. — 7. Coupe du psoas. — 8. Nerf crural. — 9. Artère fémorale. — 10. Veine. — 11. Lymphatiques. — 12. Ligament de Gimbernat. — 13. Bandelette ilio-pectinée. — 14. Membrane obturatrice.

Ce canal présente, au-dessus du pubis, un orifice cutané, limité en dedans par le pilier interne de l'anneau inguinal, en dehors par le pilier externe, en bas par le pilier postérieur ou *ligament de Colles*, venu du grand oblique du côté opposé, et en haut par les fibres arciformes réunissant les deux piliers interne et externe, et venues aussi du grand oblique du côté opposé.

L'orifice profond ou péritonéal s'oblitère après la naissance ; on reconnaît la place qu'il occupait par le point où les éléments du cordon pénètrent dans l'abdomen, vaisseaux spermatiques et canal déférent.

§ 4. — Muscles du dos.

I. — Trapèze.

Insertions. — 1° Sur le tiers interne de la ligne courbe supérieure de l'occipital, sur la protubérance occipitale externe, sur le raphé médian postérieur ; sur les apophyses épineuses des sixième et septième vertèbres cervicales, sur celles des dix premières ou des douze vertèbres dorsales, et sur les ligaments interépineux correspondants. 2° Au tiers externe du bord postérieur de la clavicule, par les fibres situées au-dessus de la septième vertèbre cervicale ; à toute l'étendue de la lèvre supérieure et de l'interstice de la crête de l'omoplate, par les fibres situées au-dessous de la septième vertèbre.

Les fibres supérieures de ce muscle se dirigent en bas et en dehors, les inférieures en haut et en dehors, les moyennes transversalement.

Rapports. — 1° Il est recouvert par la peau et l'aponévrose; 2° il recouvre le grand complexus, le splénius, l'angulaire, le rhomboïde, le grand dorsal, le petit dentelé postérieur et supérieur, le sus-épineux et le sous-épineux.

Action. — Lorsque toutes les fibres se contractent,

les épaules sont portées en arrière et rapprochées de la ligne médiane. Les fibres supérieures élèvent directement le moignon de l'épaule. Les fibres inférieures élèvent aussi le moignon, tout en abaissant le point sur lequel elles s'insèrent (partie interne de l'épine).

II. — GRAND DORSAL.

Insertions.— 1° Aux apophyses épineuses des six dernières vertèbres dorsales et aux ligaments interépineux correspondants ; aux apophyses épineuses des vertèbres lombaires : à la crête sacrée et au coccyx : à la partie postérieure de la lèvre externe de la crête iliaque ; par trois ou quatre digitations à la face externe et au bord supérieur des trois ou quatre dernières côtes ; 2° dans la profondeur de la coulisse bicipitale, par un large tendon aplati.

Rapports. — 1° Il est recouvert par la partie inférieure du trapèze et la peau : 2° il recouvre le petit dentelé postérieur et inférieur, les muscles spinaux, les intercostaux externes, les côtes, la partie interne du grand rond, dont il contourne ensuite le bord inférieur pour se placer sur sa face antérieure.

Action.— Il porte l'humérus en bas, en arrière et en dedans. Il est, en même temps, rotateur en dedans de l'humérus.

III. — RHOMBOÏDE.

Insertions. — 1° A la partie inférieure du raphé médian cervical postérieur, aux apophyses épineuses des sixième et septième vertèbres cervicales et à celles des cinq ou six premières dorsales ; 2° sur un ligament étendu le long du bord interne de l'omoplate, dans toute la partie située au-dessous de l'épine.

Rapports. — Recouvert par le trapèze, et quelquefois, à sa partie inférieure, par le grand dorsal, il recouvre le petit dentelé postérieur et supérieur, la partie inférieure du splénius, les muscles spinaux, et, lorsque l'omoplate s'éloigne de l'axe du tronc, les côtes et les intercostaux externes.

Action. — Lorsqu'il se contracte sans efforts, il concourt à l'élévation volontaire de l'épaule. Le moignon de l'épaule s'abaisse lorsque le rhomboïde, fortement contracté, élève et porte en dedans la partie inférieure et interne de l'omoplate.

IV. — PETIT DENTELÉ POSTÉRIEUR ET SUPÉRIEUR.

Insertions. — 1° A la partie inférieure du raphé médian cervical postérieur, aux apophyses épineuses des sixième et septième vertèbres cervicales et des trois premières dorsales : 2° à la face externe et au bord supérieur des deuxième, troisième, quatrième et quelquefois cinquième côtes.

Rapports. — Recouvert par le rhomboïde et le trapèze, il recouvre le splénius, les muscles spinaux, les intercostaux externes et les côtes.

Action. — Ce muscle a une action très-limitée dans l'inspiration ; le plus souvent il agit dans les mouvements d'extension du cou sur le thorax.

V. — PETIT DENTELÉ INFÉRIEUR.

Insertions. — 1° Aux apophyses épineuses des deux dernières vertèbres dorsales et des trois premières lombaires, et aux ligaments interépineux correspondants ; 2° à la face externe et au bord inférieur des quatre dernières côtes, par autant de digitations.

Rapports. — Recouvert par le grand dorsal, il recouvre les muscles spinaux, les côtes et les intercostaux externes.

Action.— Expirateur.

Aponévrose intermédiaire aux deux dentelés. — Cette aponévrose est quadrilatère et formée de fibres verticales minces et entre-croisées.

Elle s'insère, en bas, au bord supérieur du petit dentelé inférieur ; en haut, elle glisse sous le petit dentelé supérieur pour recouvrir le muscle splénius, sur lequel elle se perd ; en dedans, elle s'insère aux apophyses épineuses des vertèbres dorsales et au ligament interosseux correspondant : en dehors, elle prend insertion sur l'angle des côtes.

Muscles spinaux.

Dissection. — 1° *Enlevez tous les muscles de la nuque et du dos, excepté les muscles spinaux contenus dans les gouttières vertébrales ;* 2° *séparez ceux-ci de haut en bas ;* 3° *dégagez leurs faisceaux, sans oublier les variétés anatomiques qu'ils présentent.*

Au nombre de trois, ces muscles sont constitués, de dehors en dedans, par le *sacro-lombaire*, le *long dorsal* et le *transversaire épineux*. Ils s'étendent de la partie inférieure à la partie supérieure du tronc. Confondus, en bas, en un seul tronc connu sous le nom de *masse commune*, ces trois muscles se séparent en haut et présentent des insertions distinctes.

Insertions. — Sous le nom de masse commune, ces muscles s'insèrent, en bas, sur la face postérieure du sacrum, sur les épines lombaires et sacrées, à la partie postérieure de la crête iliaque et à la tubérosité iliaque, enfin à la face antérieure de l'aponévrose lombaire.

VI. — Muscle sacro-lombaire

Il prend naissance, en bas, à la partie externe de la masse commune, et s'insère plus particulièrement à la tubérosité iliaque et à la partie externe de l'aponévrose lombaire ; de là, ses fibres se dirigent en haut, et se terminent en se divisant en six faisceaux tendineux, petits et minces, qui s'insèrent à l'angle des six dernières côtes. Toutefois le faisceau qui va à la douzième côte est très-large.

Ce muscle constitue le sacro-lombaire proprement dit ou *portion d'origine*. Il ne se termine pas à la sixième côte, mais il s'accole à un autre muscle qui le prolonge jusqu'à la troisième vertèbre cervicale, et qu'on appelle *portion de renforcement* du muscle sacro-lombaire, ou muscle *cervical descendant*. Cette portion de renforcement prend naissance sur les tubercules postérieurs des apophyses transverses des cinq dernières vertèbres cervicales. Ces faisceaux se dirigent en bas et se confondent pour se diviser de nouveau en autant de petits faisceaux tendineux qu'il y a de côtes. Ils s'insèrent sur l'angle de chacune d'elles. Les faisceaux qui s'insèrent aux six dernières côtes se placent en dedans des faisceaux d'origine, qu'ils croisent à angle aigu.

VII. — Long dorsal.

Il est constitué par la partie interne et postérieure de la masse commune.

Insertions. — Il s'insère : 1° en bas, à la face antérieure de l'aponévrose lombaire, aux épines sacrées et lombaires ; 2° en haut, par deux ordres de faisceaux : des faisceaux externes qui vont s'insérer au sommet des apophyses transverses des vertèbres lombaires, et sur les côtes au milieu de l'espace qui sépare l'angle de la côte de la tubérosité : des faisceaux internes aux tubercules apophysaires des vertèbres lombaires et au sommet des apophyses transverses des vertèbres dorsales.

Indépendamment de ces faisceaux, les auteurs décrivent à ce muscle des faisceaux internes épineux. Il est plus simple de considérer ces faisceaux isolément et d'en faire un petit muscle isolé, connu depuis Winslow sous le nom de *long épineux* du dos. Ce muscle est formé de faisceaux arciformes qui partent des apophyses épineuses des trois ou quatre premières vertèbres dorsales, et qui viennent s'insérer, en décrivant une courbe à concavité interne, aux sixième, septième, huitième et quelquefois neuvième vertèbres dorsales.

VIII. — TRANSVERSAIRE ÉPINEUX.

Il est constitué dans toute son étendue par une série de petits muscles juxtaposés, qui traversent obliquement la gouttière vertébrale.

Insertions. — Ces petits muscles, en grand nombre, prennent naissance : 1° à la région sacrée, sur les tubercules qui représentent les apophyses transverses des vertèbres sacrées ; 2° à la région lombaire, sur les tubercules apophysaires ; 3° à la région dorsale, sur les apophyses transverses ; 4° à la région cervicale, aux apophyses articulaires des cinq dernières vertèbres cervicales. De ces divers points d'insertion, ces petits muscles se dirigent en dedans et en haut, en s'appliquant aux lames des vertèbres, et ils viennent s'insérer au sommet des apophyses épineuses de toutes les vertèbres jusqu'à celle de l'axis, où s'insère le faisceau le plus volumineux.

Rapports. — 1° *A la partie inférieure*, la masse commune est recouverte par l'aponévrose lombaire et le feuillet postérieur de l'aponévrose du muscle transverse de l'abdomen. Elle recouvre les vertèbres et le muscle carré des lombes, dont elle est séparée par le feuillet moyen de l'aponévrose du muscle transverse.

2° *A la partie supérieure*, les muscles, en se séparant, affectent de nouveaux rapports. Le *transversaire épineux*, qui glisse le long de la gouttière vertébrale, recouvre les lames vertébrales et les ligaments jaunes ; il est recouvert, de bas en haut, par le muscle long dorsal, le long épineux du dos (de Winslow), le transversaire du cou et les complexus. Le *long dorsal* et le *sacro-lombaire* restent accolés, le sacro-lombaire recouvrant le long dorsal. Ils s'insinuent en haut entre les muscles de la nuque, où ils sont séparés du transversaire épineux par la deuxième couche de cette région, transversaire du cou, grand et petit complexus. Ils sont recouverts, de bas en haut, par le petit dentelé postérieur et inférieur, l'aponévrose intermédiaire aux deux dentelés, le grand dorsal, le splénius, le rhomboïde, le petit dentelé postérieur et supérieur, et ils recouvrent les côtes, les muscles intercostaux externes et les surcostaux.

Action. — Ces muscles sont extenseurs de la colonne vertébrale. Ils l'inclinent sur les côtés, lorsqu'ils se contractent d'un seul côté seulement.

§ 5. — Muscles de la nuque.

Dissection. — *Faire attention de ne pas enlever les muscles avec la peau, à laquelle ils adhèrent en haut, sur la ligne médiane principalement.* 1° *Incision horizontale de la ligne médiane de l'occipital à l'oreille ;* 2° *incision oblique de l'oreille au milieu de la* *clavicule ; 3° incision oblique du milieu de la clavicule à la dixième vertèbre dorsale ; 4° renversez la peau vers la ligne médiane ; enlevez le trapèze, le rhomboïde, le petit dentelé, et séparez les muscles ; 5° pour montrer les muscles profonds, rabattez, de haut en bas, les muscles splénius et complexus.*

I. — SPLÉNIUS.

Insertions. — 1° A la moitié inférieure du raphé médian cervical postérieur, aux apophyses épineuses des sixième et septième vertèbres cervicales : 2° par deux faisceaux distincts : l'un, *splénius capitis* des anciens, s'insère aux deux tiers externes de la ligne courbe supérieure de l'occipital et à la face externe de l'apophyse mastoïde ; l'autre, *splénius cervicis*, va s'insérer par deux faisceaux volumineux aux apophyses transverses de l'atlas et de l'axis.

Rapports. — Recouvert, de haut en bas, par le sterno-cléido-mastoïdien, l'angulaire, le trapèze, le petit dentelé supérieur et le rhomboïde, il recouvre les muscles de la deuxième couche, le long dorsal et le sacro-lombaire.

Action. — Extenseur de la tête ; quand un seul splénius se contracte, il est rotateur de la tête et porte la face de son côté.

II. — ANGULAIRE DE L'OMOPLATE.

Insertions. — 1° Par cinq faisceaux tendineux, aux apophyses transverses de l'atlas et de l'axis, et aux tubercules postérieurs des apophyses transverses des deux ou trois vertèbres suivantes ; 2° à l'angle supérieur de l'omoplate et à toute la partie du bord spinal située au-dessus de l'épine.

Rapports. — Recouvert par le trapèze, le sterno-cléido-mastoïdien et la peau, il recouvre le splénius, le sacro-lombaire, le transversaire du cou et le petit dentelé supérieur.

Action. — Il élève l'angle supérieur de l'omoplate, et abaisse par conséquent le moignon de l'épaule.

III. — GRAND COMPLEXUS.

Insertions. — 1° Par une dizaine environ de petits faisceaux tendineux allongés, aux tubercules postérieurs des apophyses transverses des cinq dernières vertèbres cervicales et aux apophyses transverses des cinq premières dorsales ; 2° au tiers interne de l'espace rugueux qui sépare les deux lignes courbes de l'occipital.

Rapports. — Recouvert, de haut en bas, par le trapèze, le splénius, le petit complexus, le transversaire du cou et le long dorsal, il recouvre les muscles droits et obliques de la couche profonde et le transversaire épineux.

Action. — Extenseur de la tête. Quand un seul complexus se contracte, il est rotateur de la tête et porte la face du côté opposé.

IV. — PETIT COMPLEXUS.

Insertions. — 1° Aux tubercules postérieurs des apophyses transverses des cinq dernières vertèbres cervicales ; 2° au sommet de l'apophyse mastoïde et à la partie externe de l'espace rugueux qui sépare les deux lignes courbes de l'occipital.

Rapports. — Recouvert par le transversaire du cou. l'angulaire et le splénius, il recouvre la portion cervicale du grand complexus et les muscles petit oblique et grand oblique à leur partie externe.

Action. — Il incline la tête de son côté.

V. — Transversaire du cou.

Insertions. — 1° Aux apophyses transverses des cinq premières vertèbres dorsales ; 2° aux tubercules postérieurs des apophyses transverses des cinq dernières vertèbres cervicales.

Rapports. — Recouvert par le splénius, l'angulaire, le sacro-lombaire et le long dorsal, il recouvre les deux complexus sur lesquels il est immédiatement appliqué.

Action. — Extenseur du cou.

VI. — Grand droit postérieur de la tête.

Ce petit muscle, fusiforme, s'insère en bas à l'apophyse épineuse de l'axis, et se dirige en haut et en dehors, pour s'insérer sur la ligne courbe inférieure de l'occipital. Il est recouvert par le petit oblique à sa partie supérieure, et par le grand complexus.

Il est extenseur de la tête. Quand un seul se contracte, il porte la face de son côté.

VII. — Petit droit postérieur de la tête.

Ce petit muscle, triangulaire, s'insère par son sommet sur le tubercule postérieur de l'atlas, et par sa base sur la dépression située à la crête occipitale externe, au-dessous de la ligne courbe inférieure. Il est recouvert par le grand complexus.

Il est extenseur de la tête.

VIII. — Grand oblique.

Appelé aussi *oblique inférieur*, ce muscle fusiforme s'étend de l'apophyse épineuse de l'axis, au-dessous du grand droit, à l'apophyse transverse de l'atlas. Recouvert par les complexus, il est rotateur de la tête et porte la face de son côté.

IX. — Petit oblique.

Ce muscle s'insère, en bas, à l'apophyse transverse de l'atlas, et en haut à la ligne courbe inférieure de l'occipital, où il recouvre l'insertion supérieure du grand droit. Placé au-dessous du splénius, ce muscle est extenseur de la tête.

X. — Interépineux.

Petits muscles disposés par paires, formant des languettes charnues étendues des deux tubercules de l'apophyse épineuse de la vertèbre qui est au-dessus, aux deux tubercules de la vertèbre qui est au-dessous. Ils sont au nombre de dix en général, cinq de chaque côté.

ARTICLE IV.

MUSCLES INTÉRIEURS DU TRONC

Diaphragme, psoas iliaque, petit psoas, carré des lombes, triangulaire du sternum.

I. — Diaphragme.

Dissection. — *Pour préparer le diaphragme, il suffit d'ouvrir la cavité abdominale, d'enlever les viscères et de découvrir les organes qui traversent le muscle. Ne pas ouvrir le thorax, le diaphragme s'affaisserait.*

Insertions. — Ce muscle s'insère sur toute la circonférence de la base du thorax : 1° en avant et sur les côtés, à l'appendice xiphoïde, à la face interne et au bord supérieur des sept ou huit dernières côtes, par des digitations qui s'entre-croisent avec celles du muscle transverse de l'abdomen ; 2° en arrière, sur le corps des vertèbres lombaires, l'apophyse transverse de la première lombaire et le ligament cintré du diaphragme. L'insertion au corps des vertèbres se fait par deux faisceaux appelés *piliers*. Le pilier droit, plus long, s'insère sur les trois ou quatre premières vertèbres lombaires. Le pilier gauche, plus court, ne s'insère que sur les deux ou trois premières. Les piliers s'envoient réciproquement un faisceau qui s'entre-croise sur la ligne médiane avec celui du côté opposé. Les deux faisceaux réunis séparent les deux orifices œsophagien et aortique. Indépendamment des faisceaux que chaque pilier envoie sur la ligne médiane, il en existe un second qui se porte en dehors pour s'insérer au sommet de l'apophyse transverse de la première vertèbre lombaire, en formant l'*arcade du psoas*. Le ligament cintré du diaphragme, encore appelé *arcade du carré des lombes*, est une bandelette fibreuse étendue du sommet de l'apophyse transverse, où se termine l'arcade du psoas, au sommet de la douzième côte.

Structure. — Le *centre phrénique*, formé par la réunion des tendons de tous les petits muscles digastriques très-résistants, est composé de trois folioles ; entre la foliole droite et la foliole moyenne, on voit l'orifice de la veine cave inférieure.

Rapports. — 1° *Face supérieure*. — Elle est tapissée, au milieu, par le péricarde, qui la sépare du cœur, et sur les côtés, par la plèvre, qui la sépare du poumon.

2° *Face inférieure*. — Elle est tapissée par le péritoine, excepté au niveau du bord postérieur du foie, qui est en contact direct avec le diaphragme. Dans sa moitié droite, elle est en rapport avec le foie, qui refoule le diaphragme dans la partie droite de la cavité thoracique. A gauche, elle est en rapport avec la grosse tubérosité de l'estomac et avec la rate.

Les piliers du diaphragme recouvrent la colonne vertébrale et sont en rapport, en avant, avec le pancréas et la troisième portion du duodénum, sans intermédiaire de péritoine, et avec le mésocôlon transverse.

L'arcade du psoas recouvre l'extrémité supérieure du muscle de même nom.

L'arcade du carré des lombes recouvre le muscle de même nom.

Le diaphragme est traversé par plusieurs organes : 1° la veine cave inférieure traverse l'orifice du centre phrénique ; 2° l'œsophage et les deux nerfs pneumogastriques traversent l'orifice œsophagien du diaphragme ; 3° l'artère aorte, la grande veine azygos, le canal thoracique traversent l'orifice aortique situé entre les deux piliers et la colonne vertébrale.

Action. — En se contractant, le diaphragme refoule les viscères abdominaux qui font saillie. Pendant l'expiration, le diaphragme reprend sa forme primitive, et les viscères reviennent à leur place.

II. — PSOAS ILIAQUE.

Dissection. — *Mêmes précautions que pour la préparation précédente ; de plus, suivre l'un des muscles dans la cuisse et conserver tous ses rapports avec les vaisseaux et les nerfs.*

Insertions. — 1° Pour la portion psoas, à la base des apophyses transverses de la dernière vertèbre dorsale et des quatre premières lombaires ; sur le bord inférieur du corps de la douzième vertèbre dorsale, sur les bords supérieur et inférieur du corps des quatre premières vertèbres lombaires, et sur les disques fibreux intervertébraux correspondants : pour la portion iliaque, à toute l'étendue de la fosse iliaque interne, jusqu'à la lèvre interne de la crête ; 2° sur le petit trochanter, par un gros faisceau arrondi.

Rapports. — Ce muscle recouvre la fosse iliaque interne, le bord antérieur de l'os coxal, et la capsule fibreuse de l'articulation coxo-fémorale, sur laquelle il glisse au moyen d'une bourse séreuse qui communique quelquefois avec la synoviale de l'articulation.

Dans l'abdomen, l'extrémité supérieure du psoas est située sous l'arcade du diaphragme ; il est recouvert par le petit psoas. Dans la cuisse, il est en rapport en dedans et au-dessous avec le pectiné, en arrière avec l'obturateur externe, en avant avec le couturier, en dehors avec le droit antérieur du triceps.

Ce muscle passe sous l'arcade fémorale, à laquelle il est très-adhérent. Il y reçoit l'insertion du fascia transversalis et l'aponévrose du muscle grand oblique. Dans la cuisse, il forme la paroi postérieure et externe du canal crural de quelques auteurs.

L'artère et la veine iliaques externes longent le bord interne du muscle psoas. L'artère spermatique et les veines spermatiques longent la face antérieure du muscle psoas, sur lequel elles sont accolées. Les artères lombaires, l'artère ilio-lombaire et l'artère fémorale sont en rapport avec ce muscle.

Les nerfs qui constituent le plexus lombaire sont situés dans l'épaisseur du muscle psoas.

Action. — Il est fléchisseur, adducteur et rotateur

de la cuisse en dehors. Quand le fémur est fixé, il fléchit le tronc sur les membres inférieurs.

Structure. — Le muscle psoas iliaque est formé de fibres musculaires fines, réunies par un tissu cellulaire très-fin. Il est entouré d'une aponévrose appelée *lombo-iliaque*.

III. — Petit psoas.

Ce muscle n'existe pas toujours. On donne ce nom à un faisceau étendu du corps de la douzième vertèbre dorsale à l'éminence ilio-pectinée. Il est situé au-devant du grand psoas, sous le péritoine.

IV. — Muscles intertransversaires des lombes.

Ce sont de petites languettes charnues, réunissant entre elles les apophyses transverses des vertèbres lombaires et situées derrière le muscle psoas.

V. — Carré des lombes.

Dissection. — *Enlevez en avant les viscères et le psoas ; enlevez en arrière les muscles spinaux : le carré se trouve préparé.*

Muscle quadrilatère, situé de chaque côté de la colonne vertébrale.

Insertions. — Bord inférieur de la dernière côte, tiers postérieur de l'interstice de la crête iliaque, ligament ilio-lombaire et face antérieure des apophyses transverses de toutes les vertèbres lombaires.

Ces insertions se font au moyen de trois ordres de faisceaux : les uns, faisceaux *ilio-costaux*, descendent verticalement de la douzième côte à la crête iliaque et au ligament ilio-lombaire ; les deuxièmes, faisceaux *transverso iliaques*, se portent des apophyses transverses des quatre premières vertèbres lombaires à la crête iliaque ; les troisièmes, faisceaux *transverso-costaux*, se portent des apophyses transverses des quatre dernières vertèbres lombaires à la dernière côte.

Rapports. — En avant, feuillet antérieur de l'aponévrose du muscle transverse, qui le sépare du rein, du côlon et du psoas, et tout à fait en haut avec le ligament cintré du diaphragme : en arrière, feuillet moyen de l'aponévrose du muscle transverse, qui le sépare des muscles spinaux et des artères lombaires.

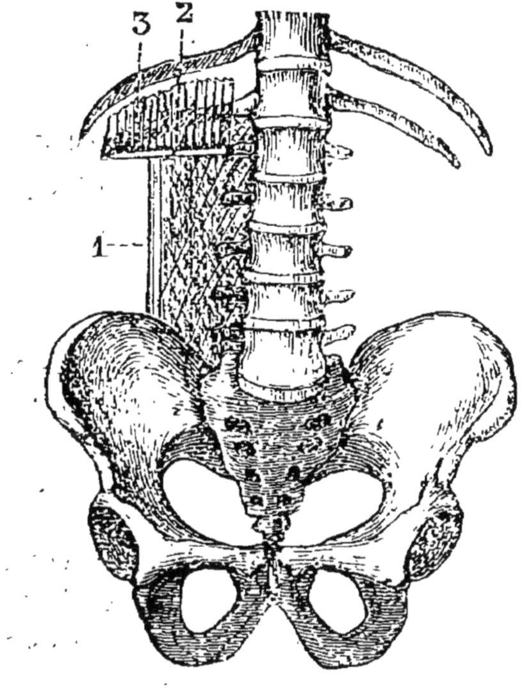

FIG. 59. — Carré des lombes.

1. Carré des lombes. On voit la direction des trois sortes de fibres. — 2 Fibres du diaphragme insérées sur le ligament cintre ou arcade du carré des lombes 3.

Action. — Il abaisse la dernière côte.

VI. — TRIANGULAIRE DU STERNUM.

Petit muscle triangulaire situé dans le thorax, derrière le sternum, de chaque côté de la ligne médiane.

Insertions. — 1° A la face postérieure et aux bords du sternum, dans leur moitié inférieure : 2° aux cartilages des troisième, quatrième, cinquième et sixième côtes.

Rapports. — En avant, il est en rapport avec les cartilages costaux, le sternum et l'artère mammaire interne ; en arrière, avec le péricarde et la plèvre.

Action. — Expirateur.

ARTICLE V.

MUSCLES DU MEMBRE SUPÉRIEUR.

§ 1. — Muscles de l'épaule.

Les muscles de l'épaule sont au nombre de six : deltoïde, sous-scapulaire, sus-épineux, sous-épineux, petit rond, grand rond.

I. — DELTOÏDE.

Dissection. — *Incision courbe, suivant la clavicule et toute l'épine de l'omoplate ; 2° incision verticale, allant de la précédente au milieu du bras ; 3° inciser le deltoïde à son tiers inférieur et le relever pour découvrir les rapports profonds.*

Insertions. — 1° Tiers externe du bord antérieur de la clavicule, bord externe de l'acromion, lèvre inférieure du bord postérieur de l'épine de l'omoplate ; 2° empreinte deltoïdienne de l'humérus, par trois tendons qui convergent pour former un V à sommet inférieur.

Rapports. — Il est recouvert par la peau et l'aponévrose. Il recouvre l'articulation scapulo-humérale, la grosse tubérosité de l'humérus, dont le sépare une bourse séreuse, les tendons des muscles sous-scapulaire, sus-épineux et petit rond ; il recouvre, en avant, le tendon du grand pectoral, l'apophyse coracoïde et les trois muscles qui s'y insèrent.

Action. — Il élève le bras ; par ses fibres antérieures, il concourt à porter l'humérus en avant, et par ses fibres postérieures, en arrière.

II. — Sous-scapulaire.

Dissection. — *1° Enlevez la paroi antérieure de l'aisselle ; 2° sciez la clavicule au milieu ; 3° détachez toutes les parties molles qui s'attachent par en haut à la clavicule et à l'omoplate ; 4° détachez seulement l'insertion claviculaire du deltoïde ; 5° renversez l'épaule en arrière, enlevez le tissu cellulaire en laissant les vaisseaux et les nerfs.*

Insertions. — 1° A toute l'étendue de la fosse sous-scapulaire ; 2° à la petite tubérosité de l'humérus.

Rapports. — Il est en rapport, en arrière, avec l'omoplate et l'articulation ; en avant et de dedans en dehors, avec le grand dentelé, le tissu cellulaire du creux axillaire, l'artère et la veine axillaire, le plexus brachial, la courte portion du biceps, le coraco-brachial et le deltoïde.

Action. — Rotateur de l'humérus en dedans, il concourt à appliquer la tête de l'humérus contre la cavité glénoïde.

III. — Sus-épineux.

Dissection. — *On prépare les muscles sus-épineux, sous-épineux et petit rond en enlevant le trapèze et la partie scapulaire du deltoïde. On peut diviser la peau par trois incisions, en suivant les trois bords du trapèze.*

Insertions. — 1° Aux deux tiers internes de la fosse sus-épineuse et à l'aponévrose qui le recouvre ; 2° à la facette supérieure de la grosse tubérosité de l'humérus, où il confond ses fibres avec celles de la capsule fibreuse.

Rapports. — Il est recouvert par le trapèze, la voûte acromio-claviculaire, le ligament acromio-coracoïdien et le deltoïde. Il recouvre l'omoplate, l'insertion fixe de l'omoplat-hyoïdien, le nerf et les vaisseaux sus-scapulaires et l'articulation scapulo-humérale.

Action. — Elévateur du bras, il concourt à maintenir la tête humérale contre la cavité glénoïde.

IV. — Sous-épineux.

Insertions. — 1° A toute l'étendue de la fosse sous-épineuse ; 2° à la facette moyenne de la grosse tubérosité de l'humérus.

Rapports. — Il est en rapport, en arrière, avec le trapèze, le deltoïde et la peau ; en avant, avec l'omoplate et l'articulation. Son bord inférieur est en rapport avec le petit rond et le grand rond.

Action. — Rotateur de l'humérus en dehors, il concourt à fixer la tête de l'humérus contre la cavité glénoïde.

V. — Petit rond.

Insertions. — 1° A la moitié supérieure de la face rugueuse qui forme la partie postérieure du bord axillaire de l'omoplate, à l'aponévrose qui le sépare du sous-épineux et à celle qui le sépare du grand rond ; 2° à la facette inférieure de la grosse tubérosité de l'humérus et sur une ligne rugueuse située au-dessous.

Rapports. — En arrière, avec le deltoïde et la peau ; en avant, avec l'omoplate, l'articulation et le bord inférieur du sous-scapulaire, dont le sépare la longue portion du triceps.

Action. — Rotateur de l'humérus en dehors.

VI. — Grand rond.

Insertions. — A la moitié inférieure de la facette allongée et rugueuse que l'on trouve derrière le bord axillaire de l'omoplate. et à la cloison aponévrotique qui le sépare du sous-épineux ; 2° par un tendon aplati, très-mince et très-large. à la lèvre postérieure ou interne de la coulisse bicipitale.

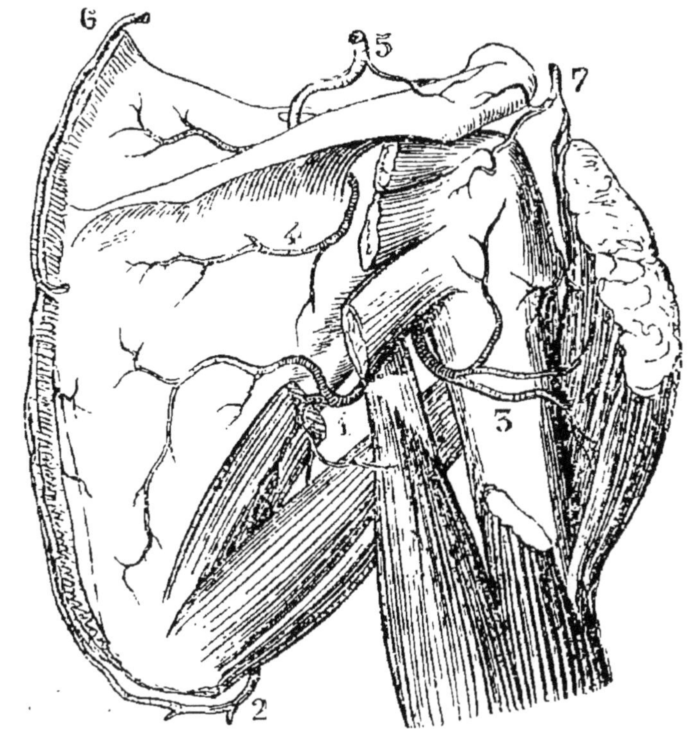

Fig. 60.

1.. Triangle formé par le petit rond, le grand rond et le triceps.

Rapports.— Il est recouvert par l'aponévrose et la peau ; il recouvre l'omoplate et le bord inférieur du sous-scapulaire. Au niveau de l'humérus, il est placé en avant de la longue portion du triceps, en arrière du tendon du grand dorsal et au-dessous du petit rond.

Action. — Le grand rond rapproche l'humérus de l'omoplate : mais il ne peut fixer le bras contre le tronc qu'avec le concours du rhomboïde.

§ 2. — Creux axillaire.

Dissection. — 1° *Écartez le bras; 2° disséquez la paroi antérieure sans inciser les muscles ; 3° disséquez de la même manière la paroi postérieure ; 4° enlevez le tissu cellulo-graisseux de la cavité avec précaution, et ménagez les vaisseaux et les nerfs. Si le sujet n'est pas très-convenable, vous pouvez vous faciliter la préparation en incisant verticalement la paroi antérieure.*

Cette cavité a la forme d'une pyramide triangulaire, creuse, dans laquelle passent principalement des vaisseaux et des nerfs. Ces organes déterminent la direction de la cavité, qui est oblique de haut en bas et de dedans en dehors.

Le creux de l'aisselle présente une paroi antérieure, une paroi postérieure, une paroi interne, un bord antérieur, un bord postérieur, un bord externe, une base, un sommet et un contenu.

1° Paroi antérieure. — Elle est formée par le grand pectoral et le petit pectoral. Le premier de ces muscles forme seul le bord inférieur de cette paroi.

2° Paroi postérieure. — Cette paroi est formée par le bord externe de l'omoplate et les muscles qui s'insèrent à la petite tubérosité de l'humérus et à la lèvre postérieure de la coulisse bicipitale qui lui fait suite. Ces muscles sont : le grand rond, le grand dorsal et le sous-scapulaire. Ce dernier muscle occupe la partie la plus élevée de cette paroi, les deux autres la partie inférieure. Le grand rond et le grand dorsal constituent aussi le bord inférieur de cette paroi, au niveau de laquelle le grand dorsal contourne le grand rond en spirale.

Les parois antérieure et postérieure du creux de l'aisselle sont doublées, l'antérieure par la partie antérieure du deltoïde, la postérieure par la partie postérieure du deltoïde, par la longue portion du triceps qui est accolée à la face postérieure du grand rond, et par le petit rond qui est placé derrière le triceps.

3° Paroi interne. — Convexe, cette paroi est formée uniquement par le muscle grand dentelé qui est appliqué sur les côtes et les muscles intercostaux.

4° Bord antérieur. — Mince, il résulte de l'accolement du grand pectoral et du petit pectoral au grand dentelé. A son niveau, on peut séparer ces muscles jusqu'aux insertions des pectoraux.

5° Bord postérieur. — Analogue au précédent, il est formé par l'accolement du sous-scapulaire au grand dentelé; on peut séparer les deux muscles jusqu'au bord spinal de l'omoplate.

6° Bord externe. — Ce bord est formé par la coulisse bicipitale, à laquelle s'insèrent le grand pectoral de la paroi antérieure, le grand rond et le grand dorsal de la paroi postérieure. La longue portion du biceps y est contenue et peut être comprise dans la cavité même de la région.

7° Base. — La base est formée par la peau, doublée d'une aponévrose résistante.

8° Sommet. — Le sommet est situé en haut et en dedans; il est triangulaire et limité par le premier espace intercostal, la clavicule et le bord supérieur du sous-scapulaire. Il est formé par les vaisseaux sous-claviers et les nerfs du plexus brachial.

Le *contenu* du creux de l'aisselle est constitué : 1° par le coraco-brachial et la courte portion du biceps accolés à la paroi antérieure et près du bord externe ; 2° par les nerfs du plexus brachial qui descendent obliquement du sommet à la base, où ils se séparent ; 3° par les vaisseaux axillaires obliques dans le même sens ; 4° par des vaisseaux et des ganglions lymphatiques nombreux ; 5° par un tissu cellulaire abondant qui réunit entre eux ces nombreux organes et qui se prolonge : en haut, du côté du thorax et du cou, avec les nerfs et les vaisseaux ; en bas, avec les nerfs et les vaisseaux du côté du bras ; en avant et en arrière, avec les interstices celluleux qui séparent les muscles.

§ 3. — Muscles du bras.

Ces muscles sont au nombre de quatre : biceps, brachial antérieur, coraco-brachial, triceps.

I. — Biceps.

Insertions. — 1° Par sa courte portion, au sommet de l'apophyse coracoïde, en se confondant avec le tendon du coraco-brachial ; par sa longue portion, à la partie supérieure de la cavité glénoïde de l'omoplate ; 2° à la tubérosité bicipitale du radius, dans sa moitié postérieure, et par une expansion fibreuse de son tendon à la partie interne et supérieure de l'aponévrose antibrachiale.

Rapports. — 1° *Au niveau de l'épaule*, la courte portion est parallèle au coraco-brachial.

La longue portion est située dans l'articulation même, puis dans la coulisse bicipitale.

2° *Au bras*, le biceps est en rapport : *en avant*, avec

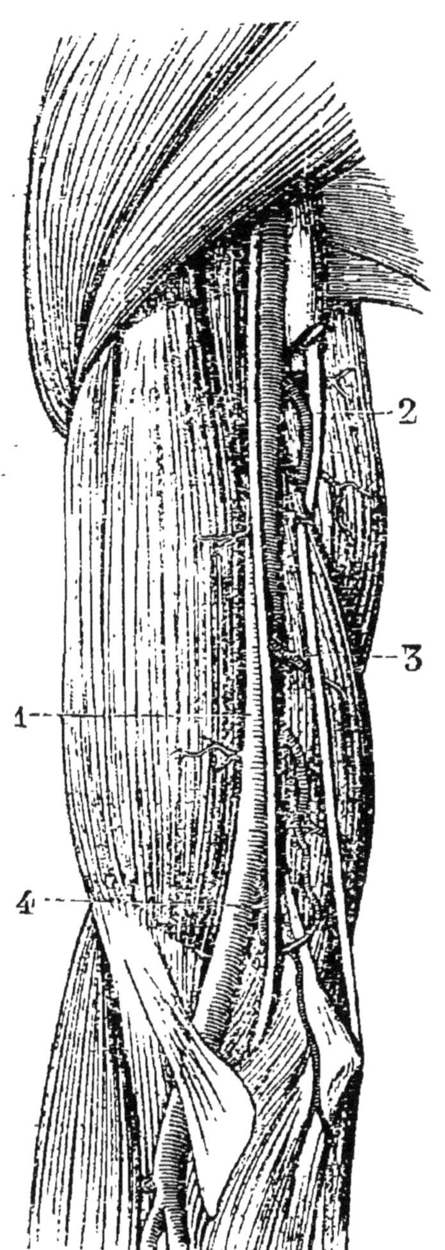

FIG. 61. — Biceps et vaisseaux des muscles du bras.

1. Artère humérale située sur le bord interne du biceps. — 2. Artère humérale profonde. — 3. Artère du vaste interne. — 4. Artère collatérale interne.

Le biceps occupe toute la partie de la figure située à gauche de l'artère humérale. Il est recouvert par le deltoïde à sa partie supérieure.

l'aponévrose et la peau ; *en arrière*, avec le brachial antérieur, dont il est séparé par le nerf musculo-cutané, et en dedans par l'artère humérale, les veines humérales et le nerf médian ; il recouvre aussi l'humérus. *En dehors*, il est en rapport avec l'aponévrose, la peau et la veine céphalique, qui longe son bord externe ; *en dedans*, avec l'aponévrose, la peau et la veine basilique qui longe son bord interne.

3° *A l'avant-bras*, le biceps s'enfonce entre les muscles de la région antérieure qui sont en dedans, et les muscles de la région externe qui sont en dehors.

Superficiellement, le biceps est séparé : en dehors, du long supinateur par la veine médiane céphalique ; en dedans, du rond pronateur par la veine médiane basilique.

Action. — Il agit principalement sur l'avant-bras, qu'il fléchit sur le bras. Il porte le radius dans la supination.

II. — Brachial antérieur.

Insertions. — 1° Il s'insère en haut sur l'humérus, au-dessous de l'empreinte deltoïdienne qu'il embrasse ; à la face externe de l'humérus, à sa face interne et aux cloisons aponévrotiques, qui le séparent en dedans et en dehors du triceps ; 2° à la face inférieure de l'apophyse coronoïde du cubitus.

Rapports. — *En avant*, avec le biceps, dont il est séparé par le nerf musculo-cutané : les veines humérales, l'artère humérale et le nerf médian sont en dedans et en avant ; *en arrière*, avec l'humérus, l'articulation huméro-cubitale et le triceps qui déborde de chaque côté ; *en dehors*, à la partie supérieure, avec l'aponévrose et la peau, et à la partie inférieure, avec le long supinateur, dont il est séparé par le nerf radial et l'artère humérale profonde; *en dedans*, avec le coraco-brachial, l'aponévrose et la peau.

Action. — Fléchisseur de l'avant-bras.

III. — Coraco-brachial.

Insertions. — 1° Au sommet de l'apophyse coracoïde, en se confondant avec la courte portion du biceps; 2° à la partie moyenne de la face interne de l'humérus, sur une surface rugueuse.

Rapports. — Contenu, comme la courte portion du biceps dont il partage les rapports, dans le creux de l'aisselle, il est traversé par le nerf musculo-cutané, d'où le nom de *muscle perforé de Casserius*. Il est en rapport : *en avant*, avec le deltoïde en haut, avec le grand pectoral en bas; *en arrière*, avec les tendons du sous-scapulaire, du grand dorsal et du grand rond; *en dedans*, avec les vaisseaux et les nerfs du creux axillaire.

Action. — Le coraco-brachial agit d'une manière analogue à celle du grand rond et de la longue portion du triceps, en rapprochant l'humérus de l'omoplate (Duchenne).

IV. — Triceps.

Insertions. — 1° En haut, il se divise en trois portions :

La longue s'insère au-dessous de la cavité glénoïde de l'omoplate, sur une surface triangulaire rugueuse; la portion moyenne, à toute la face postérieure de l'humérus, dans la partie située au-dessus de la gouttière de torsion, et sur la cloison aponévrotique externe : c'est le *vaste externe*. La courte portion s'insère à toute la partie de la face postérieure de l'humérus située au-dessous de la gouttière de torsion, et à la cloison aponévrotique qui le sépare du brachial antérieur. Cette portion constitue le *vaste interne.*

2° En bas, il s'insère à la face postérieure de l'olécrâne et sur les deux bords rugueux de cette apophyse.

Rapports. — Il est en rapport : *en arrière*, avec l'aponévrose et la peau ; *en avant*, avec l'humérus, le nerf radial et l'artère humérale profonde, avec le brachial antérieur et le long supinateur qui débordent l'humérus en dehors. et le brachial antérieur qui le déborde en dedans. Le nerf cubital est situé dans sa gaîne, derrière la cloison aponévrotique interne.

Action. — Il est extenseur de l'avant-bras.

§ 4. — Muscles de l'avant-bras.

Dissection. — *Voici une excellente manière de montrer les muscles profonds antérieurs et postérieurs : d'un trait de scie, on enlève l'épitrochlée avec les muscles épitrochléens. et l'épicondyle avec les muscles épicondyliens ; on détache préalablement avec le scalpel les adhérences peu nombreuses qui existent en dehors de ces deux apophyses.*

I. — Long supinateur.

Insertions. — 1° Son insertion fixe se fait sur le *bord externe de l'humérus*, depuis la gouttière de torsion jusqu'à deux centimètres au-dessus de l'épicondyle. 2° Son tendon inférieur s'insère à la base de l'*apophyse styloïde du radius.*

Rapports. — Le long supinateur est recouvert par la peau et l'aponévrose.

Son bord interne présente des rapports importants. A sa partie supérieure, il forme, avec le biceps et le brachial antérieur, un sillon oblique au fond duquel on trouve le nerf radial, et au même niveau la veine médiane céphalique qui est sous-cutanée. Plus bas, le bord interne du long supinateur est en contact avec le tendon du biceps. Dans la région antibrachiale, ce bord décrit une courbe à convexité interne. A ce niveau il recouvre l'artère radiale, dont il est séparé par une lame fibreuse assez mince. Au niveau de sa portion tendineuse, le bord interne du long supinateur se porte en dehors, et l'artère radiale, dégagée de sa face profonde, se place entre le long supinateur et le grand palmaire.

Action. — Le long supinateur fléchit l'avant-bras sur le bras. Il concourt aussi au mouvement de pronation.

II. PREMIER RADIAL EXTERNE.

Insertions. — 1° Il s'insère au *bord externe de l'humérus*, dans une étendue de deux à trois centimètres, et à l'*épicondyle*. 2° Son point d'insertion mobile est la partie postérieure et externe de l'extrémité supérieure du *deuxième métacarpien*.

Rapports. — La moitié supérieure charnue est recouverte par le long supinateur, et en arrière, par la peau et l'aponévrose ; elle recouvre le second radial.

III. — DEUXIÈME RADIAL EXTERNE.

Conformé comme le précédent, le second radial externe s'insère par son *point fixe* à l'épicondyle, et par son *point mobile* à la partie postérieure et externe de l'extrémité supérieure du troisième métacarpien.

Rapports. — Dans les quatre cinquièmes supérieurs, ce muscle est immédiatement recouvert par le premier radial, avec lequel il semble confondu.

Dans le cinquième inférieur, son tendon se dégage de la face profonde du tendon du premier radial, pour se porter en dedans vers le métacarpe. Sa face profonde recouvre de haut en bas le court supinateur, le tendon du rond pronateur, le bord externe du fléchisseur propre du pouce, et, dans sa partie inférieure, il contourne le radius jusqu'à la gouttière qui lui est destinée.

Rapports communs aux deux radiaux. — Ces deux muscles superposés forment deux lames musculaires interposées aux deux muscles supinateurs.

La partie tendineuse de ces deux muscles est aplatie, amincie et difficile à séparer. Vers le quart inférieur, ces deux tendons se séparent à angle aigu, glissent en arrière de l'extrémité inférieure du radius dans une gouttière commune, et recouvrent les articulations du carpe. Dans ce trajet, ces deux tendons passent de haut en bas sous les muscles long abducteur, court extenseur et long extenseur du pouce.

Action. — Ces muscles sont extenseurs de la main sur l'avant-bras. De plus, le premier radial est un peu abducteur.

IV. — COURT SUPINATEUR.

Insertions. — 1° Ce muscle s'insère à l'*épicondyle* avec les autres muscles épicondyliens. Cette insertion se continue sur le ligament externe du coude, sur la partie externe et postérieure du ligament annulaire du radius, et sur la surface triangulaire allongée et rugueuse située au-dessous de la petite cavité sigmoïde du *cubitus*.

2° Les fibres musculaires descendent et contournent la face postérieure du *radius*, pour s'insérer sur le tiers supérieur de la face externe de cet os jusqu'aux limites du fléchisseur sublime.

Rapports. — Il recouvre l'articulation du coude à sa partie externe, le ligament annulaire du radius et le radius lui-même. Il est recouvert, en arrière, par l'extenseur commun des doigts, l'extenseur propre du petit doigt et le cubital postérieur ; en dehors, par le second radial.

Action. — Il porte l'avant-bras dans la supination.

V. — ROND PRONATEUR.

Insertions. — 1° Il s'insère sur la partie inférieure du bord interne de l'*humérus*, dans une étendue de deux centimètres environ, et à la partie supérieure de l'épitrochlée par le tendon commun.

2° Par un tendon large et mince, sur la partie moyenne de la face externe du *radius*.

Rapports. — Sa *face antérieure* est recouverte, de haut en bas, par l'expansion aponévrotique du biceps, l'aponévrose, la peau, le bord interne du long supinateur, dont il est séparé par l'artère radiale et la branche superficielle du nerf radial, et au niveau de son tendon par les radiaux.

La *face postérieure* de ce muscle recouvre le fléchisseur superficiel des doigts, et sa partie inférieure le radius.

Son *bord interne* est en rapport avec le grand palmaire, dont il se sépare en formant un angle aigu.

Son *bord externe* est en rapport, de haut en bas, avec le brachial antérieur et le nerf médian. Plus bas, avec la bifurcation de l'artère humérale qui l'embrasse, de sorte que l'artère radiale passe au-dessus de lui.

tandis que la cubitale passe au-dessous, immédiatement après, avec le tendon du biceps.

Action. — Pronateur.

VI. — Grand palmaire, ou radial antérieur.

Insertions. — 1° Le point fixe de ce muscle est l'*épitrochlée*, sur laquelle il s'insère par le tendon commun à tous les muscles épitrochléens; il s'insère aussi à la face profonde de l'aponévrose antibrachiale. 2° A la partie antérieure de l'extrémité supérieure du *deuxième métacarpien*.

Rapports. — Au niveau de sa portion charnue, il est en rapport, en avant, avec l'aponévrose et la peau; en arrière, avec le fléchisseur superficiel; en dedans, avec le petit palmaire, et en dehors avec le rond pronateur. Sa portion tendineuse est en rapport, en avant, avec l'aponévrose et la peau; en arrière, avec le fléchisseur superficiel, et plus bas avec le tendon du fléchisseur propre du pouce; en dedans, avec le tendon du petit palmaire; en dehors, avec le tendon du long supinateur. A sa partie inférieure, le tendon du grand palmaire glisse dans un conduit ostéo-fibreux formé par le scaphoïde et le trapèze en dehors, et en dedans par des ligaments qui le séparent du canal radio-carpien.

Action. — Ce muscle fléchit la main sur l'avant-bras et tend à la porter en pronation.

VII. — Petit palmaire.

Insertions. — 1° A l'*épitrochlée*, par le tendon commun des muscles épitrochléens. 2° Son tendon passe au-devant du ligament annulaire antérieur du carpe, et s'épanouit à la paume de la main, où il se confond avec la partie supérieure de l'*aponévrose palmaire*.

Rapports. — Sa portion charnue est en rapport, en avant, avec l'aponévrose et la peau; en arrière, avec le fléchisseur superficiel des doigts; en dehors, avec le grand palmaire auquel il est contigu; en dedans, avec le fléchisseur superficiel qui le sépare du cubital antérieur.

Action. — Fléchisseur de la main, et principalement tenseur de l'aponévrose palmaire.

VIII. — Cubital antérieur.

Insertions. — 1° Il s'insère à l'*épitrochlée* et à l'*olécrâne* par deux faisceaux. Le faisceau épitrochléen s'insère à la partie la plus interne du tendon commun aux muscles de l'épitrochlée. Le faisceau olécrânien se fixe au bord interne de l'olécrâne. Ces deux faisceaux sont réunis par une arcade fibreuse située en arrière de l'épitrochlée, et limitant avec la partie postérieure de cette apophyse un canal dans lequel passe le nerf cubital. Ce muscle prend encore de nombreuses insertions fixes sur la face profonde de l'aponévrose antibrachiale, dans ses deux tiers supérieurs. 2° Au *pisiforme*, par un tendon qui se continue en grande partie avec les fibres de l'adducteur du petit doigt.

Rapports. — Dans toute son étendue, sa *face interne* ou superficielle est recouverte par l'aponévrose antibrachiale et par la peau.

Sa *face externe* ou profonde recouvre, en haut, l'articulation du coude; plus bas, et dans presque toute son étendue, le fléchisseur profond. Le nerf cubital est situé à sa face profonde, depuis l'extrémité supérieure du muscle jusqu'à la partie inférieure de l'avant-bras, où il se bifurque.

Action. — Fléchisseur et adducteur de la main.

IX. — Fléchisseur commun superficiel des doigts.

Inscrtions. — 1° Il s'insère à l'*épitrochlée* par le tendon commun des muscles épitrochléens, et au bord antérieur du *radius* dans sa moitié supérieure. Ces insertions sont toutes situées sur le trajet d'une ligne oblique de haut en bas et de dedans en dehors. 2° Par quatre tendons bifurqués sur les bords de la *deuxième phalange* des quatre derniers doigts.

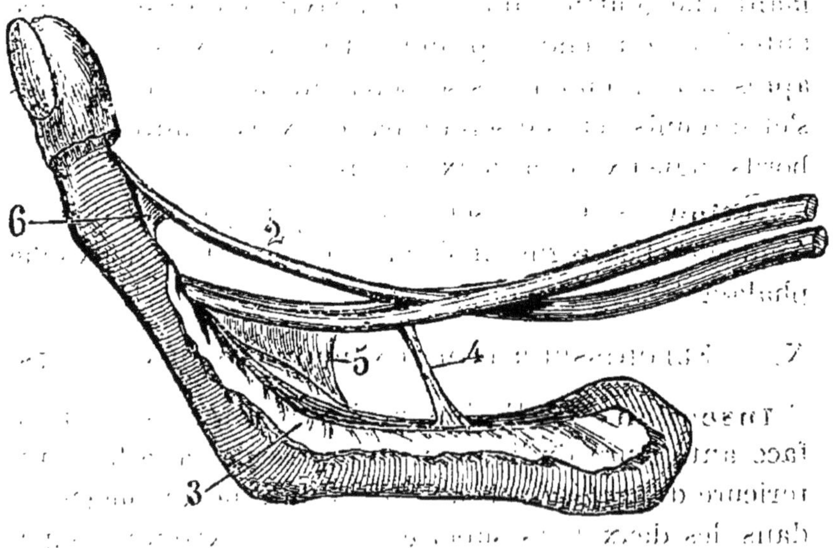

Fig. 62. — Tendons des fléchisseurs dans leur gaîne.

Rapports. — 1° *A l'avant-bras.* Ce muscle aplati présente une *face superficielle* recouverte par le rond pronateur, le petit palmaire, le grand palmaire et la partie antérieure du cubital antérieur.

Sa *face postérieure* est en rapport avec le fléchisseur profond et le fléchisseur propre du pouce. Il est séparé du fléchisseur profond par le nerf médian.

2° *Au carpe.* Le fléchisseur superficiel glisse dans le canal radio-carpien avec le fléchisseur profond, le fléchisseur propre du pouce et le nerf médian. Le nerf médian côtoie son bord externe, tandis que son bord interne est en rapport avec l'artère cubitale et la branche palmaire du nerf cubital.

3° *A la main.* Les tendons du fléchisseur superficiel divergent pour se porter aux quatre derniers doigts. Ils recouvrent les tendons correspondants du fléchisseur profond; arrivés au niveau de l'articulation métacarpo-phalangienne, ils s'aplatissent et se bifurquent en formant une gouttière dont la concavité embrasse la face antérieure du tendon profond. Un ou deux centimètres après leur réunion, ils se séparent de nouveau après s'être réunis, et s'insèrent par deux extrémités sur les bords rugueux de la deuxième phalange.

Action. — Ce muscle ne fléchit pas les doigts, comme on l'enseigne, il fléchit seulement la deuxième phalange.

X. — FLÉCHISSEUR COMMUN PROFOND DES DOIGTS.

Insertions. — Il s'insère à la moitié interne de la face antérieure du ligament interosseux ; à la face antérieure du *cubitus* et à la face interne du même os dans les deux tiers supérieurs; 2° à l'extrémité supérieure de la *dernière phalange* des quatre derniers doigts par un tendon unique.

Rapports. — 1° *A l'avant-bras.* Le fléchisseur profond est en rapport, par sa face profonde, avec la moitié interne du ligament interosseux la face antérieure, le bord antérieur et la face interne du cubitus ; un peu plus bas, il recouvre le carré pronateur. Sa face superficielle est recouverte, en avant, par le fléchisseur superficiel des doigts, dont elle est séparée par l'artère cubitale et le nerf médian ; son bord externe ou antérieur est en contact avec le fléchisseur propre du pouce, qui lui est parallèle.

2° *Au carpe.* Le fléchisseur profond, qui s'était divisé en quatre faisceaux vers le milieu de l'avant-bras, est situé immédiatement en avant des articulations, et en arrière des tendons du fléchisseur superficiel. Son bord externe est en rapport avec le tendon du fléchisseur du pouce.

3° *A la main.* Chaque tendon du fléchisseur profond est recouvert par le tendon correspondant du fléchisseur superficiel.

Action. — Il fléchit la dernière phalange, et, comme le précédent, agit faiblement sur l'articulation métacarpo-phalangienne.

XI. — Fléchisseur propre du pouce.

Insertions. — 1° Ce muscle s'insère sur la face antérieure du *radius*, entre la tubérosité bicipitale et le carré pronateur, et sur la moitié externe du ligament interosseux ; 2° à la partie antérieure et supérieure de la *dernière phalange* du pouce.

Rapports. — 1° *A l'avant-bras.* Sa face profonde recouvre le radius, le ligament interosseux et le carré pronateur. Sa face antérieure est recouverte par le fléchisseur superficiel des doigts. Son bord interne est en contact avec le bord externe du fléchisseur profond. Son bord externe, aminci, est situé dans l'interstice formé par le bord antérieur du radius et l'insertion du fléchisseur superficiel.

2° *Au carpe.* Le tendon de ce muscle glisse dans la gouttière commune des fléchisseurs, en dehors du fléchisseur profond, en arrière du nerf médian et dans la partie la plus externe de cette gouttière.

3° *A la main.* Il passe dans l'épaisseur des muscles de l'éminence thénar, dans le court fléchisseur du pouce, au-devant de l'articulation métacarpo-phalangienne et de la première phalange, où il est maintenu par une gaine fibreuse.

Action. — Il fléchit la dernière phalange du pouce, et n'exerce d'action sur la première que dans les contractions énergiques.

XII. — Carré pronateur.

Insertions. — 1° Il s'insère sur le bord antérieur, la face antérieure du cubitus et sur le ligament interosseux ; 2° sur les parties correspondantes du radius.

Rapports. — Sa face postérieure est en contact avec le radius, le cubitus et le ligament interosseux. Sa face antérieure est recouverte par le fléchisseur profond des doigts et le fléchisseur du pouce. Elle déborde ces muscles en dedans et en dehors ; en dehors, elle est recouverte par l'artère radiale, excepté dans quelques cas où la partie charnue du fléchisseur du pouce descend jusqu'au carpe ; en dedans, avec le cubital antérieur.

Action. — Pronateur.

XIII. — Anconé.

Insertions. — 1° Il s'insère à l'*épicondyle* par l'intermédiaire du tendon commun des muscles épicondyliens ; 2° il prend son insertion mobile sur une surface triangulaire de 4 à 6 centimètres de longueur, située à la partie supérieure de la face postérieure du *cubitus*.

Rapports. — Il est recouvert par la peau ; il recouvre la partie postérieure des articulations radio-cubitale et huméro-cubitale. Son bord supérieur se confond avec les fibres du vaste externe du triceps.

Action. — Extenseur de l'avant-bras.

XIV. — Cubital postérieur.

Insertions. — 1° Il s'insère à *l'épicondyle* entre l'anconé et l'extenseur du petit doigt ; il s'insère aussi à l'aponévrose antibrachiale et sur les trois quarts supérieurs du bord postérieur du cubitus ; 2° son insertion mobile se fait à l'extrémité supérieure du *cinquième métacarpien*.

Rapports. — 1° *A l'avant-bras*. Il est recouvert par la peau et l'aponévrose. Il recouvre le court supinateur. Son bord interne est en rapport avec l'anconé, avec le bord postérieur du cubitus. Son bord externe est accolé à l'extenseur du petit doigt.

2° *Au carpe*. Son tendon arrondi est maintenu, en arrière de l'apophyse styloïde du cubitus, par une gaîne fibreuse dans laquelle il glisse.

Action. — Adducteur et extenseur de la main.

XV. — Extenseur propre du petit doigt.

Insertions. — 1° Il s'insère à *l'épicondyle* par le tendon commun des muscles épicondyliens, et à l'aponévrose antibrachiale ; 2° son insertion mobile se fait aux deux dernières phalanges du petit doigt, où le tendon se confond avec celui que l'extenseur commun envoie à ce doigt.

Rapports. — 1° *A l'avant-bras.* Il est recouvert par l'aponévrose et la peau : il recouvre, de haut en bas, le court supinateur et la partie supérieure des quatre muscles profonds ; il est en rapport, en dehors, avec l'extenseur commun, et, en dedans, avec le cubital postérieur.

2° *Au carpe.* Il passe au-dessus du ligament annulaire postérieur, dans une gaîne fibreuse isolée.

3° *A la main.* Il passe sur le quatrième métacarpien et sur le quatrième interosseux dorsal.

Action. — Extenseur de la première phalange du petit doigt.

XVI. — Extenseur commun des doigts.

Insertions. — 1° Il s'insère, en haut, sur l'*épicondyle* par le tendon commun des muscles épicondyliens et sur la face profonde de l'aponévrose antibrachiale. 2° En bas, il se divise en quatre faisceaux tendineux qui se portent aux quatre derniers doigts. Chacun de ces tendons s'aplatit au niveau de l'articulation métacarpo-phalangienne, puis se divise en trois languettes, dont l'une, moyenne, se fixe à l'extrémité supérieure de la seconde phalange, tandis que les deux autres descendent, en se confondant, pour s'insérer à l'extrémité supérieure de la dernière.

Rapports. — 1° *A l'avant-bras.* Il recouvre les quatre muscles profonds de la région postérieure et le court supinateur. Il est recouvert par l'aponévrose et par la peau. Son bord interne est accompagné par l'extenseur propre du petit doigt. Son bord externe est en rapport avec le premier radial.

2° *Au carpe.* L'extenseur commun glisse entre les os du carpe et le ligament annulaire postérieur, dans une gaîne qui lui est commune avec l'extenseur de l'index.

3° *Au métacarpe.* Les tendons sont recouverts par l'aponévrose dorsale de la main ; ils recouvrent les os et les muscles interosseux. Ils s'anastomosent par quelques ramifications dont le siége est variable.

Action. — L'extenseur commun des doigts n'a qu'une action très-limitée sur l'extension des deux dernières phalanges.

XVII. — Long abducteur du pouce.

Insertions. — 1° Il s'insère, en haut, à la face postérieure du *cubitus*, en dehors d'une crête qui le sépare du cubital postérieur, et à la face postérieure du ligament interosseux et du *radius* ; 2° en bas, à la partie antérieure et externe de l'extrémité supérieure du *premier métacarpien.*

Rapports. — Ce muscle, dirigé en bas et en dehors, est en rapport, à l'*avant-bras*, avec le *cubitus*, le ligament interosseux et le *radius* qu'il recouvre, et avec les extenseurs des doigts qui le recouvrent.

A la partie inférieure de l'avant-bras, il se place entre l'aponévrose et les tendons des radiaux, qu'il recouvre, sur l'extrémité inférieure du radius.

Au carpe, il forme un cordon étendu de l'apophyse styloïde du radius au premier métacarpien. Il est maintenu sur la face externe de cette apophyse par une gaîne fibreuse dans laquelle il glisse.

Action. — Il porte le premier métacarpien en avant et en dehors et le fléchit sur le carpe.

XVIII. — Court extenseur du pouce.

Le court extenseur est parallèle au long abducteur, qui est plus élevé.

Insertions. — 1° Il s'insère, en haut, à la face postérieure du *cubitus*, du ligament interosseux et du *radius*, comme le long abducteur du pouce ; 2° en bas, à l'extrémité supérieure de la *première phalange du pouce*.

Rapports. — Il accompagne le long abducteur du pouce dans toute son étendue : il affecte, par conséquent, les mêmes rapports. Il recouvre les radiaux à la partie inférieure du radius.

XIX. — Long extenseur du pouce.

Long et grêle comme les autres muscles de la même couche.

Insertions. — Il s'insère, en haut, sur la face postérieure du cubitus, entre le court extenseur du pouce et l'extenseur de l'index, et sur le ligament interosseux ; 2° en bas, à l'extrémité supérieure de la dernière phalange du pouce.

Rapports. — *A l'avant-bras*, il recouvre le cubitus, le ligament interosseux et l'extrémité inférieure du radius. Il est recouvert par les extenseurs commun et propre du petit doigt.

Plus bas et jusqu'à son insertion inférieure, il est recouvert par l'aponévrose et par la peau, qu'il soulève pendant sa contraction, de manière à rendre visible le bord interne de la *tabatière anatomique*, qui est limitée en dehors par le long abducteur et le court extenseur du pouce.

Action. — Extenseur des deux phalanges du pouce.

XX. — Extenseur propre de l'index.

Muscle long et grêle, parallèle au précédent, et situé un peu plus bas.

Insertions. — 1° Il s'insère, en haut, à la face postérieure du *cubitus*, au-dessous du long extenseur du pouce, et au ligament interosseux ; 2° en bas, à l'extrémité supérieure de la *dernière phalange de l'index*.

Rapports. — A l'avant-bras, il est recouvert par les extenseurs commun des doigts et propre du petit doigt ; il recouvre le cubitus, le ligament interosseux et le radius. Plus bas, il se place sur le bord externe de la gaîne fibreuse, qui lui est commune avec l'extenseur commun des doigts.

Action. — Extenseur de la première phalange de l'index.

§ 5. — Muscles de la main.

Au nombre de 19, ces muscles occupent trois régions :

1° Région moyenne, 11 : 4 lombricaux, 3 interosseux palmaires, 4 interosseux dorsaux ;

2° Région externe ou éminence thénar, 4 : court abducteur du pouce, court fléchisseur du pouce, opposant, abducteur du pouce ;

3° Région interne ou éminence hypothénar, 4 : adducteur du petit doigt, court fléchisseur du petit doigt, opposant, palmaire cutané.

1° *Région moyenne.*

I. — Lombricaux.

Petits muscles vermiformes, au nombre de quatre, appelés premier, deuxième, troisième et quatrième lombricaux, en comptant de dehors en dedans.

Ils sont situés devant les muscles interosseux, sur le même plan que les tendons du fléchisseur profond des doigts.

Insertions. — 1° *En haut*, sur les tendons du fléchisseur profond, au moment où ils se séparent après avoir franchi la gouttière du carpe. Le premier lombrical s'insère sur le bord externe du tendon qui va à l'index. 2° *En bas*, leur tendon effilé se porte sur le côté externe de l'articulation métacarpo-phalangienne des quatre derniers doigts. Vers le milieu de la première phalange, quelques-unes de ses fibres se portent sur la face dorsale du tendon de l'interosseux et de l'extenseur commun des doigts, tandis que les autres se confondent avec le faisceau longitudinal de l'interosseux et le bord correspondant de l'extenseur commun, pour se porter à l'extrémité supérieure de la dernière phalange des quatre derniers doigts.

Rapports. — Les lombricaux sont situés sur le même plan que les tendons du fléchisseur profond des doigts.

Profondément, ils sont en rapport avec les interosseux; les deux premiers recouvrent l'adducteur du pouce.

Action. — Les lombricaux renforcent les interosseux ; ils ont le même usage.

II. — Interosseux.

Les muscles interosseux remplissent les espaces qui séparent les métacarpiens.

Il y en a sept, dont quatre dorsaux et trois palmaires.

Ils ont tous pour caractère commun de présenter leur point fixe sur les métacarpiens, et leur point mobile sur les phalanges.

A. *Interosseux palmaires.*

Les interosseux palmaires sont moins volumineux

8

que les dorsaux ; ils ne remplissent que la moitié de l'espace interosseux : aussi, après la dissection de la paume de la main, aperçoit-on en même temps les palmaires et les dorsaux.

Il y a trois interosseux palmaires, situés dans les deuxième, troisième et quatrième espaces interosseux.

Insertions. — 1° *Fixe.* Ils s'insèrent sur toute la longueur de la face du métacarpien qui regarde l'axe de la main. 2° *Mobile.* Leur insertion mobile se fait sur le côté du doigt qui regarde l'axe de la main, c'est-à-dire le médius.

Cette insertion sera décrite avec les interosseux dorsaux, qui se comportent de la même manière.

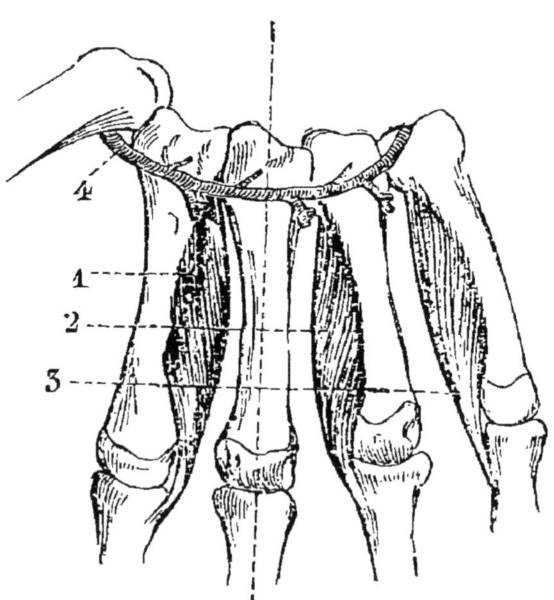

FIG. 63. — Interosseux palmaires.

Il résulte de ces insertions que le *premier* interosseux palmaire s'insère sur la face interne du deuxième métacarpien et sur le bord interne du doigt correspondant (index); que le *deuxième* interosseux palmaire s'insère sur la face externe du quatrième métacarpien et sur le bord externe de l'annulaire : et que le *troisième* interosseux palmaire s'étend de la face externe du cinquième métacarpien au bord externe de l'auriculaire

Le troisième métacarpien et le médius qui lui correspond n'ont pas d'interosseux palmaire.

Action. — Les interosseux palmaires sont extenseurs des deux dernières phalanges et fléchisseurs de la première, comme les lombricaux et les interosseux dorsaux, mais ils possèdent une autre action.

Ils sont tous adducteurs des doigts vers l'axe de la main.

B. *Interosseux dorsaux.*

Au nombre de quatre, les interosseux dorsaux sont désignés, comme les palmaires, sous les noms de premier, deuxième, etc., en comptant de dehors en dedans.

Insertions. — 1° Sur les deux métacarpiens qui limitent l'espace interosseux, mais inégalement sur ces deux os. Ils s'insèrent sur toute l'étendue de la face du métacarpien opposée à celle qui regarde l'axe de la main, et en partie seulement sur l'autre qui donne attache aux interosseux palmaires. 2° Les fibres se portent vers un tendon allongé, qui se place sur le côté de l'articulation métacarpo-phalangienne correspondant à la face qui donne les insertions les plus étendues, puis il se porte un peu en arrière, vers la phalange et le tendon de l'extenseur commun. Il s'épanouit sur le côté de la première phalange, pour s'insérer sur le tendon de l'extenseur commun.

Action.— Les interosseux dorsaux, par le tendon qui se porte à la phalange, sont abducteurs des doigts, qu'ils écartent de l'axe de la main. Le médius reçoit deux interosseux dorsaux : aussi ce doigt reste-t-il dans l'immobilité lorsque les deux muscles se contractent en même temps ; il ne devient mobile que si leur contraction est alternative.

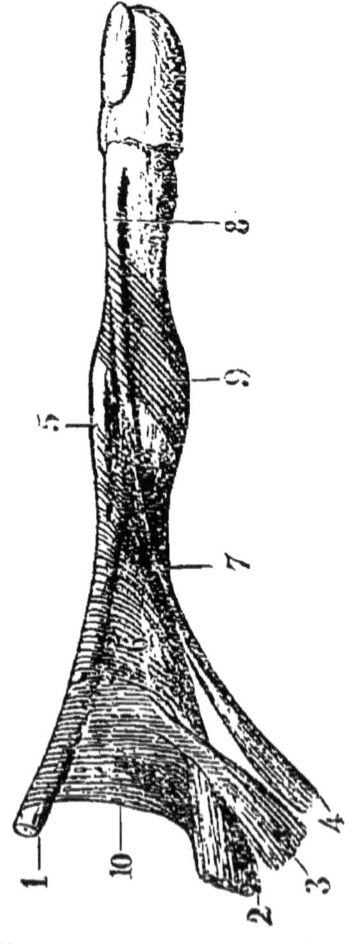

FIG. 64. — Appareil tendineux d'un doigt.

1. Extenseur commun — 2 Interosseux. — 3. Deuxième faisceau de l'interosseux. — 4, 7. Lombrical. — 5. Portion moyenne de l'extenseur. — 6. Tendon interosseux. — 8. Réunion des tendons à la troisième phalange. — 9, 10. Bandelettes appliquant les tendons sur les articulations.

Ils ont une autre action, qu'ils partagent avec les interosseux palmaires et les lombricaux : ils étendent les deux dernières phalanges, et ils fléchissent ensuite la première [1].

2° *Région externe* (éminence thénar).

Les muscles de la région externe paraissent confondus. Cependant on parvient à les isoler et à constater l'indépendance de quatre muscles distincts qui sont : l'opposant, le court abducteur du pouce, le court fléchisseur et l'adducteur.

I. — Opposant.

Insertions.— Il s'insère au trapèze et à la partie externe et inférieure du ligament annulaire antérieur du carpe. Les fibres se dirigent en bas et en dehors et s'insèrent à toute l'étendue du bord externe et de la face antérieure du premier métacarpien.

Rapports.— Recouvert par le court fléchisseur et le court abducteur du pouce, il recouvre l'articulation trapézo-métacarpienne.

Action.— Il fléchit légèrement le premier métacarpien sur le carpe.

II. — Court abducteur du pouce.

Le plus superficiel des muscles de l'éminence thénar : on le sépare difficilement du court fléchisseur et de l'opposant.

Insertions.— Par son point fixe, à la partie externe et antérieure du scaphoïde, à la partie antérieure et externe du ligament annulaire antérieur du carpe. Les fibres se dirigent en bas et en dehors, se portent sur l'os sésamoïde externe, et vont s'insérer sur le bord

1. Voyez, pour plus de détails, la troisième édition de mon ANATOMIE ET DISSECTION.

externe de la première phalange et sur le bord externe du tendon du long extenseur du pouce.

Rapports.— Ce muscle recouvre l'opposant et le court fléchisseur ; il est recouvert par la peau et l'aponévrose.

Action.— Il porte le pouce vers la racine du petit doigt.

III. — COURT FLÉCHISSEUR DU POUCE.

Insertions.— Il s'insère, par son point fixe, à la partie antérieure du trapèze et à la partie externe du ligament annulaire antérieur du carpe. Les fibres se dirigent en bas et en dehors et se terminent sur les deux tendons. L'externe se porte à l'os sésamoïde externe, s'insère en partie sur le côté externe de l'extrémité supérieure de la première phalange du pouce. L'interne se porte sur l'os sésamoïde interne et se fixe au côté interne de la première phalange du pouce.

Rapports.— Il est recouvert par l'aponévrose, par le tendon du fléchisseur propre du pouce et un peu par le court abducteur. Il recouvre la partie supérieure de l'opposant et du premier interosseux dorsal.

Action.— Les deux portions de ce muscle ont une action distincte. Les faisceaux externes perfectionnent les mouvements imprimés par le court abducteur. Ils opposent la pulpe du pouce aux deuxièmes phalanges des quatre derniers doigts, tandis que l'abducteur l'oppose aux dernières phalanges.

IV. — ADDUCTEUR DU POUCE.

Muscle triangulaire, situé à la partie externe de la région palmaire.

Insertions.— Son insertion *fixe* se fait sur toute la longueur du bord antérieur du troisième métacarpien, et sur la partie inférieure et antérieure du grand os. Son insertion *mobile* est le bord interne de la première phalange du pouce.

Rapports.— La *face postérieure* de ce muscle est en rapport, de dedans en dehors, avec le deuxième interosseux dorsal, le premier interosseux palmaire, le deuxième métacarpien et le premier interosseux dorsal. Sa *face antérieure* est recouverte par les deux premiers lombricaux, les tendons des fléchisseurs communs qui se rendent à l'index et au médius.

Action.— Il porte le pouce en dedans et un peu en avant.

3° *Région interne* (éminence hypothénar).

Les muscles de cette région sont au nombre de quatre : palmaire cutané, opposant, adducteur, court fléchisseur.

I. — Palmaire cutané.

Situé à la partie supérieure de l'éminence hypothénar, il s'insère, par son point fixe, sur le bord interne de l'aponévrose palmaire, et sur le bord inférieur du ligament annulaire antérieur. Par son insertion mobile, il s'insère à la face profonde du derme. Il est sous-cutané. Lorsqu'il se contracte, il fronce la peau de la région.

II. — Opposant du petit doigt.

Insertions.— Il s'insère sur l'apophyse de l'os crochu et à la partie interne et inférieure du ligament annulaire antérieur. Les fibres se portent en bas et en dedans, pour se fixer au bord antérieur du cinquième métacarpien dans toute son étendue.

Rapports.— Il est recouvert par le court fléchisseur et l'adducteur.

Action. — Il porte le dernier métacarpien en avant et un peu en dedans.

III. — Adducteur du petit doigt.

Insertions. — Il s'insère par son point fixe à l'os pisiforme, où il se continue avec quelques fibres du cubital antérieur, et par son point mobile sur le bord interne de la première phalange du petit doigt.

Rapports. — Recouvert par l'aponévrose, il recouvre l'opposant.

Action. — Il est adducteur du petit doigt.

IV. — Court fléchisseur du petit doigt.

Insertions. — Situé sur le même plan que le précédent et en dehors de lui, le court fléchisseur s'insère, par son point fixe, à l'apophyse de l'os crochu et à la partie interne du ligament annulaire. Par son extrémité inférieure ou mobile, il se confond avec l'adducteur.

Rapports. — Recouvert par la peau et l'aponévrose, le court fléchisseur recouvre le dernier interosseux palmaire et le cinquième métacarpien.

Action. — La même que celle du précédent.

ARTICLE VI.

MUSCLES DU MEMBRE INFÉRIEUR.

§ 1. — Muscles de la fesse.

Grand fessier, moyen fessier, petit fessier, pyramidal, jumeau supérieur, obturateur interne, jumeau inférieur, carré crural, obturateur externe.

I. — Grand fessier.

Dissection. — 1° *Faites une incision horizontale* (4) *au-dessus de la crête iliaque; 2° faites-en une autre* (6, 6) *au tiers supérieur de la cuisse; 3° réunissez-les par une incision verticale* (1); *disséquez les lambeaux que vous rejetterez en dedans et en dehors.*

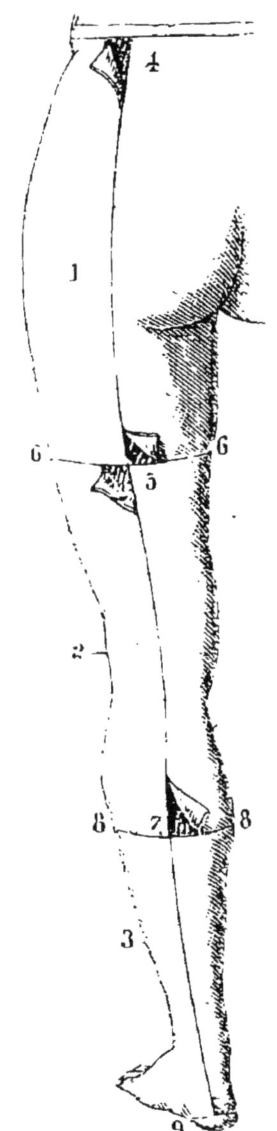

Fig. 65 — Dissection des muscles de la fesse.

Insertions. — Le grand fessier s'insère, en haut : 1° à la moitié postérieure de la lèvre externe de la crête iliaque : 2° au tiers postérieur de la fosse iliaque externe et à la tubérosité iliaque : 3° au bord inférieur de l'aponévrose lombaire ; 4° à la face postérieure du coccyx. En bas, il s'insère par une série de petits tendons sur la branche de bifurcation qui se dirige de la ligne âpre vers le grand trochanter.

Rapports. — 1° Il est recouvert par la peau et l'aponévrose ; 2° il recouvre le moyen fessier, le pyramidal, les jumeaux.

l'obturateur interne, le carré crural, le biceps, le demi-tendineux, le demi-membraneux. Il est séparé de l'ischion et du grand trochanter par une bourse séreuse. On trouve encore au-dessous de ce muscle le grand ligament sacro-sciatique, les vaisseaux et les nerfs qui sortent par la grande échancrure sciatique.

Action. — Il est rotateur en dehors et extenseur de la cuisse.

II. — Moyen fessier.

Insertions. — Le moyen fessier s'insère sur la fosse iliaque externe entre les deux lignes courbes, et à la moitié antérieure de la lèvre externe de la crête iliaque. Il se termine par un tendon large et aplati sur toute l'étendue du bord supérieur et de la face externe du grand trochanter.

Rapports. — Il est recouvert par le grand fessier, l'aponévrose, la peau et le tenseur du fascia lata ; 2° il recouvre la fosse iliaque externe, le petit fessier et le grand trochanter.

Action. — Il porte la cuisse dans l'abduction. Il est, de plus, faiblement rotateur en dehors par ses fibres postérieures, et fortement rotateur en dedans par ses fibres antérieures.

III. — Petit fessier.

Insertions. — A la partie antérieure de la fosse iliaque externe, au-dessous de la ligne courbe antérieure. Ses fibres convergent vers un tendon extrêmement épais, qui se fixe à la moitié antérieure du bord supérieur du grand trochanter, au-dessous du moyen fessier.

Rapports. — Recouvert entièrement par le moyen fessier, il recouvre immédiatement l'articulation coxo-fémorale, sur laquelle il se moule par sa face profonde.

Action. — La même que celle du muscle précédent.

IV. — Pyramidal.

Insertions. — A la face antérieure du sacrum, par trois ou quatre digitations qui s'insèrent entre les trous sacrés antérieurs. L'insertion mobile se fait à la partie antérieure de la cavité digitale.

Rapports. — 1° *Dans le bassin*, il est placé en avant du sacrum, en arrière du plexus sacré et des vaisseaux hypogastriques.

2° *Hors du bassin*, il est placé au-dessous du grand fessier, en arrière de l'os coxal et de la capsule fibreuse de l'articulation coxo-fémorale. Au-dessous de lui, on voit sortir du bassin le grand nerf sciatique, l'artère ischiatique, les vaisseaux et nerf honteux internes.

Action. — Rotateur de la cuisse en dehors.

V. — Jumeau supérieur.

Petit muscle horizontal et vermiforme. Il s'insère, en dedans, sur la face externe de l'épine sciatique; en dehors, au fond de la cavité digitale, où il se confond avec le pyramidal, le jumeau inférieur et les obturateurs.

Rapports. — En avant, avec l'articulation; en arrière, avec le grand fessier, dont il est séparé par le grand nerf sciatique, le petit nerf sciatique et les vaisseaux ischiatiques. Il est situé au-dessous du pyramidal et au-dessus de l'obturateur interne.

Action. — Rotateur de la cuisse en dehors.

VI. — JUMEAU INFÉRIEUR.

Ce muscle s'insère, en dedans, à la partie supérieure et postérieure de l'ischion ; en dehors, il se confond avec le jumeau supérieur, les deux obturateurs et le pyramidal, qui s'insèrent avec lui au fond de la cavité digitale. Ce muscle a le même volume, la même forme, les mêmes rapports et la même action que le muscle précédent. Vers son extrémité externe, il se confond avec lui et forme une gouttière dans laquelle est situé le tendon de l'obturateur interne.

VII. — OBTURATEUR INTERNE.

Insertions. — A la face interne de la membrane obturatrice et autour du trou obturateur. L'insertion mobile se fait au fond de la cavité digitale, où elle se confond avec les tendons des muscles voisins.

Ses fibres se dirigent en arrière vers l'échancrure qui sépare l'ischion de l'épine sciatique. Elles forment un faisceau qui glisse dans cette échancrure.

Rapports. — 1° Dans le bassin, il forme la paroi externe du creux ischio-rectal.

2° A son point de réflexion, il est séparé de l'ischion par une bourse séreuse.

3° Dans la fesse, il se place dans la gouttière que lui forment les deux muscles jumeaux, et affecte les mêmes rapports que ces muscles.

Action. — Comme les précédents, il est rotateur de la cuisse en dehors.

VIII. — Obturateur externe.

Insertions. — Ce muscle s'insère à la face externe de la membrane obturatrice, et autour du trou obturateur.

Ses fibres se dirigent en bas, en arrière et en dehors, en contournant le col du fémur. Son insertion mobile se fait dans la cavité digitale du grand trochanter.

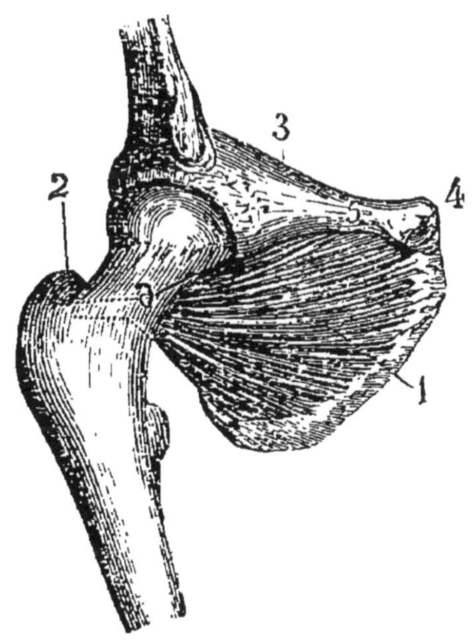

Fig. 66. — Obturateur externe.

Rapports. — 1° Dans sa moitié interne, il est recouvert par le pectiné et les trois adducteurs qui l'entourent.

2° Dans sa moitié externe, il est en contact avec la partie inférieure et postérieure de la capsule fibreuse de l'articulation. Il est recouvert à ce niveau par le carré crural.

Action. — Rotateur de la cuisse en dehors.

IX. — Carré crural.

Insertions. — En dedans, à la lèvre externe de la tubérosité de l'ischion. En dehors, sur le bord postérieur du grand trochanter et sur la ligne qui prolonge ce bord vers le petit trochanter.

Rapports. — En avant de ce muscle, on trouve l'obturateur externe et l'articulation ; en arrière, le grand fessier dont il est séparé par le grand nerf sciatique, le petit nerf sciatique, les vaisseaux ischiatiques ; en haut, le jumeau inférieur ; en bas, le grand adducteur.

Action. — Rotateur de la cuisse en dehors.

§ 2. — Muscles de la cuisse.

Région antérieure : 3. Couturier, droit antérieur du triceps, tenseur de la synoviale du genou.

Région postérieure : 3. Biceps, demi-tendineux, demi-membraneux.

Région externe : 2. Tenseur du fascia lata, vaste externe du triceps.

Région interne : 6. Vaste interne du triceps, droit interne, pectiné, premier, deuxième et troisième adducteurs.

I. — Couturier.

Dissection. — 1° *Incision oblique le long de l'arcade crurale ; 2° incision horizontale à 10 centimètres au-dessous de la rotule ; 3° Incision verticale sur la face anté-*

rieure de la cuisse et du genou, réunissant les deux autres.

Inscrtions. — La partie fixe de ce muscle s'insère

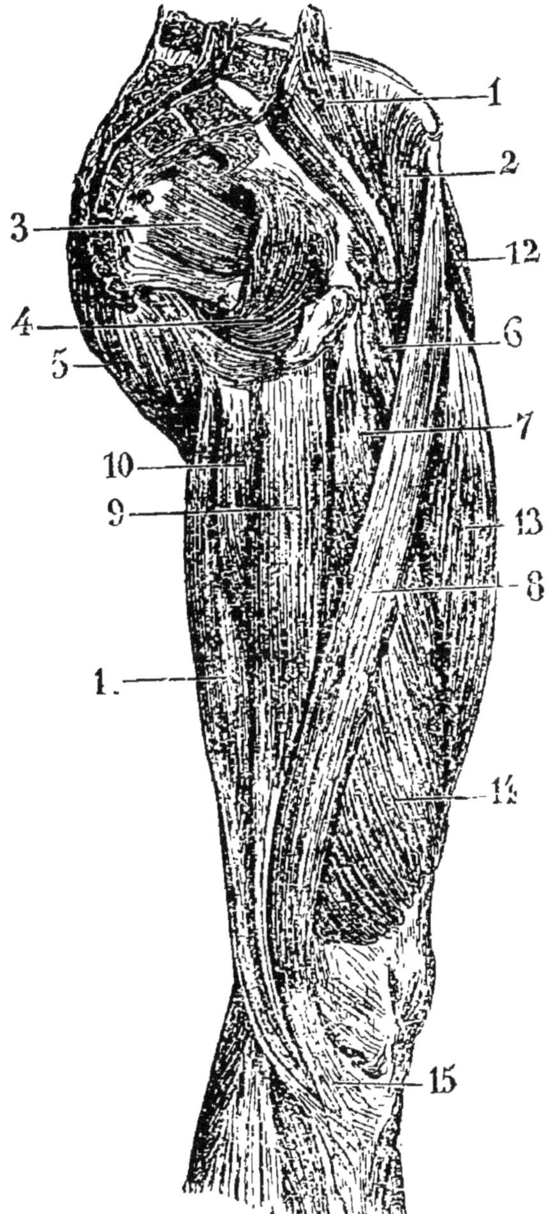

Fig. 67. — Muscles internes de la cuisse.

1. Psoas. — 2. Iliaque. — 3. Pyramidal. — 4. Obturateur interne. — 5. Grand fessier. — 6. Pectiné. — 7. Premier adducteur. — 8. Couturier. — 9. Droit interne. — 10. Grand adducteur. — 11. Demi-tendineux. — 12. Tenseur du fascia lata. — 13. Droit antérieur. — 14. Vaste interne. — 15. Patte d'oie.

au sommet de l'épine iliaque antérieure et supérieure. Son extrémité mobile s'insère à la partie supérieure de la face interne du tibia.

Rapports. — Dans toute son étendue, il est recouvert par la peau. Par sa face profonde, il est en rapport avec l'artère fémorale, qu'il croise et dont il est le *muscle satellite*. Il recouvre, de haut en bas, la partie supérieure du droit antérieur, le psoas iliaque, le premier adducteur et le vaste interne. Il contourne la partie postérieure du condyle interne du fémur et de la tubérosité interne du tibia. Au niveau des tendons épanouis de la patte d'oie, le tendon du couturier recouvre ceux du droit antérieur et du demi-tendineux, dont il est séparé par une séreuse tendineuse.

Action. — Il est fléchisseur de la jambe sur la cuisse, fléchisseur de la cuisse sur le bassin, rotateur de la cuisse en dehors.

II. — DROIT ANTÉRIEUR.

Insertions. — Son extrémité fixe s'insère par un *tendon direct*, volumineux et arrondi, à l'épine iliaque antérieure et inférieure, et par un *tendon réfléchi*, mince et membraneux, à la gouttière sus-cotyloïdienne. Son extrémité mobile s'insère par un tendon épais, aplati d'avant en arrière, à la base de la rotule.

Rapports. — Il est recouvert par la peau et l'aponévrose, et croisé obliquement par le couturier. A sa partie supérieure, le psoas iliaque est placé en dedans de lui.

Action. — Extenseur de la jambe sur la cuisse, fléchisseur de la cuisse sur le bassin.

III. — Tenseur de la synoviale du genou.

On donne ce nom à un petit faisceau musculaire qui naît de la face profonde du vaste interne, glisse le long de la face antérieure du fémur, et va s'insérer au prolongement que la synoviale du genou envoie entre le droit antérieur et le fémur. Il a pour but de tirer en haut cette synoviale et d'empêcher son pincement pendant les mouvements de l'articulation.

IV. — Biceps.

Insertions. — L'extrémité supérieure s'insère par sa longue portion à la partie postérieure de la tubérosité de l'ischion, en se confondant avec le demi-tendineux ; et par sa courte portion, sur la partie inférieure de l'interstice de la ligne âpre du fémur, sur la branche de bifurcation inférieure et externe de cette ligne.

Il s'insère, par son point mobile, à l'apophyse styloïde du péroné.

Rapports. — 1° La longue portion est recouverte en haut par le grand fessier, et dans ses trois quarts inférieurs par l'aponévrose et la peau ; elle recouvre le grand adducteur et le grand nerf sciatique.

2° La courte portion est située derrière le vaste externe du triceps, en dehors du demi-tendineux ; elle est recouverte par l'aponévrose et la peau au niveau de sa face externe.

3° Au moment où il s'insère sur le péroné, le biceps glisse derrière le ligament externe de l'articulation du genou.

Action. — Fléchisseur de la jambe sur la cuisse, extenseur de la cuisse sur le bassin. Il est rotateur de la jambe en dehors, lorsque celle-ci est dans la demi-flexion.

V. — Demi-tendineux.

Insertions. — Il s'insère à la tubérosité de l'ischion, où il se confond avec la longue portion du biceps.

Son tendon inférieur, très-grêle, s'insère à la partie supérieure de la face interne du tibia et à la tubérosité antérieure de cet os. Il concourt à la formation de la patte d'oie.

Rapports. — Dans les trois quarts supérieurs, il recouvre le demi-membraneux ; il est recouvert par le grand fessier, l'aponévrose et la peau ; il est en rapport en dehors avec le biceps, dont il se sépare à la partie inférieure.

Au niveau du genou, le demi-tendineux forme un tendon arrondi, qui glisse en arrière du condyle interne du fémur dans une gaîne fibreuse, et se porte ensuite obliquement en bas et en avant, en s'épanouissant à la partie supérieure de la face interne du tibia, où il est recouvert par le tendon du couturier.

Action. — Fléchisseur de la jambe, extenseur de la cuisse. Il est rotateur de la jambe en dedans, lorsque celle-ci est dans la demi-flexion.

VI. — Demi-membraneux.

Insertions. — Il s'insère à la tubérosité de l'ischion, au-dessous et en avant du demi-tendineux et du biceps. Il s'insère en bas à la partie postérieure de la tubérosité interne du tibia, où il se divise en trois faisceaux : un inférieur, qui se fixe à la partie inférieure et postérieure de la même tubérosité ; un interne, qui glisse dans la gouttière horizontale de la tubérosité, sous le ligament latéral interne du genou ; un externe, qui se porte en haut, renforce le ligament postérieur du genou, et s'insère en arrière et au-dessus du condyle externe du fémur.

Rapports. — Recouvert par le demi-tendineux, il recouvre le grand adducteur. Il est en rapport, en dehors, avec la longue portion du biceps. En bas, il forme avec le demi-tendineux le côté interne et supérieur du creux poplité.

Action. — Fléchisseur de la jambe, extenseur de la cuisse.

VII. — Tenseur du fascia lata.

Insertions. — Il s'insère à la lèvre externe de l'épine iliaque antérieure et supérieure, et un peu à la crête iliaque.

Son point d'insertion mobile est le tubercule du jambier antérieur.

Rapports. — Recouvert dans toute son étendue par la peau, le tenseur du fascia lata recouvre le moyen fessier et le vaste externe.

Son tendon est aplati et épais ; il est contenu entre deux feuillets de l'aponévrose fémorale auxquels il adhère, sans confondre complétement ses fibres avec celles de l'aponévrose.

Action. — Extenseur de la jambe, il concourt à la flexion et à l'abduction de la cuisse.

VIII. — Vaste externe.

Insertions. — Le vaste externe prend son point fixe au bord inférieur et au bord antérieur du grand trochanter, à la lèvre externe de la ligne âpre, à la face externe du fémur et à la cloison aponévrotique qui le sépare du biceps. Son point d'insertion mobile se fait au bord externe de la rotule et au bord externe du tendon du droit antérieur.

Rapports. — Il est en rapport, en avant, avec le droit antérieur, la peau et l'aponévrose ; en arrière, avec le biceps ; en dedans, avec le fémur et le vaste interne ; en dehors, avec le tenseur du fascia lata, la peau et l'aponévrose.

Action. — Il est extenseur de la jambe.

IX. — Vaste interne.

Insertions. — Il s'insère : à la lèvre interne de la ligne âpre dans toute son étendue, à la face interne, à la face antérieure, et à une portion de la face externe du fémur. L'insertion mobile se fait au bord interne de la rotule, au bord interne du tendon du droit antérieur, et par quelques faisceaux isolés à la tubérosité antérieure du tibia.

Rapports. — Ce muscle enveloppe presque complètement le fémur. Il est recouvert en dehors par le vaste externe, en avant par le droit antérieur et le couturier. Il est en rapport en dedans avec le droit interne, et en arrière avec tous les adducteurs.

Action. — Il est extenseur de la jambe.

Triceps crural ou fémoral. — Ce muscle est formé par le vaste externe, le vaste interne et le droit antérieur, dont nous connaissons les insertions. Ils se réunissent en bas et s'insèrent à la base et aux deux bords de la rotule. Une grande partie de leurs fibres ne font qu'adhérer à la rotule et vont former le tendon rotulien, qui s'insère à la moitié inférieure de la tubérosité antérieure du tibia.

Action. — Il est extenseur de la jambe.

X. — Droit interne.

Inscriptions. — Il s'insère sur le corps du pubis, entre la symphyse et le deuxième adducteur. Son extré-

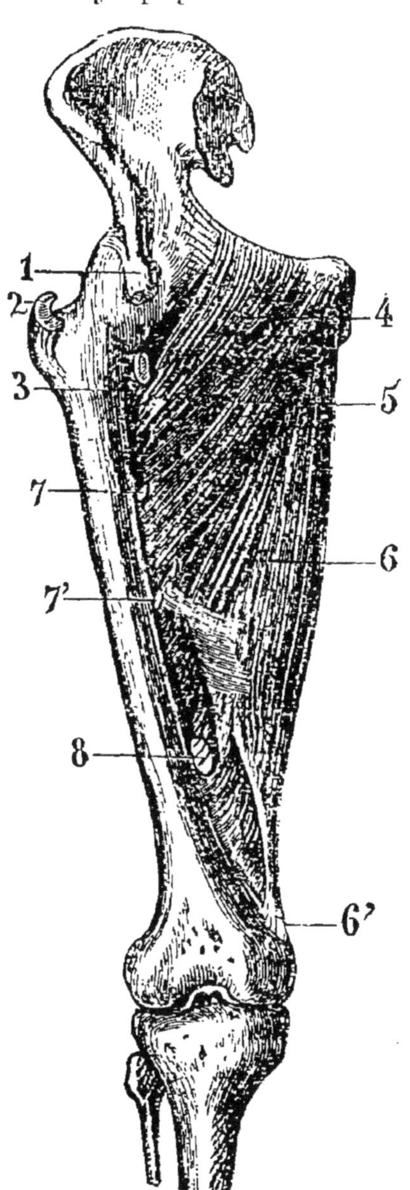

Fig. 68. — Muscles pectiné et adducteurs.

1. Tendon du droit antérieur. — 2 Insertion du moyen fessier. — 3. Insertion du psoas iliaque. — 4. Pectiné. — 5. Premier adducteur — 6. Grand adducteur. — 6'. Insertion inférieure du tendon du grand adducteur. — 7, 7'. Petits orifices sur le point d'insertion du grand adducteur pour le passage des artères perforantes. — 8. Anneau du grand adducteur.

mité inférieure s'insère à la partie supérieure de la face interne du tibia et à la tubérosité antérieure de cet os. Il concourt à former la patte d'oie.

Rapports. — 1° A la cuisse, sa face interne est recouverte par la peau. Sa face externe ou profonde recouvre le bord interne du grand adducteur. 2° Au genou, il glisse derrière le condyle interne du fémur dans une gaîne fibreuse, en arrière du couturier, en avant du demi-tendineux.

Action. — Fléchisseur de la jambe, adducteur de la cuisse. Il est rotateur de la jambe en dedans, lorsqu'elle est dans la demi-flexion.

XI. — Pectiné.

Inscrtions. — 1° Le pectiné s'insère à la surface pectinéale, à la crête pectinéale et à l'épine du pubis ; 2° par son point mobile, il s'insère sur la crête étendue du petit trochanter à la ligne âpre du fémur.

Rapports. — La *face antérieure* du pectiné est en rapport, de dedans en dehors, avec les lymphatiques fémoraux, la veine et l'artère fémorales. Elle forme la paroi postérieure du canal crural. — La *face postérieure* est en rapport avec le muscle obturateur externe. Son *bord interne* est parallèle au bord externe du premier adducteur. Son *bord externe* est parallèle au bord interne du psoas iliaque, qui suit la même direction.

Action. — Adducteur et rotateur du fémur en dehors.

XII. — Premier ou moyen adducteur.

Le premier adducteur est aplati et présente la forme d'un triangle à sommet supérieur.

Insertions. — Il s'insère, en haut, par un gros faisceau tendineux, à l'épine du pubis et à la partie supérieure du corps du pubis. Il prend ses insertions inférieures sur l'interstice de la ligne âpre, au-dessous du pectiné.

Rapports. — La *face antérieure* est en rapport avec l'aponévrose, la peau, les vaisseaux fémoraux et le vaste interne. Sa *face postérieure* recouvre l'obturateur externe, le deuxième adducteur et une partie du troisième.

Action. — Adducteur et rotateur du fémur en dehors.

XIII. — Deuxième ou petit adducteur.

Muscle triangulaire et aplati, situé au-dessous du précédent.

Insertions. — Il s'insère, en haut, sur le corps du pubis, entre l'obturateur externe, le droit interne, le premier et le troisième adducteurs. A sa partie inférieure il s'insère sur l'interstice de la ligne âpre, immédiatement en arrière du précédent.

Rapports. — La *face antérieure* du deuxième adducteur est en rapport avec le premier adducteur, dont elle est séparée par le nerf obturateur. Sa *face postérieure* recouvre le grand adducteur.

XIV. — Troisième ou grand adducteur.

Insertions. — Il s'insère, en haut, à la face externe de la tubérosité et de la branche ascendante de l'ischion, par un gros faisceau charnu. En bas, sur toute l'étendue de l'interstice de la ligne âpre du fémur, sur la branche inférieure et interne de bifurcation de la ligne âpre et sur un tubercule situé à la partie postérieure, supérieure et interne du condyle interne du même os. L'insertion fémorale présente des ouvertures dans lesquelles passent les artères perforantes. Parmi ces ouvertures, il en existe une très-volumineuse, *anneau du grand adducteur.*

Rapports. — La *face antérieure* du grand adducteur est en rapport, de haut en bas, avec le deuxième adducteur, le premier adducteur et le vaste interne. Elle est en rapport, à sa partie externe, avec l'artère fémorale profonde.

Sa *face postérieure* forme un large triangle, recouvert de dedans en dehors par le demi-membraneux et la longue portion du biceps, dont il est séparé par le grand nerf sciatique. Enfin, le grand fessier recouvre la partie supérieure de cette face.

Action. — Il est adducteur et un peu rotateur du fémur en dehors.

Nous allons étudier le triangle de Scarpa, l'aponévrose fémorale, la gaîne des vaisseaux fémoraux, l'anneau crural et le canal crural, dont la description doit suivre immédiatement celle des muscles de la cuisse.

1° Triangle de Scarpa, ou creux inguino-crural.

Dissection. — 1° *Faites une incision oblique* (5) *le long de l'arcade crurale ; 2° une autre incision* (6) *suivra* *le bord interne du premier adducteur jusqu'au milieu de la face antérieure de la cuisse; 3° disséquez en relevant le lambeau de dedans en dehors jusqu'à la ligne 7.*

On donne ce nom à une région triangulaire, limitée en haut par l'arcade crurale, en dehors par le bord interne du couturier, et en dedans par le bord interne du premier adducteur.

On trouve dans ce triangle, en allant d'avant en arrière : 1° la peau ; 2° le tissu cellulaire sous-cutané, chargé de graisse, contenant les ganglions inguinaux superficiels et la terminaison des veines saphène interne, honteuses externes et sous-

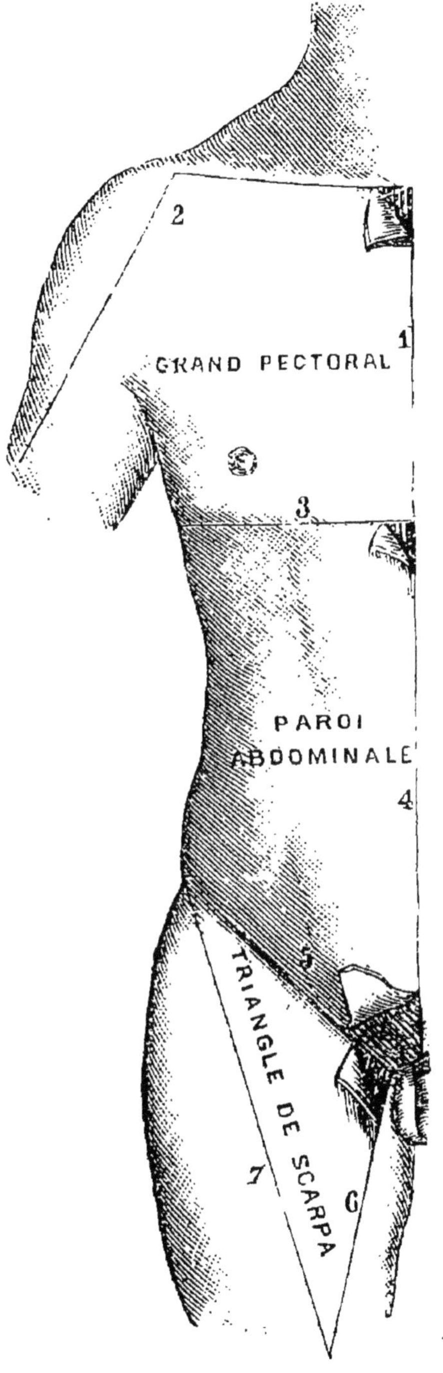

Fig. 69. — Triangle de Scarpa.

cutanée abdominale; 3° l'aponévrose fémorale; 4° un plan plus profond formé par des vaisseaux, des nerfs et des muscles.

Ce plan, qui constitue l'aire du triangle, est formé dans sa moitié externe par le psoas iliaque, et dans sa moitié interne, par le pectiné. Ces deux muscles forment les bords d'une gouttière dans laquelle sont situés les vaisseaux fémoraux. L'artère, le plus externe de ces vaisseaux, est en contact avec le psoas iliaque; la veine est placée en dedans de l'artère; les lymphatiques sont situés en dedans de la veine. Le nerf crural est placé en dehors de l'artère. (Voyez *Canal crural.*)

2° Aponévrose fémorale.

L'aponévrose fémorale, ou *fascia lata*, recouvre tous les muscles de la cuisse, auxquels elle forme une enveloppe commune.

Cette aponévrose, plus épaisse en dehors, présente deux faces et deux extrémités.

La *face superficielle* est en rapport avec le tissu cellulaire sous-cutané et les nombreux organes nerveux et vasculaires qui s'y trouvent; sa *face profonde* envoie des cloisons entre les muscles de la cuisse, qu'elle sépare les uns des autres en leur formant des gaînes. Deux de ces cloisons, plus épaisses que les autres, s'insèrent aux deux lèvres de la ligne âpre du fémur. L'une, *cloison intermusculaire externe*, sépare le vaste externe, qui est en avant, du biceps qui se trouve en arrière. La *cloison intermusculaire interne* est située entre le grand adducteur et le demi-membraneux.

L'*extrémité supérieure* de l'aponévrose se confond avec les aponévroses de la fesse en arrière, tandis qu'en avant elle s'insère sur l'arcade crurale. L'*extrémité inférieure* adhère aux saillies osseuses du genou, en avant et sur les côtés, tandis qu'en arrière elle se continue avec l'aponévrose jambière, en passant sur le creux poplité.

3° Gaîne des vaisseaux fémoraux.

Cette gaîne est une dépendance de l'aponévrose fémorale ; elle entoure les vaisseaux fémoraux depuis l'anneau crural jusqu'à l'anneau du grand adducteur ; elle est située, comme ces vaisseaux, en avant des adducteurs, en arrière du vaste interne.

4° Anneau crural.

L'anneau crural est une ouverture triangulaire située entre l'arcade crurale et le pubis. Il est limité. en avant par l'arcade crurale, en arrière par la branche horizontale du pubis. et en dehors par la bandelette ilio-pectinée et le psoas iliaque. Son angle interne est formé par la base concave du ligament de Gimbernat. L'anneau crural livre passage, de dehors en dedans, à l'artère fémorale, à la veine fémorale, et aux lymphatiques fémoraux. L'anneau crural est l'ouverture supérieure du canal crural ; c'est aussi l'orifice supérieur de la gaîne des vaisseaux fémoraux.

5° Canal crural.

Dissection. — 1° *Enlevez la peau du triangle de Scarpa ; 2° suivez, de bas en haut, la saphène interne* *jusqu'à la veine fémorale ; 3° mettez à nu l'arcade crurale, l'artère et la veine fémorales. Le fascia crebriformis est ce tissu cellulaire qui unit la veine fémorale à l'arcade et au premier adducteur.*

Le canal crural est la partie supérieure dilatée des vaisseaux fémoraux. Il est formé par un dédoublement de l'aponévrose fémorale. Il renferme les vaisseaux fémoraux, artère, veine et lymphatiques.

Ce canal présente trois parois et deux extrémités :

La *paroi antérieure* est formée par le feuillet superficiel de l'aponévrose fémorale dédoublée. Ce feuillet, au niveau des lymphatiques, est percé de trous qui ont fait donner à cette portion le nom de *fascia crebriformis*. Ces trous livrent passage à des vaisseaux qui mettent en communication les ganglions superficiels avec les ganglions profonds.

La *paroi externe* du canal crural est formée par le psoas iliaque, ou mieux par le feuillet profond de l'aponévrose fémorale, qui s'insinue entre ce muscle et les vaisseaux fémoraux.

La *paroi postérieure et interne* est formée par le pectiné, ou mieux par le feuillet profond de l'aponévrose fémorale.

L'ouverture supérieure est l'anneau crural, sur les trois bords duquel viennent s'insérer les trois parois du canal. Le bord antérieur, arcade crurale, reçoit l'insertion de la paroi antérieure; le bord externe, bandelette iliopectinée, reçoit celle de la paroi externe ; enfin, la paroi postérieure se termine sur la crête pectinéale.

L'ouverture inférieure du canal crural se continue sans ligne de démarcation avec la partie étroite de la gaîne des vaisseaux fémoraux.

Pour M. Richet, le vrai canal crural serait la portion interne qui loge les lymphatiques. Le canal crural serait ainsi limité, par le fascia crebriformis en avant, par le pectiné en arrière, et par la veine fémorale en dehors. Ce canal se terminerait, en bas, à l'embouchure de la saphène interne. D'après le même auteur, il ne faudrait entendre par anneau crural que la portion d'anneau comprise entre le ligament de Gimbernat et la veine fémorale. On trouve sur cette ouverture, au-dessous du péritoine, le *septum crurale*, dépendance du fascia transversalis.

§ 3. — Muscles de la jambe.

Région antérieure : 4. Jambier antérieur, extenseur propre du gros orteil, extenseur commun des orteils, péronier antérieur.

Région externe : 2. Long péronier latéral, court péronier latéral.

Région postérieure : 8. Première couche : Jumeau interne, jumeau externe, soléaire, plantaire grêle. Deuxième couche : Poplité, jambier postérieur, fléchisseur commun des orteils, fléchisseur propre du gros orteil.

I. — Jambier antérieur.

Insertions. — Il s'insère, en haut, au tiers supérieur de la face externe du tibia, à la moitié interne du ligament interosseux et au tubercule du jambier antérieur. En bas, à la face inférieure du premier cunéiforme.

Rapports. — 1° En dedans, avec le tibia : en dehors, avec l'extenseur commun des orteils et l'extenseur propre du gros orteil ; en avant, avec l'aponévrose et la peau ; en arrière, avec le ligament interosseux. Les vaisseaux et nerf tibiaux antérieurs sont couchés sur le ligament interosseux, en dehors du jambier antérieur. Il est le *muscle satellite* de l'artère tibiale antérieure. 2° Au pied, il passe devant l'articulation tibiotarsienne, où il glisse dans une gaîne fibreuse fournie par le ligament annulaire antérieur du tarse.

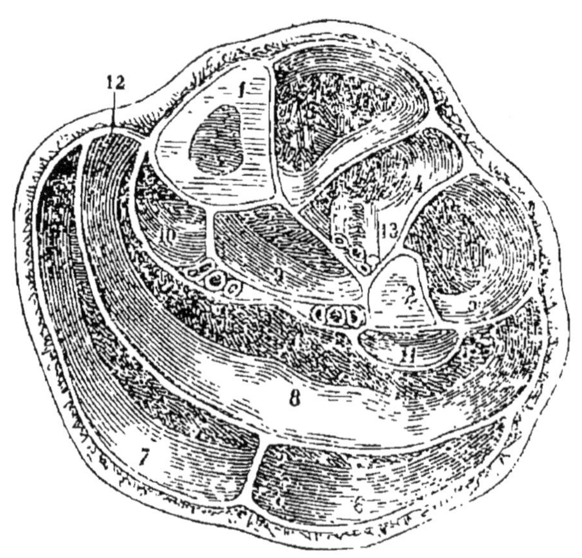

Fig. 70. — Coupe de la jambe au tiers moyen. (On a enlevé une portion des muscles pour montrer les cloisons aponévrotiques, les vaisseaux et les nerfs).

1. Tibia. — 2. Péroné. — 3. Jambier antérieur. — 4. Extenseur commun. — 5. Péroniers latéraux — 6, 7. Jumeaux. — 8. Soléaire. — 9. Jambier postérieur. — 10. Fléchisseur commun des orteils — 11. Fléchisseur propre du gros orteil. — 13. Nerfs et vaisseaux tibiaux antérieurs.

Action. — Il relève d'abord le bord interne du pied, puis il fléchit le pied sur la jambe.

II. — Extenseur propre du gros orteil.

Insertions. — Il s'insère, en haut, à la partie inférieure de la face interne du péroné et au ligament interosseux ; en bas, à l'extrémité postérieure de la dernière phalange du gros orteil.

Rapports. — En dedans, avec le jambier antérieur ; en dehors, avec le péroné et l'extenseur commun des orteils. Au pied, il glisse sous le ligament annulaire antérieur du tarse, dans la même gaîne que les vaisseaux et nerf tibiaux antérieurs ; il se place sur le côté interne du pédieux, recouvert par l'aponévrose et par la peau, recouvrant les os et les articulations.

Action. — Ce muscle est un bien faible auxiliaire du jambier antérieur dans la flexion du pied.

III. — Extenseur commun des orteils.

Insertions. — Il s'insère, en haut, à la partie supérieure de la face interne du péroné, au tubercule antérieur de la tête du même os, à la moitié externe du ligament interosseux ; en bas, aux quatre derniers orteils, par trois languettes fibreuses qui s'insèrent sur les phalanges, à la manière de l'extenseur commun des doigts.

Avant d'arriver au ligament annulaire, il se divise en cinq faisceaux qui passent dans la même gaîne fibreuse, et divergent ensuite, pour se porter aux quatre derniers orteils et à l'extrémité postérieure du cinquième métatarsien. Ce dernier faisceau constitue le muscle péronier antérieur.

Rapports. — En dedans, avec le jambier antérieur et l'extenseur propre du gros orteil ; en dehors, avec les péroniers latéraux ; en avant, avec l'aponévrose jambière : en arrière, avec le ligament interosseux et le péroné. Au pied, il glisse dans une gaîne fibreuse que lui forme le ligament annulaire antérieur du tarse, et se place ensuite entre le muscle pédieux et l'aponévrose dorsale du pied.

Action. — Ce muscle est fléchisseur du pied, comme le jambier antérieur.

IV. — Péronier antérieur.

On donne ce nom au faisceau externe de l'extenseur commun des orteils, qui, après avoir traversé la même gaîne fibreuse que ce muscle, vient s'insérer à la partie supérieure de l'extrémité postérieure du cinquième métatarsien par un tendon large et aplati.

V. — Long péronier latéral.

Insertions. — Il s'insère au tiers supérieur de la face externe du péroné, à l'aponévrose jambière qui le recouvre, et aux cloisons aponévrotiques qui le séparent des muscles de la région antérieure et de ceux de la région postérieure. Son point d'insertion mobile est le tubercule qui se trouve au-dessous de l'extrémité postérieure du premier métatarsien.

Rapports. — En dehors, avec l'aponévrose jambière ; en dedans, avec le péroné dans le tiers supérieur, et le court péronier dans les deux tiers inférieurs ; en avant, avec l'extenseur commun des orteils et le péronier antérieur ; en arrière, avec le soléaire et le fléchisseur propre du gros orteil. Le soléaire recouvre sa moitié supérieure, tandis que le fléchisseur propre est en contact avec sa moitié inférieure.

Dans son trajet, le tendon s'accole à celui du court péronier, dont on le sépare difficilement.

Au cou-de-pied : il glisse derrière, la malléole externe, avec le tendon du court péronier latéral, dans une gaîne fibreuse commune.

Au pied : il occupe d'abord la face externe, où il est maintenu au-devant du tubercule du calcanéum par une gaîne fibreuse ; puis il se place à la face inférieure du pied, contre les os et les articulations. Là, il glisse dans la gouttière de la face inférieure du cuboïde, convertie en canal par le ligament calcanéo-cuboïdien.

Action. — Ce muscle abaisse puissamment le bord interne du pied ; il agit faiblement comme extenseur et comme abducteur du pied.

VI. — Court péronier latéral.

Insertions. — Il s'insère, en haut, aux deux tiers inférieurs de la face externe du péroné et à la cloison aponévrotique qui le sépare du muscle fléchisseur propre du gros orteil. Son tendon s'insère, en bas, à l'extrémité postérieure du cinquième métatarsien.

Rapports. — Il recouvre le péroné, dont il suit la face externe jusqu'à la malléole : il est recouvert par le long péronier latéral.

Action. — Abducteur du pied, il concourt à l'extension du pied sur la jambe.

VII. — Jumeau externe.

Insertions. — Il s'insère, en haut, à la partie postérieure et supérieure du condyle externe du fémur, et à une capsule fibreuse qui recouvre la partie postérieure du condyle externe du fémur. Ses fibres se portent en bas et en dedans pour se terminer sur la face postérieure d'un tendon aplati, qui se condense pour former le tendon d'Achille.

Rapports. — Il est recouvert par l'aponévrose et par la peau. Il recouvre l'articulation, le muscle poplité et le soléaire.

Action. — Extenseur du pied et un peu fléchisseur de la jambe.

VIII. — JUMEAU INTERNE.

Insertions. — Il s'insère, en haut, à la partie postérieure, supérieure et interne du condyle interne du fémur. Il s'insère aussi à une capsule fibreuse qui recouvre la partie postérieure du condyle interne. Il s'insère, en bas, à la face postérieure du tendon d'Achille épanoui.

Rapports. — Par sa face superficielle, avec l'aponévrose et la peau. La face profonde recouvre l'articulation, le poplité, le soléaire et le plantaire grêle. Son bord externe forme le côté inférieur et interne du creux poplité ; il est en rapport avec les vaisseaux poplités, le nerf sciatique poplité interne et le plantaire grêle. Il est séparé du jumeau externe par une mince cloison fibreuse.

Action. — Extenseur du pied et un peu fléchisseur de la jambe.

IX. — PLANTAIRE GRÊLE.

Insertions. — Il s'insère en haut sur le condyle externe du fémur, immédiatement en dedans du tendon du jumeau externe, avec lequel il se confond. Son tendon inférieur, très-grêle, se confond quelquefois avec le bord interne du tendon d'Achille, dont il partage les insertions ; souvent il va s'insérer directement au calcanéum.

Rapports. — Recouvert par les jumeaux, il recouvre le soléaire.

Action. — La même que celle des jumeaux.

X. — Soléaire.

Insertions. — Il s'insère, en haut, au tubercule postérieur de la tête du péroné, au tiers supérieur de la face postérieure du même os, à la ligne oblique du tibia, et sur une petite portion de la face postérieure du tibia, au-dessous de la ligne oblique. Il s'insère, en bas, par l'intermédiaire du tendon d'Achille, à la moitié inférieure de la face postérieure du calcanéum.

Rapports. — La *face postérieure* est recouverte par les jumeaux et le plantaire grêle. La *face antérieure* ou *profonde* recouvre le tiers supérieur du péroné, une petite étendue du tibia, et plus bas, de dehors en dedans, les muscles long péronier latéral, court péronier latéral, fléchisseur propre du gros orteil, les vaisseaux et nerf tibiaux postérieurs. Son *bord supérieur* présente un anneau fibreux entre le tibia et le péroné : c'est l'*anneau du soléaire*, dans lequel passent les vaisseaux poplités et le nerf sciatique poplité interne.

Action. — Le soléaire est extenseur du pied.

XI. — Poplité.

Insertions. — Il s'insère, en haut, par un fort tendon, dans la gouttière que l'on trouve à la partie postérieure et externe du condyle externe du fémur ; en bas, à la lèvre interne de la ligne oblique du tibia, et à toute la portion de la face postérieure de cet os située au-dessus de la ligne oblique.

Rapports. — Il recouvre l'articulation du genou et le tibia. Il est recouvert par les vaisseaux poplités et par le nerf sciatique poplité interne, par les deux jumeaux et le plantaire grêle.

Action. — Fléchisseur de la jambe sur la cuisse.

XII. — JAMBIER POSTÉRIEUR.

Insertions. — Il s'insère, en haut, à la lèvre externe de la ligne oblique du tibia, à la face postérieure du ligament interosseux; en bas, au tubercule du scaphoïde.

Rapports. — En avant, avec le ligament interosseux, le tibia et le péroné ; en arrière, avec le soléaire; en dedans, avec le fléchisseur commun des orteils ; en dehors, avec le fléchisseur propre du gros orteil. Dans le tiers inférieur de la jambe, il s'insinue au-dessous du fléchisseur commun, et se place entre ce muscle et le tibia jusqu'à la malléole interne. Au pied, il glisse entre le ligament interne de l'articulation tibio-tarsienne et le ligament annulaire interne.

Action. — Ce muscle est fortement adducteur du pied : il concourt aussi à son extension.

XIII. — FLÉCHISSEUR COMMUN DES ORTEILS.

Insertions. — Il s'insère, en haut, à la lèvre externe de la ligne oblique du tibia et à la face postérieure du même os : en bas, aux quatre derniers orteils, de la même manière que le fléchisseur commun des doigts s'insère aux doigts.

Rapports. — En avant, avec le tibia et la moitié inférieure du jambier postérieur ; en arrière, avec le soléaire dans sa moitié supérieure, et, plus bas, avec l'aponévrose et la peau ; en dedans, avec l'aponévrose et la peau ; en dehors, avec le jambier postérieur, qu'il recouvre en bas et qu'il croise en passant sur son côté externe.

Action. — Il est fléchisseur des orteils ; il concourt à l'extension du pied.

XIV. — Fléchisseur propre du gros orteil.

Insertions. — Il s'insère, en haut, à la face postérieure du péroné, au-dessous du soléaire. Son tendon inférieur s'insère à l'extrémité postérieure de la dernière phalange du gros orteil.

Ses fibres se dirigent un peu obliquement en bas et en dedans, et forment un tendon qui se réfléchit dans la gouttière de l'extrémité postérieure de l'astragale, glisse au-dessous de la petite apophyse du calcanéum, et se porte directement en avant.

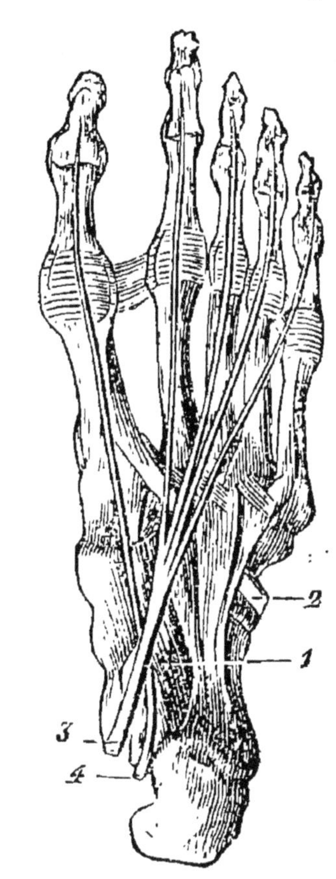

FIG. 71. — Tendons fléchisseurs.

1. Accessoire. — 2. Long péronier. — 3. Fléchisseur commun. — 4. Fléchisseur propre du gros orteil.

Rapports. — En avant, avec le péroné et le jambier postérieur ; en arrière, avec le soléaire ; en dedans, avec le jambier postérieur, qu'il recouvre en partie. Au pied, il croise le tendon du fléchisseur commun, qui est plus superficiel.

Action. — Il est fléchisseur du gros orteil.

§ 4. — Muscles du pied.

Il y a 20 muscles dans le pied : 1 à la face dorsale. 19 à la face plantaire.

1° *Région dorsale ou pédieuse.*

Pédieux.

Insertions. — Il s'insère, en arrière, dans le creux calcanéo-astragalien ; en avant, par quatre faisceaux distincts, aux quatre premiers orteils.

Rapports. — Le pédieux est immédiatement appliqué sur les os et les articulations du tarse : il recouvre les métatarsiens et les interosseux dorsaux. Il est recouvert par les tendons de l'extenseur commun et l'aponévrose dorsale du pied. Il est le *satellite de l'artère pédieuse*, qui est recouverte par son bord interne.

Action. — Il est extenseur des quatre premiers orteils.

2° *Région plantaire.*

Dissection. — 1° *Enlevez toute la peau de la plante du pied, en ménageant les nerfs superficiels, qui sont volumineux et faciles à apercevoir ; 2° débarrassez les muscles et nerfs superficiels du tissu cellulaire ; 3° sciez le calcanéum d'arrière en avant et horizontalement, de manière à faire tomber la scie entre l'accessoire et le court fléchisseur plantaire ; 4° continuez la séparation de ces deux couches avec le scalpel ; 5° enlevez le tissu cellulaire et ménagez les vaisseaux et les nerfs qui sont appliqués sur la couche profonde.*

La région plantaire comprend 19 muscles. On la divise en trois régions plus petites : régions plantaires interne, externe et moyenne.

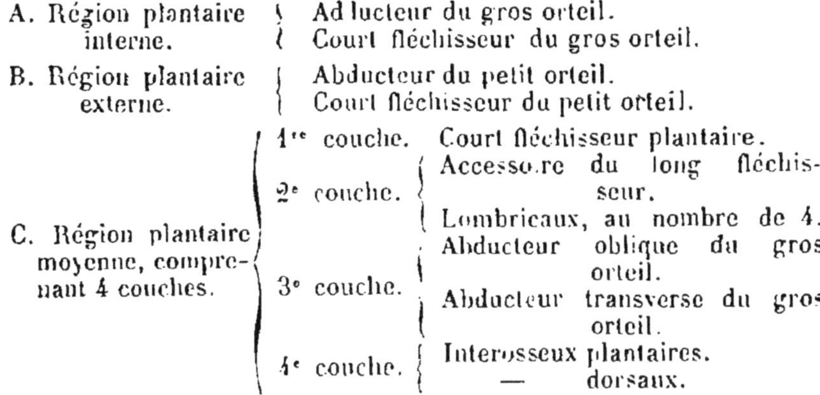

Région	Couche	Muscles
A. Région plantaire interne.		Adducteur du gros orteil. Court fléchisseur du gros orteil.
B. Région plantaire externe.		Abducteur du petit orteil. Court fléchisseur du petit orteil.
C. Région plantaire moyenne, comprenant 4 couches.	1re couche.	Court fléchisseur plantaire.
	2e couche.	Accessoire du long fléchisseur. Lombricaux, au nombre de 4.
	3e couche.	Abducteur oblique du gros orteil. Abducteur transverse du gros orteil.
	4e couche.	Interosseux plantaires. — dorsaux.

A. Région plantaire interne.

I. — Adducteur du gros orteil.

Insertions. — Il s'insère, en arrière, au tubercule interne de la face inférieure du calcanéum, à la face profonde de l'aponévrose plantaire, et à la partie inférieure et antérieure du ligament annulaire interne du tarse. Son extrémité antérieure s'insère sur le bord interne de la première phalange du gros orteil.

Rapports. — Recouvert par l'aponévrose et la peau, ce muscle est en rapport, en dehors, avec le court fléchisseur plantaire, et, plus en avant, avec le tendon du fléchisseur propre du gros orteil.

Action. — Fléchisseur et adducteur du gros orteil.

II. — Court fléchisseur du gros orteil.

Insertions. — Il s'insère à la face inférieure de la deuxième rangée du tarse, particulièrement sur le scaphoïde, les cunéiformes et les ligaments correspondants ; en avant, sur le bord interne de la première phalange du gros orteil, par un tendon confondu avec celui de l'adducteur.

Rapports. — En bas, avec le tendon de l'adducteur, l'aponévrose et la peau. Il recouvre les os et les articulations.

Les deux muscles de la région interne forment un muscle biceps, dont l'adducteur représente la longue portion.

B. Région plantaire externe.

I. — ABDUCTEUR DU PETIT ORTEIL.

Insertions. — Il s'insère, en arrière, au tubercule externe de la face inférieure du calcanéum et à l'aponévrose plantaire ; en avant, par un tendon allongé, sur le bord externe de la première phalange du petit orteil.

Rapports. — Il est recouvert par l'aponévrose et par la peau ; il recouvre les articulations et les os, le court fléchisseur, le tendon du long péronier latéral.

II. — COURT FLÉCHISSEUR DU PETIT ORTEIL.

Insertions. — Son insertion *fixe* se fait sur la deuxième rangée du tarse, et principalement sur le cuboïde, sur la gaîne du long péronier latéral et sur les ligaments de cette région. Son extrémité *mobile* ou antérieure se confond avec celle de l'abducteur du petit orteil.

Rapports. — Il recouvre les os et les articulations correspondantes ; il est recouvert par l'abducteur, l'aponévrose et la peau.

Action. — Il est fléchisseur et un peu abducteur du petit orteil.

Ces deux muscles forment, de même que ceux de la région interne, un muscle biceps, dont la longue portion est représentée par l'abducteur du petit orteil.

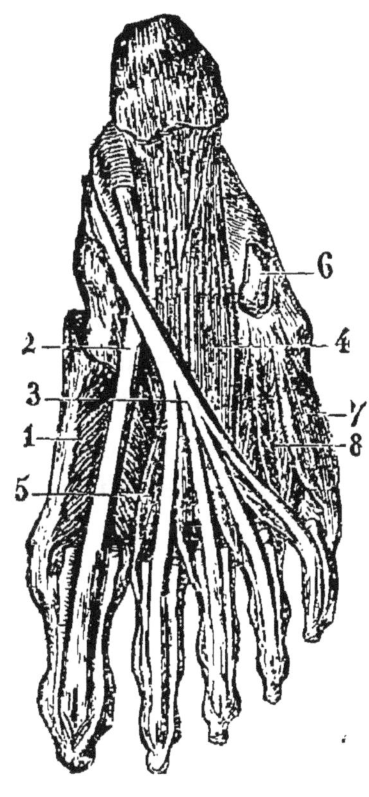

FIG. 72. — Muscles du pied (couche moyenne).

1. Court fléchisseur du gros orteil. — 2. Tendon du fléchisseur propre du gros orteil. — 3. Tendon du long fléchisseur commun des orteils. — 4. Accessoire du long fléchisseur des orteils. — 5. Premier lombrical. — 6. Tendon du long péronier latéral. — 7. Court fléchisseur du petit orteil. — 8. Interosseux du dernier espace.

C. Région plantaire moyenne.

I. — COURT FLÉCHISSEUR PLANTAIRE.

Insertions. — Il s'insère au tubercule interne de la face inférieure du calcanéum et à l'aponévrose plantaire qui le recouvre. Il se divise, en avant, en quatre faisceaux qui s'insèrent aux quatre derniers orteils, de la même manière que le fléchisseur superficiel des doigts.

Rapports. — Recouvert par l'aponévrose et par la peau, il recouvre le muscle accessoire, les tendons du long fléchisseur commun des orteils et les lombricaux.

Action. — Fléchisseur de la deuxième phalange des quatre derniers orteils.

II. — Accessoire du long fléchisseur des orteils.

Insertions. — A la face inférieure du calcanéum, en avant des tubercules de cette face et des muscles qui s'y insèrent ; en avant, sur le bord externe du tendon du long fléchisseur commun des orteils.

Rapports. — Il est recouvert par le court fléchisseur plantaire, le nerf et les vaisseaux plantaires externes ; il recouvre les os et les articulations.

Action. — Il corrige la direction oblique du long fléchisseur commun des orteils.

III. — Lombricaux.

Ces muscles sont au nombre de quatre, comme à la main.

On les désigne sous les noms de premier, deuxième, etc., en comptant de dedans en dehors.

Insertions. — En arrière, ils s'insèrent dans les angles de la bifurcation des tendons du fléchisseur profond des orteils, excepté le premier, qui se fixe sur le bord interne du tendon de ce muscle allant à l'index.

En avant, ces languettes charnues se terminent par de petits tendons, qui se portent sur le côté interne de l'articulation métatarso-phalangienne correspondante, pour se comporter ensuite comme ceux des doigts, c'est-à-dire se confondre avec les tendons interosseux et extenseurs.

Rapports. — Recouverts par le muscle court fléchisseur plantaire, ils recouvrent les abducteurs, les interosseux et l'arcade plantaire.

Action. — Comme ceux de la main, ils sont fléchisseurs de la première phalange des orteils et extenseurs des deux autres.

IV. — ABDUCTEUR OBLIQUE DU GROS ORTEIL.

Insertions. — Par son *point fixe*, sur la face inférieure du cuboïde et de l'extrémité postérieure des derniers métatarsiens. Les fibres se dirigent obliquement en avant et en dedans, pour s'insérer sur le bord externe de la première phalange du gros orteil.

Rapports. — En haut, avec les interosseux, les métatarsiens et l'arcade plantaire. Sa face inférieure est en rapport avec les lombricaux et le tendon du long fléchisseur des orteils.

Action. — Abducteur du gros orteil.

V. — ABDUCTEUR TRANSVERSE DU GROS ORTEIL.

Petit muscle transversal, formé par quatre languettes charnues qui s'insèrent au-dessous de la tête des quatre derniers métatarsiens. De là, ces languettes se portent en dedans et se confondent pour s'insérer par un seul tendon sur le bord externe de la première phalange du gros orteil, en se réunissant au précédent. Ce muscle est en rapport avec les lombricaux et les tendons fléchisseurs par sa face inférieure ; sa face supérieure est en rapport avec les interosseux et les métatarsiens.

Il est abducteur du gros orteil.

VI. — Interosseux.

Comme à la main, les interosseux sont divisés en dorsaux et plantaires.

Pour les principes généraux de la description des interosseux, nous renverrons le lecteur à l'étude de la main, nous contentant ici de donner les insertions de ces muscles, sans entrer dans les développements que nous avons donnés pour la main.

L'axe de la main est représenté par le médius; l'axe du pied est formé par le deuxième orteil. Les interosseux se comportent à l'égard du deuxième orteil comme ceux de la main à l'égard du médius.

1° *Interosseux plantaires.*

Les interosseux plantaires, au nombre de trois, sont situés dans les trois derniers espaces interosseux.

Leur *point fixe* s'insère à la face interne des trois derniers métacarpiens. (Fig. 73, 1, 2, 3.)

Ces muscles se dirigent d'arrière en avant.

Leur *point mobile* se fait comme à la main ; mais la plupart des fibres du tendon se portent sur le bord correspondant du tendon de l'extenseur commun, qu'elles accompagnent jusqu'à la dernière phalange. (Voy. *Main.*)

2° *Interosseux dorsaux.*

Au nombre de quatre, ces muscles sont désignés, comme les plantaires, sous les noms de premier, deuxième, etc., en comptant de dedans en dehors.

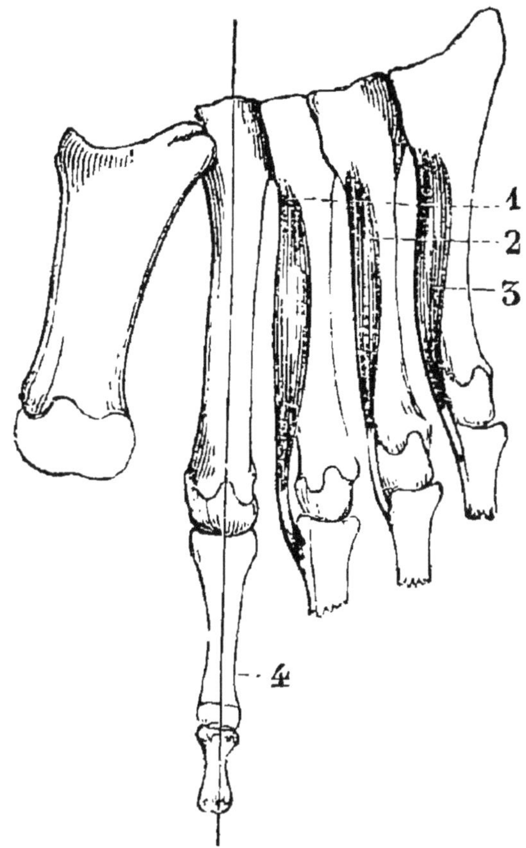

FIG. 73. — Interosseux plantaires.

Ils *s'insèrent,* en arrière, sur les deux métatarsiens correspondants : 1° entièrement, sur la face du métatarsien qui ne donne pas insertion à l'interosseux plantaire ;

2° en partie, sur la face opposée qui donne attache à l'interosseux plantaire

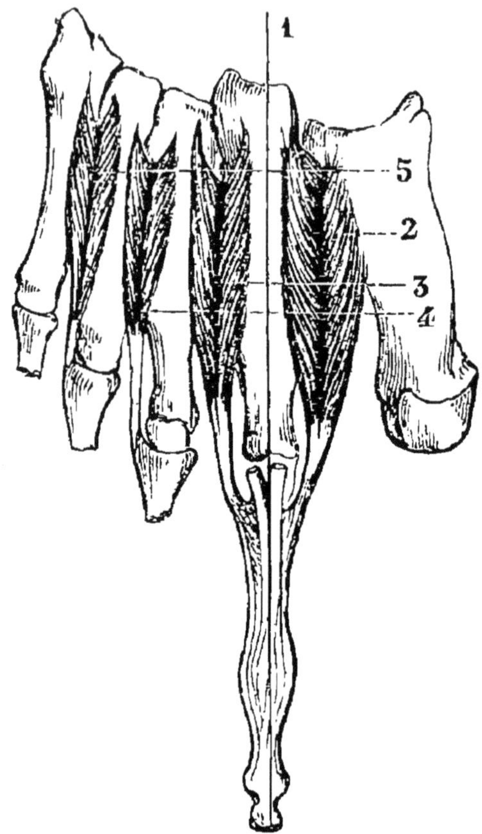

FIG. 74. — Interosseux dorsaux.

Ces muscles se portent en avant et viennent se confondre, comme les plantaires, avec le bord correspondant du tendon de l'extenseur commun, sur la face dorsale de la première phalange.

SECTION TROISIÈME.

ARTHROLOGIE.

ARTICLE PREMIER.

ARTICULATIONS DE LA TÊTE.

Les sutures ont été suffisamment décrites avec les os de la tête ; il est inutile d'y revenir.

ARTICULATION TEMPORO-MAXILLAIRE.

Dissection. — 1° *Désarticulez la tête ; 2° enlevez toutes les parties molles, en respectant les ligaments de l'articulation ; 3° sciez la tête sur la ligne médiane ; 4° préparez les ligaments de tous les côtés ; 5° ruginez les os jusqu'aux points d'insertion des ligaments.*

Pour montrer le disque interarticulaire, il est bon de préparer l'articulation du côté opposé, et de la diviser en deux parties par un trait de scie vertical et antéro-postérieur.

Surfaces articulaires. — 1° *Du côté du temporal* : cavité glénoïde bien plus large que le condyle qu'elle reçoit divisée en deux par la scissure de Glaser.

2° *Du côté du maxillaire inférieur*, condyle à grand diamètre oblique de dehors en dedans et un peu d'avant en arrière.

Moyens d'union. — 1° Un *fibro-cartilage interarticulaire*, concave en bas pour se mouler sur le condyle, convexe et concave en haut pour se mouler sur la cavité glénoïde et la racine transverse de l'apophyse zygomatique. Plus mince au centre, où il est quelquefois percé d'un trou qui laisse communiquer les deux synoviales, ce disque fibreux est très-adhérent au condyle.

2° Un *ligament latéral externe*, le plus important ; dirigé obliquement de haut en bas, d'avant en arrière, de dehors en dedans, il s'insère, en haut, au tubercule zygomatique, et en bas, au col du condyle et un peu au disque fibreux interarticulaire.

3° Un *ligament postérieur*, ayant été confondu par plusieurs auteurs avec le précédent, qu'ils décrivaient alors collectivement sous le nom de *capsule*.

4° Deux ligaments internes moins importants. Ils s'étendent, l'un, le *stylo-maxillaire*, de l'apophyse styloïde à l'angle du maxillaire inférieur ; l'autre, le *sphéno-maxillaire*, de l'épine du sphénoïde à l'épine de Spix, qui borde l'orifice du canal dentaire.

Moyens de glissement. — On trouve ici deux synoviales : l'une, très-petite, placée entre le condyle et le disque interarticulaire ; l'autre, beaucoup plus lâche, située entre la cavité glénoïde et le disque fibreux.

Mouvements. — Cette articulation présente des mouvements d'abaissement, d'élévation, de projection en avant, de projection en arrière, et de latéralité ou de diduction.

1° *Abaissement et élévation.* — Dans cette articulation, le centre de mouvement ne se trouve pas, comme cela se voit pour les autres, dans l'articulation même, mais il est représenté par un axe fictif passant par les orifices des canaux dentaires, au centre des branches du maxillaire inférieur. En effet, quand le corps du maxillaire se porte en bas, le condyle se porte en avant, et la partie centrale de la branche est immobile. Le mouvement d'abaissement est déterminé par les muscles des régions sus-hyoïdienne et sous-hyoïdienne, ainsi que par les muscles ptérygoïdiens externes qui, par leur contraction simultanée, sollicitent le condyle à se porter en avant. Le mouvement d'élévation a lieu par le retour de l'os dans sa cavité, et, peut-être, par une légère contraction des muscles élévateurs, surtout lorsque le mouvement d'élévation est forcé, comme dans la mastication.

2° *Projection en avant et en arrière.* — Dans ce mouvement, qui peut porter les incisives inférieures à un centimètre et demi en avant des supérieures, les condyles sortent de leur cavité, comme dans l'élévation, et glissent au-dessous de la racine transverse, où on peut les sentir. Ce mouvement est déterminé par la contraction simultanée des deux ptérygoïdiens externes.

3° *Mouvements de latéralité ou de diduction.* — Dans ces mouvements, l'un des condyles quitte la cavité glénoïde, glisse au-dessous de la racine transverse de l'apophyse zygomatique, et tend à tourner autour de l'autre condyle qui, lui servant de pivot, reste à peu près immobile au fond de la cavité glénoïde. Dans ce mouvement, le menton se porte du côté du condyle immobile. Deux muscles le déterminent : ce sont les ptérygoïdiens internes et externes ; mais il faut, pour que ces mouvements se produisent, que les muscles d'un côté restent immobiles, pendant que ceux de l'autre côté fonctionnent.

ARTICLE II.

ARTICULATIONS DE LA COLONNE VERTÉBRALE.

Ces articulations se divisent en deux groupes : A. les intrinsèques ; B, les extrinsèques.

A. — ARTICULATIONS INTRINSÈQUES.

1° Articulations des corps vertébraux.— Les corps vertébraux présentent des *surfaces articulaires* dont la forme varie pour chaque région.

Les *moyens d'union* consistent en ligaments interosseux et en ligaments périphériques.

A. Les ligaments interosseux, ou *disques intervertébraux*, ou *ménisques interarticulaires*, sont des fibro-cartilages. On y trouve au centre une pulpe molle qui, selon M. Cruveilhier, serait un rudiment de synoviale. La partie périphérique du ménisque est formée de tissu fibreux très-serré, dont les fibres sont entre-croisées.

B. Les ligaments périphériques sont : 1° des fibres étendues du bord inférieur de la vertèbre qui est au-dessus au bord supérieur de celle qui est au-dessous, en s'entre-croisant sur la ligne médiane; 2° deux ligaments communs à tous les corps des vertèbres, désignés sous les noms de *ligament vertébral commun antérieur* et *ligament vertébral commun postérieur*.

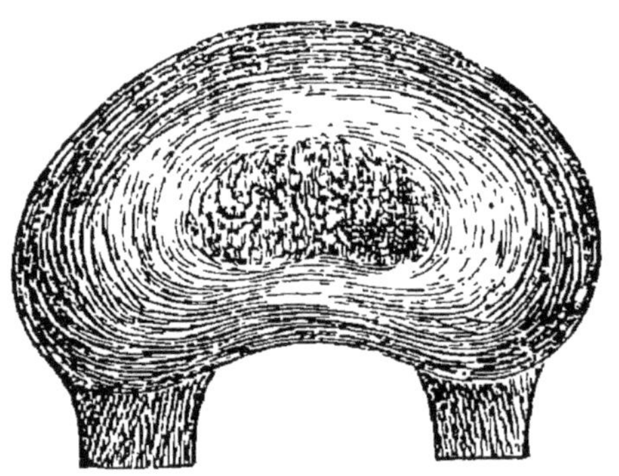

FIG. 75. — Section horizontale d'un disque intervertébral.

L'*antérieur* s'étend de l'axis au sacrum. C'est une bandelette qui occupe la face antérieure de la colonne vertébrale et se termine à la base du sacrum ; elle se divise, au niveau de la région dorsale, en trois faisceaux, un médian et deux latéraux, et s'insère sur les disques intervertébraux et sur les deux bords du corps de chaque vertèbre.

Le *postérieur* est plus long que l'antérieur. Il s'étend de la gouttière basilaire de l'occipital au coccyx et s'insère, comme l'antérieur, aux disques fibreux intervertébraux et aux bords des vertèbres. Il présente sur ses bords des dentelures correspondant chacune à un trou de conjugaison, et dans la cavité desquelles sont logés les pédicules des vertèbres.

2° Articulations des lames. — Elles s'articulent au moyen de bandelettes spéciales appelées *ligaments jaunes*, et formées de tissu élastique.

Les ligaments jaunes s'insèrent par leur bord inférieur sur le bord supérieur de la lame vertébrale qui est au-dessous, et par leur bord supérieur à la face antérieure de la lame qui est au-dessus et qui la recouvre en partie seulement, de telle sorte qu'ils forment une grande partie de la paroi postérieure du canal rachidien.

Disposés par paires, ils sont en contact sur la ligne médiane, par leur bord interne.

3° Articulations des apophyses articulaires. — Ce sont des arthrodies dont les surfaces, variables dans chaque région, sont revêtues de cartilages.

Des ligaments irréguliers sont placés autour des surfaces articulaires ; ils affectent une disposition capsulaire.

Une synoviale facilite leurs mouvements de glissement.

4° Articulations des apophyses épineuses. — Les apophyses épineuses s'articulent à distance au moyen d'un ligament *surépineux* et d'un ligament *interépineux*.

Le premier est étendu de la sixième vertèbre cervicale à la crête sacrée. Il s'insère au sommet des apophyses épineuses, et il est formé par l'entre-croisement des fibres tendineuses des muscles du dos qui s'implantent sur ces apophyses. Le raphé médian cervical postérieur, qui se porte de la sixième cervicale à la protubérance occipitale externe, continue ces ligaments à la région cervicale.

Le deuxième, ou ligament interépineux, est une lame fibreuse placée verticalement entre les apophyses épineuses ;

son bord supérieur s'insère à l'apophyse épineuse qui est au-dessus, son bord inférieur à celle qui est au-dessous.

5° Articulation sacro-vertébrale. — Cette articulation, qui est une amphiarthrose, ne diffère des autres articulations vertébrales que par une épaisseur plus considérable du disque interarticulaire, et par un développement considérable des ligaments jaunes. Un seul ligament est spécial à cette articulation : c'est un gros faisceau fibreux qui se porte de l'apophyse transverse de la cinquième vertèbre lombaire à la base du sacrum, et est entre-croisé avec les fibres du ligament sacro-iliaque. Ce ligament est désigné sous le nom de *sacro-vertébral*.

En arrière, elle a encore, comme moyen d'union, le ligament vertébral commun postérieur, qui s'étend jusque sur la paroi antérieure du canal sacré.

6° Symphyse sacro-coccygienne. — C'est une amphiarthrose.

Il existe un *disque fibro-cartilagineux* entre ces deux surfaces. Ce disque s'amincit avec l'âge et peut même disparaître, remplacé par l'ossification et la soudure des deux pièces de l'articulation.

Les *moyens d'union* sont constitués par six ligaments périphériques : l'un, *sacro-coccygien antérieur*, mince, descendant de la face antérieure du sacrum sur la face antérieure du coccyx ; l'autre, *sacro-coccygien postérieur*, plus fort, s'étendant du sacrum au coccyx et fermant la gouttière sacrée. Le *ligament sacro-coccygien antéro-latéral* s'étend presque transversalement des parties latérales du sommet du sacrum aux parties latérales de la base du coccyx ; le ligament *sacro-coccygien postéro-latéral* s'attache en haut aux cornes du sacrum, en bas aux cornes du coccyx.

B. — ARTICULATIONS EXTRINSÈQUES.

Nous ne décrirons ici que les articulations de la colonne avec la tête ; celles de la colonne avec les côtes et avec l'os coxal seront décrites avec les articulations du thorax et du bassin.

Articulations de la colonne vertébrale avec la tête.

Dissection. — 1° *Ouvrez le crâne ; 2° ne laissez qu'une portion de l'occipital autour du trou occipital ; 3° sciez la colonne vertébrale au milieu du cou ; 4° découvrez la face antérieure des vertèbres pour montrer les ligaments antérieurs ; 5° pour découvrir le ligament cruciforme, sciez la préparation en deux moitiés, de manière à faire passer l'instrument en travers dans le canal rachidien.*

Trois os concourent à cette articulation : l'occipital, l'atlas et l'axis.

1° Articulation occipito-atloïdienne. — 1° Sur les côtés, l'occipital s'articule avec l'atlas au moyen de ses condyles, et constitue une articulation double condylienne, dont les surfaces articulaires sont formées par les condyles de l'occipital et les cavités glénoïdes de l'atlas. Une capsule fibreuse, ou ligament *occipito-atloïdien latéral*, plus épaisse en avant et en dehors, unit ces deux os. Une synoviale, lâche en dedans et en arrière, facilite leur glissement.

2° En avant, l'arc antérieur de l'atlas s'articule avec la partie antérieure du trou occipital au moyen d'un ligament *occipito-atloïdien antérieur ;* la portion superficielle de ce ligament a été décrite par quelques auteurs sous le nom de *ligament cervical antérieur.*

3° En arrière, l'arc postérieur de l'atlas s'articule avec la partie postérieure du trou occipital au moyen d'un ligament *occipito-atloïdien postérieur*, mince et assez résistant, étendu de l'un à l'autre de ces points.

Mouvements. — La tête se fléchit, s'étend sur l'atlas : il y a aussi inclinaison à droite et à gauche, d'où résulte un mouvement très-limité de circumduction.

2° Articulation atloïdo-axoïdienne. — L'atlas et l'axis s'articulent par les parties latérales, les parties antérieure et postérieure; de plus, l'atlas s'articule avec l'apophyse odontoïde, pour former l'articulation *atloïdo-odontoïdienne.*

A. *Articulation atloïdo-axoïdienne proprement dite.* — Sur les côtés, l'articulation atloïdo-axoïdienne forme une arthrodie, dont les surfaces articulaires planes ou presque planes sont constituées par les facettes articulaires inférieures de l'atlas et supérieures de l'axis. Elles sont reliées par le *ligament atloïdo-axoïdien latéral* ou capsule fibreuse, plus épaisse en dehors et en avant. Il existe là une synoviale plus lâche en dedans et en arrière.

En avant, l'atlas et l'axis sont unis par le *ligament atloïdo-axoïdien antérieur*, formé de faisceaux ligamenteux assez considérables, dont les plus superficiels partent du tubercule antérieur de l'atlas, et se continuent avec le ligament vertébral commun antérieur.

En arrière, l'atlas et l'axis s'articulent au moyen d'un ligament étendu de l'arc postérieur de l'atlas aux lames de l'axis. C'est le *ligament atloïdo-axoïdien postérieur.*

B. *Articulation atloïdo-odontoïdienne.* — L'articulation *atloïdo-odontoïdienne* constitue une trochoïde dont les surfaces articulaires sont formées, du côté de l'atlas, par une facette ovalaire située derrière l'arc antérieur de l'atlas; du côté de l'apophyse odontoïde, par un cylindre osseux présentant, en avant, une facette articulaire pour l'atlas, et en arrière, une facette articulaire striée transversalement et destinée à se mettre en rapport avec les fibres du ligament transverse.

Les *moyens d'union* sont constitués par un ligament,

ligament transverse ou *demi-annulaire*, qui s'insère par ses extrémités sur les inégalités qui se trouvent à la face interne des masses latérales. La face antérieure du ligament est revêtue de cartilage et supporte l'apophyse odontoïde, contre laquelle il glisse pendant la rotation de l'atlas sur l'axis. Le bord supérieur donne insertion au faisceau profond du ligament occipito-axoïdien moyen. Le bord inférieur donne insertion à un ligament qui se porte sur le corps de l'axis. La réunion du ligament transverse et du faisceau profond du ligament occipito-axoïdien moyen constitue le *ligament cruciforme*.

Les *moyens de glissement* sont deux synoviales, une *antérieure* et une *postérieure*.

Mouvements. — L'atlas tourne sur l'axis : c'est le seul mouvement qui puisse s'opérer dans cette articulation.

3° Articulation occipito-axoïdienne. — L'occipital s'articule avec l'axis par des ligaments qui se portent à l'apophyse odontoïde et au corps de l'axis.

Les premiers constituent l'articulation *occipito-odontoïdienne*. Dans cette articulation, il n'y a pas de surfaces articulaires, mais seulement trois ligaments : l'un, résistant, se porte du sommet de l'apophyse odontoïde à la partie moyenne et antérieure du bord du trou occipital : c'est le ligament *occipito-odontoïdien médian ;* les deux autres, horizontaux, se portent transversalement du sommet de l'apophyse odontoïde à la face interne des condyles de l'occipital : ce sont les ligaments *occipito-odontoïdiens latéraux*.

Les seconds constituent l'articulation *occipito-axoïdienne* proprement dite.

De même que dans la précédente, il ne peut y avoir de surfaces articulaires, puisque l'atlas est interposé. Il n'y a que des ligaments occipito-axoïdiens, au nombre de trois aussi : l'un, *médian*, s'insère en haut dans la gouttière basilaire, à quelques millimètres au-dessus du trou occipital, et se divise en trois feuillets, qui passent derrière l'apophyse odontoïde. De ces trois feuillets, l'antérieur, plus profond, s'insère au bord supérieur du ligament annulaire; le moyen passe derrière le ligament annulaire pour s'insérer à la face postérieure du corps de l'axis; le postérieur se confond avec le ligament vertébral commun postérieur, dont il constitue l'origine. Les deux autres ligaments, *latéraux*, triangulaires, s'insèrent en haut sur le trou occipital, en avant de la base du condyle, de chaque côté de la ligne médiane, et en bas sur la face postérieure du corps de l'axis, aux parties latérales. Ils sont amincis à leur extrémité supérieure.

ARTICLE III.

ARTICULATIONS DU BASSIN.

Les articulations du bassin sont toutes des amphiarthroses ou symphyses.

I. — Articulations coccygiennes.

Ce sont de petites amphiarthroses, analogues à l'articulation sacro-coccygienne, mais plus rudimentaires encore. Dès l'âge de quatorze ans, les différentes pièces qui les composent se soudent entre elles; cependant on a vu la première et même la seconde vertèbre coccygienne conserver indéfiniment sa mobilité.

II. — Articulation sacro-iliaque.

Surfaces articulaires. — *Du côté du sacrum et de l'os coxal*, on trouve une facette assez étendue, en forme de croissant, à laquelle on a donné le nom de *facette auriculaire*. Elle est rugueuse et encroûtée, par places irrégulières, de cartilage articulaire.

Moyens d'union. — Ils sont constitués par cinq ligaments, qui sont deux *antérieurs*, deux *postérieurs* distingués en supérieur et en inférieur, enfin un ligament *interosseux*. A ces ligaments vient s'en ajouter un extrinsèque à l'articulation, mais qui sert à la renforcer : c'est le ligament *ilio-lombaire*.

1° Le *ligament ilio-lombaire* s'étend de l'apophyse transverse de la dernière vertèbre des lombes à la crête iliaque, où il s'attache à l'union du tiers postérieur avec les deux tiers antérieurs. C'est un ligament résistant, épais, à direction horizontale.

2° Le *ligament antéro-supérieur* se dirige des parties latérales de la base du sacrum, en passant sur l'interstice articulaire, vers la fosse iliaque interne où il s'attache.

3° Le *ligament antéro-inférieur*, analogue au précédent, s'étend des deux premiers trous sacrés antérieurs à la fosse iliaque interne.

4° Le *ligament postéro-supérieur* se compose de plusieurs faisceaux obliquement étendus de la crête iliaque aux tubercules situés en dehors des deux premiers trous sacro-postérieurs, et à l'intervalle qui les sépare.

5° Le *ligament postéro-inférieur*, très-épais et très-résistant, s'insère, en haut, à l'épine iliaque postérieure et supérieure ; en bas, au tubercule situé en dehors du troisième trou sacré postérieur.

6° Le *ligament interosseux* occupe une excavation profonde, située en arrière des deux facettes articulaires.

III. — ARTICULATION DES PUBIS OU SYMPHYSE PUBIENNE.

Surfaces articulaires. — Formées par les pubis, ces surfaces sont verticales et allongées ; en avant, elles sont séparées par un ligament interarticulaire en forme de coin, dont le sommet est en arrière.

Moyens d'union. — Quatre ligaments : un *ligament inférieur*, triangulaire, qui ferme en haut l'arcade pubienne et l'arrondit : ce ligament est très-fort ; un *ligament antérieur*, formé par des fibres entre-croisées qui proviennent de la terminaison des piliers de l'anneau inguinal ; un *ligament postérieur*, très-mince, étendu horizontalement entre les deux pubis ; un *ligament supérieur*, allant d'un pubis à l'autre en passant sur la symphyse.

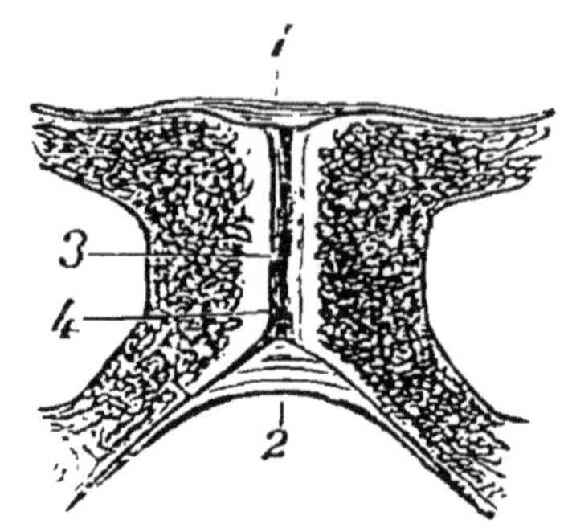

Fig. 76. — Coupe de la symphyse pubienne.

IV.— Articulations de la colonne avec l'os coxal.

Ces articulations comprennent : la symphyse sacro-iliaque, que nous avons décrite, et l'articulation sacro-ischiatique, qui se fait au moyen du ligament sacro-sciatique.

De chaque côté du sacrum se trouvent deux ligaments sacro-sciatiques : *le grand ligament sacro-sciatique* s'insère, en dedans, sur toute l'étendue du bord du sacrum et du coccyx, et, en dehors, sur la lèvre interne de la tubérosité de l'ischion. Ce ligament, très-épais et très-résistant, fournit, par sa face antérieure, un faisceau fibreux qui se porte au sommet de l'épine sciatique : c'est le *petit ligament sacro-sciatique*.

Ces ligaments comblent, en partie, l'échancrure considérable qui sépare le sacrum de l'os coxal, et forment avec l'os coxal deux trous correspondant chacun à une échancrure de cet os.

De ces deux trous, le supérieur est le plus considérable : il livre passage au muscle pyramidal, aux artères fessière, ischiatique et honteuse interne, et aux nerfs grand et petit sciatiques. L'inférieur est traversé par le tendon de l'obturateur interne, qui sort du bassin, et par les vaisseaux honteux internes, qui, après en être sortis par la grande échancrure sciatique, y rentrent par la petite.

ARTICLE IV.

ARTICULATIONS DU THORAX.

I. — ARTICULATIONS DES CÔTES AVEC LA COLONNE VERTÉBRALE.

Dissection. —1° *Sciez un tronçon de colonne vertébrale* (4 *ou* 5 *vertèbres*) : 2° *sciez les côtes à* 6 *ou* 8 *centimètres de la colonne ;* 3° *enlevez tous les muscles ;* 4° *disséquez avec soin tous les ligaments, et ruginez les os.*

Les côtes s'articulent avec les vertèbres par la tête, par le col et par la tubérosité.

Pour ces articulations, on trouve du côté de la côte trois facettes articulaires : une sur la tubérosité, deux sur la tête, séparées par le sommet anguleux. Du côté de la vertèbre, il existe trois facettes correspondantes : une sur l'apophyse transverse, les deux autres sur les bords des vertèbres, en regard de la tête des côtes.

A. Articulations *costo-vertébrales* ou de la tête avec les vertèbres.

Les moyens d'union sont constitués par deux ligaments : l'un, interosseux, très-court, partant de l'angle qui sépare les deux facettes articulaires, et se confondant avec le disque interarticulaire ; l'autre, rayonné, qui s'étend de la face antérieure de la tête de la côte en s'irradiant aux deux vertèbres correspondantes : c'est le ligament vertébro-costal antérieur.

B. Articulations *costo-transversaires*, ou de la tubérosité avec l'apophyse transverse.

Du côté du col, un ligament interosseux très-résistant est étendu du col de la côte à la face antérieure de l'apophyse transverse correspondante.

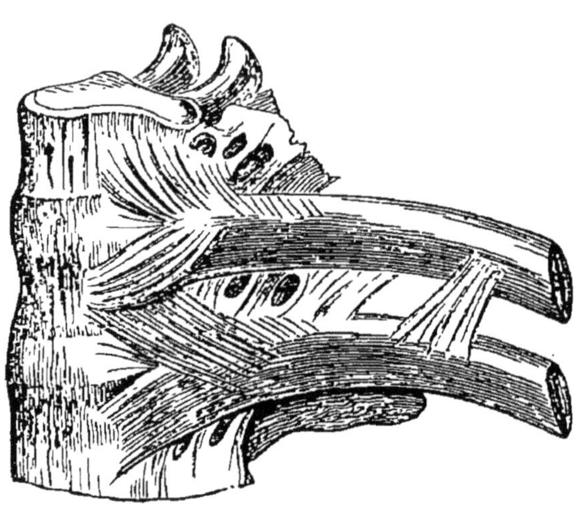

Fig. 77. — Articulations costo-vertébrales. Ligament rayonné.

Du côté de la tubérosité, on trouve des fibres irrégulièrement disséminées autour de l'articulation, et deux ligaments : un *ligament transverso-costal supérieur*, qui s'insère sur la partie interne de la tubérosité, et un peu sur le col, pour se porter au bord inférieur de l'apophyse transverse qui est au-dessus, et un ligament *transverso-costal postérieur*, qui part de la partie externe de la tubérosité et se porte, en bas et en dedans, au sommet de l'apophyse transverse qui est au-dessous.

Ces articulations sont pourvues de synoviales au nombre de trois : deux pour la tête et une pour la tubérosité.

La première, la onzième et la douzième côtes s'articulent différemment. L'articulation de la première diffère des autres en ce qu'elle constitue une espèce d'énarthrose.

Celles de la onzième et de la douzième côte diffèrent aussi par le même caractère, et, de plus, par l'absence d'articulation *transverso-costale*. Dans ces trois articulations, la tête de la côte ne présente qu'une facette articulaire.

ARTICLE V.

ARTICULATIONS DU MEMBRE SUPÉRIEUR.

I. — ARTICULATION SCAPULO-HUMÉRALE.

Dissection. — 1° *Enlevez tous les muscles, en coupant les tendons articulaires à deux centimètres de la capsule ; 2° sciez la clavicule et l'humérus à leur partie moyenne, et laissez l'omoplate ; 3° débarrassez la capsule du tissu cellulaire qui l'entoure ; 4° laissez les ligaments acromio-coracoïdien, coraco-claviculaire et acromio-claviculaire, ainsi que la longue portion du biceps ; 5° ruginez les os et n'ouvrez pas l'articulation.*

Surfaces articulaires. — 1° *Du côté de l'humérus*, il existe une tête articulaire représentant le tiers d'une sphère et regardant en haut et en dedans.

2° *Du côté de l'omoplate*, on voit la cavité glénoïde, ovale, à grand diamètre vertical, à petite extrémité dirigée en haut. Cette cavité est protégée sur sa circonférence par un bourrelet fibreux, *bourrelet glénoïdien*, qui augmente en même temps sa profondeur et sa surface.

Il existe une *voûte ostéo-fibreuse* qui complète la partie supérieure de cette cavité ; elle est formée par l'apophyse coracoïde, l'acromion et le ligament acromio-coracoïdien, ligament triangulaire très-épais, s'insérant par son sommet au sommet de l'acromion, et par sa base au bord postérieur de l'apophyse coracoïde.

Moyens d'union. — 1° Une *capsule fibreuse* s'insère, d'une part, autour de la cavité glénoïde et du bourrelet glénoïdien ; d'autre part, autour du col anatomique de l'humérus. A la partie inférieure du col, elle empiète sur le corps dans une étendue de 2 centimètres environ.

Ce manchon fibreux est très-lâche, et permet aux deux surfaces articulaires un écartement de 3 centimètres.

Cette capsule présente trois ouvertures, dont deux constantes, qui sont : en avant, une ouverture qui laisse passer une expansion de la synoviale pour faciliter le glissement du tendon du sous-scapulaire sous l'apophyse coracoïde. Une autre ouverture est placée en dehors et donne passage à une expansion de la synoviale dans la coulisse bicipitale pour le tendon de la longue portion du biceps. La troisième, qui manque quelquefois, est destinée à faciliter le glissement du sous-épineux sous l'épine de l'omoplate.

2° Il existe un ligament accessoire, *ligament coraco-huméral*, petit faisceau fibreux qui part de la face inférieure de l'apophyse coracoïde et vient se fixer à la partie supérieure et externe de la capsule, ainsi qu'à la grosse tubérosité de l'humérus.

3° Il existe encore un *ligament interarticulaire*, qui n'est autre que la longue portion du biceps.

Moyens de glissement. — La *synoviale* de l'articulation tapisse la surface interne de la capsule fibreuse.

Mouvements et muscles qui les déterminent.— 1° L'*élévation* est déterminée par trois muscles : le deltoïde, le sus-épineux et le grand dentelé. Le deltoïde élève l'humérus jusqu'à l'horizontale ; le grand dentelé complète l'élévation du bras.

2° L'*abaissement*, par relâchement des muscles précédents. Cependant, les trois muscles de la coulisse bicipitale, la longue portion du triceps et les muscles coraco-brachial et courte portion du biceps déterminent l'*abaissement forcé* ou adduction.

3° La *projection en avant* est déterminée par le grand pectoral et les fibres antérieures du deltoïde.

4° La *projection en arrière*, par le grand dorsal, le grand rond et les fibres postérieures du deltoïde.

5° La *rotation* en dedans, par le sous-scapulaire et les trois muscles de la coulisse bicipitale ; la rotation en dehors, par le sous-épineux et le petit rond.

6° La *circumduction* est un mouvement produit par la contraction successive de tous ces muscles.

II. — Articulation sterno-claviculaire.

Dissection. — 1° *Enlevez au sujet la moitié supérieure du sternum et la moitié interne des deux clavicules, après avoir rejeté toutes les parties molles ;* 2° *mettez à nu les ligaments qui entourent l'articulation ;* 3° *ruginez ;* 4° *sciez verticalement, et de dehors en dedans, l'une des articulations, pour montrer les deux synoviales et la coupe du ligament interarticulaire.*

Surfaces articulaires. — 1° *Du côté du sternum*, surface articulaire ovale à grand diamètre oblique de haut en bas, de dedans en dehors, convexe d'avant en arrière, concave transversalement, située de chaque côté de la fourchette sternale.

2° *Du côté de la clavicule*, surface rugueuse plane, beaucoup plus large que la facette du sternum et moins oblique. Il existe un fibro-cartilage ou *ménisque interarticulaire*, qui sépare les deux os. Adhérant très-intimement à la clavicule qu'il accompagne dans ses déplacements, à la capsule fibreuse et au cartilage de la première côte, ce ménisque est aplati du côté de la clavicule à laquelle il est fixé. Il est concave et convexe du côté du sternum.

Moyens d'union. — Une *capsule fibreuse* s'insère, en dedans, autour de la facette articulaire du sternum, et en dehors, autour de l'extrémité interne de la clavicule. Elle est plus épaisse en avant, et plus encore en arrière, où elle constitue ce que certains anatomistes appellent *ligament antérieur* et *ligament postérieur*.

Il existe, en outre, le *ligament interclaviculaire*, ligament étendu de la partie supérieure d'une clavicule à l'autre, décrivant une courbe à concavité supérieure. Il adhère à la fourchette du sternum par du tissu cellulaire dense.

L'articulation sterno-claviculaire ne possède pas de *ligament inférieur ;* on peut considérer comme tel le ligament costo-claviculaire, qui unit la clavicule à la première côte dans le voisinage du sternum.

Moyens de glissement. — Deux *synoviales :* l'une lâche, située entre le sternum et le ménisque ; l'autre serrée, entre le ménisque et la clavicule. Quelquefois les deux synoviales communiquent par un trou placé au centre du ménisque.

Mouvements. — Tous les mouvements se rencontrent ici, moins la rotation.

Ils sont, en général, peu étendus et limités par le ligament costo-claviculaire.

Dans le mouvement d'*élévation*, l'épaule est élevée par des fibres supérieures du muscle trapèze et par l'angulaire de l'omoplate.

Dans le mouvement d'*abaissement*, l'extrémité externe de l'os est portée en bas par le muscle sous-clavier, et principalement par les muscles grand pectoral et grand dorsal, qui agissent sur l'humérus.

Dans le mouvement de *projection en avant*, la même extrémité claviculaire est mise en mouvement par les muscles grand pectoral, petit pectoral, et principalement par le grand dentelé.

Dans le mouvement de *projection en arrière*, les muscles qui agissent sont la partie moyenne du trapèze et le grand dorsal.

Le mouvement de *circumduction*, dans lequel tous les mouvements précédents se succèdent, est déterminé par les muscles dont il vient d'être question.

III. — Articulation costo-claviculaire.

On trouve, *du côté de la clavicule*, au-dessous de l'extrémité interne, une facette articulaire plus ou moins déprimée ; *du côté de la première côte*, à son extrémité interne, une facette analogue. Quelquefois ces facettes sont remplacées par des rugosités.

Les moyens d'union sont constitués par un ligament épais, étendu d'un os à l'autre, irrégulier. C'est le ligament costo-claviculaire, qui forme le ligament inférieur de l'articulation sterno-claviculaire.

Il existe là une synoviale et des mouvements de glissement assez étendus.

IV. — Articulation acromio-claviculaire.

Surfaces articulaires. — 1° *Du côté de l'acromion*, facette elliptique située à la partie antérieure du bord interne de cette apophyse, regardant en haut et en dedans.

2° *Du côté de la clavicule*, facette analogue située à l'extrémité externe de la clavicule et regardant en bas et en dehors.

Moyens d'union. — Deux ligaments s'étendant, l'un, supérieur, de la face supérieure de l'acromion à la face supérieure de la clavicule ; l'autre, inférieur, beaucoup plus mince, de la face inférieure de l'acromion à celle de la clavicule.

Moyens de glissement. — Une synoviale assez serrée facilite les mouvements de cette articulation.

Mouvements. — Cette articulation jouit du mouvement de glissement.

V. — ARTICULATION CORACO-CLAVICULAIRE.

Surfaces articulaires. — 1° *Du côté de l'apophyse coracoïde*, il existe une surface articulaire, située à la face supérieure de l'apophyse. 2° *Du côté de la clavicule*, on voit quelquefois aussi une facette articulaire près de son extrémité externe. Cette articulation diffère des autres en ce que les facettes sont le plus souvent séparées par un intervalle d'un centimètre environ.

Moyens d'union. — Ce sont les ligaments coraco-claviculaires, au nombre de deux : l'un antérieur et externe, ou *trapézoïde*, l'autre postérieur et interne, ou *conoïde*.

Ils s'insèrent tous deux aux rugosités de la face inférieure de l'extrémité externe de la clavicule, et de là se portent sur l'apophyse coracoïde ; l'antérieur, ou trapézoïde, dirigé obliquement en haut et en dehors, s'insère à la partie antérieure de la face supérieure et au milieu du bord antérieur de cette apophyse ; le postérieur s'insère par une extrémité amincie en arrière du précédent.

VI. — ARTICULATION HUMÉRO-CUBITALE (COUDE).

Dissection. — 1° *Enlevez les parties molles ; 2° sciez les trois os à leur partie moyenne ; 3° mettez à nu les ligaments ; 4° ruginez à partir de leurs insertions.*

Surfaces articulaires. — Du côté de l'humérus, il existe : 1° une poulie articulaire surmontée, en avant, de la cavité coronoïde et, en arrière, de la cavité olécrânienne ; 2° le condyle de l'humérus, qui s'articule avec la cupule du radius et qui est séparé de la poulie par un sillon articulaire dirigé d'avant en arrière.

Du côté de l'avant-bras, on trouve : 1° la grande cavité sigmoïde du cubitus, formée par les faces articulaires de l'apophyse coronoïde et de l'olécrâne ; 2° la cupule du radius, s'articulant avec le condyle de l'humérus.

Moyens d'union. — Quatre ligaments : antérieur, postérieur, latéraux.

Ligament antérieur. — Mince, il s'insère en haut autour de la cavité coronoïde, au-dessus de la dépression qui surmonte le condyle de l'humérus ; en bas, au sommet de l'apophyse coronoïde et sur le ligament annulaire du radius.

Ligament postérieur. — Sa place est à peine marquée par la présence de quelques fibres de tissu fibreux, qui se portent du pourtour de la face articulaire de l'olécrâne autour de la cavité olécrânienne.

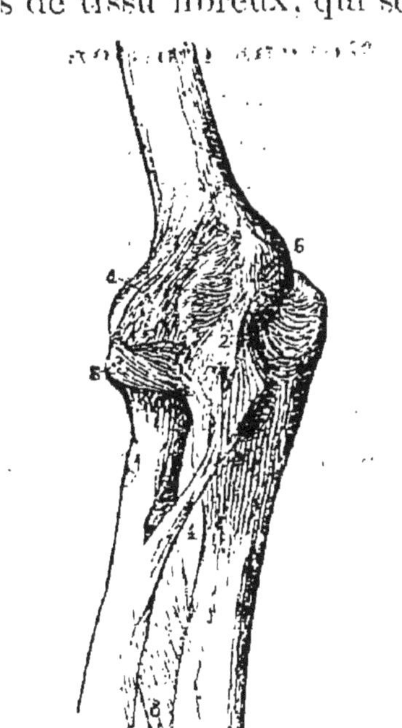

FIG. 78. — Articulation du coude (face interne, côté droit).

1. — Ligament antérieur. — 2 Ligament latéral interne — 3. Ligament annulaire de l'articulation radio-cubitale supérieure. — 4. Corde ligamenteuse de Weitbrecht. — 5. Ligament interosseux. — 6. Tubérosité interne de l'humérus.

Ligament latéral interne. — Simple en haut, bifurqué en bas, ce ligament prend attache, en haut, sur l'épitrochlée, où il se confond avec un tendon commun à plusieurs des muscles de la région antérieure de l'avant-bras ; en bas, sur le bord interne de l'apophyse coronoïde, par son faisceau antérieur, ligament *huméro-coronoïdien*, et sur le bord interne de l'olécrâne, par son faisceau postérieur, ligament *huméro-olécrânien*.

Ligament latéral externe. — Analogue au précédent, il s'insère, en haut, à l'épicondyle, en se confondant aussi avec un tendon commun à plusieurs muscles de la région postérieure de l'avant-bras ; en bas, sur le ligament annulaire du radius, par son faisceau antérieur, qui confond ses fibres avec celles de ce ligament, et sur le bord externe de l'olécrâne, par son faisceau postérieur.

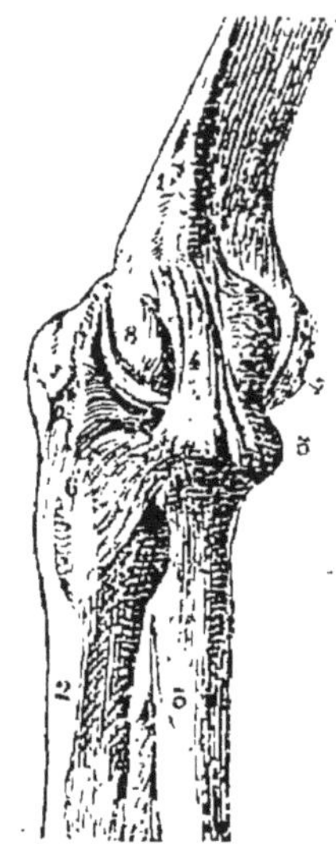

Fig. 79. — Articulation du coude (face externe, côté droit).

1. Humérus. — 2. Cubitus. — 3. Radius. — 4. Ligament latéral externe. — 5. Son faisceau antérieur. — 6. Son faisceau postérieur. — 7. Ligament antérieur. — 8. Synoviale.

Moyens de glissement. — La membrane synoviale tapisse la face interne de tous ces ligaments. En avant et en arrière surtout, elle est un peu lâche.

Mouvements. — Deux seulement : flexion, extension. La *flexion* est placée principalement sous l'influence des muscles biceps et brachial antérieur.

L'*extension* est déterminée surtout par la contraction du triceps.

VII. — Articulations radio-cubitales.

1° *Articulation radio-cubitale supérieure.*

Cette articulation est du genre des articulations pivotantes ou *trochoïdes*.

Surfaces articulaires. — 1° *Du côté du radius*, la surface articulaire est circulaire ; elle entoure la tête de l'os et se continue avec celle de la cupule qui s'articule avec l'humérus; 2° *du côté du cubitus*, il existe une petite cavité articulaire, *petite cavité sigmoïde*, ovalaire, à grand diamètre antéro-postérieur.

Moyens d'union. — Un seul ligament existe pour cette articulation : encore ne s'insère-t-il pas au radius. Ce ligament, ou *ligament annulaire*, représente les trois quarts d'un anneau, l'autre quart étant formé par la petite cavité sigmoïde. Il s'insère par ses deux extrémités aux deux extrémités de la petite cavité sigmoïde. Sa face interne, en contact avec le radius, est encroûtée de cartilage. Sa face externe est en contact avec l'anconé, le brachial antérieur et le court supinateur, qui y prennent quelques insertions.

Moyens de glissement. — La synoviale du coude envoie autour de la tête du radius un prolongement qui forme, entre l'os et le ligament annulaire, une sorte de gouttière circulaire, qui descend jusqu'au milieu du col du radius.

2° *Articulation radio-cubitale inférieure.*

Surfaces articulaires. — Sur le radius, une petite cavité sigmoïde analogue à celle de l'extrémité supérieure du cubitus; sur le cubitus, une tête arrondie.

Moyens d'union. — Deux ligaments : un antérieur et un postérieur. Le ligament antérieur s'insère, en dehors, sur la partie antérieure de la cavité sigmoïde du radius, et, en dedans, sur la partie antérieure de l'apophyse styloïde du cubitus.

Le ligament postérieur, analogue au précédent, s'insère à la partie postérieure de la cavité sigmoïde du radius et à la partie postérieure de l'apophyse styloïde du cubitus : de sorte que ces ligaments représenteraient un ligament annulaire interrompu par l'apophyse styloïde du cubitus.

Il y a encore dans cette articulation un ligament inter-articulaire qui se nomme *ligament triangulaire.*

Ce ligament, situé entre le radius et le cubitus, a la forme d'un triangle. Il a une épaisseur de 2 à 3 millimètres. Il s'insère, par son sommet, dans la rainure qui existe entre l'apophyse styloïde et la tête du cubitus, et, par sa base, sur le bord inférieur de la cavité sigmoïde du radius.

Il sépare complétement le cubitus du pyramidal.

Moyens de glissement. — Une synoviale, qui communique quelquefois avec celle du carpe par une petite perforation qu'on trouve à la base du ligament triangulaire, existe entre le ligament triangulaire et la tête du cubitus.

3° *Union des deux os.*

Cette union est constituée par un *ligament interosseux*, qui remplit l'espace interosseux et s'insère aux bords interne du radius et externe du cubitus. Les fibres de ce ligament sont dirigées de haut en bas, et de dehors en dedans.

Mouvements des articulations radio-cubitales et muscles qui les produisent. — Il n'y a dans cette articulation qu'un mouvement, la rotation. La rotation en dedans prend le nom de *pronation ;* la rotation en dehors, celui de *supination.*

La pronation est déterminée par le rond pronateur, le carré pronateur et le long supinateur.

La supination est produite par le court supinateur et un peu par le long supinateur et le biceps.

VIII. — Articulation radio-carpienne, ou du poignet.

Dissection. — 1° *Enlevez les muscles de l'avant-bras et de la main ; 2° sciez les os de l'avant-bras au milieu ; 3° désarticulez les doigts ; 4° disséquez les ligaments ; 5° ruginez.*

Cette articulation est formée par les os de l'avant-bras et de la première rangée du carpe ; c'est une articulation *condylienne*.

Surfaces articulaires. — 1° *Du côté de l'avant-bras*, on trouve une surface articulaire concave, une sorte de cavité glénoïde formée par la face articulaire de l'extrémité inférieure du radius, et par la face inférieure du ligament triangulaire de l'articulation radio-cubitale inférieure.

2° *Du côté du carpe*, trois os de la première rangée se réunissent pour former un condyle brisé. Ces os sont : le scaphoïde, le semi-lunaire et le pyramidal. Ils sont séparés par des interstices qui laissent passer les prolongements de la synoviale.

Moyens d'union. — Quatre ligaments : antérieur, postérieur, latéraux.

Ligament antérieur. — Ce ligament est formé de deux faisceaux qui s'étendent de chacun des os de l'avant-bras au carpe : l'un, très-fort, vient du radius, *radio-carpien* ; l'autre, plus petit, vient du cubitus, *cubito-carpien*. Le faisceau *radio-carpien* s'insère en haut, sur le bord antérieur rugueux de la surface articulaire du radius et sur l'apophyse styloïde de cet os. Il se dirige obliquement en bas et en dedans, en s'épanouissant sur les os du carpe, et s'insère plus particulièrement au semi-lunaire, à l'os crochu et au grand os. Le faisceau *cubito-carpien* s'insère en haut, entre l'apophyse styloïde et la tête du cubitus, dans l'angle rentrant formé par ces deux parties, en arrière du tendon du muscle cubital antérieur. De là ses fibres se dirigent en bas et un peu en dehors, s'entrecroisent en partie avec celles du faisceau radio-carpien, et vont s'insérer principalement au pyramidal et au semi-lunaire.

Ligament postérieur. — Il est formé par quelques fibres qui s'étendent du bord postérieur de la face articulaire du radius à la face postérieure du pyramidal et du semi-lunaire.

Ligament latéral interne. — Simple en haut, bifurqué en bas, il s'insère, en haut, sur la partie moyenne de l'apophyse styloïde du cubitus qu'il embrasse ; en bas, sur le pisiforme, par sa branche de bifurcation antérieure, et sur la face postérieure du pyramidal par sa branche de bifurcation postérieure.

Ligament latéral externe. — Il s'insère, en haut, au sommet de l'apophyse styloïde du radius, et en bas, sur la rainure qui se trouve en arrière et en dehors du scaphoïde.

Moyens de glissement. — La *synoviale* de cette articulation est un peu lâche en arrière. Elle communique quelquefois avec celle de l'articulation radio-cubitale inférieure. Elle envoie des prolongements entre le scaphoïde et le semi-lunaire d'une part, entre celui-ci et le pyramidal d'autre part. Ces prolongements communiquent rarement avec les synoviales du milieu du carpe.

Mouvements. — Ils sont au nombre de cinq, comme dans les autres articulations condyliennes. Ces mouvements sont moins prononcés qu'on ne le croirait de prime abord, car ils se passent en partie dans les articulations des os du carpe entre eux : flexion, extension, adduction, abduction, circumduction.

IX. — ARTICULATIONS CARPIENNES.

1° *Articulations de la rangée supérieure.*

Surfaces articulaires. — Les surfaces par lesquelles se correspondent le scaphoïde et le semi-lunaire, le semi-lunaire et le pyramidal, sont planes, verticales et antéro-postérieures ; elles sont recouvertes de cartilage.

Moyens d'union. — Chacune de ces deux articulations présente trois ligaments : un *ligament interosseux*, un *ligament antérieur* ou *palmaire*, un *ligament postérieur* ou *dorsal*.

2° *Articulations des os de la seconde rangée.*

Surfaces articulaires. — Elles se dirigent de haut en bas et d'avant en arrière ; les interlignes articulaires de la première rangée se continuent avec ceux de la seconde, et forment deux courbes à concavité interne qui divisent les os du carpe en trois rangées verticales.

Moyens d'union. — Il existe pour les articulations de cette rangée trois sortes de ligaments : 1° les ligaments *antérieurs* ou *palmaires*, au nombre de quatre, transversalement disposés ; 2° les ligaments *postérieurs* ou *dorsaux*, au nombre de trois seulement, plus faibles que les précédents, dirigés transversalement ; 3° les ligaments *interosseux*, au nombre de trois seulement, qui constituent le principal moyen d'union des os de cette rangée.

3° *Articulations médio-carpiennes.*

En dehors, le trapèze et le trapézoïde répondent au scaphoïde. En dedans, le grand os et l'os crochu, intimement unis, forment un condyle peu régulier, transversal, élevé au-dessus de l'interligne articulaire des surfaces voisines, condyle reçu dans une cavité semi-ellipsoïde constituée par le scaphoïde, le semi-lunaire et le pyramidal.

X. — ARTICULATIONS DU MÉTACARPE.

1° *Articulation trapézo-métacarpienne.*

Surfaces articulaires. — 1° *Du côté du trapèze,* surface convexe d'avant en arrière, concave transversalement.

2° *Du côté du premier métacarpien,* surface présentant une concavité et une convexité en sens inverse.

Moyens d'union. — Une *capsule fibreuse,* plus forte en arrière et en dehors, s'insère, en haut et en bas, autour des deux surfaces articulaires.

Moyen de glissement. — Une *synoviale*, lâche et indépendante des autres synoviales du carpe, tapisse la cavité articulaire.

Mouvements. — Tous les mouvements des diarthroses s'y rencontrent, moins la rotation.

Rapports. — Cette articulation est en rapport : *en avant,* avec les muscles de l'éminence thénar : l'opposant la recouvre immédiatement ; *en arrière,* avec le tendon du long extenseur du pouce, l'aponévrose et la peau ; *en dehors,* avec le court extenseur et le long abducteur du pouce qui renforce la capsule ; *en dedans,* avec l'artère radiale.

2° *Articulations carpo-métacarpiennes.*

(Voy. *Os de la main.*)

Moyens d'union. —Ils consistent en ligaments dorsaux, palmaires et interosseux. Les ligaments dorsaux, au nombre de sept, se dirigent obliquement du carpe vers le métacarpe, deux pour le second métacarpien, trois pour le troisième, un pour chacun des deux derniers.

Les ligaments palmaires sont moins résistants que les précédents ; il y en a trois verticaux, un horizontal. Des trois verticaux, deux se rendent du second métacarpien, l'un au trapèze, l'autre au grand os ; le dernier va du quatrième à l'os crochu.

Le ligament transversal, d'un blanc nacré, s'attache, en dehors, au trapèze ; en dedans, au troisième et au second métacarpien.

Le ligament interosseux est une dépendance de celui qui unit le grand os à l'os crochu ; il est situé dans une fossette et unit ces derniers os aux troisième et quatrième métacarpiens.

Moyens de glissement. — Des prolongements de la synoviale des articulations médio-carpiennes et carpiennes.

3° *Articulations métacarpiennes.*

Les quatre derniers métacarpiens s'articulent par leur extrémité supérieure.

Surfaces articulaires. — Ce sont de petites facettes qui se continuent avec les facettes supérieures.

Moyens d'union. — Ils sont constitués par deux ligaments dorsaux, trois ligaments palmaires, trois ligaments interosseux.

Les *ligaments dorsaux* vont transversalement du troisième au quatrième, du quatrième au cinquième métacarpien ; il n'y en a pas du second au troisième.

Les *ligaments palmaires*, au nombre de trois, vont aussi transversalement de l'un à l'autre métacarpien, depuis le second jusqu'au cinquième ; ils sont moins résistants que les ligaments dorsaux.

Les *ligaments interosseux* occupent les intervalles qui existent entre les métacarpiens : le plus puissant répond à l'intervalle du second et du troisième ; ils sont le principal moyen d'union de ces os.

Le premier métacarpien, bien qu'indépendant des autres,

est pourtant uni au second par un ligament interosseux constant.

Le ligament transversal, qui passe au-devant de la tête des métacarpiens, a été considéré comme un moyen d'union pour leurs extrémités inférieures ; c'est là une erreur : ce ligament appartient à l'articulation *métacarpo-phalangienne.*

Moyens de glissement. — Ce sont des prolongements de la synoviale commune aux autres articulations du carpe ; cependant l'articulation du quatrième et du cinquième métacarpien présente une synoviale qui lui est particulière.

XI. — ARTICULATIONS MÉTACARPO-PHALANGIENNES.

Surfaces articulaires. — 1° *Du côté du métacarpien*, condyle aplati sur les côtés, présentant une face articulaire plus marquée en avant, du côté de la flexion.

2° *Du côté de la première phalange*, cavité glénoïde transversale, croisant le grand axe du condyle du métacarpien.

Moyens d'union. — *Ligament antérieur.* — Appelé aussi glénoïden, ce ligament est très-épais, presque cartilagineux. Les côtés sont confondus avec les ligaments latéraux. Son bord supérieur embrasse la partie rétrécie des métacarpiens, au-dessus de l'extrémité inférieure, et y adhère assez faiblement. Le bord inférieur du ligament antérieur se fixe sur le bord antérieur de la cavité glénoïde des phalanges.

Ligament postérieur. — Ce ligament n'existe pas, même à l'état rudimentaire. Il est remplacé par le tendon du muscle extenseur.

Ligaments latéraux. — Au nombre de deux, interne et externe, ces ligaments sont triangulaires et s'insèrent par leur sommet sur la dépression et le tubercule que l'on rencontre de chaque côté du condyle des métacarpiens. De là, les fibres s'irradient en se portant en bas et en avant, et vont s'insérer, les antérieures sur les bords latéraux du ligament antérieur, les postérieures sur le tubercule situé de chaque côté de l'extrémité supérieure de la première phalange.

Moyen de glissement. — Une *synoviale*, très-lâche du côté de l'extension, favorise les mouvements.

Mouvements. — Au nombre de cinq :

Flexion, extension, adduction, abduction, circumduction.

XII. — ARTICULATIONS DES PHALANGES.

Ce sont des articulations *trochléennes ;* elles présentent entre elles la plus parfaite identité. Il suffit d'en décrire une seule.

Surfaces articulaires. — 1° *Du côté de la première phalange*, poulie divisée par une gorge en deux parties égales.

2° *Du côté de la seconde phalange*, une crête antéro-postérieure correspond à la gorge de la poulie et sépare deux cavités semblables, destinées à s'articuler avec les parties latérales de la poulie.

Moyens d'union. — Quatre ligaments : antérieur, postérieur, latéraux.

Ligament antérieur. — Ce ligament s'insère, en bas, sur le bord antérieur de la facette articulaire de la seconde phalange, et en haut, sur la première phalange, immédiatement au-dessus de la trochlée.

Ligament postérieur. — Il est constitué par quelques fibres. C'est surtout le tendon de l'extenseur commun qui en tient lieu.

Ligaments latéraux interne et externe. — Les deux ligaments latéraux sont triangulaires. Ils s'insèrent par le sommet sur la dépression et sur le tubercule situés de chaque côté de la poulie qui est au-dessus, tandis que la base se divise en deux faisceaux : l'un postérieur, qui s'attache au tubercule situé de chaque côté de l'extrémité supérieure de la phalange qui est au-dessous ; l'autre antérieur, qui s'insère sur les bords du ligament antérieur, pour former avec lui une capsule fibreuse enveloppant l'articulation en avant et sur les côtés.

Moyen de glissement. — Une synoviale tapisse l'articulation.

Mouvements. — Flexion et extension.

ARTICLE VI.

ARTICULATIONS DU MEMBRE INFÉRIEUR.

I. — ARTICULATION COXO-FÉMORALE.

Dissection. — 1° *Enlevez les parties molles ; 2° sciez le fémur à 8 centimètres au-dessous du petit trochanter ; 3° désarticulez l'os coxal ou sciez le bassin en deux moitiés ; 4° préparez la capsule sans conserver de muscles ; 5° ruginez.*

Surfaces articulaires. — 1° *Du côté de l'os coxal*, on voit la cavité cotyloïde, qui regarde en bas, en avant et en dehors.

Cette cavité est augmentée par la présence d'un bourrelet fibreux analogue au bourrelet glénoïdien : c'est le *bourrelet cotyloïdien.* Il a la forme d'un anneau, qui présente un bord interne, s'insérant sur le sourcil cotyloïdien, et un bord externe, mince et libre, qui s'applique sur la tête du fémur pour mieux l'emboîter. Ce bord externe forme une circonférence plus petite que celle du bord interne.

Le bourrelet cotyloïdien efface complètement les échancrures antérieure et postérieure du sourcil, tandis qu'il passe à la manière d'un pont sur l'échancrure inférieure, qu'il convertit en trou.

2° *Du côté du fémur*, on trouve une tête articulaire qui représente les deux tiers d'une sphère régulière. Elle offre au-dessous du sommet une dépression profonde qui sert à l'insertion du ligament interarticulaire.

Moyens d'union. — Une *capsule fibreuse*, analogue à celle de l'articulation scapulo-humérale, s'insère : d'une part, sur le pourtour du sourcil cotyloïdien et sur le bourrelet (à la partie inférieure de ce bourrelet, elle ne ferme pas l'échancrure ischio-pubienne) ; d'autre part, sur le col du fémur, d'une façon différente, en avant et en arrière : 1° en avant, sur la ligne rugueuse qui limite le col et le sépare du corps du fémur ; 2° en arrière, sur la face postérieure du col, à l'union du tiers externe avec les deux tiers internes.

Cette capsule fibreuse maintient les surfaces articulaires parfaitement en contact. Elle est beaucoup plus épaisse en avant qu'en arrière : elle a 3 à 5 millimètres en avant, 1 millimètre à peine en arrière.

A la face antérieure de la capsule se trouve un ligament qui la renforce : c'est le *ligament de Bertin*. Il s'insère, en haut, à l'épine iliaque antérieure et inférieure, et en bas, sur le petit trochanter ; il se dirige obliquement en bas, en arrière et en dehors.

Entre les deux os, il existe un petit *ligament rond*, ou *interarticulaire ;* sa longueur est ordinairement de 2 à 3 centimètres.

Il s'insère, d'une part, dans la dépression de la tête du fémur ; d'autre part, il se divise en trois faisceaux pour s'implanter, par l'un d'eux, à la partie supérieure de l'arrière-fond de la cavité cotyloïde, et par les deux autres, aux extrémités de l'échancrure inférieure ou cotyloïdienne. Ce ligament a pour usage de *porter à la tête du fémur* des vaisseaux qui le traversent dans toute sa longueur.

Moyens de glissement. — La *synoviale* de l'articulation coxo-fémorale tapisse la surface interne de la capsule fibreuse. Elle se réfléchit sur le bourrelet cotyloïdien, qu'elle tapisse, et sur le ligament rond. Elle passe également sur le paquet graisseux.

La synoviale présente quelquefois un prolongement destiné à faciliter le glissement du muscle psoas iliaque.

Le *paquet graisseux* de l'articulation est formé par une graisse rougeâtre et molle remplissant l'arrière-fond de la cavité cotyloïde, qu'elle sépare de la synoviale. Il forme un coussin aux vaisseaux, et empêche ainsi leur compression.

Mouvements et muscles qui les déterminent. — Cette articulation jouit de tous les mouvements.

La *flexion* est déterminée principalement par le psoas iliaque, et accessoirement par le couturier et le droit antérieur.

L'*extension* est très-peu étendue, à cause de la résistance du ligament de Bertin. Elle est déterminée principalement par le biceps, le demi-tendineux, le demi-membraneux, et accessoirement par le grand fessier.

L'*adduction* est déterminée par le pectiné, les trois adducteurs et le droit interne.

L'*abduction* est très-étendue. Les muscles qui la déterminent sont le petit fessier, le moyen fessier et le tenseur du fascia lata.

La *rotation en dehors* est très-prononcée. Les muscles qui la déterminent sont les pelvi-trochantériens : pyramidal, obturateurs, jumeaux et carré crural ; le grand fessier, les fibres postérieures du petit fessier, du moyen fessier, et le psoas iliaque, qui, en fléchissant la cuisse, la porte dans la rotation en dehors.

La *rotation en dedans*, beaucoup moins prononcée que la

rotation en dehors, est déterminée par les fibres antérieures du petit fessier et du moyen fessier.

La *circumduction* n'est que la succession de ces divers mouvements.

II. — Articulation fémoro-tibiale (genou).

Dissection. — 1° *Enlevez les parties molles; 2° sciez les trois os de manière à conserver le quart de leur longueur, et laissez la rotule; 3° préparez les ligaments sans ouvrir la synoviale, et redoublez de précaution pour le cul-de-sac situé au-dessus de la rotule; 4° ruginez; 5° sciez le fémur verticalement et d'avant en arrière, bien exactement jusqu'à l'articulation, afin de séparer et de montrer les deux ligaments croisés.*

Surfaces articulaires. — 1° *Du côté du fémur*, trochlée articulaire plus large du côté externe, condyles revêtus de cartilage jusque sur la face postérieure, et séparés en arrière par l'échancrure intercondylienne.

2° *Du côté de la rotule*, face articulaire plus large en dehors de la crête.

3° *Du côté du tibia*, deux cavités glénoïdes séparées par un tubercule, ou épine du tibia, en avant et en arrière duquel il existe une facette rugueuse triangulaire pour des insertions ligamenteuses.

Moyens d'union. — 1° Quatre ligaments principaux extérieurs (antérieur, postérieur, deux latéraux); 2° deux ligaments accessoires extérieurs (ligaments de la rotule); 3° quatre ligaments intérieurs (ligaments croisés et disques semi-lunaires).

Ligament antérieur. — C'est le tendon rotulien qui fait suite au muscle triceps. De 5 à 6 millimètres de longueur, de 1 centimètre 1/2 de largeur, de 4 à 5 centimètres d'épaisseur, ce tendon s'insère en bas sur la moitié inférieure de la tubérosité antérieure du tibia, l'autre moitié en étant séparée par une bourse séreuse. En haut, il s'insère au sommet de la rotule, en se confondant avec le triceps.

Ligament postérieur. — Ce ligament, assez mince, s'insère en bas sur le bord postérieur de la surface articulaire du tibia, tandis qu'en haut il s'insère en arrière et au-dessus des deux condyles.

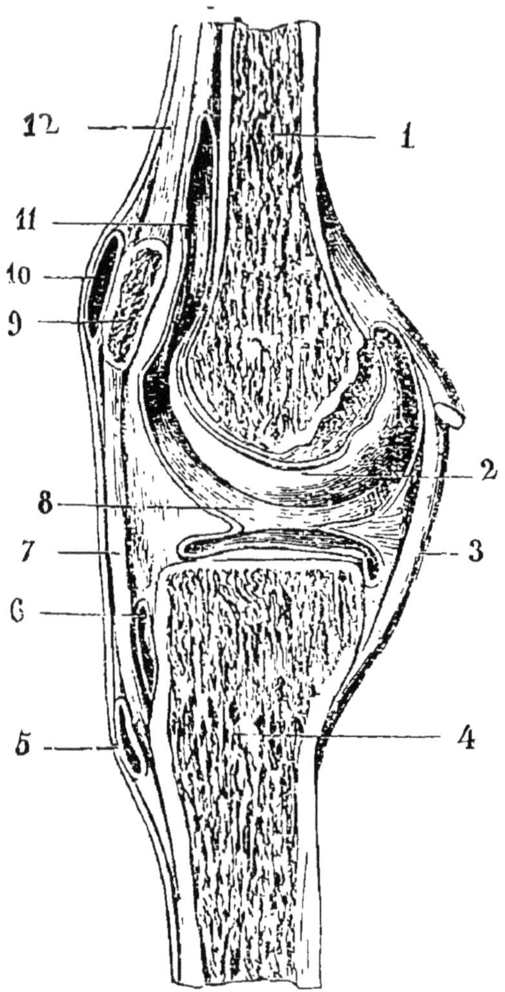

FIG. 80. — Coupe antéro-postérieure de l'articulation fémoro-tibiale.

1. Coupe du fémur. — 2. Surface articulaire de l'extrémité inférieure du fémur. — 3. Ligament postérieur. — 4. Tibia. — 5. Séreuse sous-cutanée au-devant de la tubérosité antérieure du tibia. — 6. Séreuse sous-tendineuse entre le tendon rotulien et la tubérosité antérieure. — 7. Tendon rotulien. — 8. Ligament adipeux. — 9. Rotule. — 10. Séreuse pré-rotulienne. — 11. Cul-de-sac sous-tricipital de la synoviale. — 12. Triceps.

Ligament latéral externe. — Arrondi en forme de cordon, ce ligament s'implante en haut à la tubérosité externe du fémur, et en bas au sommet de la tête du péroné.

Ligament latéral interne. — Aplati en forme de ruban, ce ligament s'insère en haut à la tubérosité interne du fémur ; en bas, où il est très-large, à la tubérosité interne du tibia, au-dessous de la gouttière qui livre passage au tendon du demi-membraneux, et à l'artère articulaire inférieure et interne.

Ligament de la rotule. — Ce sont deux bandelettes fibreuses, minces, étendues des bords de la rotule aux ligaments interne et externe de l'articulation.

Ligaments croisés. — L'un, antérieur, arrondi, s'étend de la partie antérieure de l'épine du tibia au condyle externe du fémur ; l'autre, postérieur, arrondi, s'étend de la partie postérieure de l'épine du tibia au condyle interne du fémur.

Fibro-cartilages interarticulaires. — Il y a un anneau fibro-cartilagineux au-dessus de chaque cavité glénoïde. Il est placé sur la circonférence de la cavité, tandis que le centre est en contact direct avec les condyles. Le disque qui est placé sur la cavité glénoïde externe a la forme d'un O, et il s'insère par ses deux extrémités, fort rapprochées l'une de l'autre, en avant et en arrière de l'épine du tibia. L'interne a la forme d'un C, dont les extrémités se placent sur la circonférence de l'autre.

Moyens de glissement. — On trouve dans le genou la plus grande des synoviales. Elle tapisse les ligaments latéraux, et se porte ensuite en arrière pour tapisser le ligament postérieur de l'articulation.

Vers la partie antérieure, la synoviale envoie un *prolongement sous-tricipital.* Elle envoie aussi un prolongement en forme de cornet à sommet postérieur, qui traverse l'articulation d'avant en arrière, et vient se fixer au milieu de l'échancrure intercondylienne : c'est le *ligament adipeux.*

Entre la base de ce ligament, le tendon rotulien et le tibia, il existe le *paquet adipeux*, formé d'une graisse molle et rougeâtre, qui sert de coussin au ligament rotulien.

Mouvements. — Les mouvements de cette articulation sont au nombre de quatre :

1° La *flexion* est déterminée par les muscles biceps, demi-tendineux, demi-membraneux, poplité, et accessoirement par les jumeaux :

2° L'*extension*, par le triceps et le tenseur du fascia lata ;

3° La rotation en dedans, *quand la jambe est demi-fléchie*, est déterminée par les muscles de la patte d'oie, couturier, droit interne, demi-tendineux.

4° La rotation en dehors, *quand la jambe est demi-fléchie*, par le biceps.

III. — Articulation tibio-péronière supérieure.

La *surface articulaire* du tibia est une petite facette plane, large d'un centimètre environ, regardant en bas, en dehors et en arrière.

Celle du péroné est analogue et regarde en sens inverse. Il y a deux *ligaments*, antérieur et postérieur. Le premier s'étend de la partie antérieure du péroné à la tubérosité externe du tibia ; le postérieur, de la partie postérieure du péroné à la partie postérieure de la tubérosité externe du tibia. — On y trouve une synoviale tantôt indépendante, tantôt communiquant avec celle du genou. — Cette articulation présente seulement un mouvement de glissement.

IV. — Articulation tibio-péronière inférieure.

Surfaces articulaires. — 1° *Du côté du tibia*, on voit une surface triangulaire, concave, à sommet supérieur, lisse inférieurement, et rugueuse supérieurement;

2° *Du côté du péroné*, une facette analogue, lisse en bas, rugueuse en haut.

Moyens d'union. — Un ligament interosseux qui tient les deux os serrés l'un contre l'autre, un ligament antérieur et un ligament postérieur constituent les moyens d'union.

L'antérieur se porte de la partie antérieure de la malléole externe au bord antérieur de la surface articulaire du tibia : le postérieur se porte de la partie postérieure de la malléole externe au bord postérieur de la surface articulaire du tibia.

Ligament interosseux de la jambe.

Ce ligament est constitué par une cloison fibreuse. Il s'insère par son bord interne au bord externe du tibia, et par son bord externe, à la crête longitudinale qu'on remarque sur la face interne du péroné.

V. — Articulation tibio-tarsienne.

Dissection. — 1° *Sciez les os au tiers inférieur de la jambe et désarticulez entre les deux rangées du tarse, de manière à conserver l'astragale et le calcanéum ; 2° enlevez tous les muscles et tendons, dégagez les ligaments ; 3° ruginez.*

Pour montrer l'intérieur, on doit scier le tibia verticalement et d'avant en arrière, jusqu'à l'articulation.

Cette articulation est formée par le tibia, le péroné et l'astragale.

Surfaces articulaires. — 1° *Du côté de la jambe*, on trouve une mortaise formée par le tibia et le péroné. Le tibia correspond aux faces supérieure et interne de l'astragale ; le péroné correspond à la face externe du même os.

2° *Du côté de l'astragale*, on voit une surface articulaire convexe d'avant en arrière, et présentant une dépression antéro-postérieure. Cette surface articulaire se continue avec les deux faces latérales de l'astragale, qui sont articulaires.

Moyens d'union. — Quatre ligaments : antérieur, postérieur, latéraux.

Ligament antérieur. — C'est une bandelette fibreuse,

peu résistante, qui s'insère, en haut, au bord antérieur de la surface articulaire du tibia, et en bas, sur le col de l'astragale.

Ligament postérieur. — Il est formé par une mince couche de tissu cellulaire, qui se porte de la partie postérieure de la surface articulaire du tibia à la partie postérieure de l'astragale. Il est à peine marqué. Le tendon du fléchisseur propre du gros orteil le renforce.

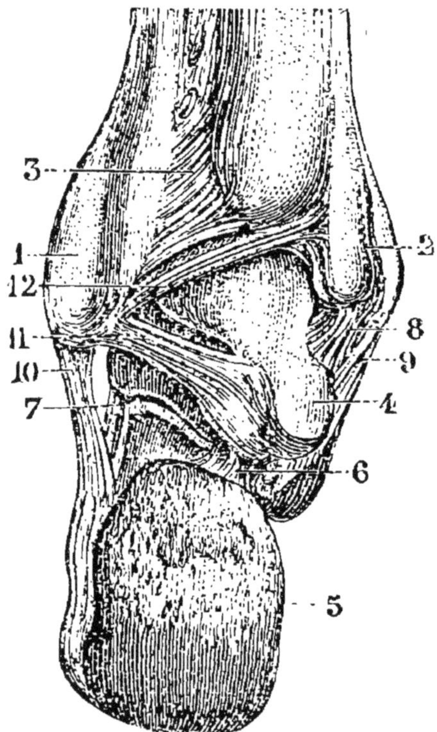

FIG. 81. — Articulation tibio-tarsienne, partie postérieure.

1. Malléole externe. — 2. Malléole interne et gouttière livrant passage aux tendons du jambier postérieur et du fléchisseur commun des orteils. — 3. Ligament postérieur de l'articulation tibio-péronière inférieure. — 4. Astragale. 5. Calcanéum — 6. Ligament calcanéo-astragalien. — 7. Articulation postérieure calcanéo-astragalienne — 8. Faisceau profond du ligament latéral interne. — 9. Faisceau superficiel du même ligament. — 10. Faisceau moyen, ou péronéo-calcanéen, du ligament latéral externe. — 11. Faisceau postérieur, ou péronéo-astragalien postérieur. — 12. Quelques fibres de ce ligament se portant en haut et en dedans, vers le tibia.

Ligament latéral interne. — Il s'insère en haut dans l'échancrure située au sommet de la malléole interne, et se divise en bas en deux faisceaux : l'un profond, qui se porte à la partie rugueuse et non articulaire de la face interne de l'astragale ; l'autre superficiel, qui se porte à la petite apophyse du calcanéum. Les fibres les plus superficielles de ce dernier faisceau s'irradient en avant et en arrière, et donnent à la surface du ligament une forme triangulaire.

Ligament latéral externe. — Ce ligament est formé par trois faisceaux : un antérieur, *ligament péronéo-astragalien antérieur*, quadrilatère, assez faible, qui s'étend du bord antérieur de la malléole externe à la partie externe du col de l'astragale ; un postérieur, *ligament péronéo-astragalien postérieur*, qui s'insère dans l'échancrure profonde située en dedans de la malléole externe, et se porte de là à la partie postérieure de l'astragale et au tibia ; un moyen, *ligament péronéo-calcanéen*, qui se porte du sommet de la malléole externe au tubercule de la face externe du calcanéum, à 2 centimètres environ au-dessous de l'astragale.

Moyen de glissement. — Une synoviale, plus lâche en avant et en arrière que sur les côtés, tapisse l'intérieur de cette articulation.

Mouvements et muscles qui les produisent. — Flexion et extension.

La *flexion* est déterminée par les muscles extenseurs des orteils et jambier antérieur ; l'*extension*, par les fléchisseurs des orteils, les jumeaux, le soléaire et le plantaire grêle.

VI. — ARTICULATIONS DU TARSE.

1° *Articulation astragalo-calcanéenne.*

L'astragale et le calcanéum offrent chacun deux facettes que l'on a distinguées en antéro-interne et postéro-externe ; ces deux facettes sont séparées sur ces os par une rainure profonde qui, lorsqu'ils sont réunis, forme un canal dont la direction est oblique d'arrière en avant et de dedans en dehors. La petite facette, ou antérieure, fait partie de l'articulation médio-tarsienne.

Surfaces articulaires. — Une facette articulaire, large, obliquement dirigée en avant et en dehors, du côté de l'astragale, une facette correspondante convexe et de même direction, du côté du calcanéum.

Moyens d'union. — Trois ligaments unissent ces deux os :

Un *ligament interosseux* très-puissant occupe le canal que nous avons signalé :

Un *ligament externe*, qui longe le ligament péronéo-calcanéen, avec lequel il se confond en partie ;

Un *ligament postérieur* mince, aplati, situé au-dessous et en dehors de la gouttière où glisse le tendon du long fléchisseur propre du gros orteil.

Moyen de glissement. — Il existe une synoviale qui déborde en dehors et en arrière les surfaces articulaires.

Mouvements. — Cette articulation offre des mouvements d'adduction et de rotation très-limités.

2° *Articulation médio-tarsienne.*

L'astragale et le calcanéum en arrière, le scaphoïde et le cuboïde en avant, forment cette articulation.

A. Articulation astragalo-scaphoïdienne.

Les surfaces articulaires sont représentées d'un côté par la tête de l'astragale, de l'autre par la cavité du scaphoïde ; il existe dans cette articulation un fibro-cartilage qui agrandit la partie inférieure de cette dernière cavité et joue aussi le rôle de moyen d'union.

Moyens d'union. — Il y a d'abord le *ligament calcanéo-scaphoïdien inférieur*, ligament très-épais, triangulaire. Ce ligament s'attache en avant au bord inférieur de la cavité du scaphoïde ; par son bord interne, il se continue avec le ligament latéral interne de l'articulation tibio-tarsienne. En arrière, il s'insère à la petite apophyse du calcanéum.

On y trouve aussi un ligament *astragalo-scaphoïdien supérieur*, aplati, faible et mince, horizontalement étendu du col de l'astragale au bord supérieur de la cavité scaphoïdienne.

Moyen de glissement. — Il existe une synoviale commune aux articulations astragalo-calcanéenne et astragalo-scaphoïdienne.

B. Articulation calcanéo-cuboïdienne.

Surfaces articulaires. — Une facette irrégulièrement triangulaire, alternativement concave et convexe pour le calcanéum. Celle du cuboïde est aussi triangulaire, alternativement convexe et concave, en sens opposé de celle du calcanéum.

Moyens d'union. — 1° Un ligament bifurqué, appelé *ligament en Y*, très-solide, épais, qui s'insère en arrière sur la partie interne et supérieure de la grande apophyse du calcanéun ; de là il se porte en avant, se divisant en deux faisceaux : l'externe se fixe sur la partie interne et supérieure du cuboïde ; l'interne, aplati transversalement, s'attache à la partie supérieure et externe du scaphoïde. On l'a décrit sous le nom de *ligament calcanéo-scaphoïdien supérieur*.

2° Un *ligament calcanéo-cuboïdien supérieur*, large et mince, va du bord supérieur de la facette calcanéenne au bord contigu de la facette cuboïdienne.

3° Un *ligament calcanéo-cuboïdien inférieur*, très-fort, divisé en deux couches s'insérant à la face inférieure du calcanéum et à la face inférieure du cuboïde.

Moyen de glissement. — Il existe pour cette articulation une synoviale indépendante.

Mouvements. — Cette articulation jouit de tous les

mouvements : flexion, extension, adduction, abduction, rotation; mais ils sont tellement limités par les ligaments, que leur étendue ne dépasse pas celle des mouvements de glissement.

3° *Articulation du scaphoïde avec le cuboïde.*

Surfaces articulaires. — Ces os s'articulent par une très-petite facette plane, qui n'est pas constante.

Moyens d'union. — 1° Un *ligament dorsal* ou supérieur, qui s'étend obliquement de la partie supérieure et externe du scaphoïde à la partie interne et supérieure du cuboïde.

2° Un *ligament plantaire*, faisceau fibreux arrondi, allant transversalement de la partie inférieure et externe du scaphoïde à la face inférieure du cuboïde.

3° Un *ligament interosseux*, qui remplit l'excavation que forment en dedans le scaphoïde, en dehors le cuboïde, en avant le troisième cunéiforme.

4° *Articulation du scaphoïde avec les trois cunéiformes.*

Surfaces articulaires. — Du côté du scaphoïde, trois facettes triangulaires situées à sa face antérieure : la facette interne répond à une facette correspondante du premier ou grand cunéiforme, la moyenne à celle du petit cunéiforme, enfin l'externe à celle du troisième ou moyen cunéiforme.

Moyens d'union. — 1° Trois *ligaments dorsaux* : un, interne, va du bord supérieur du scaphoïde à la face interne du premier cunéiforme ; le moyen, très-petit, va obliquement du point le plus élevé du scaphoïde à la face dorsale du petit cunéiforme ; l'externe, oblique d'avant en arrière comme le précédent, va de la partie externe et supérieure du scaphoïde à la face dorsale du troisième cunéiforme.

2° Un *ligament plantaire*, très-résistant, allant horizontalement d'arrière en avant, de la tubérosité du scaphoïde à la moitié postérieure de la base du grand cunéiforme.

Moyen de glissement. — Une seule synoviale qui, par les prolongements qu'elle envoie, sert à l'articulation suivante.

5° *Articulation des cunéiformes entre eux.*

Surfaces articulaires. — Une facette en équerre entre le premier et le second cunéiforme, une facette rectangulaire située sur leur partie postérieure, entre le second et le troisième.

Moyens d'union. — Quatre ligaments : deux dorsaux et deux interosseux. Ces ligaments vont, les dorsaux, transversalement de l'un à l'autre de ces os. Il en est de même des interosseux, bien plus puissants que les ligaments dorsaux ; ils sont situés dans l'espace qui existe entre chacun des cunéiformes.

6° *Articulation du cuboïde avec le troisième cunéiforme.*

Surfaces articulaires. — Ces deux os sont en contact par une facette plane et ovalaire qui existe sur chaque os.

Moyens d'union. — 1° Un *ligament dorsal*, transversal, qui est la continuité de celui qui unit le scaphoïde au cuboïde ;

2° Un *ligament interosseux*, très-résistant, remplissant l'intervalle qui sépare les deux os.

Moyen de glissement. — Une petite synoviale qui est indépendante de celle des autres articulations du tarse.

VII. — ARTICULATIONS DU MÉTATARSE.

1° *Articulations tarso-métatarsiennes.*

Surfaces articulaires. — Les trois premiers métatarsiens s'articulent avec les trois cunéiformes ; le quatrième et le cinquième, avec le cuboïde.

Moyens d'union. — 1° Sept *ligaments dorsaux :* cinq pour l'union des cunéiformes et des trois premiers métatarsiens, deux pour l'union des deux derniers avec le cuboïde ; le plus interne va du premier métatarsien au grand cunéiforme : trois moyens vont des trois os de la mortaise signalée plus haut au second métatarsien. Le cinquième va du troisième métatarsien au troisième cunéiforme. Les ligaments qui unissent le premier métatarsien et le premier cunéiforme, le cinquième métatarsien et le cuboïde, sont les plus puissants. Deux de ces ligaments sont obliques : ce sont ceux qui partent des bords de la mortaise, c'est-à-dire du premier et du troisième cunéiforme, pour s'insérer au second métatarsien ; les cinq autres sont horizontalement dirigés d'arrière en avant.

2° Cinq *ligaments plantaires*, qui vont en diminuant d'épaisseur et de résistance à mesure qu'on se rapproche du bord externe du pied. Le plus interne unit le premier cunéiforme au premier métatarsien ; le second va obliquement du premier cunéiforme à l'extrémité postérieure du second et du troisième métatarsien : c'est le plus solide des ligaments plantaires ; le troisième est mince et souvent confondu avec le tendon du jambier postérieur qui le renforce ; il va du troisième cunéiforme au troisième métatarsien. Les deux derniers ligaments plantaires ne sont autre chose que deux expansions du ligament *calcanéo-cuboïdien inférieur*, qui forment la gaîne du long péronier latéral.

3° Trois *ligaments interosseux* peu importants, logés entre les métatarsiens et les os du tarse.

Moyens de glissement. — Deux synoviales, habituellement indépendantes : une pour l'articulation du premier métatarsien et du grand cunéiforme ; la seconde est commune aux autres articulations tarso-métatarsiennes.

2° *Articulations métatarsiennes.*

Surfaces articulaires. — Entièrement analogues à celles des métacarpiens.

Moyens d'union. — 1° Trois *ligaments dorsaux*, très-minces, s'étendant transversalement d'un métatarsien à l'autre.

2° Trois *ligaments plantaires*, plus résistants que les dorsaux, affectant la même disposition : ils sont situés un peu en avant et au-dessous de l'interligne articulaire tarso-métatarsien.

3° Trois *ligaments interosseux*, peu résistants, compris dans l'espace qui existe entre les quatre métatarsiens. Leur direction est transversale.

Moyen de glissement. — Une synoviale qui dépend de la synoviale de l'articulation tarso-métatarsienne.

Mouvements. — Ce sont des glissements très-limités.

VIII. — ARTICULATIONS DES PHALANGES.

1° *Articulations métatarso-phalangiennes.*

Surfaces articulaires. — Du côté des métatarsiens, une tête aplatie : du côté des phalanges, une cavité glénoïde, circonscrite par un contour triangulaire. Cette cavité, plus petite que la tête, est agrandie par un fibro-cartilage ou *bourrelet glénoïdien*, qui répond inférieurement aux tendons des muscles fléchisseurs. Les cinq bourrelets glénoïdiens sont reliés entre eux par des lamelles fibreuses, minces, étendues transversalement de l'un à l'autre, et qui forment une longue bandelette appelée *ligament transverse*.

Moyens d'union.— Deux ligaments latéraux très-forts, qui s'insèrent en arrière aux tubercules latéraux des métatarsiens : de là, ils vont en bas et en avant s'insérer en partie aux tubercules latéraux de l'extrémité postérieure de la phalange et aux portions latérales des bourrelets glénoïdiens.

Moyen de glissement. — Une synoviale qui forme un petit repli circulaire autour de la cavité articulaire.

Mouvements. — Analogues à ceux des doigts ; seulement la flexion est plus limitée ; par contre, l'extension des orteils est plus étendue que celle des doigts.

2° *Articulations phalangiennes.*

Elles sont au nombre de neuf : une seule pour le gros orteil, deux pour chacun des quatre derniers. Ces articulations, qui appartiennent au genre des trochléennes, ne diffèrent de celles des doigts que par de moindres dimensions.

Surfaces articulaires. — L'extrémité antérieure des phalanges présente une poulie ; l'extrémité postérieure, une fine crête verticale qui sépare deux petites dépressions arrondies correspondant aux surfaces articulaires des autres phalanges.

Moyens d'union. — Deux ligaments latéraux par phalange : un interne, un externe. Ils présentent les mêmes insertions que les ligaments correspondants des doigts.

Moyen de glissement. — Une synoviale plus lâche à la face dorsale.

Mouvements. — Flexion et extension.

SECTION QUATRIÈME.

ANGÉIOLOGIE.

CHAPITRE PREMIER.

DU COEUR.

Le cœur est un muscle creux, qui joue le rôle d'une pompe poussant sans cesse, par ses contractions, le liquide nourricier dans les diverses parties du corps.

Forme. — Il a la forme d'un cône dont le sommet est situé en bas, en avant et à gauche.

Direction. — Il est dirigé en bas, en avant et à gauche.

Volume et dimensions. — D'une manière générale, Laennec le comparait au poing; mais cette évaluation, par trop approximative, a été modifiée par M. Bouillaud.

La *circonférence* de la base des ventricules est de 26 centimètres; la *longueur*, mesurée de la base des ventricules au sommet, est de 10 centimètres; la *largeur*, mesurée du bord droit au bord gauche de l'organe, est de 11 centimètres; l'*épaisseur*, mesurée de la face antérieure à la face postérieure, est de 5 centimètres.

Poids. — Le poids moyen du cœur est de 200 à 250 grammes.

Situation. — Il est situé dans le thorax, au-dessus du diaphragme. Il concourt à former le *médiastin*.

Moyens de fixité. — Il est suspendu par sa base au moyen des gros vaisseaux. Sa partie inférieure, libre, est sans cesse en mouvement dans un sac membraneux, le *péricarde*.

A. — Conformation intérieure du cœur.

L'intérieur du cœur présente à étudier quatre cavités séparées par des cloisons. L'une de ces cloisons, complète, divise le cœur en deux moitiés, l'une droite, l'autre gauche. Ces deux moitiés sont identiques. Chacune d'elles présente deux cavités : l'une supérieure, qui reçoit des veines, c'est l'*oreillette ;* l'autre inférieure, qui émet une artère, c'est le *ventricule*. L'oreillette et le ventricule du même côté sont en communication par un orifice considérable, *orifice auriculo-ventriculaire*.

En résumé, le cœur présente quatre cavités: deux oreillettes et deux ventricules Les cloisons qui séparent ces cavités sont : l'une verticale, complète, connue sous les noms de *cloison interauriculaire* au niveau des oreillettes, et de *cloison interventriculaire* au niveau des ventricules ; l'autre horizontale, incomplète, percée des deux orifices auriculo-ventriculaires. (Dans cette étude, nous supposons le cœur placé verticalement.)

1° *Ventricules.*

Les deux ventricules forment la plus grande partie du cœur. Nous y trouvons des caractères communs à ces deux cavités et des caractères particuliers à chacune d'elles.

A. Caractères communs. — Le ventricule droit et le ventricule gauche présentent une cavité fermée vers la pointe du cœur et pourvue de deux orifices vers la base : l'orifice auriculo-ventriculaire, qui la fait communiquer avec l'oreillette correspondante, et l'orifice artériel qui établit la communication entre le ventricule et l'artère.

Les parois de ces cavités sont recouvertes par une foule de prolongements connus sous le nom de *colonnes charnues du cœur*. On en distingue trois espèces :

1° Celles de premier ordre, dont une extrémité est fixée

aux parois du ventricule, et dont l'autre donne naissance à une foule de cordages tendineux qui se dirigent vers les valvules auriculo-ventriculaires :

2° Celles de second ordre, dont les deux extrémités sont fixées aux parois des ventricules, et dont la partie moyenne, lisse, est libre de toute adhérence ;

3° Celles de troisième ordre, qui diffèrent des précédentes en ce qu'elles adhèrent dans toute leur longueur aux parois ventriculaires et se dessinent sur ces parois comme si elles y étaient sculptées.

Les orifices de la base sont pourvus de replis membraneux connus sous le nom de *valvules*, dont la disposition, en forme de soupape, détermine la direction du courant sanguin. Les valvules auriculo-ventriculaires sont placées aux orifices de même nom ; les valvules sigmoïdes siègent aux orifices artériels.

Les premières de ces valvules, dites *mitrale* pour l'orifice auriculo-ventriculaire gauche, et *tricuspide* ou *triglochine* pour l'orifice droit, sont des membranes fibro-séreuses très-résistantes. Elles présentent un bord adhérent, un bord libre et deux faces.

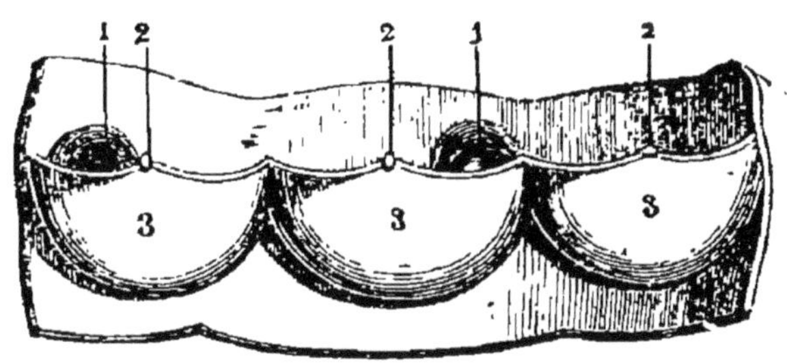

Fig. 82. — Valvules sigmoïdes de l'aorte.

1, 1. Origine des artères coronaires. — 2, 2, 2. Nodules d'Arantius. — 3, 3, 3. Valvules.

Les autres replis, siégeant aux orifices artériels et connus sous le nom de valvules *sigmoïdes*, présentent la disposition suivante : ce sont trois replis membraneux qu'on a comparés à trois petits nids de pigeon, et qui, par leur adossement, ferment complétement la lumière de l'orifice. Chaque repli présente un bord adhérent à l'anneau fibreux situé à l'origine de l'artère ; un bord libre, dont la partie moyenne est pourvue d'un noyau cartilagineux, dit *nodule d'Arantius* pour les valvules de l'aorte, et *nodule de Morgagni* pour celles de l'artère pulmonaire ; une face artérielle qui reçoit la pression du sang contenu dans les artères, et une face ventriculaire qui regarde la cavité du ventricule.

B. Caractères particuliers à chaque ventricule. — Les deux ventricules diffèrent :

1° Par la forme : le ventricule gauche est ovoïde, tandis que le ventricule droit est prismatique et triangulaire.

2° Par les colonnes charnues : celles de second et de troisième ordre présentent la même distribution dans les deux ventricules ; mais celles de premier ordre sont inégalement réparties, car le ventricule gauche n'en présente que deux, tandis que le ventricule droit en contient de cinq à huit.

3° Par la forme des valvules auriculo-ventriculaires : cette forme ne diffère que par les dentelures du bord libre de ces valvules. En effet, celui de la valvule mitrale ne présente que deux dentelures profondes qui la divisent en deux moitiés, tandis que la valvule tricuspide en possède trois.

4° Par l'épaisseur de ces mêmes valvules : la valvule mitrale est beaucoup plus épaisse.

5° Par le rapport qu'affectent entre eux l'orifice auriculo-ventriculaire et l'orifice artériel du même ventricule : dans le ventricule gauche, ces deux orifices sont contigus ; ils sont placés sur le même plan horizontal et ne sont séparés que par l'épaisseur des deux anneaux fibreux qui limitent l'orifice auriculo-ventriculaire et l'orifice artériel, origine de l'artère aorte. Dans le ventricule droit, l'orifice artériel, d'où naît l'artère pulmonaire, est séparé de l'orifice auriculo-ventriculaire par un faisceau charnu considérable qui a près de 15 millimètres d'épaisseur, et par l'origine de l'aorte. De plus, l'orifice de cette artère pulmonaire est situé sur un plan plus élevé que celui des autres orifices. Il se trouve placé à un centimètre plus haut que les autres. C'est au prolongement de la cavité ventriculaire précédant cet orifice qu'on a donné le nom d'*infundibulum*.

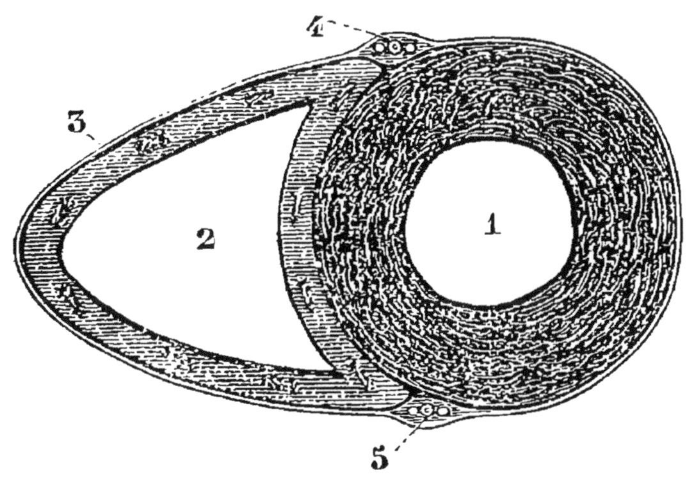

FIG. 83. — Coupe transversale des ventricules.

1. Ventricule gauche. — 2, 3. Ventricule droit. — 4. Vaisseaux cardiaques postérieurs. — 5. Vaisseaux cardiaques antérieurs.

6° Par l'épaisseur de leurs parois respectives : la paroi du ventricule gauche est de 15 millimètres, tandis que celle du ventricule droit est de 5 millimètres seulement.

7° Une dernière et légère différence consiste dans l'épaisseur un peu plus considérable des valvules sigmoïdes du ventricule gauche, et dans le développement un peu plus grand des nodules d'Arantius du même côté.

2° *Oreillettes.*

De même que les ventricules, la cavité des oreillettes présente des caractères communs et des caractères propres à chacune d'elles.

A. Caractères communs. — Les deux oreillettes surmontent la base des deux ventricules. Elles n'occupent pas toute la surface de la base, car les artères pulmonaire et aorte y prennent naissance. Ces cavités, assez irrégulières, n'ont pas de forme déterminée. Cependant, pour en faciliter l'étude, il est bon de leur supposer une forme cubique, et par conséquent six faces.

Chaque oreillette présente un petit diverticulum qui conduit dans un appendice appelé *auricule*. Dans l'auricule et au voisinage de son orifice, on rencontre un certain nombre de colonnes charnues de troisième ordre.

B. Caractères particuliers. — Les oreillettes ne diffèrent entre elles que par le nombre des orifices dont les parois sont pourvues.

L'oreillette gauche présente à sa paroi supérieure quatre orifices dépourvus de valvules : ce sont les orifices des veines pulmonaires ; deux de ces orifices sont situés près de la cloison interauriculaire, l'un antérieur, l'autre postérieur ; les deux autres sont placés près de l'auricule gauche. et affectent entre eux les mêmes rapports. En somme. l'oreillette gauche présente : en bas l'orifice auriculo-ventriculaire, en haut les quatre veines pulmonaires, à gauche l'auricule gauche. Les autres parois sont lisses et dépourvues de toute espèce d'orifices.

L'oreillette droite présente, en outre de l'orifice auriculo-ventriculaire, qui est placé sur la paroi inférieure :

1° A sa paroi supérieure, l'embouchure de la veine cave supérieure dépourvue de valvule ;

2° A sa paroi droite ou externe, l'orifice du prolongement qui pénètre dans l'auricule droite ;

3° A sa paroi postérieure, l'orifice de la veine cave inférieure et celui de la veine coronaire.

L'orifice de la veine cave inférieure est pourvu d'une valvule dite d'*Eustachi*, considérable chez le fœtus, moins considérable chez l'adulte. Chez ce dernier, cette valvule a la forme d'un croissant à concavité supérieure, et elle occupe le tiers inférieur de l'orifice. L'orifice de la veine coronaire est placé au-dessous et en dedans du précédent, près de la cloison interauriculaire. Il est pourvu d'une valvule dite de *Thébésius*, qui occupe les trois quarts de cet orifice.

B. — CONFORMATION EXTÉRIEURE DU CŒUR.

Vu extérieurement, le cône que représente le cœur est aplati d'avant en arrière. Il présente à étudier une base, un sommet, une face antérieure, une face postérieure, un bord droit et un bord gauche. Cette description s'applique surtout aux ventricules ; les oreillettes ne sont apparentes que par leur face postérieure. Les rapports sont les mêmes que ceux du péricarde, que nous décrirons plus loin.

Base. — Si l'on enlève à leur origine l'artère aorte et l'artère pulmonaire, on remarque, en supprimant aussi les oreillettes, que la base des ventricules peut être divisée en trois parties : une antérieure, d'où naît l'artère pulmonaire ; une moyenne, d'où naît l'artère aorte, et une postérieure, correspondant à l'insertion des oreillettes.

Sommet. — La pointe du cœur présente une division qui tend à séparer le sommet des deux ventricules. Elle est presque uniquement formée par le ventricule gauche.

Face antérieure. — (Dans l'étude de la conformation

extérieure du cœur, nous ne le considérons plus vertical, mais dans sa situation normale.) La face antérieure est presque uniquement formée par les ventricules. On y voit un sillon vertical étendu de la base au sommet, contenant du tissu graisseux, des vaisseaux et des nerfs : c'est le *sillon interventriculaire antérieur*. A gauche du sillon se trouve le ventricule gauche, à droite le ventricule droit, l'infundibulum et quelques veines connues sous le nom de *veines de Galien*, qui, partant de la paroi antérieure du ventricule droit, vont se jeter dans l'oreillette droite en traversant sa paroi antérieure.

Face postérieure. — Cette face est formée par les deux oreillettes et les deux ventricules : au niveau des ventricules, elle présente un sillon analogue à celui de la face antérieure : c'est le *sillon interventriculaire postérieur*. Ce sillon contient des vaisseaux, des nerfs et du tissu graisseux, éléments sous-jacents au péricarde viscéral ; il divise en deux moitiés égales la partie ventriculaire de la face postérieure du cœur, tandis que le sillon de la face antérieure partage cette face en deux parties inégales, aux dépens du ventricule gauche. Entre les oreillettes et les ventricules, on voit un sillon horizontal, sillon *auriculo-ventriculaire*, qui n'est pas apparent sur la face antérieure, à cause de l'absence des oreillettes.

Au-dessus du sillon *auriculo-ventriculaire*, on trouve la face postérieure des deux oreillettes, divisée en deux parties par le sillon interauriculaire. Ce sillon présente une légère concavité à droite. A gauche du sillon, on aperçoit la face postérieure de l'oreillette gauche, qui n'offre rien de particulier ; à droite, celle de l'oreillette droite, avec l'embouchure de la veine cave inférieure pourvue de la valvule d'Eustachi ; au-dessous de cette embouchure et un peu en dedans, se trouvent l'embouchure de la veine coronaire et la valvule de Thébésius.

Bord droit. — Le bord droit est mince, presque horizontal, couché sur le diaphragme.

Bord gauche. — Ce bord est très-épais, dirigé presque verticalement et appuyé contre le poumon gauche, sur lequel il détermine une dépression.

C. — Structure du cœur.

La structure de cet organe présente à considérer : 1° un squelette fibreux ; 2° des fibres musculaires qui forment la principale partie des parois du cœur : 3° des vaisseaux : 4° des nerfs ; 5° deux membranes séreuses, dont l'une tapisse la surface extérieure, c'est l'*endocarde;* dont l'autre tapisse la surface extérieure, c'est le *péricarde*.

Squelette fibreux du cœur. — La partie solide du cœur, sur laquelle les fibres musculaires de cet organe prennent insertion, se compose de quatre anneaux correspondant aux quatre orifices de la base des ventricules. Ces anneaux sont connus sous le nom de *zones fibreuses* du cœur. De même que ces orifices, les zones fibreuses correspondant aux orifices auriculo-ventriculaires et à l'orifice aortique sont situées sur le même plan.

Fibres musculaires du cœur. — Ces fibres appartiennent au système musculaire de la vie animale. En effet, elles sont pourvues de ces taches alternativement transparentes et foncées qui ont fait donner à ces fibres le nom de striées. De même que dans les muscles striés, leur contraction est brusque. Cependant, quelques caractères autorisent à les considérer comme des fibres musculaires particulières, car elles sont dépourvues de myolemme, et elles s'anastomosent fréquemment entre elles. De plus, leur contraction est involontaire.

1° *Fibres des ventricules.*

Les ventricules, dont la structure a été fort bien étudiée, présentent deux espèces de fibres : des fibres propres à chaque ventricule, et des fibres communes. Toutes ces fibres offrent deux extrémités qui s'insèrent sur les zones fibreuses, et une partie moyenne qui se dirige vers la pointe du cœur.

Dans chaque ventricule, les *fibres propres* forment des anses dont les deux extrémités sont fixées aux zones fibreuses du même ventricule, et dont la partie moyenne, concave en haut, se rapproche plus ou moins de la pointe du cœur. L'ensemble des fibres propres des ventricules représente donc un cylindre ouvert en haut du côté de l'orifice auriculo-ventriculaire, et ouvert en bas du côté de la pointe du cœur, pour recevoir les fibres communes qui pénètrent dans l'intérieur du ventricule.

Les *fibres communes* des ventricules prennent naissance au pourtour du sillon auriculo-ventriculaire, sur la partie extérieure des zones fibreuses situées à la base des ventricules. Parties de ces points, elles se dirigent toutes vers la pointe du cœur, en décrivant des lignes obliques qui convergent vers cette pointe. Celles de la face antérieure se dirigent obliquement en bas et à gauche vers la pointe du ventricule gauche. Arrivées en ce point, elles forment un gros faisceau, se contournent sur elles-mêmes en tourbillon, pour pénétrer dans l'intérieur du ventricule gauche, à travers l'orifice que limitent entre elles les fibres propres de ce ventricule. Les fibres communes de la face postérieure se dirigent obliquement en bas et à droite, vers la pointe du ventricule droit. Arrivées en ce point, une partie de ces fibres seulement se comporte comme celles de la face antérieure, et pénètre par la pointe dans l'intérieur du ventricule droit, tandis que le reste se porte vers la partie inférieure du bord droit du ventricule, et le traverse à différentes hauteurs pour pénétrer dans l'intérieur de cette cavité.

A l'intérieur des ventricules, les fibres communes, de superficielles qu'elles étaient, sont devenues profondes : celles qui se trouvaient sur la face antérieure du ventricule droit se trouvent, pour la plupart, à l'intérieur du ventricule gauche ; celles qui se trouvaient sur la face postérieure du ventricule gauche se trouvent, pour la plupart également, à l'intérieur du ventricule droit. On admet qu'au moment où elles se renversent vers la pointe pour pénétrer dans les ventricules, ces fibres décrivent tantôt des anses simples, tantôt des anses contournées en 8 de chiffre. Les fibres qui forment des anses simples sont celles qui se rendent sur la paroi opposée du cœur. Celles qui forment des 8 de chiffre sont celles qui se rendent à la face profonde de la même paroi qu'elles occupent.

La cloison interventriculaire est formée par l'adossement des fibres propres des deux ventricules, et par quelques-unes des fibres communes qui ont pénétré par la pointe des ventricules.

2° *Fibres des oreillettes.*

Ces fibres ont été moins bien étudiées que celles des ventricules.

Les *fibres communes* sont peu nombreuses. Les auteurs décrivent seulement une bande musculaire située sur la face antérieure des oreillettes, allant d'une auricule à l'autre et embrassant par sa face antérieure les deux grosses artères qui partent des ventricules.

Les *fibres propres* se présentent sous forme de faisceaux apparents, seulement en certains points des oreillettes. Dans l'oreillette droite, on trouve un faisceau annulaire autour de l'orifice auriculo-ventriculaire, un faisceau demi-annulaire autour de l'embouchure de la veine cave supérieure, un autre faisceau analogue, appelé *sphincter* par quelques auteurs, autour de l'embouchure de la veine cave inférieure. Enfin, dans l'auricule et dans l'épaisseur de l'oreillette, des fibres irrégulièrement distribuées. Dans l'oreillette gauche, on trouve un faisceau circulaire qui entoure l'orifice auriculo-ventriculaire, des faisceaux qui entourent l'embouchure des veines pulmonaires, et que certains anatomistes ont appelés sphincters ; enfin, des fibres irrégulières dans l'auricule et dans l'épaisseur de l'oreillette.

Vaisseaux du cœur. — Les artères, au nombre de deux, naissent de l'origine de l'aorte et se distribuent aux parois du cœur : ce sont les artères coronaires.

Les veines se réunissent pour former un seul tronc, la *grande veine coronaire*, qui s'ouvre à la paroi postérieure de l'oreillette droite. D'autres veines, petites, naissent de la paroi antérieure du ventricule droit, et s'ouvrent dans la paroi antérieure de l'oreillette droite. Elles sont connues sous le nom de *veines de Galien*.

Les lymphatiques suivent le trajet des vaisseaux sanguins et se jettent dans les ganglions qui avoisinent la bifurcation de l'artère pulmonaire et de la trachée.

Nerfs du cœur. — Fournis par le pneumogastrique et le grand sympathique, ces nerfs forment à la base du cœur le plexus cardiaque, dont les filets se portent dans l'épaisseur du cœur en suivant la direction des vaisseaux.

MEMBRANES SÉREUSES DU CŒUR.

1° *Endocarde.*

La séreuse qui tapisse l'intérieur du cœur a été appelée *endocarde*.

Il y a un endocarde droit et un endocarde gauche. Ils communiquent entre eux chez le fœtus au moyen du trou de Botal, mais chez l'adulte ils sont indépendants. Les endocardes ne sont autre chose que la membrane interne modifiée des veines et des artères, qui se continue à travers le cœur. L'endocarde droit fait suite à la tunique interne des veines caves et de la veine coronaire; il tapisse l'oreillette droite en se repliant sur lui-même au niveau de l'embouchure de la veine cave inférieure et de la veine coronaire. Ces deux replis représentent deux croissants à concavité supérieure, qui constituent les valvules d'Eustachi et de Thébésius. De l'oreillette, l'endocarde passe dans le ventricule droit, qu'il tapisse dans toute son étendue, pour se continuer ensuite avec la membrane interne de l'artère pulmonaire.

Au moment où l'endocarde pénètre dans le ventricule, il s'adosse à lui-même pour former un repli entre les feuillets duquel s'épanouit une expansion fibreuse de la zone qui borde l'orifice auriculo-ventriculaire. Ce repli constitue la *valvule tricuspide.*

En passant du ventricule dans l'artère pulmonaire, l'endocarde forme trois replis analogues aux précédents, identiques entre eux. Ce sont les trois *valvules sigmoïdes*, dans le repli desquelles la zone fibreuse de l'orifice pulmonaire envoie aussi une expansion.

L'endocarde gauche fait suite aux veines pulmonaires, tapisse l'oreillette gauche et passe dans le ventricule gauche, en formant, par son repli, la *valvule mitrale.* Il tapisse le ventricule gauche et se continue avec la membrane interne de l'aorte, en formant aussi les trois *valvules sigmoïdes.* Comme dans le côté droit, les zones fibreuses de l'orifice auriculo-ventriculaire et de l'orifice aortique envoient un prolongement dans l'épaisseur des valvules.

La *structure* de l'endocarde n'est pas tout à fait identique à celle des autres séreuses. Cette membrane est formée de fibres élastiques, fines, anastomosées fréquemment entre elles, et de quelques fibres de tissu conjonctif plus abondantes au contact des fibres charnues. La couche interne est formée d'épithélium pavimenteux simple

2° *Péricarde.*

Le péricarde est la membrane séreuse qui tapisse la face externe du cœur.

Sac fibreux du péricarde. — Ce sac a la forme d'un cône dont la base repose sur le centre phrénique, et dont le sommet se continue avec la tunique externe des gros vaisseaux qui partent de la base du cœur.

La *base* adhère au centre phrénique.

Le *sommet* de ce sac se confond insensiblement avec la tunique externe des artères aorte et pulmonaire, à 2 ou 3 centimètres au-dessus de leur origine.

La *face externe* contracte des adhérences avec les nombreux organes qui l'entourent, surtout en arrière et sur les côtés.

Elle est en rapport, au niveau de la base, avec le centre phrénique. En avant, elle est en contact avec le sternum, les quatrième, cinquième, sixième et septième cartilages costaux du côté gauche, le muscle triangulaire du sternum, les vaisseaux mammaires internes et les muscles intercostaux internes. La plèvre et le bord antérieur du poumon la recouvrent un peu en avant et de chaque côté. De plus, chez le fœtus, elle est en rapport avec le thymus. En arrière, elle est en contact avec les organes situés au-devant de la colonne vertébrale, l'œsophage et les deux nerfs pneumogastriques, la grande veine azygos, le canal thoracique et de nombreux ganglions lymphatiques. Elle est, de plus, en rapport avec l'aorte descendante. Sur les côtés, la face externe du sac fibreux du péricarde adhère à la plèvre médiastine, dont elle est séparée par le nerf phrénique et les vaisseaux diaphragmatiques supérieurs qui accompagnent ce nerf. A ce niveau, la plèvre sépare le péricarde du poumon.

La *face interne* du sac fibreux du péricarde est lisse et polie, parce qu'elle est tapissée par le feuillet pariétal de la séreuse.

Séreuse. — Analogue à l'arachnoïde, à la plèvre et à la tunique vaginale, elle est formée de deux feuillets, un feuillet pariétal et un feuillet viscéral.

Le *feuillet pariétal*, extrêmement mince, est réduit, pour ainsi dire, à sa couche épithéliale, et tapisse la face interne du sac fibreux, dont il est inséparable.

Le *feuillet viscéral* recouvre le cœur ; il tapisse les ventricules, passe sur les sillons auriculo-ventriculaires, laissant au-dessous de lui les vaisseaux, les nerfs et le tissu cellulaire qui y sont contenus. Il franchit de même le sillon interventriculaire et les organes qu'il contient. Il entoure aussi les deux auricules et tapisse les oreillettes.

Le mode de continuité, entre le feuillet viscéral et le feuillet pariétal, ne diffère pas de celui de la plèvre au niveau de la racine du poumon, de celui de l'arachnoïde au niveau des nerfs et des vaisseaux qui traversent les trous de la base du crâne.

Structure. — Le sac fibreux du péricarde est formé de fibres entre-croisées. La membrane séreuse qu'il contient est composée, comme toutes les séreuses, de deux couches : une couche d'épithélium pavimenteux, superficielle, et une couche profonde. Cette couche profonde est constituée par des réseaux élastiques et quelques fibres lamineuses.

CHAPITRE II.

DES ARTÈRES.

Nous avons déjà décrit tout ce qui se rattache aux artères en général : nous avons aussi étudié leur structure. (Voy. *Système vasculaire.*)

I. — Artère pulmonaire.

Dissection. — 1° *Enlevez le sternum, le tiers antérieur des côtes et la moitié interne des deux clavicules ; 2° maintenez écarté le bord antérieur des deux poumons avec des crochets ; 3° dégagez un peu les contours de l'artère.*

Pour montrer la branche droite, il faudrait couper la crosse de l'aorte à 3 centimètres du cœur, et tirer en haut le bout supérieur.

Origine. — Au sommet de l'infundibulum du ventricule droit.

Direction. — Elle se dirige en haut, à gauche et en arrière, et se termine, après 4 ou 5 centimètres de trajet, en se divisant en deux branches chez l'adulte, et en trois branches chez le fœtus.

Rapports. — En avant, avec le péricarde, et le thymus chez le fœtus ; en arrière, avec la crosse de l'aorte, autour de laquelle elle semble s'enrouler ; à gauche, avec l'auricule gauche ; à droite, avec la portion ascendante de la crosse de l'aorte, et à son origine avec l'auricule droite.

Branches. — Artères pulmonaires droite et gauche.

L'*artère pulmonaire droite*, longue de 5 à 6 centimètres, se porte dans le poumon droit.

Elle est dirigée horizontalement et passe au-dessus de l'oreillette droite, au-dessous de la crosse de l'aorte, derrière la veine cave supérieure. Elle se place devant la bronche correspondante, en arrière des deux veines pulmonaires droites. Elle fait partie du pédicule pulmonaire.

L'*artère pulmonaire gauche* a la même longueur que le tronc qui lui donne naissance. Elle se dirige vers le poumon gauche, au-dessus de l'oreillette gauche, en avant de la bronche gauche et en arrière des deux veines pulmonaires gauches. Elle concourt aussi à former le pédicule du poumon de ce côté.

Chez le fœtus, ces deux branches, étant peu développées, sont pour ainsi dire remplacées par le *canal artériel*, qui est transformé chez l'adulte en un cordon fibreux. Ce canal prend naissance au niveau de la bifurcation de l'artère pulmonaire, et se jette immédiatement dans la concavité de la crosse de l'aorte. Il sert, chez le fœtus, à porter dans l'aorte le sang de l'artère pulmonaire.

II. — ARTÈRE AORTE.

L'aorte prend son origine à la base du ventricule gauche, et se termine au niveau du disque fibreux qui sépare la quatrième vertèbre lombaire de la cinquième.

Trajet et direction. — Elle est d'abord ascendante et se dirige en haut, en avant et à droite, vers la base du sternum, dans une étendue de 3 à 5 centimètres ; puis elle s'incurve pour se porter en arrière et à gauche, sur le côté de la troisième vertèbre dorsale, où elle se courbe de nouveau pour descendre le long du côté gauche de la colonne vertébrale jusqu'à la septième ou huitième vertèbre dorsale. Là, elle gagne insensiblement le milieu de la face antérieure de la colonne, où elle se maintient jusqu'à sa terminaison.

Division. — On la divise en trois portions : 1° la crosse de l'aorte, étendue du ventricule gauche à la troisième vertèbre dorsale ; quelques-uns établissent la limite postérieure de la crosse à la bronche gauche qu'elle croise ; 2° l'aorte thoracique, étendue de la crosse au diaphragme qu'elle traverse ; 3° l'aorte abdominale, qui comprend la portion d'aorte placée au-dessous du diaphragme.

Rapports de la crosse de l'aorte. — La crosse de l'aorte présente une première portion ascendante et une seconde horizontale.

La *portion ascendante* est en rapport :

En avant et de bas en haut, avec l'infundibulum du ventricule droit, l'origine de l'artère pulmonaire, le péricarde, qui la sépare du sternum ; chez le fœtus, le thymus est interposé au sternum et au péricarde ;

En arrière, avec les oreillettes, et plus haut avec la branche droite de l'artère pulmonaire ;

A droite, avec la veine cave supérieure et l'auricule droite ;

A gauche, avec le tronc de l'artère pulmonaire.

Elle forme avec la portion horizontale un coude qui est distant de 2 à 3 centimètres du sternum.

La *portion horizontale* de la crosse aortique est en rapport : *par sa face supérieure* convexe, avec les troncs qu'elle fournit ; *par sa face inférieure* concave, et d'avant en arrière, avec la branche droite de l'artère pulmonaire, le canal artériel, et par conséquent avec la bifurcation de l'artère pulmonaire, avec la bronche gauche et le nerf récurrent gauche ; *par sa face gauche*, d'avant en arrière, avec le nerf phrénique et le nerf pneumogastrique gauches qui la séparent du poumon ; *par sa face droite*, et d'avant en arrière, avec la terminaison de la trachée, l'œsophage, le canal thoracique, la troisième vertèbre dorsale. Enfin, cette portion est entourée par un grand nombre de ganglions lymphatiques et par du tissu cellulaire.

Rapports de l'aorte thoracique. — Cette portion est en rapport, dans la première moitié de son trajet :

En arrière, avec la tête des côtes et le nerf grand sympathique ;

En avant, avec le pédicule pulmonaire gauche et la plèvre ;

A droite, avec la colonne vertébrale, sur laquelle elle forme une dépression ;

A gauche, avec le feuillet pariétal de la plèvre, qui la sépare du poumon gauche.

Plus bas, cette artère gagne la ligne médiane, et vient se placer, en le croisant à angle aigu, en arrière de l'œsophage et en arrière du cœur, en avant de la colonne vertébrale, dont elle est séparée par le canal thoracique et la grande veine azygos, entre les deux poumons.

Dans tout son trajet, elle est entourée par de nombreux ganglions lymphatiques et du tissu cellulaire.

Elle passe ensuite entre les deux piliers du diaphragme, dans l'orifice aortique, avec le canal thoracique et la grande veine azygos.

Rapports de l'aorte abdominale. — Elle est en rapport :

En arrière, avec la face antérieure de la colonne vertébrale ;

En avant et de haut en bas, avec la face postérieure du pancréas, la troisième portion du duodénum ;

A droite, avec la veine cave inférieure ;

A gauche, avec le péritoine, qui forme le feuillet gauche du mésentère.

Elle est entourée d'un grand nombre de nerfs et de ganglions lymphatiques.

Branches. — L'artère aorte fournit de nombreuses branches, que nous diviserons en trois groupes.

1° *Branches de la crosse de l'aorte.*

Coronaire gauche, coronaire droite, tronc brachio-céphalique, carotide primitive gauche, sous-clavière gauche.

Nous décrirons ici seulement les coronaires. Les autres branches, formant les troncs de la tête et du membre supérieur, seront étudiées plus tard.

ARTÈRES CORONAIRES.

Les artères coronaires naissent de l'aorte, à 1 centimètre au-dessus de l'orifice aortique. Le point de leur origine est situé immédiatement au-dessus des valvules sigmoïdes, lorsqu'elles sont soulevées par le courant sanguin pendant la systole ventriculaire.

L'artère *coronaire* ou *cardiaque gauche*, appelée aussi antérieure, naît à gauche de l'aorte, et se porte immédiatement sur la face antérieure du cœur, dans le sillon interventriculaire antérieur, jusqu'à la pointe du cœur, où elle s'anastomose avec la droite. Elle est entourée par du tissu graisseux, accompagnée par une veine et recouverte par le feuillet viscéral du péricarde.

Elle fournit : 1° une branche considérable qui se porte dans le sillon auriculo-ventriculaire gauche et s'anastomose à la face postérieure du cœur avec l'artère droite ; 2° un rameau qui s'enfonce dans la cloison interventriculaire ; 3° l'artère graisseuse de Vieussens, qui se porte sur les parois de l'artère pulmonaire, au milieu de la graisse qui l'entoure, et s'anastomose avec une branche semblable venant du côté droit ; 4° des branches musculaires pour les parois du cœur.

L'artère *coronaire* ou *cardiaque droite*, appelée aussi postérieure, vient de la partie droite de l'origine de l'aorte, se porte dans le sillon auriculo-ventriculaire droit qu'elle parcourt, arrive à la face postérieure du cœur, et descend dans le sillon interventriculaire postérieur. Elle a des rapports identiques à ceux de l'artère du côté gauche. Elle s'anastomose avec la branche collatérale de l'artère coronaire gauche, à la face postérieure du cœur, et avec la terminaison de cette artère à la pointe. Elle fournit aussi un petit rameau qui va s'anastomoser sur l'artère pulmonaire avec celui de l'autre coronaire, et des rameaux musculaires pour les parois du cœur.

2° *Branches de l'aorte thoracique.*

Œsophagiennes moyennes, médiastines postérieures, bronchiques, intercostales aortiques.

Les *œsophagiennes moyennes* sont de petits rameaux variables en nombre et en volume, qui, se détachant de l'aorte le long de la colonne vertébrale, se ramifient immédiatement dans l'œsophage.

Les *médiastines postérieures* sont de petites branches analogues qui se portent dans le médiastin, et se perdent dans la plèvre médiastine et dans un grand nombre d'organes contenus dans le médiastin : ganglions lymphatiques, parois des vaisseaux, etc.

Les *bronchiques*, au nombre de deux, naissent tantôt par un tronc commun, tantôt séparément, près de la crosse, et se portent sur la bronche correspondante, qu'elles accompagnent dans l'épaisseur du poumon (voy. *Poumon*).

ARTÈRES INTERCOSTALES.

Les intercostales viennent de la partie postérieure de l'aorte. Elles sont au nombre de huit ou neuf, selon que l'aorte s'élève plus ou moins et que l'intercostale supérieure de la sous-clavière fournit les trois premières intercostales ou deux seulement.

Elles se portent dans l'espace intercostal correspondant : les plus supérieures obliquement en haut et en dehors, les moyennes transversalement, les inférieures enfin obliquement en bas et en dehors.

Celles du côté droit sont plus longues que celles du côté gauche, puisqu'elles passent au-devant de la colonne vertébrale ; les autres pénètrent immédiatement dans l'espace correspondant.

Elles se placent dans les gouttières costales, entre la veine qui est au-dessus et le nerf qui est au-dessous, et parcourent la gouttière jusqu'à la partie moyenne de l'espace intercostal.

Là, elles se placent à égale distance des deux côtés et se terminent en avant, en se bifurquant pour s'anastomoser avec les intercostales antérieures de la mammaire interne. Les branches de bifurcation occupent les deux bords de l'espace intercostal.

Rapports. — A leur origine, celles du côté droit sont placées entre la colonne vertébrale et les organes qui la recouvrent : œsophage, veine azygos, canal thoracique ; au delà, elles ont les mêmes rapports que celles du côté gauche. Elles se placent sous la plèvre pariétale, au-devant du nerf grand sympathique et du muscle intercostal externe, puis entre les deux muscles intercostaux. Elles sont accompagnées par la veine située plus haut et le nerf qui est inférieur.

Dans leur trajet, elles fournissent des branches nombreuses, qui se distribuent aux muscles intercostaux et aux côtes.

Elles fournissent, à leur origine, des branches postérieures dont la principale, la *dorso-spinale*, passe entre les apophyses transverses des vertèbres et se termine dans les muscles du dos, les vertèbres et la moelle épinière. Elle donne dans son trajet une branche qui pénètre dans le trou de conjugaison et fournit un rameau aux vertèbres et un rameau à la moelle. Le rameau médullaire se divise pour se porter aux deux faces de la moelle, et se bifurque ensuite pour former un riche réseau à la surface de cette portion des centres nerveux.

3° *Branches de l'aorte abdominale.*

Diaphragmatiques inférieures, lombaires.

Tronc cœliaque, mésentérique supérieure, capsulaire moyenne, rénale, spermatique, mésentérique inférieure.

Dissection. — 1° *Enlevez la paroi abdominale; 2° enlevez les intestins jusqu'au duodénum; 3° relevez le foie et l'estomac avec des crochets; 4° disséquez alors le tronc cœliaque qui est à découvert; 5° incisez le pancréas pour découvrir l'aorte et l'origine de la mésentérique supérieure; 6° continuez à disséquer les autres branches.*

I. — Artères diaphragmatiques inférieures.

Elles naissent de l'aorte, immédiatement après son passage à travers le diaphragme.

Elles se ramifient à la face inférieure du diaphragme, et s'anastomosent avec les diaphragmatiques supérieures et les intercostales.

Dans leur trajet, elles fournissent les *œsophagiennes inférieures*, qui vont se distribuer à la partie inférieure de l'œsophage, un *rameau* qui s'anastomose, en formant une arcade au-devant de l'orifice aortique du diaphragme, avec un rameau semblable du côté opposé, et la *capsulaire supérieure*, qui se porte à la capsule surrénale.

II. — Artères lombaires.

Analogues aux intercostales, elles sont au nombre de trois ou quatre, selon que l'ilio-lombaire fournit la dernière ou les deux dernières lombaires.

Elles tirent leur origine de l'aorte abdominale par des troncs communs ou par des troncs isolés.

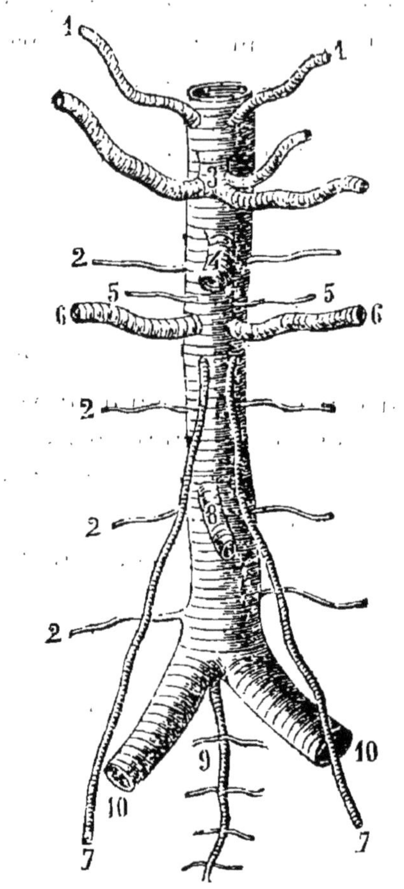

FIG. 84. — Branches de l'aorte abdominale.

1, 1. Diaphragmatiques inférieures. — 2, 2, 2. Lombaires. — 3. Tronc cœliaque. — 4 Mésentérique supérieure. — 5, 5. Capsulaires moyennes. — 6, 6. Rénales. — 7, 7. Spermatiques ou utéro-ovariennes. — 8. Mésentérique inférieure. — 9. Sacrée moyenne. — 10, 10. Iliaques primitives.

Ces artères se portent dans les gouttières situées sur les côtés des vertèbres lombaires, passent sous les arcades fibreuses du psoas, en arrière du carré des lombes, entre ce muscle et les muscles spinaux, et viennent se ramifier dans l'épaisseur des muscles de la paroi abdominale, en suivant un trajet oblique en bas et en avant.

Dans leur trajet. elles fournissent un *rameau dorso-spinal*, des *rameaux musculaires* et *osseux* de la même manière que les intercostales, et se terminent en s'anastomosant avec l'artère épigastrique, la mammaire interne et la sous-cutanée abdominale. Ces artères fournissent à leur origine, comme les intercostales, des *rameaux* au corps des vertèbres.

III. — Tronc cœliaque.

Impair et médian, le tronc cœliaque naît de l'aorte, immédiatement au-dessous de la diaphragmatique, se porte directement en avant dans une étendue de 10 à 15 millimètres, et aussitôt il se divise en trois branches : hépatique, splénique, coronaire stomachique, qui donnent à leur tour de nombreuses ramifications.

Le tronc cœliaque est en rapport : en haut, avec le lobule de Spigel ; en bas, avec le bord supérieur du pancréas ; à gauche, avec l'œsophage. Il est entouré par le plexus solaire et par de nombreux ganglions lymphatiques.

1° L'hépatique se porte à droite et un peu en haut, vers le hile du foie. Pendant son trajet, cette artère croise la partie antérieure de la veine cave et se place en avant de la veine porte, à gauche des canaux biliaires.

Ses branches terminales, au nombre de deux, se distribuent aux deux lobes du foie.

Elle fournit trois branches collatérales : la pylorique, la gastro-épiploïque droite et la cystique.

La *pylorique* se porte en bas vers le bord supérieur du pylore, dans l'épaisseur de l'épiploon gastro-hépatique, et se termine aux deux faces du pylore ; elle s'anastomose avec la terminaison de la coronaire stomachique.

La *gastro-épiploïque droite* se porte en bas derrière la première portion du duodénum, passe au-devant de la tête du pancréas, et vient se terminer au niveau de la grande courbure de l'estomac, où elle s'anastomose avec la gastro-épiploïque gauche. Cette artère fournit, au niveau de la tête du pancréas, la *pancréatico-duodénale*, des *rameaux gastriques* et des *rameaux épiploïques.*

La pancréatico-duodénale naît de la gastro-épiploïque droite ; elle se porte vers le point de réunion de la tête du pancréas avec la deuxième portion du duodénum, et se terminé dans ces deux régions, en s'anastomosant avec les artères voisines.

Les rameaux gastriques montent sur les deux faces de l'estomac.

Les rameaux épiploïques sont longs et grêles; ils descendent dans l'épaisseur du feuillet antérieur du grand épiploon.

La *cystique* se dirige vers la vésicule biliaire.

2° La **splénique**, la plus volumineuse des trois branches du tronc cœliaque, se dirige à gauche en décrivant des flexuosités, et se termine dans le hile de la rate.

Dans son trajet, elle parcourt une gouttière creusée dans le bord supérieur du pancréas : elle passe en arrière de l'estomac, en avant du rein et de la capsule surrénale gauche. Elle est placée en avant et au-dessus de la veine qui suit la face postérieure du pancréas.

Les branches terminales qu'elle donne traversent les trous du hile de la rate, au nombre de trois à six, et se terminent dans cet organe. (*Voy.* Rate.)

Les *pancréatiques* se terminent dans le pancréas ; elles sont petites, nombreuses, et viennent de la splénique pendant son trajet.

La *gastro-épiploïque gauche* se porte en bas vers la grosse tubérosité, gagne la grande courbure de l'estomac, s'anastomose avec la gastro-épiploïque droite, et fournit comme elle des rameaux gastriques et des rameaux épiploïques.

Les *vaisseaux courts* naissent à la partie supérieure et presque terminale de la splénique ; ils sont nombreux, de petit volume, et se portent en haut et en dedans vers la grosse tubérosité de l'estomac.

3° La **coronaire stomachique**, branche antérieure du tronc cœliaque, se porte en haut et à gauche vers l'œsophage, puis descend, pour parcourir la petite courbure de l'estomac dans toute son étendue, entre les deux feuillets du petit épiploon.

Ses branches terminales s'anastomosent avec les branches de la pylorique. Elle donne aussi trois sortes de rameaux collatéraux :

Les *rameaux cardiaques* se portent en avant et en arrière du cardia, dans les parois de l'estomac ;

Les *rameaux gastriques*, aux deux faces de l'estomac ;

Les *rameaux œsophagiens*, qui viennent quelquefois de la diaphragmatique inférieure, se rendent à la partie inférieure de l'œsophage.

IV. — ARTÈRE MÉSENTÉRIQUE SUPÉRIEURE.

Cette artère naît de la face antérieure de l'aorte, à 1 ou 2 centimètres au-dessous du tronc cœliaque, et se porte dans l'épaisseur du mésentère, en passant en arrière du pancréas, sur le bord inférieur duquel elle forme une échancrure, et en avant du duodénum, qu'elle sépare de l'intestin grêle proprement dit.

Elle décrit une courbe à concavité droite, dont l'extrémité inférieure correspond au cœcum.

A son origine, elle fournit plusieurs petits *rameaux* au pancréas et au duodénum ; plus bas, au-dessous du pancréas, elle fournit une *pancréatico-duodénale*.

De sa concavité naissent les coliques. De sa convexité partent un grand nombre de rameaux qui se portent dans l'intestin grêle. Après avoir fourni tous ces rameaux, cette artère se termine au cœcum.

1° Les **pancréatiques** sont de petites branches que la mésentérique fournit au pancréas, au moment où elle passe dans l'échancrure de son bord inférieur.

2° Les **duodénales** viennent aussi de l'origine de la mésentérique. Elles se jettent dans la troisième portion du duodénum.

3° La **pancréatico-duodénale** est une petite branche que fournit la mésentérique, au moment où elle passe entre le pancréas et le duodénum.

4° La **colique supérieure droite** part isolément de la partie supérieure de la concavité que forme la mésentérique supérieure. Elle arrive à la face postérieure du côlon, où elle se bifurque. La branche supérieure de la bifurcation suit les parois du côlon ascendant et glisse au-dessous du côlon transverse, pour former avec la colique supérieure gauche une anastomose en arcade ou par inosculation. La branche inférieure s'anastomose en arcade avec la colique moyenne, de même que celle-ci s'anastomose avec l'inférieure. De ces anastomoses naissent d'autres branches qui se portent dans les parois du côlon.

5° La **colique moyenne droite** se porte directement en dehors, en glissant entre le péritoine et la région lombaire, se bifurque pour s'anastomoser avec les coliques supérieure et inférieure, et forme avec elles des arcades d'où naissent d'autres rameaux qui vont se jeter dans les parois du côlon ascendant.

6° La **colique inférieure droite** se porte en dehors, affecte les mêmes rapports que la colique moyenne, s'anastomose avec la branche inférieure de la même artère et avec la terminaison de la mésentérique supérieure, pour se terminer dans les parois du cœcum et du côlon ascendant.

7° Les **branches de l'intestin grêle**, au nombre de quinze à vingt, se portent dans l'épaisseur du mésentère, vers l'intestin grêle ; elles s'anastomosent entre elles, forment des arcades desquelles naissent des branches qui se divisent pour former une nouvelle série d'arcades, et ainsi de suite jusqu'à quatre et cinq séries ; puis ces artères vont se terminer dans les parois de l'intestin grêle par deux branches qui se portent sur les deux faces de l'intestin.

V. — ARTÈRE CAPSULAIRE MOYENNE.

Les artères capsulaires moyennes naissent de l'aorte au-dessous de la précédente, et se portent vers la capsule surrénale correspondante, en glissant au-devant des piliers du diaphragme et du psoas, sous le péritoine.

VI. — ARTÈRE RÉNALE OU ÉMULGENTE.

Les artères rénales naissent de l'aorte, au niveau de la deuxième vertèbre lombaire, et se portent en dehors vers le hile du rein.

L'artère rénale fournit la *capsulaire inférieure* et plusieurs rameaux à l'atmosphère graisseuse du rein ; elle se termine dans le parenchyme rénal.

L'artère rénale est située en arrière de la veine rénale et du péritoine, en avant du bassinet ; elle est placée sur la face antérieure de la colonne vertébrale, des piliers du diaphragme et du psoas. Celle du côté droit passe en outre en arrière de la veine cave inférieure. Elle est ordinairement un peu plus longue que celle du côté gauche. (Voy. *Rein*.)

VII. — ARTÈRE SPERMATIQUE.

Les artères spermatiques naissent de l'aorte, au-dessous de la rénale, par un tronc commun ou isolément ; elles descendent vers le canal inguinal, en passant au-devant du muscle psoas et de l'uretère, sous le péritoine, au-dessous du côlon iliaque du côté gauche et de la terminaison de l'intestin grêle du côté droit.

Elles parcourent ensuite le canal inguinal dans toute son étendue, sortent par l'anneau inguinal, concourent à former le cordon spermatique, et se terminent dans le testicule.

Artère utéro-ovarienne. — Chez la femme, l'artère spermatique est remplacée par une branche analogue connue sous le nom d'*artère utéro-ovarienne ;* elle est double aussi et se porte sur les parties latérales du corps de l'utérus, où elle donne une branche *utérine* et une branche *tubo-ovarienne.* La première se dirige vers les bords de l'utérus et s'anastomose au niveau des bords et dans l'épaisseur de son tissu avec l'utérine de l'hypogastrique ; la seconde se porte à la trompe de Fallope et à l'ovaire, où elle se termine.

VIII. — ARTÈRE MÉSENTÉRIQUE INFÉRIEURE.

Venue de l'aorte, à 3 ou 4 centimètres au-dessus de sa terminaison, elle se porte en bas en passant au-dessus du péritoine, et décrit une courbe à concavité droite. Dans son trajet, elle fournit les coliques gauches et se termine par les hémorrhoïdales supérieures.

1° **Hémorrhoïdales supérieures.** — Les branches terminales de la mésentérique inférieure se portent de chaque côté de la partie moyenne du rectum ; elles donnent des branches nombreuses qui pénètrent entre les tuniques du rectum, pour se terminer à la muqueuse. Ces branches s'anastomosent avec les autres hémorrhoïdales.

2° La **colique supérieure gauche** vient de la mésentérique inférieure ; immédiatement après son origine, elle glisse dans le tissu cellulaire sous-péritonéal, entre le péritoine et le muscle transverse, et se bifurque comme celle du côté droit. La branche supérieure va s'anastomoser par inosculation avec la branche supérieure de la colique supérieure droite, au-dessous du côlon. De cette arcade artérielle naissent des rameaux épiploïques qui s'anastomosent, dans l'épaisseur du grand épiploon, avec ceux qui viennent des artères gastro-épiploïques. La branche supérieure s'anastomose avec une branche de la colique moyenne gauche, pour former une arcade d'où naissent des rameaux qui se perdent dans le côlon descendant.

3° La **colique moyenne gauche** se comporte comme celle du côté droit. Elle vient souvent d'un tronc commun avec la colique supérieure, et se jette dans le côlon descendant.

4° La **colique inférieure gauche** prend naissance vers le tiers inférieur de la mésentérique ; elle se porte en bas et à gauche dans le tissu cellulaire sous-péritonéal, passe dans le mésocôlon iliaque, et s'anastomose avec la branche inférieure de la colique moyenne gauche, pour donner naissance aux rameaux qui se perdent dans l'épaisseur du côlon iliaque.

4° *Branches terminales de l'aorte formant les artères du bassin et des membres inférieurs.*

Ces branches terminales sont : la sacrée moyenne, les iliaques primitives et leurs divisions.

I. — ARTÈRE SACRÉE MOYENNE.

Impaire et médiane, elle s'étend de la bifurcation de l'aorte jusqu'à la face antérieure du coccyx, où elle se bifurque pour s'anastomoser de chaque côté avec les sacrées latérales.

II. — ARTÈRE ILIAQUE PRIMITIVE.

Elle s'étend de la quatrième vertèbre lombaire à la symphyse sacro-iliaque.

Elle est dirigée de haut en bas, de dedans en dehors et d'arrière en avant. Elle ne fournit aucune branche collatérale et se bifurque en iliaque externe et iliaque interne

Dans son trajet, elle est recouverte par le péritoine et croisée quelquefois par l'uretère. Elle recouvre la cinquième vertèbre lombaire et la veine iliaque primitive. Celle du côté droit croise d'abord à angle droit la veine iliaque gauche, puis recouvre la droite.

III. — Artère iliaque externe.

Dissection. — 1° *Détachez la paroi abdominale en haut et renversez-la vers la partie inférieure; 2° enlevez les intestins; 3° disséquez l'artère et ses branches, et ayez soin de conserver ses rapports avec l'uretère et la veine iliaque.*

Cette artère fait suite à la précédente; elle suit la même direction, et prend le nom de fémorale au moment où elle croise la face inférieure de l'arcade crurale.

Elle fait saillie le long du bord interne du psoas, contre lequel elle est fixée par un dédoublement du *fascia iliaca*. Dans son trajet, elle est recouverte par le péritoine, par le canal déférent qui la croise chez l'homme, le ligament rond et les vaisseaux utéro-ovariens chez la femme; de plus, celle du côté gauche est recouverte par le côlon iliaque, tandis que l'intestin grêle, à sa terminaison, recouvre celle du côté droit.

Elle est accompagnée par la veine iliaque externe, qui occupe son côté postérieur en haut et son côté interne en bas. De nombreux ganglions et vaisseaux lymphatiques l'entourent. Le nerf génito-crural est accolé sur sa partie antérieure.

Elle fournit deux branches : l'épigastrique et la circonflexe iliaque.

1° L'épigastrique naît de l'iliaque externe, à 5 ou 6 millimètres en arrière de l'arcade crurale.

Après son origine, elle se porte en haut et en dedans, en décrivant une courbe à concavité supérieure, qui soulève le péritoine au niveau de celle-ci. Elle embrasse, chez l'homme, la courbe que décrit le canal déférent en sortant du canal inguinal, et, chez la femme, celle que décrit le ligament rond. Elle se porte ensuite en haut et un peu en dedans, en croisant la paroi postérieure du canal inguinal, et sépare la fossette inguinale interne de la fossette inguinale externe.

Toujours située dans le tissu cellulaire sous-péritonéal, elle se dirige en haut et en dedans, atteint la gaîne du muscle droit de l'abdomen, qu'elle pénètre, et se ramifie dans ce muscle. Elle s'anastomose vers la partie moyenne de la gaîne du muscle droit avec la mammaire interne, et, dans tout son trajet, avec quelques rameaux des artères lombaires.

Près de son origine, elle fournit la funiculaire, l'anastomotique de l'obturatrice et la pubienne.

Dissection. — *Pour préparer l'épigastrique, il faut rejeter en bas la paroi abdominale et disséquer, en soulevant le péritoine, de l'artère iliaque externe vers l'ombilic. Redoublez de précaution vers l'origine, pour trouver les rameaux. Suivez l'artère dans le muscle droit.*

La *funiculaire* ou *crémastérine* se dirige en dehors dans une étendue de quelques millimètres, et pénètre dans le canal inguinal par son orifice péritonéal. Elle se distribue aux éléments du cordon.

L'*anastomotique* naît de l'épigastrique, à quelques millimètres de son origine ; elle se porte dans le petit bassin en croisant la face postérieure de la branche horizontale du pubis, pour s'anastomoser avec l'obturatrice. Ce rameau anastomotique présente des anomalies. Ainsi, il est fréquent de voir ce tronc assez volumineux pour faire dire que l'obturatrice ne vient pas de l'iliaque interne, mais bien de l'épigastrique.

La *pubienne* est un petit rameau qui passe sur le bord

supérieur du pubis pour s'anastomoser avec un rameau semblable venu du côté opposé.

2° La **circonflexe iliaque** naît à peu près au même niveau que l'épigastrique, puis elle se porte en haut et en dehors, en suivant l'arcade fémorale, le long de son bord postérieur, dans le tissu cellulaire sous-péritonéal. Elle est située dans l'angle que forment par leur réunion le muscle iliaque et la paroi abdominale. Arrivée au niveau de l'épine iliaque antéro-supérieure, elle se bifurque et fournit un rameau iliaque et un rameau abdominal.

Le *rameau iliaque* suit la lèvre interne de la crête iliaque ; ce rameau s'anastomose avec les artères lombaires et l'ilio-lombaire.

Le *rameau abdominal*, au niveau de l'épine iliaque antéro-supérieure, monte dans l'épaisseur de la paroi abdominale.

IV. — ARTÈRE ILIAQUE INTERNE OU HYPOGASTRIQUE.

Dissection. — 1° *Divisez le sujet en deux moitiés ; 2° séparez la partie inférieure en deux moitiés latérales, en ayant soin de conserver intacts les viscères du bassin du côté que vous voulez préparer ; 3° renversez ces viscères ; 4° disséquez les branches intra-pelviennes ; 5° cherchez, dans la région fessière, les branches extra-pelviennes.*

Branche terminale interne de l'iliaque primitive, l'iliaque interne naît au niveau de la symphyse sacro-iliaque, et se porte verticalement en bas vers la partie supérieure de la grande échancrure sciatique. Elle a une longueur de 2 à 5 centimètres ; elle est accompagnée par la veine hypogastrique, qui est placée derrière elle ; elle est recouverte par le péritoine. Elle fournit onze branches chez la femme et neuf chez l'homme.

Ces branches naissent irrégulièrement, tantôt par des troncs séparés, tantôt en se groupant par deux ou trois qui forment un seul tronc ; mais ce qui est à peu près constant, c'est de voir l'artère honteuse interne former sa branche terminale.

A. — *Branches viscérales.*

Elles sont au nombre de cinq chez la femme, et de trois chez l'homme. Nous trouvons d'avant en arrière : l'ombilicale, la vésicale, la vaginale, l'utérine et l'hémorrhoïdale moyenne.

1° Ombilicale. — Cette artère naît de la partie antérieure de l'hypogastrique, se porte en bas et en avant, et se réfléchit vers les parties latérales de la vessie. Elle monte alors sur les parois de la vessie et se porte directement à l'ombilic. Elle passe par l'anneau ombilical et décrit, avec celle du côté opposé et la veine ombilicale, des spirales jusqu'au placenta. Ce sont ces vaisseaux qui constituent le cordon ombilical.

Dans ce trajet, l'artère ombilicale fournit à la vessie une artère vésicale antérieure.

2° Vésicale. — La vésicale, plus petite, venue aussi de la partie antérieure de l'iliaque interne, se porte en bas et en avant vers la face inférieure de la vessie ; arrivée là, elle se ramifie à cette face inférieure, fournit de nombreux rameaux aux parois de la vessie, et donne en outre, chez l'homme, des branches nombreuses à la prostate, aux vésicules séminales, au rectum, et, chez la femme, au vagin. Elle donne de plus, chez l'homme, une petite branche, l'*artère déférentielle*, qui se porte au testicule en suivant toute la longueur du canal déférent.

3° Vaginale. — Elle se porte en bas et en avant vers les bords du vagin.

4° Utérine. — Cette artère se porte en bas et en dedans ; arrivée aux bords du col utérin, elle se ramifie dans le tissu du col.

5° Hémorrhoïdale moyenne. — Cette artère se porte en bas et en dedans, et se ramifie dans la partie moyenne du rectum, en s'anastomosant avec les hémorrhoïdales supérieures et inférieures.

B. — *Branches pariétales intra-pelviennes.*

Elles sont au nombre de deux : la sacrée latérale et l'ilio-lombaire.

1° Sacrée latérale. — L'artère sacrée latérale gagne le bord du sacrum et descend obliquement vers le coccyx, en suivant ce bord. Elle se termine en s'anastomosant avec la sacrée moyenne. Dans son trajet, elle donne des rameaux qui s'anastomosent avec des rameaux semblables venus de la sacrée moyenne, et des rameaux osseux au sacrum. Les premiers pénètrent dans les trous sacrés antérieurs et se terminent dans la queue de cheval.

2° Ilio-lombaire. — Cette artère se dirige en arrière et en haut, et se divise en deux branches : l'iliaque et la lombaire.

La branche *iliaque* se porte au-dessous du muscle iliaque et se ramifie dans ce muscle et dans l'os coxal.

La branche *lombaire* monte au-dessous du psoas et va fournir la dernière ou les deux dernières lombaires, en se comportant comme les lombaires venues de l'aorte abdominale.

C. — *Branches pariétales extra-pelviennes.*

Elles sont au nombre de quatre : la fessière, l'ischiatique, la honteuse interne et l'obturatrice.

1° Obturatrice. — L'artère obturatrice se porte en avant en suivant les parois du bassin, et passe dans la gouttière sous-pubienne avec le nerf obturateur, au-dessus de la membrane obturatrice et du muscle obturateur interne.

Sortie du bassin, elle donne deux rameaux : l'un interne, qui contourne la partie interne de l'insertion iliaque de l'obturateur externe ; l'autre externe, qui contourne sa moitié externe. Elle se distribue au muscle obturateur externe et aux autres muscles de la région, s'anastomose avec l'ischiatique et les circonflexes, fournit un rameau articulaire qui traverse, avec un rameau semblable de la circonflexe postérieure, l'échancrure ischio-pubienne du sourcil cotyloïdien, chemine dans l'épaisseur du ligament rond, et va se terminer dans la tête du fémur.

Avant de sortir du bassin, l'obturatrice reçoit le rameau anastomotique de l'épigastrique. Lorsque ce rameau est volumineux, on dit que l'obturatrice vient de l'épigastrique.

2° **Fessière**. — L'artère fessière sort immédiatement du bassin, entre la partie supérieure de la grande échancrure sciatique et le muscle pyramidal.

Elle se réfléchit sur l'échancrure et se divise en deux branches. La branche *superficielle*, horizontale, se porte entre le grand fessier et le moyen fessier, et se termine dans les muscles grand fessier, moyen fessier et tenseur du fascia lata. La branche *profonde* se ramifie entre le moyen fessier et le petit fessier.

3° **Ischiatique**. — Cette artère passe au-devant du pyramidal et sort par l'échancrure sciatique avec le nerf grand sciatique. Elle est peu volumineuse et se ramifie dans les muscles de la couche profonde de la fesse, en fournissant des rameaux transversaux et des rameaux verticaux. Elle envoie sur le grand nerf sciatique un rameau très-long et très-grêle, qui l'accompagne jusqu'au milieu de la cuisse.

4° **Honteuse interne**. — La honteuse interne sort du bassin, au même niveau que la précédente, avec le nerf honteux interne ; elle contourne la face postérieure de l'épine sciatique, et rentre dans le bassin par la petite échancrure sciatique. Elle s'applique ensuite à la face interne de l'ischion, dont elle s'écarte fort rarement, et sur laquelle elle est fixée par une lame fibreuse; puis elle se porte vers la symphyse pubienne, en côtoyant les branches ascendante de l'ischion et descendante du pubis. Arrivée à la symphyse, elle se bifurque.

Elle fournit dans son trajet les hémorrhoïdales inférieures, la périnéale superficielle et la périnéale profonde.

Elle se termine en donnant deux branches de bifurcation : la dorsale de la verge et la caverneuse.

Les *hémorrhoïdales inférieures* viennent de la honteuse interne, au moment où elle se place à la face interne de l'ischion. Ces branches, nombreuses et peu volumineuses, se portent en dedans en traversant le tissu cellulo-graisseux de la fosse ischio-rectale, et se distribuent à la partie inférieure du rectum.

La *périnéale superficielle* se porte, en contournant le bord postérieur du muscle transverse, dans le tissu cellulaire sous-cutané, et se dirige d'arrière en avant en se ramifiant. Elle se termine à la peau des bourses et du périnée.

La *périnéale profonde*, appelée aussi *bulbeuse*, traverse le triangle ischio-bulbaire et se termine dans le bulbe.

La *dorsale de la verge* se porte sur le dos de la verge, suit le sillon antéro-postérieur et médian qui est formé par la réunion des corps caverneux, au-dessous de l'aponévrose, et vient se ramifier dans le gland. (Voy. *Verge*.)

La *caverneuse* pénètre dans les corps caverneux, entre les deux racines, et se perd dans l'épaisseur de leur tissu.

V. — Artère fémorale ou crurale.

Dissection. — 1° *Enlevez la peau et l'aponévrose; 2° suivez l'artère fémorale de haut en bas, en conservant la veine et les branches artérielles.*

Il faut se contenter d'écarter les muscles, il est inutile de les diviser.

Les trois incisions doivent correspondre : l'une à l'arcade crurale, la deuxième au dessus du genou, la troisième au trajet de l'artère.

Si l'on prépare toutes les branches, il faudra aller chercher les perforants en arrière de la cuisse, et les circonflexes au-dessous de la région fessière, un peu plus bas que les trochanters.

Cette artère commence au moment où elle passe sous l'arcade crurale. Elle se termine à l'anneau du troisième adducteur, où elle prend le nom de *poplitée*. Elle est oblique de haut en bas, d'avant en arrière et de dehors en dedans.

Rapports. — 1° *Avec les os*. Elle repose sur l'éminence ilio-pectinée ; plus bas, elle est en rapport avec la face interne du fémur.

2° *Avec les muscles*. A la partie supérieure de la cuisse, elle est située dans le triangle de Scarpa. Elle descend verticalement de la base vers le sommet de ce triangle, reposant dans une gouttière que lui forment principalement le pectiné en arrière et le psoas iliaque en dehors. Un peu plus bas, au sommet du triangle, elle est recouverte par le couturier. Au-dessous du triangle de Scarpa, et dans tout le reste de son étendue, l'artère fémorale est située au fond d'une gouttière que forment le vaste interne en avant et les trois adducteurs en arrière.

3° *Avec les aponévroses*. Depuis son origine jusqu'à sa terminaison, l'artère fémorale est contenue dans la gaîne des vaisseaux fémoraux. A sa terminaison, elle est entourée par l'*anneau du troisième adducteur*. Dans le triangle de Scarpa, l'artère n'est séparée de la peau que par le feuillet superficiel de l'aponévrose fémorale et quelques ganglions lymphatiques superficiels. Elle est comprise dans le canal crural des auteurs.

4° *Avec les vaisseaux.* La veine fémorale l'accompagne dans toute son étendue ; à la partie supérieure, la veine est interne ; plus bas, elle devient postérieure, pour se diriger ensuite vers le côté externe. L'artère fémorale est accompagnée par les vaisseaux lymphatiques profonds, qui l'entourent.

5° *Avec les nerfs.* Le nerf crural, dans le triangle de Scarpa, est séparé de l'artère par la bandelette ilio-pectinée et par l'aponévrose du muscle psoas, dans la gaîne duquel ce nerf est situé. Un peu plus bas, avant de sortir du triangle de Scarpa, une branche du nerf crural, le nerf saphène interne, vient s'accoler à l'artère et se placer sur sa face antérieure, qu'elle croise un peu obliquement. Le nerf accessoire du saphène interne lui est aussi accolé dans une partie de son étendue.

Dans son trajet, l'artère fémorale fournit six branches : la sous-cutanée abdominale, les honteuses externes supérieure et inférieure, la fémorale profonde, la musculaire superficielle et la grande anastomotique ou première articulaire supérieure et interne.

1° L'**artère sous-cutanée abdominale** naît immédiatement au-dessous de l'arcade fémorale et se porte obliquement en haut et en dedans vers l'ombilic. Elle est située dans le tissu cellulaire sous-cutané.

2° La **honteuse externe supérieure** est située dans le tissu cellulaire sous-cutané. Elle se porte en dedans et donne un rameau à la peau qui recouvre le pubis et un rameau à la peau du scrotum et de la verge chez l'homme, de la grande lèvre chez la femme.

3° La **honteuse externe inférieure**, venue quelquefois de la fémorale profonde et située sous l'aponévrose, présente la même direction et la même division que la précédente ; elle passe dans la concavité de l'anse que décrit la veine saphène interne, au moment où elle se jette dans la veine fémorale. Ces deux artères s'anastomosent largement avec les autres artères du cordon spermatique et du scrotum.

4° La **fémorale profonde** prend naissance à 3, 4 ou 5 centimètres au-dessous de l'arcade crurale; elle se porte en arrière et en bas sur la partie postérieure du premier adducteur, pour se terminer dans les muscles qui forment le côté supérieur du creux poplité. Elle fournit les circonflexes et les perforantes.

Dans son trajet, cette artère est verticalement dirigée : elle est située au voisinage du fémur.

La *circonflexe interne* ou *postérieure* naît à la partie supérieure de la fémorale profonde, se porte entre le pectiné et le col du fémur, contourne la face postérieure du col, et vient se terminer dans la région trochantérienne, en une foule de petites branches.

La *circonflexe externe* ou *antérieure*, plus petite, naît à peu près au même niveau ; elle se porte entre le psoas iliaque et le droit antérieur, et donne une branche pour les muscles tenseur du fascia lata et fessiers, tandis qu'elle contourne le grand trochanter, et se divise en un grand nombre de branches qui s'anastomosent avec les divisions terminales de la circonflexe postérieure.

Les *perforantes*, au nombre de deux, trois ou quatre, naissent à différentes hauteurs et traversent le muscle grand adducteur au niveau de ses insertions fémorales. Elles se divisent sur la face postérieure du grand adducteur, en arrière du fémur, et s'anastomosent entre elles en formant une série d'arcades; la première perforante, la plus volumineuse, s'anastomose vers le grand trochanter avec la circonflexe interne et l'ischiatique.

5° La **musculaire superficielle ou du triceps** vient du tronc de la fémorale dans le triangle de Scarpa. Très-souvent elle naît d'un tronc commun avec la fémorale profonde, se porte directement en avant et en bas, et se termine dans les trois portions du muscle triceps.

6° La **grande anastomotique, ou première articulaire supérieure et interne**, naît à la terminaison de l'artère fémorale, quelquefois à l'origine de la poplitée; elle se porte en bas et en avant, au-dessous du grand adducteur, et fournit des branches périostiques pour l'extrémité inférieure du fémur, une branche musculaire pour le vaste interne, un rameau accompagnant le nerf saphène interne, et une branche superficielle se portant à la partie interne et antérieure de la rotule, pour concourir à la formation d'un riche réseau artériel qui sera décrit avec les branches de la poplitée.

VI. — ARTÈRE POPLITÉE.

Dissection. — 1° *Faites deux incisions horizontales à quelques centimètres au-dessus et au-dessous du creux poplité ; 2° enlevez l'aponévrose ; 3° divisez en travers le biceps, le demi-membraneux et le demi-tendineux, au niveau de l'incision de la peau ; 4° divisez les jumeaux et relevez-les en dégageant leurs tendons et en ménageant les artères jumelles ; 5° débarrassez l'artère du tissu cellulo-graisseux qui l'entoure, et conservez la veine et le nerf ; 6° suivez les branches articulaires qui contournent l'articulation.*

Cette artère est située très-profondément dans la région poplitée. Elle prend naissance à l'anneau du troisième adducteur, et se termine à l'anneau du soléaire, où elle se bifurque en tibiale antérieure et en tronc tibio-péronier. Dans sa moitié supérieure, elle est oblique de haut en bas et de dedans en dehors ; dans sa moitié inférieure, elle est verticale.

Rapports. — *En avant* et de haut en bas, elle est en contact avec le fémur, le ligament postérieur de l'articulation du genou et le muscle poplité ; *en arrière*, elle est en rapport avec une grande quantité de tissu cellulaire graisseux qui remplit le losange poplité, et avec les muscles qui limitent ce losange : le jumeau interne, en se réunissant à angle aigu au jumeau externe et au plantaire grêle, la recouvre en bas ; le biceps, en s'accolant à angle aigu au demi-tendineux et au demi-membraneux, la recouvre en haut. Il résulte de la direction oblique de la moitié supérieure de l'artère, que le demi-membraneux la recouvre immédiatement, et que le biceps n'est pas directement en contact avec elle.

Rapports avec la veine et le nerf. — La veine poplitée suit la direction de l'artère. Elle est placée en dehors et la recouvre en partie. Le nerf sciatique poplité interne est placé en dehors de la veine et la recouvre un peu, de sorte que les deux vaisseaux et le nerf sont superposés d'avant en arrière et de dedans en dehors. Le nerf n'accompagne pas les vaisseaux dans toute leur étendue. En effet, dans la moitié supérieure, ils se séparent à angle aigu, le nerf se portant vers le grand nerf sciatique, à la partie postérieure de la cuisse, tandis que les vaisseaux se portent en dedans vers l'anneau du troisième adducteur.

L'artère poplitée fournit deux branches terminales au niveau de l'anneau du soléaire : la tibiale antérieure et la tibio-péronière ou tronc tibio-péronier. Dans son trajet, elle fournit plusieurs branches collatérales, au nombre de sept : l'articulaire supérieure et interne, l'articulaire supérieure et moyenne, l'articulaire inférieure et interne, l'articulaire externe, l'articulaire inférieure et externe, et les jumelles.

1° L'articulaire supérieure et interne, née de la partie supérieure de la poplitée, contourne le condyle interne du fémur au-dessous du vaste interne, et se divise en deux rameaux : un rameau profond pour l'extrémité inférieure du fémur et le vaste interne, et un rameau superficiel anastomotique qui se porte au-devant de la rotule, où il s'anastomose avec les autres articulaires. Cette artère passe au-dessous des tendons des muscles demi-tendineux et demi-membraneux.

2° L'**articulaire supérieure et externe** naît au même niveau que la précédente ; elle se porte en dehors, en avant et en bas, contourne le condyle externe du fémur, en passant au-dessous du biceps, et donne deux rameaux : l'un profond, pour l'extrémité inférieure du fémur et le vaste externe, l'autre anastomotique, qui se porte au-devant de la rotule, où il s'anastomose avec les autres articulaires.

3° L'**articulaire moyenne** prend naissance à la partie antérieure et moyenne de la poplitée, et se divise en un certain nombre de rameaux qui se distribuent aux parties molles de l'articulation, surtout à l'extrémité inférieure du fémur.

4° L'**articulaire inférieure et interne** se porte en dedans en contournant la tubérosité interne du tibia, qu'elle ne quitte pas. Elle passe sous le ligament latéral interne du genou avec le faisceau antérieur du muscle demi-membraneux. Elle donne ensuite des branches profondes au périoste du tibia, et une plus volumineuse à la peau qui recouvre la rotule.

5° L'**articulaire inférieure et externe** naît au même niveau que la précédente ; elle se porte sous le ligament latéral externe du genou et le tendon du biceps, et contourne la tubérosité externe du tibia. Elle fournit ensuite un rameau profond au périoste du tibia, et un plus volumineux à la peau qui recouvre la rotule.

6° Les **jumelles** naissent le plus souvent par un tronc commun à la partie moyenne et postérieure de la poplitée ; la jumelle interne se distribue à la face profonde du jumeau interne, tandis que la jumelle externe se rend à celle du jumeau externe.

VII. — ARTÈRE TIBIALE ANTÉRIEURE.

Dissection. — 1° *Enlevez la peau et l'aponévrose comme pour la dissection des muscles de la jambe ; 2° divisez le ligament annulaire antérieur ; 3° écartez le muscle jambier antérieur et les extenseurs ; 4° séparez l'artère du nerf et des deux veines ; 5° suivez en haut la récurrente tibiale, en détachant l'insertion du jambier, et en bas les malléolaires, en soulevant les tendons.*

L'artère tibiale antérieure est située au-devant du ligament interosseux, à la région antérieure de la jambe. Elle s'étend de l'anneau du soléaire au bord inférieur du ligament annulaire antérieur du tarse, où elle prend le nom de *pédieuse.* Elle est dirigée obliquement de haut en bas et un peu de dehors en dedans.

Rapports. — Après son origine, cette artère traverse le ligament interosseux d'arrière en avant, à son extrémité supérieure ; elle s'applique à la face antérieure de ce ligament, qu'elle quitte à la partie inférieure de la jambe pour se placer sur la face externe du tibia. Elle est appliquée contre le ligament par une mince aponévrose, qui rend quelquefois difficile la recherche du bout supérieur de l'artère dans l'amputation de la jambe. Deux veines tibiales antérieures accompagnent l'artère, qui est placée au milieu. Le nerf tibial antérieur l'accompagne aussi. Ce nerf est situé en dehors de l'artère, à la partie supérieure, en avant vers la partie moyenne, et en dedans à la partie inférieure. Dans son trajet, l'artère tibiale antérieure est située au fond de l'interstice celluleux qui sépare le jambier antérieur de l'extenseur commun des orteils en haut, et, plus bas, de l'extenseur propre du gros orteil. Le tendon de ce muscle, au niveau de l'articulation tibio-tarsienne, passe dans la même gaîne fibreuse que l'artère et les deux veines, au-devant de ces vaisseaux.

La tibiale antérieure fournit trois branches collatérales :

la récurrente tibiale antérieure, la malléolaire interne et la malléolaire externe.

1° La **récurrente tibiale antérieure** tire son origine de la tibiale au niveau de la partie supérieure du ligament interosseux ; elle s'applique contre la face externe du tibia, traverse les insertions supérieures du jambier antérieur, et se divise en rameaux périostiques pour le tibia, et en rameaux anastomotiques, qui se portent au-devant de la rotule.

2° La **malléolaire interne** naît de la tibiale, à 2 ou 3 centimètres au-dessus de l'articulation, passe au-dessous du tendon du jambier antérieur, se porte en bas et en dedans vers la malléole interne.

3° La **malléolaire externe** prend naissance un peu plus haut que la précédente, et se porte en serpentant vers la malléole externe, à laquelle elle se distribue, de même qu'aux parties molles qui l'entourent.

VIII. — Artère tibio-péronière.

Branche de bifurcation de la poplitée. Elle se porte en bas entre le soléaire, qui est situé en arrière, le jambier postérieur et le fléchisseur commun des orteils, qui sont en avant. Elle présente une longueur de deux à trois centimètres ; elle est rarement plus longue.

L'artère tibio-péronière est accompagnée par deux veines et par le nerf tibial postérieur, qui est situé en arrière de l'artère.

Cette artère se termine en se divisant en tibiale postérieure et péronière. Elle donne plusieurs branches collatérales, périostiques, musculaires et osseuse.

Les *branches périostiques* et *musculaires*, irrégulières, se portent dans les muscles et le périoste.

La *branche osseuse* constitue l'artère nourricière du tibia ; elle pénètre par le trou nourricier de cet os.

IX. — ARTÈRE PÉRONIÈRE.

Née du tronc tibio-péronier, elle se porte en bas et en dehors, puis verticalement vers la partie inférieure de la jambe, en suivant la face postérieure du péroné. Elle est recouverte par le soléaire; et plus bas par le fléchisseur propre du gros orteil, dans l'épaisseur duquel elle est le plus souvent située; elle recouvre l'extrémité supérieure du jambier postérieur, et plus bas le ligament interosseux. Deux veines l'accompagnent.

Elle fournit des branches *musculaires* et *osseuses* qui n'ont pas reçu de noms particuliers. Elle se bifurque à la partie inférieure de la jambe en *péronière antérieure* et *péronière postérieure*.

La *péronière antérieure*, branche terminale, se porte vers la partie inférieure du ligament interosseux, qu'elle traverse d'arrière en avant, pour se porter au-devant de l'articulation tibio-tarsienne, où elle s'anastomose avec les malléolaires et la dorsale du tarse.

La *péronière postérieure*, branche terminale, se porte directement vers le talon, et se perd dans les parties molles de cette région.

X. — ARTÈRE TIBIALE POSTÉRIEURE.

Cette artère, née du tronc tibio-péronier, continue sa direction et se porte verticalement en bas vers la face interne du calcanéum, où elle se bifurque. Dans son trajet, elle est placée entre deux veines de même nom et accompagnée par le nerf tibial postérieur, qui est superficiel. Un feuillet aponévrotique assez résistant l'applique contre les muscles de la couche profonde.

Elle est en rapport : en avant, avec le jambier postérieur dans ses deux tiers supérieurs, et plus bas avec le fléchisseur commun des orteils ; en arrière, avec le soléaire dans ses deux tiers supérieurs, et plus bas avec l'aponévrose et la peau. Il n'est pas facile de sentir les battements de cette artère, parce que l'aponévrose présente une grande épaisseur au niveau de la moitié inférieure de la jambe. Dans sa portion sous-aponévrotique, cette artère longe le bord interne du tendon d'Achille, dont elle est séparée par un intervalle de quelques millimètres.

L'artère tibiale postérieure se bifurque, à la face interne du calcanéum, en plantaire interne et plantaire externe.

XI. — Artère pédieuse.

Cette artère est située sur la face dorsale du pied. Elle commence au-dessous du ligament annulaire antérieur du tarse, et se termine à l'extrémité postérieure du premier espace interosseux, qu'elle perfore de haut en bas, pour s'anastomoser à la plante du pied avec la terminaison de la plantaire externe. Elle se dirige d'arrière en avant et un peu de dehors en dedans.

Rapports. — Elle recouvre les os et les articulations correspondantes. Elle est recouverte par le bord interne du pédieux, qui est son muscle satellite. Elle est côtoyée en dedans par le tendon de l'extenseur propre du gros orteil. Deux veines l'accompagnent ; l'artère est placée entre les deux. Deux aponévroses la recouvrent : l'aponévrose dorsale du pied, et un mince feuillet plus profond qui applique l'artère contre les os.

L'artère pédieuse fournit de nombreux rameaux. Sur son bord interne, elle donne plusieurs branches. Sur son bord externe, on voit la dorsale du tarse et la dorsale du métatarse. Enfin, elle donne comme branche terminale un rameau perforant, et souvent l'interossense du premier espace.

1° Les *rameaux internes* sont petits et multiples ; ils se

portent sur le bord interne du pied, se distribuent aux parties molles et aux os, et s'anastomosent avec les rameaux internes de la plantaire interne.

2° La *dorsale du tarse* prend naissance à 2 ou 3 centimètres de l'articulation tibio-tarsienne et se porte vers le bord externe du pied. Cette artère est appliquée sur les os et les articulations, et fournit de nombreux rameaux.

3° La *dorsale du métatarse*, née de la pédieuse avant sa terminaison, se dirige en dehors, en décrivant une courbe à concavité postérieure appelée *arcade dorsale du métatarse*. Elle est placée sous le muscle pédieux, sur les os et les ligaments, au niveau de l'extrémité postérieure des métatarsiens. Elle fournit des rameaux postérieurs peu importants. Les rameaux qui naissent de la partie antérieure de cette artère constituent les *artères interosseuses dorsales*, qui fournissent les branches collatérales interne et externe des orteils correspondants. Ces artères interosseuses reçoivent, aux deux extrémités de l'espace interosseux, deux *artères perforantes* venues de la région plantaire.

4° Le *rameau terminal* constitue l'*artère interosseuse dorsale* du premier espace. Elle se comporte comme celles qui naissent de la dorsale du métatarse. Ce rameau naît parfois de la dorsale du métatarse.

XII. — Artère plantaire interne.

Plus petite que l'externe, cette artère tire son origine de la tibiale postérieure au niveau de la face interne du calcanéum. Elle se porte directement en avant, entre les muscles de la région interne et ceux de la région moyenne du pied, puis se termine dans ces muscles. Dans quelques cas, elle se bifurque et fournit la collatérale interne du gros orteil.

XIII. — Artère plantaire externe.

(Voy. *Muscles du pied.*)

Née au même niveau que la précédente, cette artère se porte obliquement en avant et en dehors, entre l'accessoire et le court fléchisseur plantaire, puis elle décrit une courbe à concavité postérieure et interne, *arcade plantaire*, et va se terminer à l'extrémité postérieure du premier espace interosseux, où elle reçoit la terminaison de la pédieuse.

Dans son trajet, la plantaire externe donne naissance à un grand nombre de branches musculaires, articulaires et osseuses. Elle fournit aussi les perforantes et les interosseux plantaires.

1° Les *branches osseuses et musculaires* se rendent dans les muscles des régions moyenne et externe du pied.

2° Les *perforantes*, au nombre de trois, naissent de l'arcade plantaire et se portent sur la face dorsale du pied, où elles se réunissent aux interosseuses dorsales, après avoir perforé la partie postérieure des trois derniers espaces interosseux. La perforante du premier espace est constituée par la pédieuse, qui se porte en sens inverse, c'est-à-dire de haut en bas.

3° Les *interosseuses plantaires*, au nombre de quatre, naissent aussi de l'arcade plantaire et se portent en avant, en longeant les espaces interosseux. Avant de se bifurquer, elles fournissent une *branche perforante antérieure*, qui se porte à la face dorsale du pied, et s'anastomose avec l'interosseuse dorsale correspondante. Après avoir fourni cette perforante, les artères se bifurquent en collatérale interne et collatérale externe de l'espace interdigital correspondant.

5° *Artères qui naissent de la convexité de l'aorte.*

Les artères qui naissent de la convexité de la crosse de l'aorte sont, en comptant d'avant en arrière : le tronc brachio-céphalique, destiné à la moitié droite de la tête et du cou, ainsi qu'au membre supérieur du côté droit, la carotide primitive gauche qui se rend à la moitié gauche de la tête et du cou, et la sous-clavière gauche qui se porte dans le membre supérieur du côté gauche.

Le **tronc brachio-céphalique** se dirige en haut et en dehors ; après un trajet de 2 à 4 cent., il se bifurque en carotide primitive droite et sous-clavière droite. Il est en rapport : en dedans, avec un espace celluleux qui le sépare de la carotide gauche ; en dehors, avec le sommet du poumon, dont il est séparé par la plèvre ; en avant, avec le tronc veineux brachio-céphalique droit qui lui est parallèle, le tronc veineux brachio-céphalique gauche qui est perpendiculaire à sa direction, et l'origine de la veine cave supérieure. Par l'intermédiaire de ces vaisseaux, il répond à l'articulation sterno-claviculaire. En arrière, il est en rapport avec la trachée-artère, qui occupe un peu aussi son côté interne. Elle ne fournit aucune branche ; rarement elle donne la *thyroïdienne moyenne* de Neubaüer.

I. — ARTÈRE SOUS-CLAVIÈRE.

Dissection. — 1° *Enlevez, par la dissection, les muscles de la région ; 2° enlevez avec la scie les deux tiers internes de la clavicule et la partie antérieure des premières côtes, ainsi que le sternum, en ayant soin de ménager la mammaire interne ; 3° abaissez le sommet du poumon.*

Dans cette préparation, il faut suivre les branches de l'artère, conserver les scalènes et le plexus brachial. La veine doit être sacrifiée entre deux ligatures.

Elle décrit une courbe dont la concavité inférieure embrasse le sommet du poumon et la première côte. La crosse aortique donne naissance à l'artère sous-clavière gauche, tandis que la droite part du tronc brachio-céphalique, différence d'origine qui entraîne avec elle une différence de longueur, de direction et de rapports. Elle se termine à son passage sous la clavicule, où elle prend le nom d'axillaire.

Rapports et direction. — Cette artère, au niveau de la première côte, passe entre les deux muscles scalènes ; de là sa division, au point de vue de l'étude des rapports, en trois portions : une portion en dedans des scalènes ou dans le thorax, une entre les scalènes, une en dehors des scalènes.

1° *En dedans des scalènes.* 1re portion. — Les deux artères sous-clavières diffèrent : la droite est presque horizontale et courte, la gauche presque verticale et plus longue. — *A droite*, la sous-clavière est en rapport : en avant, avec l'origine du tronc veineux brachio-céphalique droit, que forment à ce niveau la veine jugulaire interne et la veine sous-clavière, en se réunissant avec l'articulation sterno-claviculaire, dont elle est séparée par les troncs veineux ; elle est séparée de la veine sous-clavière par les nerfs phrénique et pneumogastrique, qui la croisent à angle droit ; en arrière, avec l'apophyse transverse de la septième cervicale, dont elle est assez distante, et le nerf récurrent, qui décrit une courbe à concavité supérieure au-dessous de l'artère sous-clavière, et qui se porte ensuite en haut et un peu en dedans ; en bas, avec le poumon et la plèvre ; en haut, avec l'espace celluleux qui la sépare de la carotide primitive. — *A gauche*, l'artère sous-clavière est en rapport : en avant, avec l'origine du tronc veineux brachio-céphalique gauche, qui croise sa direction, et avec la carotide primitive qui se trouve un peu en dedans ; en arrière, avec l'apophyse transverse de la première dorsale et de la septième cervicale ; en dehors, avec le poumon et la plèvre ; en dedans, avec la carotide primitive, l'œsophage et la colonne vertébrale. Les nerfs phrénique et pneumogastrique lui sont parallèles, ils passent en avant. Le nerf grand sympathique est très-rapproché de la face postérieure de cette artère.

2° *Entre les scalènes.* 2e portion. — L'artère sous-clavière est en rapport : en avant, avec le scalène antérieur qui la sépare de la veine sous-clavière ; en arrière, avec le scalène postérieur et les nerfs du plexus brachial ; en haut et en arrière, avec les nerfs du plexus brachial ; en bas, avec la première côte.

3° *En dehors des scalènes.* 3e portion. — Cette artère est en rapport : en bas, avec la digitation supérieure du grand dentelé et le premier espace intercostal ; en haut, avec l'aponévrose cervicale, l'artère scapulaire supérieure qui croise sa direction, le peaucier et la peau ; en avant, avec la veine sous-clavière et le muscle sous-clavier, qui la séparent de la clavicule ; en arrière, avec les nerfs du plexus brachial.

La veine sous-clavière est adhérente à l'artère. vers sa terminaison. Les nerfs du plexus brachial, vers la terminaison de l'artère, se portent autour d'elle pour l'enlacer.

L'artère sous-clavière fournit sept branches collatérales qui naissent irrégulièrement, tantôt isolément, tantôt par plusieurs troncs communs ; ce qui se voit le plus souvent, c'est que les artères ascendantes et descendantes naissent en dedans des scalènes, tandis que les trois autres naissent entre les scalènes ou en dehors.

Ces branches sont les suivantes :

2 ascendantes : vertébrale, thyroïdienne inférieure ; 2 descendantes : intercostale supérieure, mammaire interne : 3 externes : scapulaire supérieure, scapulaire postérieure, cervicale profonde.

1° Artère vertébrale. — Elle passe immédiatement entre les apophyses transverses des sixième et septième cervicales, traverse le trou des six premières vertèbres cervicales, quelquefois des cinq premières seulement, et pénètre dans le crâne par le trou occipital. Elle s'anastomose avec celle du côté opposé sur la gouttière basilaire, et forme le tronc basilaire, qui se porte, sur la ligne médiane, jusqu'à la lame quadrilatère du sphénoïde, et se termine par les deux artères cérébrales postérieures.

Dans son trajet, l'artère vertébrale présente les *rapports* suivants : à son origine, elle passe devant l'apophyse transverse de la septième cervicale, en arrière de l'artère thyroïdienne inférieure. Au cou, elle est située entre les muscles intertransversaires, dans les trous des apophyses transverses. Au niveau de l'atlas et de l'axis, elle décrit deux courbures très-prononcées : l'inférieure, convexe en avant et verticale entre l'atlas et l'axis ; la deuxième, horizontale, concave en avant, est formée par l'artère vertébrale, qui contourne la partie postérieure des masses latérales de l'atlas et pénètre ensuite dans le crâne par l'échancrure supérieure de cet os. Dans le crâne, le tronc basilaire est situé entre la gouttière basilaire et la protubérance annulaire.

Dans la région cervicale, elle donne un grand nombre de rameaux qui se rendent aux muscles et à la moelle, en passant par les trous de conjugaison. Dans le crâne, elle donne naissance aux artères spinales antérieure et postérieure, à une méningée postérieure, aux artères cérébelleuses supérieure et inférieures, et à la cérébrale postérieure.

Les *artères spinales*, nées de la portion cervicale de la vertébrale, sont de petits rameaux qui se rendent à la moelle en passant par les trous de conjugaison correspondants.

Les *artères musculaires* se distribuent aux muscles qui s'insèrent sur les apophyses transverses.

La *spinale antérieure* naît de la vertébrale, à son entrée dans le crâne. Elle se porte sur la face antérieure du bulbe, en s'anastomosant avec celle du côté opposé, pour former un petit tronc qui descend sur la face antérieure de la moelle jusqu'à sa terminaison.

La *spinale postérieure*, née au même niveau, se porte à la partie postérieure du bulbe et de la moelle, comme la précédente. Elle descend isolément, comme celle du côté opposé, de chaque côté du sillon médian postérieur de la moelle.

La *méningée postérieure* naît au même niveau, pénètre par le trou occipital, et se porte dans la fosse occipitale inférieure, à la face profonde de la dure-mère, à laquelle elle est destinée.

La *cérébelleuse inférieure et postérieure* naît un peu avant la fusion des vertébrales en tronc basilaire ; elle se porte à la partie inférieure et postérieure du cervelet.

La *cérébelleuse inférieure et antérieure* naît du tronc basilaire même, et se porte à la partie antérieure et inférieure du cervelet.

La *cérébelleuse supérieure*, née au même niveau, se perd à la face supérieure du cervelet.

Les artères cérébelleuses recouvrent de leurs ramifications la surface du cervelet ; elles sont grêles et très-flexueuses. Elles ne s'enfoncent pas entre les lames et les lamelles, comme les artères du cerveau s'enfoncent dans les anfractuosités.

La *cérébrale postérieure* se répand à la surface du lobe postérieur du cerveau. Elle concourt à la formation de l'hexagone artériel de Willis.

2° Artère thyroïdienne inférieure. — Elle se dirige en haut et en dedans et se perd dans le corps thyroïde. Elle fournit, dans son trajet, des branches spinales qui se portent à la moelle à travers les trous de conjugaison, et des branches musculaires pour les muscles voisins. Le principal de ces rameaux musculaires, qui se porte en haut, est appelé *cervical ascendant*.

3° Artère intercostale supérieure. — Née de la partie interne de la sous-clavière, elle se porte au-devant du col des deux premières côtes, et fournit une branche aux deux ou trois premiers espaces intercostaux.

4° Artère mammaire interne.— Elle se porte derrière l'extrémité interne de la clavicule, où elle décrit une courbe à concavité inférieure, pour descendre verticalement en suivant le bord du sternum, dont elle est séparée par un intervalle de 5 à 6 millimètres. Dans ce trajet, elle est placée derrière les cartilages costaux, à l'extrémité antérieure des espaces intercostaux, en avant du muscle triangulaire du sternum et de la plèvre. Elle se bifurque au niveau de l'appendice xiphoïde.

Elle fournit des branches collatérales, antérieures, postérieures, internes et externes, et deux branches terminales.

Les *branches* antérieures sont grêles ; elles perforent les insertions fixes du grand pectoral, et se distribuent à ce muscle et à la peau ; quelques-unes vont à la glande mammaire.

Les *postérieures* se portent aux organes du médiastin. Parmi ces branches, on remarque la diaphragmatique supérieure.

L'artère *diaphragmatique supérieure* prend naissance à la partie supérieure de la mammaire interne. Elle se porte en bas et en arrière, s'insinue entre la plèvre et le péricarde, s'accole au nerf phrénique et descend avec lui jusqu'au diaphragme.

Les *branches internes*, très-grêles, se portent au sternum.

Les *branches externes*, appelées intercostales antérieures, au nombre de deux pour chaque espace, se portent aux deux bords de l'espace intercostal, et s'anastomosent avec les branches de bifurcation des intercostales aortiques.

La *branche terminale interne*, ou abdominale, se ramifie dans la gaîne du muscle droit et s'anastomose avec la terminaison de l'épigastrique.

La *branche terminale externe*, ou costale, suit le bord des cartilages costaux des six dernières côtes, le long de leur face interne.

5° Artère scapulaire supérieure. — Après son origine, cette artère, qu'on appelle encore *cervicale transverse*, se porte en bas et en dehors ; elle suit la direction du bord postérieur de la clavicule, dont elle est séparée par un espace de quelques millimètres ; elle parcourt de dedans en dehors la base du triangle sous-claviculaire. Elle arrive à l'échancrure coracoïdienne. Là, elle passe par-dessus le ligament qui convertit cette échancrure en trou, traverse la fosse sus-épineuse et contourne le bord externe concave de l'épine de l'omoplate, pour se terminer dans la fosse sous-épineuse.

6° Artère scapulaire postérieure. — Après son origine, elle se place entre le scalène postérieur et le trapèze, et se porte vers l'angle supérieur de l'omoplate, après avoir fourni des rameaux musculaires aux muscles voisins.

7° Artère cervicale profonde. — Elle se porte en haut, entre le col de la première côte et l'apophyse transverse de la septième cervicale ; elle fournit de nombreux rameaux descendants et transversaux, puis elle remonte en arrière et en dedans jusqu'au niveau de la troisième ou quatrième vertèbre cervicale, entre le grand complexus et le transversaire épineux.

II. — ARTÈRE AXILLAIRE.

Dissection. — 1° *Écartez le bras ; 2° disséquez les muscles de la paroi antérieure et enlevez le tissu cellulo-graisseux de l'aisselle ; 3° incisez verticalement les pectoraux, en ayant soin de conserver l'acromio-thoracique ; 4° suivez les circonflexes en relevant le deltoïde, la scapulaire supérieure en disséquant la région sus-épineuse, la* *thoracique inférieure en découvrant avec précaution le grand dentelé.*

L'artère axillaire fait suite à la sous-clavière, prend son nom au niveau de la clavicule, et se termine au niveau du bord inférieur du tendon du grand pectoral. Dirigée obliquement de haut en bas et de dedans en dehors, cette artère s'applique contre la paroi antérieure du creux axillaire.

Rapports. — Elle est en rapport : en avant et de haut en bas, avec le muscle sous-clavier, le grand pectoral, le petit pectoral, et plus bas, de nouveau avec le grand pectoral ; en arrière et de haut en bas, avec l'interstice celluleux qui sépare le grand dentelé du sous-scapulaire, avec le sous-scapulaire, le grand dorsal et le grand rond ; en dedans, avec la partie supérieure du grand dentelé, l'aponévrose et la peau du creux de l'aisselle ; en haut et en dehors, avec le sous-scapulaire qui la sépare de l'articulation scapulo-humérale ; plus bas, elle se place en dedans du biceps et du coraco-brachial.

La veine axillaire est placée en avant de l'artère, en haut et en dedans, plus bas. Les nerfs du plexus brachial sont placés en dehors et un peu autour d'elle, à sa partie supérieure. Vers le milieu de son trajet, elle est située entre les deux racines du nerf médian ; plus bas, enfin, elle est placée entre le médian et le cubital qui sont en avant, et le radial qui est en arrière.

L'artère axillaire fournit, dans son trajet, cinq branches collatérales : la branche acromio-thoracique, la thoracique inférieure, la scapulaire inférieure, la circonflexe antérieure et la circonflexe postérieure.

1° Acromio-thoracique. — Cette branche se porte au-dessous de la clavicule, dans l'interstice qui sépare le deltoïde du grand pectoral ; elle fournit une branche acromiale, qui se dirige en dehors vers la partie supérieure du deltoïde, et une branche thoracique, qui se place entre le grand et le petit pectoral auxquels elle se distribue.

2° Thoracique inférieure ou mammaire externe. — Elle se porte à la surface externe du grand dentelé, sur lequel elle se ramifie.

3° Scapulaire inférieure. — Elle est d'abord située sur le bord axillaire de l'omoplate ; elle passe, en décrivant des flexuosités, au fond du triangle que limitent le petit rond, le grand rond et la longue portion du triceps brachial, et se ramifie aux deux faces de l'omoplate, où elle s'anastomose avec les scapulaires supérieure et postérieure venues de la sous-clavière.

4° Circonflexe antérieure. — La circonflexe antérieure se porte en avant du col chirurgical de l'humérus, qu'elle contourne. Cette artère, d'un volume peu considérable, passe au-dessous de la longue portion du biceps ; elle est maintenue par la séreuse. Elle se divise, au niveau de la coulisse, en deux rameaux, ascendant et descendant.

5° Circonflexe postérieure. — Cette artère embrasse la partie postérieure du col chirurgical de l'humérus, en passant dans un espace quadrilatère, limité par le petit rond en haut, le grand rond en bas, le triceps en dedans et l'humérus en dehors. Elle se divise en un grand nombre de branches qui se distribuent au deltoïde, à l'articulation, à la tête de l'humérus, et s'anastomosent avec la circonflexe antérieure.

III. — ARTÈRE HUMÉRALE OU BRACHIALE.

Cette artère fait suite à l'axillaire ; elle prend son nom au bord inférieur du tendon du grand pectoral et se termine au pli du coude, où elle se bifurque en radiale et cubitale. Elle est oblique de haut en bas et de dedans en dehors ; son trajet est rectiligne.

Rapports. — 1° *Au bras*, elle est en rapport : en arrière, avec le triceps et le brachial antérieur ; en avant, avec le coraco-brachial et le bord interne du biceps. Ce muscle est le satellite de l'artère humérale. Chez les sujets amaigris, il se rétrécit et peut ne plus recouvrir l'artère,

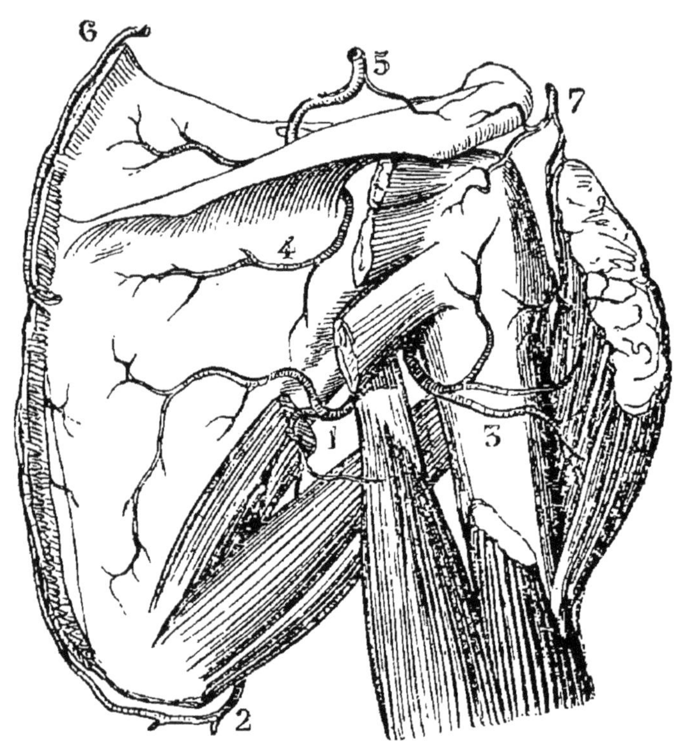

Fig. 85. — Artères de l'épaule.

1, 2. Scapulaire inférieure. — 3. Circonflexe postérieure. — 4, 5. Scapulaire supérieure. — 6. Scapulaire postérieure. — 7. Acromiale.

qui affecte alors des rapports avec l'aponévrose brachiale. En dehors, et de haut en bas, avec le coraco-brachial, avec l'humérus, puis avec l'interstice celluleux qui sépare le biceps du brachial antérieur ; en dedans, avec l'aponévrose et la peau. — 2° *Au pli du coude*, elle est placée en dedans du tendon du biceps, sur le brachial antérieur, en arrière de la veine médiane basilique, dont la sépare l'expansion aponévrotique du biceps, et en dehors du nerf médian. L'artère est placée contre le tendon ; un intervalle de douze millimètres environ la sépare du nerf.

Elle est accompagnée par deux veines humérales, l'une externe, l'autre interne. Le nerf médian l'accompagne aussi. Ce nerf est presque toujours placé devant l'artère ; il est externe en haut, antérieur au milieu, interne en bas.

Elle fournit des branches nombreuses, parmi lesquelles cinq ont reçu un nom : la collatérale interne, la collatérale externe, l'artère du brachial antérieur, l'artère du vaste interne et l'artère du biceps.

1° La **collatérale interne** naît à quelques centimètres au-dessus de l'épitrochlée : elle se dirige vers le coude le long de la cloison intermusculaire interne, se bifurque et s'anastomose avec les récurrentes cubitales.

2° La **collatérale externe ou humérale profonde**, née de l'humérale à sa partie supérieure, se porte immédiatement en bas et en dehors dans la gouttière de torsion de l'humérus ; elle se termine à la partie externe du coude par une bifurcation analogue à celle de la collatérale interne, en s'anastomosant avec les récurrentes radiales.

3° L'**artère du vaste interne** naît presque toujours au-dessous de l'humérale profonde. Elle est unique ou multiple, et pénètre immédiatement dans l'épaisseur du muscle, en suivant le nerf cubital.

4° L'**artère du brachial antérieur** a une origine variable. Quelle que soit cette origine, elle se porte immédiatement dans l'épaisseur du muscle, où elle se ramifie.

On remarque aussi une branche assez volumineuse, l'*artère du biceps*. Elle est presque constante, et se porte au muscle de ce nom.

IV. — Artère cubitale.

Dissection. — 1° *Commencez comme pour préparer les muscles de l'avant-bras ; 2° faites la coupe de l'épitrochlée* (voyez les muscles), *et relevez les muscles épitrochléens, en ménageant les branches récurrentes ; 3° écartez le fléchisseur du pouce et le fléchisseur profond des doigts pour découvrir l'interosseuse antérieure ; 4° faites la coupe de l'épicondyle, pour découvrir l'interosseuse postérieure qui accompagne le nerf radial.*

Branche interne de bifurcation de l'humérale, l'artère cubitale est oblique de haut en bas et de dehors en dedans dans sa moitié supérieure, et verticale dans sa moitié inférieure. Elle s'étend du milieu du pli du coude à la paume de la main, où elle constitue l'arcade palmaire superficielle.

Trajet et rapports. — 1° A l'avant-bras et dans sa portion oblique, elle passe au-dessous du rond pronateur et du fléchisseur superficiel des doigts, et glisse entre ce dernier muscle et le fléchisseur profond. A ce niveau, elle est croisée par le nerf médian, qui d'interne devient externe. Dans sa portion verticale, elle se dégage de la face profonde du fléchisseur superficiel, pour se placer entre ce muscle et le tendon du cubital antérieur, qui est interne ; à ce niveau, elle repose sur le fléchisseur profond et est recouverte par l'aponévrose antibrachiale.

2° Au poignet, elle passe en dehors du pisiforme, entre les fibres du ligament annulaire du carpe, sous la peau, qu'elle soulève très-manifestement chez quelques individus.

3° A la paume de la main, elle décrit une courbe à concavité supérieure : c'est l'*arcade palmaire superficielle*, que complète en dehors la radio-palmaire venue de la radiale ; cette arcade présente de grandes variétés. L'arcade palmaire superficielle est située sous l'aponévrose palmaire, en avant des organes tendineux, musculaires et nerveux de la paume de la main ; elle correspond au sillon moyen de la paume de la main.

Dans son trajet, l'artère cubitale est placée entre deux veines cubitales, et accompagnée par le nerf cubital qui occupe son côté interne.

Le nerf et l'artère, accolés dans la partie inférieure, se séparent à angle aigu vers la partie moyenne de l'avant-bras, l'artère se portant vers le milieu du pli du coude, le nerf se dirigeant vers la partie postérieure de l'épitrochlée.

La cubitale fournit un grand nombre de branches. Elle donne à l'avant-bras le tronc des récurrentes cubitales, le tronc des interosseuses et la transverse antérieure du carpe ; à la main, elle fournit la cubito-palmaire et les interosseuses palmaires superficielles.

1° Le **tronc des récurrentes cubitales** naît de la cubitale, immédiatement après son origine : il se porte en dedans et donne naissance à deux branches qui peuvent naître séparément de la cubitale : l'une de ces branches, la *récurrente cubitale antérieure*, se porte au-devant de l'épitrochlée, en passant entre le brachial antérieur et les muscles épitrochléens, auxquels elle fournit, et s'anastomose avec la terminaison de la collatérale interne ; l'autre, la *récurrente cubitale postérieure*, contourne l'extrémité supérieure du cubitus, abandonne pendant ce trajet des rameaux aux parties voisines, et vient se terminer en arrière de l'épitrochlée, où elle s'anastomose avec la collatérale interne, la récurrente radiale postérieure et l'artère du vaste interne. Avant sa terminaison, cette artère traverse l'insertion supérieure du cubital antérieur et fournit un rameau qui remonte dans le bras avec le nerf cubital.

2° Le **tronc des interosseuses** naît à peu près au même niveau, se porte vers l'extrémité supérieure de l'espace interosseux, où il se divise, aussitôt après son origine, en deux branches : interosseuse antérieure et interosseuse postérieure.

L'*interosseuse antérieure* descend le long de la face antérieure du ligament interosseux, au fond de l'interstice celluleux qui sépare le fléchisseur commun profond du fléchisseur propre du pouce, et fournit à ces muscles, ainsi qu'aux muscles de la région postérieure, par des rameaux qui perforent le ligament interosseux. Plus bas, l'artère glisse au-dessous du carré pronateur, fournit un rameau à l'anastomose des transverses antérieures du carpe, et traverse ce ligament à sa partie inférieure, pour aller s'anastomoser, sur la face dorsale du carpe, avec les artères de cette région. L'interosseuse antérieure fournit, après son origine, l'*artère du nerf médian*, petit rameau qui accompagne ce nerf jusqu'à la paume de la main ; dans certains cas, ce rameau est extrêmement développé, presque toujours aux dépens de l'une des artères de l'avant-bas.

L'*interosseuse postérieure* traverse le ligament interosseux à sa partie la plus supérieure, descend entre les deux couches des muscles postérieurs de l'avant-bras, et se termine dans les muscles postérieurs de l'avant-bras. Elle fournit, aussitôt qu'elle a traversé le ligament interosseux, la *récurrente radiale postérieure*, branche qui se porte en haut et en dehors, traverse les muscles épicondyliens, auxquels elle donne quelques rameaux entre le cubital postérieur et le court supinateur, et se termine au niveau de l'épicondyle, en s'anastomosant avec la collatérale externe et la récurrente cubitale postérieure.

3° La **cubitale dorsale** est une petite branche qui naît de la cubitale à quelques centimètres au-dessus du carpe, et qui se porte à la face postérieure du carpe, où elle s'anastomose avec les rameaux de la dorsale du carpe. Son existence n'est pas constante.

4° La **transverse antérieure du carpe**, analogue à

celle que nous avons décrite à la radiale, naît un peu plus bas que la précédente et vient s'anastomoser avec celle du côté opposé, au niveau du bord inférieur du carré pronateur.

5° La **cubito-palmaire**, née de la cubitale, au-dessous du pisiforme, traverse les muscles de l'éminence hypothénar, et s'anastomose avec l'arcade palmaire superficielle qu'elle complète.

6° Les **interosseuses palmaires superficielles** sont au nombre de trois ou quatre : elles naissent de la convexité de l'arcade palmaire superficielle, et se portent en bas pour passer sous les arcades fibreuses que leur fournit l'aponévrose palmaire, entre les articulations métacarpo-phalangiennes.

Elles s'anastomosent avec les artères palmaires profondes, venues de la radiale, se bifurquent ensuite et forment les collatérales interne et externe des doigts correspondants.

L'interne, qui ne se bifurque pas, forme la collatérale interne du petit doigt ; la suivante se bifurque, fournit la collatérale externe du doigt auriculaire et l'interne de l'annulaire, et ainsi de suite pour les suivantes jusqu'à l'index. Presque toujours les collatérales du pouce et la collatérale externe de l'index sont fournies par la radiale.

V. — ARTÈRE RADIALE.

Dissection. — 1° *Rejetez en dehors le long supinateur, et suivez les branches antibrachiales ; 2° suivez les branches du dos de la main, en écartant les tendons extenseurs ; 3° enlevez tous les tendons fléchisseurs et les nerfs de la paume de la main, pour découvrir l'arcade palmaire profonde et ses branches.*

Branche externe de bifurcation de l'humérale, cette artère naît au niveau du pli du coude et se termine à la paume de la main, où elle constitue l'arcade palmaire profonde.

Trajet et rapports. — 1° A l'avant-bras, l'artère radiale est dirigée en bas et en dehors, au milieu du pli du coude, vers l'apophyse styloïde du radius.

Dans ce trajet, elle est placée au fond d'une gouttière formée en dedans par le faisceau des muscles épitrochléens, et en dehors par le long supinateur, qu'il suffit d'écarter pour apercevoir l'artère. Elle a en dehors d'elle le long supinateur, son muscle satellite, qui la recouvre à sa partie supérieure. Ce muscle s'amincit en bas, et l'artère devient sous-aponévrotique. En dedans et de haut en bas, elle est en rapport avec le rond pronateur et le grand palmaire. En arrière et de haut en bas, la radiale est en rapport avec le court supinateur, le tendon du rond pronateur, le fléchisseur commun superficiel des doigts, le fléchisseur propre du pouce et le carré pronateur. Lorsque le fléchisseur du pouce est charnu jusqu'à l'extrémité inférieure du radius, l'artère n'affecte pas de rapports avec le carré pronateur.

A la partie inférieure de l'avant-bras, elle est couchée au fond d'une gouttière limitée par le grand palmaire en dedans, par le long supinateur en dehors, entre l'aponévrose qui la recouvre et le carré pronateur qui lui forme un coussin. C'est la position superficielle de cette artère qui la fait choisir dans l'exploration du pouls.

2° Au poignet, l'artère se dirige obliquement de haut en bas et de dehors en dedans. Elle va de l'apophyse styloïde du radius, qu'elle contourne, à la partie supérieure et postérieure du premier espace interosseux ; puis elle perfore cet espace d'arrière en avant.

Dans ce trajet, elle est appliquée contre le scaphoïde et le trapèze, au moyen d'une mince aponévrose. Elle est située là au fond de la tabatière anatomique et recouverte par les tendons qui constituent cette dépression. De plus, l'aponévrose antibrachiale, en se prolongeant dans cette région, lui forme une seconde couche aponévrotique, en sorte qu'à ce niveau il faut inciser la peau et deux apo-

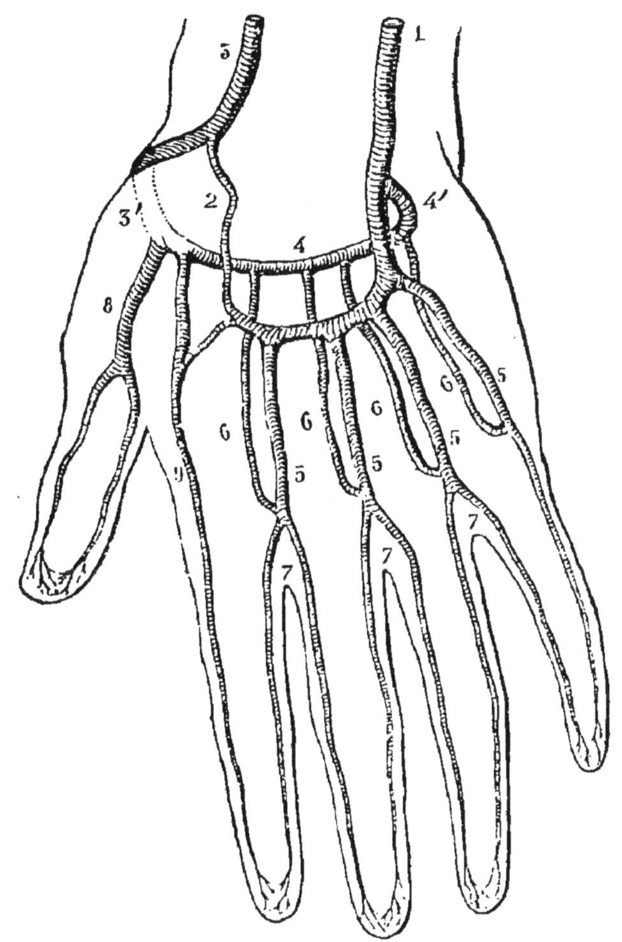

FIG. 86. — Arcades palmaires (main droite).

1. Cubitale. — 2. Radio-palmaire. — 3. Radiale. — 3'. Radiale au moment où elle devient postérieure.— 4. Arcade palmaire profonde, complétée par la cubito-palmaire 4'. — 5, 5, 5. Interosseuses palmaires superficielles.— 6, 6, 6. Interosseuses palmaires profondes. — 7, 7, 7. Collatérales des doigts. — 8. Tronc fournissant les collatérales du pouce. — 9. Collatérale externe de l'index.

névroses pour trouver cette artère, située très-profondément contre les surfaces osseuses.

3° A la paume de la main, l'artère radiale, après avoir traversé le premier espace interosseux, décrit une courbe à concavité supérieure : c'est *l'arcade palmaire profonde*, qui se place en avant de l'extrémité supérieure des métacarpiens et des interosseux, en arrière des tendons, des vaisseaux et des nerfs de la paume de la main. L'arcade palmaire profonde s'anastomose à sa partie interne avec la cubito-palmaire, qui la complète en venant de la cubitale.

L'artère radiale est placée entre les deux veines radiales qui l'accompagnent. Au niveau de l'avant-bras, elle est accompagnée par la branche antérieure du nerf radial, qui se place à son côté externe.

Dans cette même région, elle est appliquée par un mince feuillet aponévrotique contre les muscles sur lesquels elle repose.

L'artère radiale donne un grand nombre de branches. Dans sa portion antibrachiale, on voit naître trois artères : la récurrente radiale antérieure, la transverse antérieure du carpe et la radio-palmaire. Au niveau du carpe, elle en fournit cinq : la collatérale externe du pouce, la dorsale du pouce, l'interosseuse du premier espace, l'interosseuse du second espace et la dorsale du carpe. Au niveau de la main, elle donne les perforantes et les interosseuses palmaires profondes.

1° La **récurrente radiale antérieure** se porte vers l'épicondyle en traversant les muscles épicondyliens, et s'anastomose avec le rameau antérieur de la collatérale externe de l'humérale et l'artère du brachial antérieur.

2° La **transverse antérieure du carpe** naît de la radiale à la partie inférieure de l'avant-bras, et se porte le long du bord inférieur du carré pronateur, vers un rameau semblable que fournit la cubitale.

3° La **radio-palmaire**, de volume variable, naît au moment où la radiale contourne l'apophyse styloïde du radius ; elle passe au-devant du ligament annulaire, traverse le plus souvent les muscles de l'éminence thénar, et se termine en s'anastomosant avec la terminaison de la cubitale pour compléter l'arcade palmaire superficielle.

4° La **collatérale externe** du pouce, analogue à la précédente, est un petit rameau qui se porte le long du bord externe du pouce.

5° La **dorsale du pouce** se porte sur la face dorsale du premier métacarpien et de la première phalange du pouce.

6° L'**interosseuse du premier espace** descend le long du premier muscle interosseux dorsal, et se divise, au niveau du bord concave qui sépare le pouce de l'index, en deux branches, qui sont : la collatérale interne du pouce et la collatérale externe de l'index.

7° L'**interosseuse du second espace**, ou dorsale du métacarpe, manque souvent. Lorsqu'elle existe, elle descend le long du deuxième muscle interosseux dorsal et se termine, tantôt dans ce muscle, tantôt en s'anastomosant avec l'artère interosseuse palmaire de l'espace correspondant, au niveau de l'angle qui sépare l'index du médius, pour former les deux collatérales correspondantes.

8° La **dorsale du carpe**, ou transverse postérieure, se porte obliquement en bas et en dedans, sur la face postérieure du carpe, et fournit : 1° de petits rameaux ascendants, se terminant dans la partie inférieure des os de l'avant-bras et dans les articulations ; 2° des rameaux descendants très-grêles, qui descendent vers l'extrémité supérieure des trois derniers espaces interosseux, où ils s'anastomosent avec les perforantes venues de l'arcade palmaire profonde.

Subitement accrus, ces rameaux se portent, sous le nom d'*artères interosseuses dorsales*, le long de la face dorsale des muscles interosseux, et se terminent dans ces muscles.

9° Les **rameaux perforants** de l'arcade palmaire profonde se portent sur la face dorsale de la main, en perforant l'extrémité supérieure des muscles interosseux des trois derniers espaces. Ils se jettent dans les artères interosseuses dorsales, venues de la dorsale du carpe, dont ils augmentent subitement le volume.

10° Les **interosseuses palmaires profondes**, nées de la convexité de l'arcade palmaire profonde, au nombre de trois ou quatre, se portent verticalement en bas au-devant des muscles interosseux jusqu'au niveau des articulations métacarpo-phalangiennes, où elles s'anastomosent avec les interosseuses superficielles pour donner les collatérales des trois derniers espaces interdigitaux.

Artères de la tête et du cou.

Ces artères sont fournies par les carotides primitive, interne, externe, et leurs ramifications.

I. — Artère carotide primitive.

Dissection. — 1° *Enlevez le peaucier par la dissection ; 2° détachez le sterno-mastoïdien à ses insertions inférieures, et renversez-le ; 3° dégagez l'artère en repoussant en dedans la trachée et le larynx, et en conservant la veine jugulaire et le muscle omoplato-hyoïdien.*

Pour découvrir l'origine de l'artère du côté gauche, il faut réséquer les premières côtes, et une portion du sternum et de la clavicule.

Cette artère est située sur les parties latérales du cou, de chaque côté du larynx et de la trachée-artère.

La carotide droite prend son origine au tronc brachio-céphalique ; la carotide gauche, à la crosse de l'aorte. Elles se terminent au niveau du bord supérieur du cartilage thyroïde, où elles se divisent en carotide interne et carotide externe. Au moment de se terminer, elles présentent une légère dilatation ou sinus.

L'artère carotide primitive a un trajet direct et ne fournit aucune branche collatérale.

Ses rapports doivent être étudiés dans le thorax et dans le cou.

La carotide gauche, à son origine, est seule contenue dans le thorax.

Elle est en rapport, dans le thorax : en arrière, avec la sous-clavière gauche : en avant, avec l'origine du tronc veineux brachio-céphalique gauche, qui la croise ; en dehors, avec le sommet du poumon gauche ; en dedans, avec la trachée.

Dans le cou, l'artère carotide est en rapport :

1° *Avec des os :* elle est située au-devant des apophyses transverses des quatre ou cinq dernières vertèbres cervicales.

2° *Avec des muscles :* elle est placée en avant des muscles long du cou et grand droit antérieur, en arrière de l'omo-plato-hyoïdien, qui la croise vers sa partie moyenne, et du sterno-mastoïdien, son muscle satellite, qui la croise ; le sterno-hyoïdien la recouvre en bas et la sépare de l'espace triangulaire limité par les deux faisceaux inférieurs du sterno-mastoïdien.

3° *Avec des vaisseaux :* la veine jugulaire interne est située sur sa face externe dans toute son étendue ; ces deux vaisseaux sont contenus dans une même gaîne celluleuse avec le nerf pneumogastrique.

L'artère vertébrale est placée en arrière et un peu en dehors, dans le canal que lui forment les apophyses transverses des vertèbres cervicales.

L'artère thyroïdienne inférieure, au niveau de la sixième vertèbre cervicale, se place entre la carotide primitive et la vertébrale, avec lesquelles elle est en contact.

4° *Avec des nerfs :* le nerf pneumogastrique lui est accolé à sa partie postérieure et externe ; il occupe l'angle de séparation de cette artère et de la veine jugulaire interne. Le nerf grand sympathique est situé en dehors de l'artère, et n'est pas contenu dans la gaîne celluleuse qui entoure ces vaisseaux. Il correspond à la face postérieure de la jugulaire interne.

Le nerf récurrent est situé en dedans de l'artère, contre l'œsophage ; le nerf récurrent gauche croise de bas en haut et de dehors en dedans la face postérieure de la carotide droite, à son origine. L'anse nerveuse, formée par la branche descendante interne du plexus cervical et par la branche descendante du grand hypoglosse, la recouvre à la partie moyenne du cou et l'embrasse dans sa concavité.

Enfin, l'artère est en rapport en dedans avec la trachée, l'œsophage, le larynx et le pharynx.

II. — Artère carotide externe.

Venue de la carotide primitive, cette artère prend naissance au niveau du bord supérieur du cartilage thyroïde, et se termine au col du condyle du maxillaire inférieur, où elle se bifurque en maxillaire interne et temporale superficielle.

A son origine, elle est placée en dedans de la carotide interne, puis elle se place au-devant d'elle. Elle est située entre le pharynx et les muscles stylo-hyoïdien et digastrique qui la recouvrent. Au même niveau, le grand hypoglosse est placé sur son côté externe. Plus haut, accompagnée par la veine jugulaire externe, elle traverse la glande parotide de bas en haut.

La carotide externe fournit deux branches terminales :

la maxillaire interne et la temporale superficielle, et six branches collatérales : la thyroïdienne supérieure, la linguale, la faciale, l'auriculaire postérieure, l'occipitale et la pharyngienne inférieure.

1° Thyroïdienne supérieure. — Cette artère s'applique sur le muscle constricteur moyen du pharynx, se porte en bas et en dedans, et se termine dans la corne supérieure du corps thyroïde.

Dans son trajet, elle fournit des *rameaux pharyngiens* et les *artères laryngées* supérieure et inférieure.

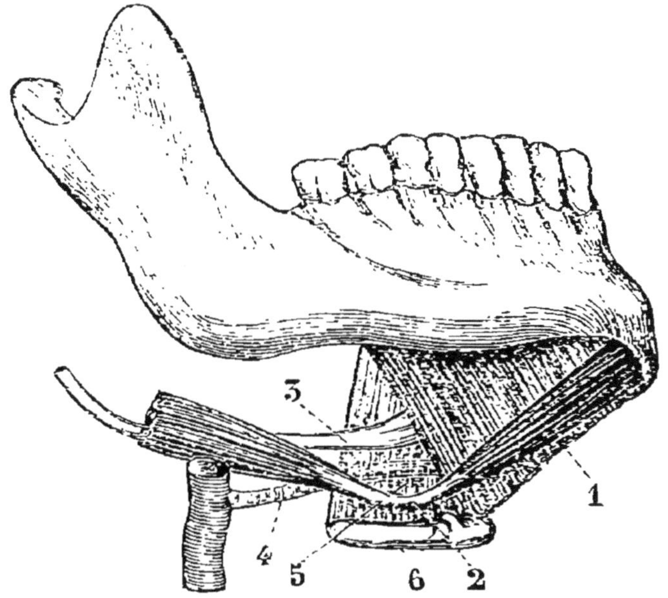

FIG. 87. — Rapports de l'artère linguale.

1. Muscle mylo-hyoïdien. — 2. Digastrique. — 3. Grand hypoglosse. — 4. Artère linguale. — 5. Triangle entre l'hypoglosse et le digastrique. — 6. Os hyoïde.

2° Linguale. — La linguale prend naissance sur la carotide externe, un peu au-dessus de la précédente, et se porte au-dessus de la grande corne de l'os hyoïde, entre le constricteur moyen du pharynx et l'hyo-glosse. Puis elle se dirige vers la pointe de la langue.

Dans son trajet, elle donne : le *rameau hyoïdien*, qui se porte au-dessous de l'os hyoïde et s'anastomose avec le rameau du côté opposé pour former une arcade ; l'*artère dorsale* de la langue, qui va se perdre à la face dorsale de cet organe ; l'*artère sublinguale*, qui se termine à la face inférieure de la langue, et l'*artère ranine*, qui constitue la terminaison de la linguale à la pointe.

3° Artère faciale. — Cette artère naît de la carotide externe, un peu plus haut que la précédente, et se dirige vers l'angle interne de l'œil, en croisant obliquement la face.

Dans ce trajet, elle est d'abord placée sur les parties latérales du pharynx, puis elle se creuse une gouttière à la partie postérieure de la glande sous-maxillaire, croise la face externe du corps du maxillaire au-devant du masséter, et se porte à l'angle interne de l'orbite, en passant entre les divers muscles de la face et dans le sillon qui limite les parties latérales du nez.

Cette artère, volumineuse, fournit un grand nombre de branches musculaires et cutanées, parmi lesquelles les suivantes ont reçu un nom :

Palatine inférieure, ptérygoïdienne, sous-mentale, sous-maxillaire, coronaire ou labiale supérieure, coronaire ou labiale inférieure, artère de l'aile du nez, artère angulaire.

La *palatine inférieure* monte vers le voile du palais.

La *ptérygoïdienne* va aux muscles ptérygoïdiens.

La *sous-mentale*, volumineuse, se porte en avant, le long de la face interne du corps du maxillaire, et se perd dans les parties molles de la région sus-hyoïdienne.

La *sous-maxillaire* naît de la faciale, au moment où cette artère passe en arrière de la glande ; elle est formée de deux ou trois petits rameaux qui se perdent dans la glande sous-maxillaire.

La *coronaire* ou *labiale supérieure* se porte dans l'épaisseur de la lèvre supérieure, où elle s'anastomose avec celle du côté opposé.

La *coronaire* ou *labiale inférieure* se porte dans la lèvre inférieure et se réunit à celle du côté opposé.

L'*artère de l'aile du nez* tire son origine de la faciale au niveau de l'aile du nez, et se divise immédiatement en deux rameaux : l'un qui contourne le bord supérieur de l'aile du nez, l'autre qui en parcourt le bord inférieur.

Ces deux rameaux s'anastomosent avec l'artère de la cloison au niveau du lobule du nez, où ces vaisseaux acquièrent un développement considérable chez quelques individus.

L'*angulaire* termine la faciale ; elle parcourt le sillon naso-génien, donne des rameaux aux parties voisines, et s'anastomose avec la branche nasale de l'ophthalmique.

4° Auriculaire postérieure. — Elle s'étend de la carotide externe à la partie postérieure de l'oreille. Elle fournit l'*artère stylo-mastoïdienne*, qui se porte dans l'aqueduc de Fallope.

5° Occipitale. — Cette artère se dirige vers la région occipitale; elle est un peu plus volumineuse que la précédente. Elle passe sous le splénius, au niveau de l'apophyse mastoïde, où elle est horizontale. Arrivée à la ligne médiane, elle perfore le trapèze, et se divise en deux branches principales, d'où partent de nombreuses ramifications. Elle fournit une foule de branches, parmi lesquelles on remarque surtout l'artère sterno-mastoïdienne supérieure, la stylo-mastoïdienne, la méningée et la pariétale.

6° Pharyngienne inférieure. — Elle se porte vers les parties latérales du pharynx ; elle fournit une *branche pharyngienne* qui se perd dans les parois de ce conduit et dans les muscles prévertébraux, et la *méningée postérieure*, qui monte vers le trou déchiré postérieur.

III. — Artère maxillaire interne.

Branche terminale de la carotide externe, cette artère se porte du col du condyle du maxillaire au fond de la fosse ptérygo-maxillaire. Elle est dirigée obliquement en dedans, en avant et en haut.

Elle décrit de nombreuses flexuosités, passe entre les deux faisceaux du ptérygoïdien externe, et contracte des rapports plus ou moins immédiats avec les nerfs et les autres vaisseaux contenus dans la fosse zygomatique, qu'elle traverse.

Dans son court trajet, qui n'a pas plus de 4 centimètres, elle fournit quinze branches, dont une terminale, la sphéno-palatine, et quatorze collatérales :

5 ascendantes : tympanique, temporale profonde antérieure, temporale profonde postérieure, méningée moyenne, petite méningée ;

5 descendantes : palatine supérieure, dentaire inférieure, buccale, massétérine, ptérygoïdienne ;

2 antérieures : alvéolaire, sous-orbitaire ;

2 postérieures : vidienne, ptérygo-palatine.

1° La **sphéno-palatine**, ou nasale postérieure, pénètre dans les fosses nasales par le trou sphéno-palatin et se bifurque. La *branche interne* se distribue à la muqueuse de la cloison, et se porte en bas et en avant dans le canal palatin antérieur, pour s'anastomoser à la voûte palatine avec la palatine supérieure. La *branche externe* se ramifie dans la muqueuse des cornets et des méats, où elle s'anastomose avec les ethmoïdales.

2° La **tympanique**, très-grêle, traverse la scissure de Glaser et se termine à la muqueuse de la caisse du tympan.

3° La **temporale profonde antérieure** glisse de bas en haut sur la partie antérieure de la fosse temporale.

4° La **temporale profonde postérieure** se comporte

d'une manière analogue à la partie postérieure du temporal.

5° La **méningée moyenne** passe avec deux veines dans le trou petit rond ; arrivée dans le crâne, elle se place entre la dure-mère et les os, se divise comme les gouttières que l'on trouve sur le pariétal et l'occipital, et se termine dans la dure-mère et surtout dans les os.

6° La **petite méningée** pénètre par le trou ovale et se distribue à la dure-mère et aux os qui avoisinent ce trou.

7° La **palatine supérieure** descend le long du canal palatin postérieur. Arrivée à l'orifice inférieur de ce canal, elle se dirige d'arrière en avant, et se distribue au voile du palais, à la muqueuse et aux os de la voûte palatine.

8° La **dentaire inférieure** se porte dans le canal dentaire, le parcourt dans toute son étendue, donne des rameaux à chaque racine dentaire, au tissu osseux et au périoste. Avant de se terminer aux incisives, l'artère dentaire inférieure fournit un *rameau mentonnier*, qui sort par le trou mentonnier et se perd dans la lèvre inférieure.

Au moment où elle pénètre dans le canal dentaire, cette artère donne un rameau, *artère myloïdienne*, qui suit le trajet du nerf myloïdien.

9° La **buccale** se porte directement en avant et en bas dans l'épaisseur de la joue, et se distribue aux muscles, à la peau et à la muqueuse de cette région.

10° La **massétérine** se porte en dehors, sur la face interne du masséter.

11° La **ptérygoïdienne** descend et se distribue aux muscles ptérygoïdiens.

12° **L'alvéolaire** se porte sur le bord postérieur du maxillaire supérieur et s'y ramifie. Quelques-uns de ces rameaux pénètrent dans l'épaisseur de l'os et se distribuent à la muqueuse du sinus maxillaire et aux racines des molaires.

13° La **sous-orbitaire** se porte dans la gouttière sous-orbitaire, glisse dans le canal de même nom et se termine au niveau du trou sous-orbitaire, où elle se divise en un grand nombre de branches qui se distribuent à la partie antérieure de la joue, ainsi qu'à la lèvre supérieure.

Dans son trajet, elle fournit un petit rameau qui descend dans un petit canal creusé dans l'épaisseur du maxillaire, en avant du sinus maxillaire. Ce rameau se rend aux racines des incisives, de la canine correspondante, et au canal nasal.

14° La **vidienne**, branche très-petite, traverse d'avant en arrière le trou vidien, et se termine à la muqueuse des environs de l'ouverture de la trompe d'Eustache.

15° La **ptérygo-palatine**, ou pharyngienne supérieure, passe par le trou ptérygo-palatin, qu'elle parcourt d'avant en arrière et de dehors en dedans, et se distribue à la muqueuse de la partie supérieure du pharynx.

IV. — ARTÈRE TEMPORALE SUPERFICIELLE.

Branche de terminaison de la carotide externe, elle s'étend du col du condyle au sommet du crâne. A son origine, elle est contenue dans la glande parotide et placée en arrière du col du condyle du maxillaire et de l'articulation temporo-maxillaire, en avant du conduit auditif externe.

Elle se porte ensuite en dehors et en haut, au-dessus de l'aponévrose temporale, et se divise en deux branches terminales, l'une antérieure, *frontale*, l'autre postérieure, *pariétale ;* ces deux branches sont très-flexueuses, se ramifient dans le cuir chevelu et s'anastomosent avec la frontale, l'occipitale, et avec celles du côté opposé.

Dans son trajet, cette artère fournit quatre branches collatérales principales, qui décrivent de nombreuses flexuosités dans l'épaisseur du cuir chevelu. Ce sont : la transversale de la face, l'articulaire, les auriculaires antérieures et la temporale profonde moyenne.

1° La **transversale de la face** se porte en avant, au-dessus du canal de Sténon, et se jette dans les parties molles de la moitié supérieure de la joue.

2° L'**articulaire** est un petit rameau qui se porte vers l'articulation temporo-maxillaire.

3° Les **auriculaires antérieures** sont nombreuses; elles se portent à la partie antérieure du pavillon de l'oreille.

4° La **temporale profonde moyenne** perfore l'aponévrose temporale un peu au-dessus de l'arcade zygomatique, et se porte à la partie moyenne du muscle temporal.

V. — Carotide interne.

Elle commence au niveau du bord supérieur du cartilage thyroïde et se termine dans le crâne, un peu au-dessus du trou optique.

Elle est destinée à l'appareil de la vision et à l'encéphale.

Trajet et rapports. — A son origine, elle dévie un peu en dehors, de sorte qu'elle est plus externe que la carotide externe. Elle se porte ensuite sur les côtés du pharynx, glisse entre cet organe et la glande parotide, sur la face postérieure de laquelle elle se creuse une gouttière, et arrive à la base du crâne.

Dans son trajet, la veine jugulaire interne est placée sur son côté externe, et avant d'entrer dans le crâne, l'artère est séparée de la jugulaire interne par les nerfs glosso-pharyngien, pneumogastrique, spinal et grand hypoglosse.

Elle pénètre dans le canal carotidien avec des filets du nerf grand sympathique qui l'entourent, décrit, comme ce canal, une courbe à concavité inférieure et interne, et plus loin passe sur la lame cartilagineuse qui ferme le trou déchiré antérieur.

Elle se dirige obliquement, d'arrière en avant et de bas en haut, dans la gouttière caverneuse; elle traverse le sinus caverneux, où elle est placée en dedans des nerfs moteur oculaire commun, pathétique, ophthalmique et moteur oculaire externe.

Branches terminales — Arrivée à 3 ou 4 millimètres au-dessus du trou optique, l'artère carotide interne se termine en fournissant quatre branches : cérébrale antérieure, cérébrale moyenne, communicante postérieure et choroïdienne.

1° La *cérébrale antérieure* se porte en avant et en dedans, vers celle du côté opposé, avec laquelle elle s'anastomose au moyen d'une petite branche, la *communicante antérieure*, puis elle contourne le genou du corps calleux, se place dans le sinus du corps calleux et se termine dans les anfractuosités de la face interne de l'hémisphère cérébral.

2° La *cérébrale moyenne* se porte dans la scissure de Sylvius, et s'y ramifie en un grand nombre de rameaux qui s'épuisent dans les anfractuosités de la face externe de l'hémisphère cérébral.

3° La *communicante postérieure*, moins volumineuse, se porte en arrière, et se réunit à la cérébrale postérieure venue du tronc basilaire.

4° La *choroïdienne* se porte en arrière, et pénètre immédiatement dans les plexus choroïdes des ventricules latéraux par l'ouverture que présentent ces ventricules à ce niveau.

L'artère carotide interne fournit à sa terminaison une branche collatérale, l'artère ophthalmique.

VI. — Artère ophthalmique.

Cette artère, née de la carotide interne, en arrière du trou optique, pénètre dans ce trou avec le nerf optique, en dehors duquel elle est située.

L'artère ophthalmique pénètre dans l'orbite, en passant d'abord à la face supérieure du nerf optique. ensuite à sa face interne.

Dans l'orbite, elle est entourée de tissu cellulo-graisseux et placée au-dessous du muscle droit supérieur. Elle fournit deux branches terminales et onze collatérales :

1° Deux branches terminales : nasale. frontale;

2° Onze branches collatérales : lacrymale. centrale de la rétine, sus-orbitaire, ciliaires courtes postérieures, ciliaires longues postérieures, musculaire supérieure, musculaire inférieure, palpébrale supérieure, palpébrale inférieure, ethmoïdale antérieure. ethmoïdale postérieure.

La *nasale* sort de l'orbite vers la partie interne de la base, et se porte à la racine du nez, où elle s'anastomose avec la terminaison de la faciale.

La *frontale* passe au-dessous de l'arcade orbitaire et se ramifie dans le muscle frontal. dans l'os et dans la peau de cette région.

La *lacrymale* naît de l'ophthalmique, immédiatement après son entrée dans l'orbite : elle se porte vers la glande lacrymale, à laquelle elle se distribue.

La *centrale de la rétine* naît au même niveau, et pénètre aussitôt dans un petit canal creusé au centre du nerf optique. Arrivée à la papille de ce nerf, elle se ramifie et se répand dans la rétine.

La *sus-orbitaire* se porte vers la voûte orbitaire et se dirige vers le trou sus-orbitaire, qu'elle traverse.

Les *ciliaires courtes postérieures*. nombreuses et petites. se portent en groupe autour du nerf optique et pénètrent dans la sclérotique à sa partie postérieure.

Les *ciliaires longues postérieures*, au nombre de deux, perforent la sclérotique de chaque côté du nerf optique, et concourent à la formation du grand cercle artériel de l'iris. (Voy. *Œil.*)

La *musculaire supérieure* se porte au-dessus du globe oculaire et se perd dans les muscles qui le surmontent.

La *musculaire inférieure* se dirige en bas et se comporte d'une façon analogue.

Les deux musculaires fournissent les ciliaires antérieures, qui perforent la sclérotique et complètent le grand cercle artériel de l'iris.

Les *palpébrales supérieure et inférieure* se portent vers l'angle interne de l'œil, et dévient en dehors en décrivant une courbe dont la concavité regarde le bord libre des paupières.

L'*ethmoïdale antérieure* naît de la partie antérieure de l'ophthalmique et traverse le trou orbitaire interne antérieur.

L'*ethmoïdale postérieure* passe par le trou orbitaire interne postérieur.

CHAPITRE III.

DES VEINES.

Tout le système veineux aboutit aux oreillettes du cœur : l'oreillette gauche reçoit les *veines pulmonaires*, tandis que la *veine coronaire* et les deux *veines caves* se jettent dans l'oreillette droite.

Les **veines pulmonaires** sont au nombre de quatre, deux pour chaque poumon. Elles sortent du hile de cet organe et se placent au-devant de l'artère pulmonaire et de la bronche, en formant le plan antérieur du pédicule pulmonaire ; puis elles soulèvent le feuillet viscéral du péricarde, pour se jeter, celles du côté droit par deux orifices séparés, à droite de l'oreillette gauche, près la cloison ; celles du côté gauche, par deux orifices séparés aussi, à gauche de l'oreillette gauche. Il y a quelquefois cinq veines pulmonaires. Ces veines sont dépourvues de valvules.

La **veine coronaire** a été décrite avec le cœur.

La **veine cave supérieure** reçoit le sang de toute la moitié du corps située au-dessus du diaphragme ; le sang de la moitié inférieure du corps se jette dans la **veine cave inférieure.**

1° *Système de la veine cave inférieure.*

La *veine cave inférieure* porte au cœur le sang de toute la partie du corps située au-dessous du diaphragme. Nous diviserons toutes les veines qui s'y rendent en trois groupes, et nous décrirons séparément. après le tronc de cette veine : 1° les veines de l'abdomen ; 2° celles du bassin ; 3° celles du membre inférieur.

Tronc de la veine cave inférieure.

Le tronc de la veine cave inférieure s'étend de la quatrième vertèbre lombaire, où se réunissent les deux veines iliaques primitives, à l'oreillette droite du cœur. Cette veine. très-volumineuse, est située au-devant de la colonne vertébrale.

Elle est en rapport : *en arrière*, avec les artères lombaires, qui la séparent de la colonne vertébrale ; *en avant* et de bas en haut, avec le mésentère et l'intestin grêle, la troisième portion du duodénum, le pancréas, l'hiatus de Winslow, qui la sépare de la veine porte, le foie, et le diaphragme qu'elle traverse. Elle est appliquée contre la colonne par le foie et le pancréas ; *à gauche*, elle est en rapport avec l'artère aorte ; *à droite*, avec le péritoine.

Après avoir traversé le centre aponévrotique du diaphragme, la veine cave inférieure soulève le feuillet séreux du péricarde dans une étendue de 2 centimètres, et se jette dans l'oreillette droite. Son embouchure est pourvue d'une valvule, *valvule d'Eustachi*. Cette valvule présente la forme d'un croissant à concavité supérieure.

Dans les divers points de son étendue, la veine cave inférieure se présente avec des rapports bien différents :

1° dans la portion thoracique, elle n'est en rapport avec le feuillet séreux du péricarde que par sa moitié antérieure. Au moment où elle traverse l'ouverture tendineuse du centre phrénique, ses parois sont adhérentes au diaphragme.

2° Dans la portion abdominale, la veine cave inférieure affecte des rapports particuliers avec le péritoine. Depuis son origine jusqu'à la troisième portion du duodénum, elle est recouverte par le péritoine sur ses faces droite et antérieure. Au-dessus de la troisième portion du duodénum, ses rapports avec le duodénum, le pancréas et le foie existent sans intermédiaire de péritoine.

La veine cave inférieure reçoit toutes les branches veineuses situées au-dessous du diaphragme. Ces branches, qu'on peut diviser en trois groupes, se jettent dans la veine cave inférieure de la manière suivante : 1° la veine porte traverse le foie et se jette dans la veine cave sous le nom de *veines sus-hépatiques ;* 2° les veines du membre inférieur et du bassin se réunissent pour former deux troncs, *veines iliaques primitives ;* 3° enfin, la veine cave reçoit dans son trajet une grande quantité de veines qui sont, en procédant de bas en haut, les veines *lombaires*, *spermatiques*, *rénales*, et *diaphragmatiques inférieures*.

A. — Veines de l'abdomen.

Toutes les veines de l'abdomen se rendent dans la veine cave inférieure. Elles se divisent naturellement en deux groupes : l'un, formé par les veines venues de toute la portion sous-diaphragmatique du tube digestif et de ses annexes, constitue la veine porte : il se jette dans la veine cave en formant les veines sus-hépatiques. L'autre est formé par les veines des parois de la cavité abdominale et par les veines des organes sécréteurs de l'urine et du sperme, c'est-à-dire des reins et des testicules. Ces veines se jettent dans la veine cave inférieure, sur les différents points de son étendue.

I. — Veine porte.

Dissection. — 1° *Divisez le paroi abdominale par une incision cruciale ;* 2° *renversez en haut le côlon transverse et le grand épiploon ;* 3° *rejetez le paquet intestinal à gauche de la colonne vertébrale ;* 4° *relevez le bord antérieur du foie avec des crochets ;* 5° *disséquez l'artère hépatique au hile du foie ;* 6° *suivez de haut en bas le tronc de la veine porte situé en arrière de l'artère ;* 7° *pour suivre ce tronc, enlevez l'estomac et la première portion du duodénum, puis divisez avec ménagement le pancréas ;* 8° *renversez cet organe pour découvrir la veine splénique ;* 9° *enlevez par dilacération le feuillet droit du mésentère, pour y chercher les veines mésaraïques.*

Le système de la veine porte, sans analogue dans l'économie, peut être comparé à une arbre dont les racines, venues du tube digestif, se réunissent pour former un tronc, et dont les branches se ramifient dans le foie.

La veine porte est une veine spéciale qui verse dans le foie le sang de toute la portion sous-diaphragmatique du tube digestif et de ses annexes, ou bien le sang de tous les organes contenus dans la cavité abdominale, excepté des reins.

Elle a pour fonction de porter au foie un sang mélangé de chyle, sang qui doit être élaboré, de fournir à la formation du sucre, et selon quelques auteurs, à la sécrétion de la bile.

Du foie, le sang de la veine porte passe dans les veines

sus-hépatiques, et de là dans la veine cave inférieure, au moment où celle-ci traverse le bord postérieur du foie.

Nous étudierons successivement les racines, le tronc et les branches de la veine porte.

Les *racines* principales sont au nombre de trois : la veine splénique, la petite mésaraïque et la grande mésaraïque. Elles correspondent aux deux artères mésentériques et à l'artère splénique.

La *veine splénique*, née de la rate, se porte sur la face postérieure du pancréas, au-dessous de l'artère splénique, et se réunit à la petite mésaraïque, après avoir reçu les veines *pancréatiques*, la veine *gastro-épiploïque gauche* et les veines correspondant aux *vaisseaux courts* de l'estomac.

Les veines pancréatiques, gastro-épiploïque gauche et les veines correspondant aux vaisseaux courts suivent toutes le trajet des artères de même nom. Elles présentent leur origine au point de la terminaison de ces artères.

La *petite mésaraïque* naît du plexus veineux hémorrhoïdal situé dans l'épaisseur des tuniques du rectum, et surtout autour de la muqueuse. Elle reçoit les trois *veines coliques gauches*, et se réunit à la veine splénique au niveau de la partie gauche de la deuxième vertèbre lombaire.

Au niveau du rectum, l'origine de la petite mésaraïque communique, par quelques rameaux seulement, avec la honteuse interne. et il n'est pas exact de dire que les veines hémorrhoïdales moyennes et inférieures se jettent dans la veine hypogastrique.

Les hémorrhoïdes sont des tumeurs formées par la dilatation de ces veines au niveau de l'anus.

Les *veines coliques gauches* présentent le même trajet que les artères de même nom ; elles affectent les mêmes rapports.

La *grande mésaraïque* est située dans le mésentère ; elle

se dirige du cœcum vers la première vertèbre lombaire et reçoit les trois *veines coliques droites*, ainsi que les veines de l'intestin grêle ; elle passe en avant de la troisième portion du duodénum, au-dessous du pancréas, dans l'échancrure qui sépare la tête du corps, et à droite de l'artère mésentérique supérieure.

En se réunissant au petit tronc formé par la convergence de la veine splénique et de la veine petite mésaraïque, en arrière du pancréas, cette veine forme le tronc de la veine porte.

Les *veines coliques droites* prennent naissance dans la moitié droite du gros intestin. Leur trajet et leurs rapports sont les mêmes que ceux des artères de même nom ; l'inférieure vient du cœcum, la moyenne vient du côlon ascendant, la supérieure naît de la partie supérieure du côlon ascendant et de la moitié droite du côlon transverse. Elle communique largement avec la veine colique supérieure gauche.

Le *tronc* de la veine porte est très-volumineux ; il a une longueur de 6 à 8 centimètres, et non de 10 à 12, comme le disent quelques auteurs. Sa direction est oblique de bas en haut et de gauche à droite. Avant de se jeter dans le sillon transverse du foie, il offre un renflement appelé *sinus* de la veine porte.

Il présente les rapports suivants : dans sa moitié inférieure, il répond, en avant, à la face postérieure de la tête du pancréas, à la première portion du duodénum et au canal cholédoque ; en arrière de lui se trouve la veine cave inférieure. Dans sa moitié supérieure, le tronc de la veine porte est placé entre les deux feuillets du petit épiploon, en arrière de l'artère hépatique et du canal cholédoque, en avant de la veine cave inférieure, dont il est séparé par l'hiatus de Winslow. Dans son trajet, le tronc de la veine porte reçoit la plupart des veines correspondant aux artères du tronc cœliaque, les veines *coronaire stomachique*, *gastro-épiploïque droite*, *pylorique* et *cystique*. Ces veines prennent naissance au point de terminaison des artères de même nom.

Les *branches terminales* de la veine porte sont au nombre de deux : elles vont, la droite dans le lobe droit, la gauche dans le lobe gauche du foie. Elles accompagnent l'artère hépatique, sont contenues comme elle dans la capsule de Glisson, et se terminent autour des lobules du foie par des capillaires qui pénètrent dans ces lobules et se continuent avec les veines sus-hépatiques.

Quelques auteurs désignent sous le nom de *veine porte hépatique* les divisions de la veine porte dans le foie, et sous le nom de *veine porte ventrale* le tronc et les racines.

Les petits troncs veineux, que nous avons seulement mentionnés, suivent exactement le trajet des artères correspondantes. Exemple : les coliques, les gastro-épiploïques, etc.

II. — Veines des parois de l'abdomen.

Les veines des parois de l'abdomen se jettent dans la veine cave inférieure. Ce sont les veines lombaires, qui viennent de la paroi abdominale et du rachis, suivant la direction des artères lombaires; les veines diaphragmatiques inférieures, les rénales et les spermatiques. Dans quelques cas, la veine cave inférieure reçoit aussi une veine capsulaire.

1° Lombaires. — Elles se rendent séparément à la partie postérieure de la veine cave.

Ces veines prennent naissance dans les parois abdominales ; elles suivent le trajet des artères lombaires, et reçoivent vers les parties latérales de la colonne vertébrale une partie des veines rachidiennes. Avant de se jeter dans la veine cave, elles passent avec les artères au-dessous des arcades formées par les insertions du psoas sur la colonne vertébrale, muscle psoas.

2° **Diaphragmatiques inférieures**. — Elles se réunissent le plus souvent pour se jeter à la partie antérieure et supérieure de la veine cave, au-dessous du diaphragme.

Chaque artère diaphragmatique est accompagnée par deux veines collatérales, qui suivent le même trajet et affectent les mêmes rapports.

3° **Veines rénales** ou **émulgentes**. — Les veines rénales se jettent à angle droit dans la veine cave inférieure. Elles sortent du hile du rein et passent en avant de l'artère correspondante. Celle du côté gauche croise la face antérieure de l'aorte. Les veines rénales sont dépourvues de valvules. Le sang qu'elles charrient présente une couleur rouge intermédiaire à celle du sang veineux et à celle du sang artériel.

4° **Veines capsulaires**. — Elles ne suivent pas le trajet des artères. On voit bien quelquefois une capsulaire moyenne correspondre à l'artère capsulaire moyenne et se jeter dans la veine cave ; mais, le plus souvent, toutes les veines capsulaires viennent se jeter dans la veine rénale. Elles sont dépourvues de valvules.

5° **Veines spermatiques**. — Ces veines naissent du testicule, de l'épididyme et du cordon, où elles constituent par leur dilatation morbide le varicocèle. Elles traversent le canal inguinal, remontent, en suivant l'artère spermatique, le long de la fosse iliaque interne, et vont se jeter, celle du côté droit dans la veine cave inférieure, celle du côté gauche dans la rénale. Elles forment, en s'anastomosant entre elles dans la fosse iliaque, un plexus veineux appelé *plexus pampiniforme*.

Ces veines sont situées sous le péritoine ; celles du côté gauche sont plus longues que celles du côté droit ; elles sont comprimées par l'S iliaque du côlon, le plus souvent chargé de matières fécales ; enfin elles se jettent perpendiculairement dans la veine rénale gauche, ce qui est une condition défavorable à la circulation de ces veines. Ces causes réunies, et de plus, dit-on, le petit nombre de valvules que présentent ces veines, expliquent la production du varicocèle et sa plus grande fréquence à gauche.

B. — Veines du bassin.

Les veines du bassin répondent aux artères iliaques primitive, externe et interne.

1° Veine iliaque primitive. — La veine iliaque primitive est située au-devant de la cinquième vertèbre lombaire et de la base du sacrum ; elle est formée par la réunion des veines iliaques interne et externe, et se termine à la veine cave inférieure ; elle a la même longueur que l'artère ; ses rapports ont été décrits avec ceux de l'artère.

Elle reçoit une seule branche, la sacrée moyenne, qui se jette tantôt dans la veine droite, tantôt dans la veine gauche.

2° Veine iliaque externe. — Cette veine présente les mêmes limites que l'artère correspondante ; au niveau de l'arcade fémorale, elle est placée en dedans de l'artère ; plus haut, elle se place en arrière et en dedans d'elle, contre le muscle psoas.

Elle suit exactement le trajet de l'artère ; elle est fixée contre le psoas par un dédoublement du fascia iliaca.

Elle reçoit les veines *épigastriques* et les veines *circonflexes iliaques*. Ces veines, au nombre de deux pour chaque artère, se réunissent en un seul tronc avant de se jeter dans l'iliaque externe. Les deux veines épigastriques s'anastomosent dans l'épaisseur du muscle droit avec la veine mammaire interne et avec la sous-cutanée abdominale. D'autre part, celle-ci s'anastomose avec des veines superficielles des parois thoraciques qui se rendent dans l'axillaire. Ce sont ces nombreuses veines anastomosées qui se dilatent si considérablement dans les cas de compression ou d'oblitération de la veine cave inférieure.

3° Veine iliaque interne ou **hypogastrique**. — La veine hypogastrique accompagne l'artère de même nom. Elle est située sous le péritoine, en avant du muscle pyramidal et du plexus sacré. Elle reçoit autant de branches veineuses que l'artère fournit de branches artérielles, excepté la veine *hémorrhoïdale moyenne* et la *veine ombilicale.*

Chacune de ces nombreuses veines est double pour chaque artère, et avant de se jeter dans l'hypogastrique, les deux veines se réunissent en une seule. Il y a donc dans le bassin, allant se jeter dans l'hypogastrique, deux *vésicales*, deux *vaginales*, deux *utérines*, deux *sacrées latérales*, deux *ilio-lombaires*, deux *ischiatiques*, deux *fessières*, deux *obturatrices* et deux *honteuses internes.*

Ces nombreuses branches veineuses se répétant de chaque côté du bassin, on voit l'énorme quantité de sang veineux contenu dans cette région.

La *veine ombilicale*, qui n'existe que chez le fœtus, ne suit pas la direction des artères ; après avoir traversé d'avant en arrière l'anneau ombilical, elle suit le bord inférieur du ligament suspenseur du foie, et se porte dans le sillon longitudinal de cet organe pour se jeter dans la veine cave inférieure après avoir fourni un rameau au foie. A partir du point où elle croise le sillon transverse du foie jusqu'à la veine cave, elle constitue le *canal veineux.*

La *veine hémorrhoïdale moyenne*, qui correspond à l'artère de même nom, se jette dans la veine porte, comme la plus grande partie des veines du rectum.

C. — Veines du membre inférieur.

Les veines du membre inférieur sont divisées, comme celles du membre supérieur, en *superficielles* et en *profondes.*

I. — Veines profondes.

Les *veines profondes*, à leur origine, s'accolent aux artères et suivent celles-ci dans tout leur trajet. Elles affectent les mêmes rapports, elles ont les mêmes limites et portent les mêmes noms, de sorte qu'il suffit de connaître les artères de ce membre pour en connaître aussi les veines.

Nous ajouterons seulement que les artères d'un calibre inférieur à celui de la poplitée sont accompagnées par deux veines, et que l'artère est située entre les deux veines, comme on le voit à la jambe et au pied, tandis qu'une seule veine accompagne les grosses artères : poplitée, fémorale. Dans ce dernier cas, la veine est toujours plus rapprochée de la peau. Aussi la veine fémorale est-elle placée en arrière et en dehors de l'artère à la partie inférieure, et en dedans à la partie supérieure.

Pour nous résumer, nous dirons que les veines profondes du membre inférieur sont, en allant de haut en bas : 1° la *veine fémorale*, qui reçoit des branches veineuses correspondant aux branches de l'artère, excepté la sous-cutanée abdominale et les honteuses externes, qui se jettent dans la veine saphène interne ; 2° la *veine poplitée*, avec toutes ses branches veineuses articulaires correspondant aux artères articulaires ; 3° les *troncs veineux tibio-péroniers ;* 4° les *veines tibiales antérieures* et leurs branches ; 5° les *veines tibiales postérieures ;* 6° les *veines péronières ;* 7° les *veines plantaires internes et externes* venant de la plante du pied, et les *veines pédieuses* de la face dorsale du pied.

Les veines profondes du membre inférieur sont pourvues d'un grand nombre de valvules. Elles communiquent en quelques points avec les veines superficielles. Elles ont des parois très-épaisses au niveau de la jambe et du pied, de sorte que dans ces régions elles ont l'aspect des artères.

II. — VEINES SUPERFICIELLES.

Dissection. — 1° *Enlevez la peau de tout le membre, depuis le pli de l'aine jusqu'aux orteils, excepté à la région crurale postérieure; 2° suivez la veine saphène interne d'abord, la saphène externe ensuite, en dénudant les veines et en prenant soin de ne point les séparer de l'aponévrose sous-jacente. Conservez les nerfs.*

Les *veines superficielles* ou *sous-cutanées* du membre inférieur sont connues sous le nom de veines saphènes, du mot grec σαφην, évident; elles sont en effet très-apparentes. On en distingue deux : la saphène interne et la saphène externe.

1° Veine saphène interne. — Cette veine naît à la face dorsale du pied d'une branche appelée *veine dorsale interne*, et de l'extrémité interne d'une arcade veineuse transversale, située sur le dos du pied. Elle se porte vers la malléole interne, passe au-devant d'elle en s'appliquant contre le périoste, remonte le long de la face interne du tibia, passe derrière le condyle interne du fémur qu'elle contourne, et suit la direction du bord interne du couturier jusqu'au sommet du triangle de Scarpa. Arrivée là, la veine abandonne le muscle et se jette dans la veine fémorale, à 2 ou 3 centimètres de l'arcade crurale, immédiatement au-dessous du fascia crebriformis. Au moment où elle se jette dans la fémorale, elle décrit une anse à concavité inférieure, au-dessous de laquelle passe l'artère honteuse externe inférieure, et le *ligament falciforme* d'Allan Burns.

Cette veine reçoit les veines sous-cutanées de la moitié interne du pied, de la moitié interne de la jambe et de toute la circonférence de la cuisse. Elle reçoit encore, avant sa terminaison, la *veine sous-cutanée abdominale* et les *veines honteuses externes*, qui suivent le trajet des artères de même nom dans la plus grande partie de leur étendue. A une petite distance de l'arcade fémorale, la veine sous-cutanée abdominale quitte l'artère et se dirige en dedans et en bas pour se jeter dans la saphène, à son point de terminaison.

Au niveau du pied et de la jambe, la saphène interne communique largement avec les branches de la saphène externe. En quelques points dont le siége est indéterminé, on voit aussi de petites communications entre les veines superficielles et les veines profondes.

2° Veine saphène externe. — La veine saphène externe naît à la face dorsale du pied, de l'extrémité externe de l'arcade veineuse transversale dont nous nous avons déjà parlé, et d'une petite branche appelée *veine dorsale externe*.

Elle se dirige le long du bord externe du pied vers la malléole externe, passe derrière cette malléole, et remonte ensuite le long de la face postérieure de la jambe jusqu'au creux poplité, où elle se jette dans la veine poplitée. Elle reçoit les branches veineuses de la partie externe du pied et de la partie postérieure et externe de la jambe. Elle s'anastomose largement avec les branches d'origine de la saphène externe, et, comme celle-ci, elle présente de rares communications avec les veines profondes.

2° *Système de la veine cave supérieure.*

La *veine cave supérieure* porte à l'oreillette droite le sang de la portion sus-diaphragmatique du corps. Nous ne parlons pas des veines pulmonaires, qui forment avec l'artère de même nom une circulation indépendante, ou petite circulation.

Nous étudierons séparément, dans cette description, après le tronc de la veine cave supérieure : 1° les veines de la tête et du cou ; 2° celles du membre supérieur ; 3° celles du thorax, qui comprendront les veines rachidiennes.

Tronc de la veine cave supérieure.

La veine cave supérieure, formée par la réunion des deux troncs veineux brachio-céphaliques, se termine à la partie supérieure de l'oreillette droite. Elle se dirige verticalement et présente une étendue de 5 à 6 centimètres.

Elle est en rapport : *en avant*, avec le bord droit du sternum et le bord antérieur du poumon ; *en arrière*, avec la branche droite de l'artère pulmonaire et la bronche droite ; *en dehors*, avec le nerf phrénique droit et le poumon droit ; *en dedans*, avec la portion ascendante de la crosse de l'aorte.

Avant de s'ouvrir dans l'oreillette droite, elle est contenue dans le sac fibreux du péricarde et recouverte, sur sa face antérieure, par le feuillet séreux, au moment où il se réfléchit de l'enveloppe fibreuse sur le cœur.

La veine cave supérieure et les deux troncs veineux brachio-céphaliques qui la constituent reçoivent le sang des veines des parois thoraciques, celui des *veines rachidiennes*, celui des veines des viscères thoraciques, *œsophagiennes*, *bronchiques*, *thymiques* et *péricardiques*. Nous exceptons de ces veines viscérales la veine coronaire et les veines pulmonaires, déjà décrites. Quelquefois on voit se rendre, en outre, dans ces troncs veineux, quelques veines qui correspondent à des branches de l'artère sous-clavière.

Les veines œsophagiennes, bronchiques, thymiques et péricardiques présentent le même trajet et les mêmes rapports que les artères de même nom. Les veines rachidiennes seront décrites plus loin.

A. — Veines de la tête et du cou.

Dans l'étude des veines de la tête, nous trouvons celles du crâne et celles de la face.

I. — Veines du crane.

Il y a dans le crâne trois circulations veineuses : l'une que nous appellerons *intra-crânienne ;* une autre *extra-crânienne ;* enfin une troisième ou *intra-pariétale*, c'est-à-dire dans les parois du crâne.

1° *Veines intra-crâniennes.*

La *circulation veineuse intra-crânienne* se fait au moyen de deux espèces de vaisseaux, des *veines* et des *sinus*.

Les *veines* appartiennent à l'encéphale. Nées de tous les points de la substance cérébrale, elles se portent à la surface du cerveau et du cervelet pour concourir, par leurs nombreuses anastomoses, à la constitution de la pie-mère.

Ces veines, dépourvues de valvules, sont nombreuses et volumineuses. Elles se rendent toutes dans la seconde espèce de vaisseaux, qui en diffèrent par leur disposition, par leur structure et par leur circulation.

Ces vaisseaux sont connus sous le nom de *sinus de la dure-mère.*

Sinus de la dure-mère.

Les sinus de la dure-mère sont des canaux rigides, destinés à recevoir le sang des veines de l'encéphale, et creusés dans l'épaisseur de la dure-mère.

Il y a quinze sinus, cinq pairs, cinq impairs.

1° Sinus impairs : longitudinal supérieur, longitudinal inférieur, droit, occipital transverse, circulaire ou coronaire.

2° Sinus pairs : caverneux, pétreux supérieurs, pétreux inférieurs, occipitaux postérieurs, latéraux.

1° Le **sinus longitudinal supérieur** prend naissance au niveau de l'apophyse crista-galli ; il suit la gouttière longitudinale supérieure dans l'épaisseur du bord convexe de la faux du cerveau, et se termine au niveau de la protubérance occipitale interne, où il se jette dans le sinus latéral droit, quelquefois dans le gauche, et d'autres fois à droite et à gauche en même temps.

2° Le **sinus longitudinal inférieur** est situé sur le bord concave de la faux du cerveau ; il naît à la partie antérieure de ce bord et se porte en arrière, en augmentant peu à peu de calibre jusqu'à la tente du cervelet, où il rencontre l'origine du sinus droit dans lequel il se jette.

3° Le **sinus droit** est peu étendu : il est situé au point de réunion de la base de la faux du cerveau et de la face supérieure de la tente du cervelet ; il réunit les extrémités postérieures des deux sinus précédents, et présente, par conséquent, une direction antéro-postérieure.

Il reçoit, à son extrémité antérieure, une veine considérable venue de l'intérieur du cerveau, la *veine de Galien*.

4° Le **sinus occipital transverse** est très-petit : il est situé sur l'apophyse basilaire de l'occipital, et réunit les sinus pétreux inférieurs.

5° Le **sinus coronaire** ou **circulaire**, situé à la manière d'une couronne tout autour de la fosse pituitaire, sur la circonférence externe du diaphragme de l'hypophyse, communique de chaque côté avec les sinus caverneux.

6° Le **sinus caverneux**, pair, est situé dans la gouttière caverneuse, sur les côtés de la fosse pituitaire. Il reçoit en avant la veine ophthalmique ; il communique avec le sinus coronaire en dedans, et les sinus pétreux supérieur et inférieur en arrière.

Ce sinus contient l'artère carotide interne, les nerfs pathétique, moteur oculaire commun, moteur oculaire externe, ophthalmique, et le plexus caverneux du grand sympathique.

7° Le **sinus pétreux supérieur**, pair, est situé sur le bord supérieur du rocher, dans l'épaisseur du bord adhérent de la tente du cervelet. Il communique en arrière avec le sinus latéral, et en avant avec le sinus caverneux.

8° Le **sinus pétreux inférieur**, pair, est très-court ; il est situé dans la gouttière de même nom, au niveau de la suture pétro-occipitale ; il s'étend du sinus caverneux et du sinus occipital transverse à la terminaison du sinus latéral, c'est-à-dire à l'origine de la veine jugulaire interne.

9° Le **sinus occipital postérieur,** pair, est situé dans l'épaisseur du bord adhérent de la faux du cervelet ; il est accolé à celui du côté opposé et communique : en haut, avec l'origine du sinus latéral ; en bas, en contournant le trou occipital, avec l'origine de la jugulaire interne.

10° Le **sinus latéral,** pair, le plus grand de tous, reçoit le sang de tous les autres sinus ; il commence à la protubérance occipitale interne, se continue dans la gouttière latérale, et vient se terminer au trou déchiré postérieur, où il forme la veine jugulaire interne.

Ce sinus communique, à son origine, avec les sinus longitudinal supérieur, droit, et occipitaux postérieurs ; à sa terminaison, avec le sinus pétreux inférieur, et dans son trajet, avec le sinus pétreux supérieur.

On donne le nom de *torcular*, ou *pressoir d'Hérophile*, à une cavité veineuse qui résulte de la convergence des sinus longitudinal supérieur, droit, latéraux et occipitaux postérieurs. Cette cavité correspond à la protubérance occipitale interne.

2° *Veines extra-crâniennes.*

La *circulation veineuse extra-crânienne* se compose de veines nombreuses, s'anastomosant entre elles dans le tissu cellulaire sous-cutané du crâne, et communiquant, comme il a déjà été dit, par quelques veines émissaires, avec la circulation intra-crânienne.

Ces veines forment trois groupes : un postérieur ou *veines occipitales*, un latéral ou *veines temporales* superficielles, et un antérieur ou *veines frontales*.

Les troncs de ces veines se portent dans la direction des artères correspondantes, mais elles ne présentent pas comme celles-ci des flexuosités. Elles se jettent tantôt dans la jugulaire interne, tantôt dans la jugulaire externe, excepté la veine frontale, qui se rend constamment dans la veine faciale.

3° *Veines intra-pariétales.*

La *circulation veineuse intra-pariétale* du crâne comprend les veines petite méningée et méningée moyenne, ainsi que les veines des os, ou veines diploïques.

Les *méningées* sont au nombre de deux pour chaque artère, elles suivent le même trajet et se jettent dans la maxillaire interne.

Les *veines diploïques* sont les canaux veineux déjà étudiés avec les vaisseaux des os du crâne (Voyez *Ostéologie*).

II. — Veines de la face.

Les veines de la face correspondent aux artères maxillaire interne, carotide interne, carotide externe. Nous y comprendrons aussi la veine ophthalmique.

Les *veines superficielles* de la face sont extrêmement nombreuses et volumineuses ; elles forment sous la peau un réseau très-riche, dont les branches sont fréquemment anastomosées.

La principale est la *veine faciale*, qui se dirige du milieu du front vers la jugulaire externe. Cette veine, au niveau du front, s'appelle *frontale* ou *préparate ;* elle est impaire et médiane, et se termine à une arcade veineuse qui occupe la racine du nez. De cette arcade part, en suivant le sillon qui sépare le nez de la joue, la même veine qui prend le nom de *veine angulaire ;* au niveau de l'aile du nez, elle prend le nom de *faciale* proprement dite, passe entre les muscles zygomatiques, et se porte en bas en croisant l'artère. Elle arrive au-devant du masséter, croise la face externe du corps du maxillaire, en avant de l'artère faciale, se creuse une gouttière sur la face externe de la glande sous-maxillaire, et va se jeter dans l'une des jugulaires, interne ou externe.

Cette veine s'anastomose à son origine, et par la préparate, avec les veines temporales; au niveau de la veine angulaire, elle communique avec plusieurs branches de la veine ophthalmique.

Elle reçoit toutes les veines correspondant aux branches de l'artère faciale, les veines du nez, celles du canal nasal et du sac lacrymal, ainsi que la veine buccale.

Les *veines profondes* sont situées dans les cavités de la face : fosses nasales, bouche, pharynx, fosse ptérygoïde et cavité orbitaire.

La plupart de ces veines correspondent aux artères de ces cavités et vont se jeter dans la veine maxillaire interne, qui suit le trajet de l'artère.

Le tronc de la *veine maxillaire interne* traverse la fosse zygomatique en suivant l'artère, et vient se réunir à la temporale superficielle au niveau du col du condyle, pour former l'origine de la jugulaire externe.

La *veine pharyngienne inférieure* se jette directement

dans la jugulaire interne. Il en est de même des *veines linguales*.

La *veine ophthalmique*, située dans la cavité orbitaire, reçoit les veines de même nom que les branches artérielles. Ces veines communiquent largement en avant avec la veine faciale, et le tronc se jette en arrière dans les sinus caverneux.

III. — Veines du cou.

Les veines principales du cou, ou *jugulaires*, sont au nombre de quatre : antérieure, postérieure, interne et externe.

La *jugulaire antérieure* est impaire et médiane, quelquefois double ; elle vient de la peau et des muscles sus-hyoïdiens et sous-hyoïdiens ; elle se dirige en bas vers le bord antérieur du sterno-mastoïdien, passe au-dessous de ce muscle, et vient se jeter dans la veine sous-clavière, en dedans de la jugulaire externe.

La *jugulaire postérieure* appartient au système des veines rachidiennes. Elle prend naissance au niveau de l'atlas et de l'occipital, s'anastomose, au niveau de l'apophyse épineuse de l'axis, avec celle du côté opposé, pour s'en séparer immédiatement après, et descend vers la septième vertèbre cervicale. Là, elle passe entre l'apophyse transverse de cette vertèbre et la première côte, et se jette dans le tronc veineux brachio-céphalique.

La *jugulaire externe* naît de la temporale superficielle et de la maxillaire interne, reçoit quelquefois dans son trajet la linguale, la faciale et la pharyngienne inférieure, et va se jeter dans la sous-clavière, en arrière de la clavicule.

Dans son trajet, elle est d'abord située dans l'épaisseur de la glande parotide, où elle s'anastomose par un rameau transversal avec la jugulaire interne, puis elle se place entre le peaucier et le sterno-mastoïdien, dont elle est séparée par l'aponévrose cervicale. Au moment de s'ouvrir dans la veine sous-clavière, elle traverse l'aponévrose cervicale. Cette veine est apparente sous la peau.

Son volume est variable, et les branches qu'elle reçoit se jettent souvent dans la jugulaire interne.

La *jugulaire interne* est la plus profonde des jugulaires et la plus volumineuse. La droite est souvent plus volumineuse que la gauche, à cause du volume plus grand du sinus latéral droit qu'elle reçoit.

Cette veine commence au trou déchiré postérieur, par une dilatation connue sous le nom de *golfe de la jugulaire.*

Elle se porte directement en bas, et vient se réunir à la veine sous-clavière pour former le tronc veineux brachio-céphalique. Dans son trajet, cette veine est située en dehors de la carotide interne, et plus bas, en dehors de la carotide primitive; elle partage les rapports de ces vaisseaux. Elle reçoit non-seulement tous les sinus de la dure-mère, et par conséquent les veines de l'encéphale, mais encore assez souvent les diverses veines qui viennent de l'extérieur du crâne et de la face et qui se jettent ordinairement dans la jugulaire externe.

Au moment où elle se jette dans la sous-clavière, elle est entourée de faisceaux fibreux qui la maintiennent béante lorsqu'on la divise à ce niveau.

B. — Veines du membre supérieur.

Les veines du membre supérieur, comme celles du membre inférieur, sont profondes ou superficielles.

I. — Veines profondes.

Les *veines profondes* se comportent comme celles du membre inférieur, c'est-à-dire qu'elles ont le même trajet, la même direction, la même origine et la même terminaison que les artères; elles sont aussi au nombre de deux pour chaque artère, et celle-ci est placée au milieu. De même que pour le membre inférieur, les grosses artères, *axillaire* et *sous-clavière*, ne sont accompagnées que par une veine.

Il y a donc, à la main, deux *arcades veineuses superficielles* et deux *arcades veineuses profondes ;* à l'avant-bras, deux *cubitales*, deux *radiales ;* au bras, deux *humérales ;* au creux de l'aisselle, une *axillaire ;* plus haut, une *sous-clavière*.

Dans le bras, l'avant-bras et la main, les petites branches artérielles ont aussi leurs veines correspondantes.

Nous avons déjà dit que les veines profondes affectent les mêmes rapports que les artères correspondantes. Ces rapports ne sont plus les mêmes pour les veines axillaire et sous-clavière.

La *veine axillaire* est placée en dedans de l'artère à la partie inférieure, et en avant à la partie supérieure. Ces deux vaisseaux sont accolés dans toute leur étendue.

Les cinq branches de l'artère axillaire sont accompagnées par des veines de même nom, qui se jettent dans la veine axillaire.

La *veine sous-clavière* est placée en avant de l'artère sous-clavière.

En dedans des scalènes, les deux veines sous-clavières ont la même longueur, car elles se réunissent immédiatement à la jugulaire interne pour former les troncs veineux brachio-céphaliques. Au niveau des scalènes, la veine est placée en avant du scalène antérieur qui la sépare de la sous-clavière. Enfin, en dehors des scalènes, elle est immédiatement en avant de l'artère.

Les sept branches de l'artère sous-clavière sont accompagnées par des veines de même nom, mais elles ont une terminaison différente. Plusieurs se jettent dans la veine sous-clavière ; la plupart vont se rendre dans le tronc veineux brachio-céphalique. Ainsi, la *mammaire interne*, la *vertébrale*, la *scapulaire postérieure* et la *thyroïdienne inférieure* se rendent, dans la plupart des cas, dans le tronc veineux brachio-céphalique.

Parmi ces branches veineuses, l'une d'elles mérite une mention spéciale : c'est la *veine vertébrale*. Elle ne vient pas du crâne, comme on pourrait le croire, elle correspond seulement à la portion cervicale de l'artère ; les veines correspondant à la portion intra-crânienne de la vertébrale se jettent dans les sinus de la dure-mère.

II. — Veines superficielles.

Dissection. — *Pour préparer les veines superficielles, il ne faut enlever que la peau, depuis l'épaule jusqu'au bout des doigts. Il faut disséquer avec précaution, conserver les nerfs superficiels, et dénuder les veines sans les séparer de l'aponévrose sous-jacente.*

Les *veines superficielles* du membre supérieur naissent des doigts par de petits rameaux sous-cutanés, souvent d'une arcade veineuse située sur le dos de la main.

Parmi ces veines, deux ont reçu un nom : l'une qui longe le pouce, la *céphalique du pouce ;* l'autre qui suit le petit doigt, la *salvatelle* du petit doigt.

Ces deux veines se portent vers l'avant-bras, l'une en dedans, l'autre en dehors, pour constituer, l'interne la *cubitale*, et l'externe la *radiale*.

Une autre veine intermédiaire prend naissance à la paume de la main ; elle monte, sous le nom de *médiane*, le long de la face antérieure de l'avant-bras.

Ces veines sont souvent multiples ; leur trajet est quelquefois rectiligne, quelquefois flexueux. Elles sont situées dans la couche de tissu cellulaire sous-cutané qui sépare la peau de l'aponévrose.

Parvenue au niveau du pli du coude. la médiane se divise en trois branches : une branche interne, médiane basilique ; une branche externe. médiane céphalique ; et une branche perforante qui s'anastomose avec les veines profondes.

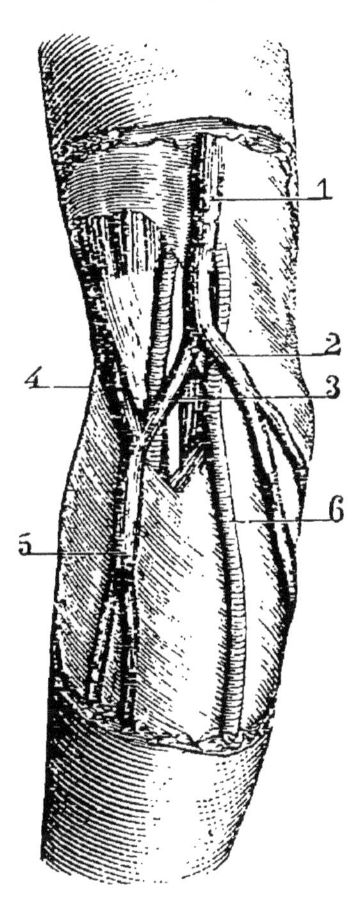

Fig. 88. — Veines du coude (côté droit).

1. Basilique. — 2. Cubitale. — 3. Médiane basilique. — 4. Médiane céphalique. — 5. Médiane. — 6. Artère cubitale occupant une position anormale.

Les veines *médiane basilique* et *médiane céphalique* suivent les deux branches du V que forme le biceps avec le long supinateur et le rond pronateur, et vont s'anastomoser, l'interne avec la cubitale pour former la basilique, l'externe avec la radiale pour former la céphalique.

La médiane céphalique est plus profonde que la médiane basilique.

La médiane basilique est plus apparente, parce qu'elle est, pour ainsi dire, située dans l'épaisseur de la peau ; mais elle affecte un rapport dangereux pour la saignée, car elle recouvre l'artère humérale, dont elle n'est séparée que par l'expansion aponévrotique du biceps.

La médiane céphalique est croisée par les rameaux du nerf musculo-cutané, et la médiane basilique par les rameaux du brachial cutané interne.

La *veine céphalique* continue son trajet le long du bord

externe du biceps, se porte dans l'interstice celluleux qui sépare le grand pectoral du deltoïde, et se jette à l'extrémité supérieure de la veine axillaire, immédiatement au-dessous de la clavicule.

La *veine basilique* est accompagnée par le tronc du nerf brachial cutané interne ; elle parcourt la face interne du bras jusqu'à la partie moyenne, et traverse l'aponévrose brachiale à ce niveau avec le nerf. Devenue sous-aponévrotique, elle va se jeter dans la veine axillaire au milieu du creux de l'aisselle.

Pour se faire une idée des veines du pli du coude, on n'a qu'à se représenter la lettre majuscule M dont les cinq extrémités seraient prolongées ; chacun de ces prolongements porterait le nom de la veine correspondante, et les deux branches intermédiaires seraient la médiane céphalique et la médiane basilique.

C. — Veines du thorax.

L'étude des veines du thorax comprend : 1° celle des troncs veineux qui portent à l'oreillette droite le sang des extrémités supérieures et de la tête ; 2° celle des veines des parois du thorax, dans lesquelles nous comprendrons les veines rachidiennes.

I. — Troncs veineux de la cavité thoracique.

Les troncs veineux principaux de la cavité thoracique sont : les troncs brachio-céphaliques droit et gauche, formés par la réunion de la sous-clavière et de la jugulaire interne, et la veine cave supérieure, constituée par la fusion des deux troncs brachio-céphaliques.

La veine cave supérieure a déjà été étudiée.

1° Tronc brachio-céphalique droit. — Ce tronc est formé par la réunion de la jugulaire interne et de la sous-clavière droite. Il a une direction oblique de haut en bas et de dehors en dedans, jusqu'à la veine cave supérieure qu'il constitue en se confondant avec le tronc veineux du côté opposé. Il a 3 centimètres de longueur environ. Il est en rapport : en arrière, avec le tronc artériel brachio-céphalique qui lui est parallèle ; en avant, avec l'extrémité interne de la clavicule et l'articulation sterno-claviculaire ; en bas, avec le sommet du poumon ; en haut, avec la couche musculaire de la région sous-hyoïdienne.

2° Tronc brachio-céphalique gauche. — Le tronc veineux brachio-céphalique gauche s'étend également du point de convergence de la jugulaire interne et de la sous-clavière gauche à la veine cave supérieure. La veine cave étant située à droite de la ligne médiane, il en résulte que ce tronc est plus long et moins oblique que celui du côté droit. Il a, en effet, de 5 à 6 centimètres. Il se dirige à droite, un peu en bas, et se réunit à angle droit à celui du côté opposé. Il est en rapport : en arrière, avec la partie supérieure de la crosse de l'aorte et les trois troncs artériels auxquels celle-ci donne naissance ; en avant, avec la clavicule gauche, le sternum et les muscles qui s'insèrent à ces os.

Les troncs veineux brachio-céphaliques sont entourés par des ganglions lymphatiques.

Il résulte de la position très-superficielle des troncs veineux brachio-céphaliques et de la veine cave supérieure, que ces vaisseaux se montrent d'abord et cachent les organes plus profonds lorsqu'on enlève le sternum d'un sujet.

II. — Veines des parois thoraciques.

Les veines des parois du thorax sont : en avant, les veines *mammaires internes*, au nombre de deux pour chaque artère et se réunissant en un seul tronc avant de se jeter dans le tronc brachio-céphalique ; et sur les côtés, les *veines intercostales* qui, au niveau de la colonne vertébrale, forment un système veineux spécial. Elles sont situées dans la gouttière costale, au-dessus de l'artère qu'elles accompagnent et dont elles suivent la direction. Le système veineux auquel elles aboutissent fait partie des veines rachidiennes, dont nous allons donner la description.

Veines rachidiennes.

Les veines du rachis se divisent en intra-rachidiennes et extra-rachidiennes.

Les *veines intra-rachidiennes* sont situées à la face interne du canal rachidien, et forment dans cette région un réseau assez riche, paraissant au premier abord très-irrégulier.

Les *veines extra-rachidiennes* forment autour de la colonne vertébrale, en avant et en arrière, un riche réseau veineux communiquant, en un grand nombre de points, avec les veines intra-rachidiennes, surtout au niveau des trous de conjugaison.

Les troncs que forment les veines extra-rachidiennes antérieures sont les suivants : la veine sacrée latérale, la veine sacrée moyenne, la veine ilio-lombaire et la veine lombaire ascendante, situées au-dessous du diaphragme ; la grande veine azygos, la petite veine azygos et les veines intercostales supérieures droite et gauche, au-dessus du diaphragme. Ces quatre derniers troncs sont formés presque complétement par les veines intercostales droites et gauches.

1° La **grande veine azygos** est située au-devant de la colonne vertébrale, et s'étend des premières vertèbres lombaires à la troisième vertèbre dorsale, au niveau de laquelle elle se jette dans la veine cave supérieure, en décrivant une courbe dont la concavité antérieure embrasse la bronche droite.

Elle traverse l'orifice aortique du diaphragme, se place

dans le médiastin postérieur au-devant de la colonne vertébrale et des artères intercostales droites, en arrière de l'œsophage, à droite du canal thoracique et de l'aorte.

La grande azygos est formée par la réunion des sept ou huit dernières veines intercostales droites. Elle reçoit souvent la première lombaire. Vers le milieu de son trajet, la petite veine azygos se réunit à elle ; avant sa terminaison dans la veine cave supérieure, elle reçoit les troncs des veines intercostales supérieures.

A son origine, au niveau des vertèbres lombaires, elle s'anastomose avec les veines lombaires ascendantes, et quelquefois directement par un petit rameau avec la veine cave inférieure. On trouve dans la veine azygos, un peu au-dessous de son embouchure, une valvule considérable qui peut, par son redressement, oblitérer presque complétement la lumière de ce vaisseau.

2° La **petite veine azygos** est construite sur le même plan que la précédente, seulement elle est plus petite. Elle est formée par la réunion des quatre ou cinq dernières veines intercostales gauches, et vient s'ouvrir vers la partie moyenne de la grande azygos. Elle reçoit souvent la première veine lombaire gauche, et communique aussi avec la veine lombaire ascendante.

3° Le **tronc droit des veines intercostales supérieures** est formé par les trois ou quatre premières veines intercostales droites. Il descend au-devant de la tête des côtes et vient se jeter dans la grande veine azygos. Sa direction seule est différente.

4° Le **tronc gauche des veines intercostales** est formé par les six ou sept veines intercostales supérieures. Ce tronc descend au-devant de la colonne vertébrale et va se jeter, tantôt dans la petite azygos, tantôt dans la grande azygos avant son embouchure.

CHAPITRE IV.

VAISSEAUX ET GANGLIONS LYMPHATIQUES.

Nous avons étudié tout ce qui est relatif aux ganglions et aux vaisseaux lymphatiques en général (*Système vasculaire*). Nous ne nous occuperons ici que de la description de ces organes considérés dans les diverses régions.

I. — Vaisseaux et ganglions du membre supérieur.

Ganglions axillaires. — Comme les lymphatiques eux-mêmes, ils sont divisés en superficiels et profonds, séparés les uns des autres par l'aponévrose du creux de l'aisselle. Ils sont presque tous profonds. Ils reçoivent tous les lymphatiques superficiels et profonds du membre supérieur, ceux du dos, de la nuque, de la peau du thorax et des mamelles.

Lymphatiques. — Ils naissent, en général, de la surface cutanée par un réseau superficiel très-abondant, principalement à la pulpe des doigts. Ils se dirigent vers le creux de l'aisselle ; les uns, superficiels, rampent sous la peau, placés surtout à la face interne du membre ; les autres, profonds, suivent le trajet des artères et portent le même nom : lymphatiques *radiaux*, *cubitaux*, etc.

Avant de quitter ces régions, nous ferons remarquer qu'il existe souvent un ou deux ganglions lymphatiques appelés *sus-épitrochléens* et situés à 2 ou 3 centimètres au-dessus de l'épitrochlée.

II. — Vaisseaux et ganglions du membre inférieur.

Ganglions inguinaux. — Ces ganglions sont presque tous réunis au pli de l'aine. Les uns sont superficiels, les autres profonds. Les superficiels, au nombre de huit à treize, sont placés au-devant de l'aponévrose, dans le triangle de Scarpa ; ils communiquent, à travers les trous du fascia crebriformis, avec les ganglions profonds situés dans le canal crural. Ces derniers, au nombre de deux à quatre, reçoivent les vaisseaux lymphatiques profonds du membre inférieur. Les superficiels reçoivent des vaisseaux lymphatiques nombreux : les lymphatiques superficiels du membre abdominal, de la fesse, de la portion sous-ombilicale de la paroi abdominale, du scrotum, de la verge, de l'urèthre chez l'homme, de la vulve et des deux tiers antérieurs de la muqueuse vaginale chez la femme, enfin des régions périnéale et anale.

Lymphatiques superficiels. — Ils se rendent à des ganglions situés au sommet du triangle de Scarpa et dirigés verticalement ; ceux des organes génitaux externes et de l'anus se rendent à des ganglions situés plus haut, au niveau de la base du triangle de Scarpa, et dont le grand diamètre est oblique comme l'arcade crurale.

Lymphatiques profonds. — Comme au membre supérieur, ces lymphatiques suivent le trajet des vaisseaux sanguins, et portent le même nom que les vaisseaux qu'ils accompagnent. Nous ferons remarquer, avant de quitter ce sujet, qu'il existe dans le *creux poplité* trois ou quatre ganglions lymphatiques, situés au niveau de l'embouchure de la veine saphène externe, sous l'aponévrose.

On trouve aussi un *ganglion tibial antérieur* à la partie supérieure du ligament interosseux, près de l'artère tibiale antérieure.

III. — VAISSEAUX ET GANGLIONS LYMPHATIQUES DE LA TÊTE ET DU COU.

Ganglions de la tête. — Ils occupent le sillon qui sépare la tête du cou. Les ganglions *sous-occipitaux* sont placés en arrière, au-dessous de l'occipital. Les ganglions *parotidiens* sont situés dans l'épaisseur de la glande parotide ou à sa surface externe. Les ganglions *sous-maxillaires* occupent la face interne du corps du maxillaire inférieur ; plusieurs sont situés à la face externe de la glande sous-maxillaire ; ils sont divisés en postérieurs et antérieurs. Il en existe aussi deux sur la ligne médiane, à égale distance de l'os hyoïde et de la symphyse du menton.

Ganglions du cou. — Ces ganglions sont extrêmement nombreux et volumineux. Ils sont situés principalement autour de la veine jugulaire interne et de l'artère carotide primitive. le long desquelles ils forment un chapelet. On les trouve aussi vers les bords du sterno-mastoïdien.

Les ganglions de la tête reçoivent les lymphatiques du cuir chevelu. Ceux de la partie postérieure se rendent dans les ganglions sous-occipitaux ; ceux des parties latérale et antérieure, dans les ganglions parotidiens. Ils reçoivent, en outre, tous les lymphatiques de la face, des *paupières*, du *nez*, des *lèvres* et des *joues*, qui se rendent surtout aux ganglions sous-maxillaires.

Les vaisseaux lymphatiques que les ganglions du cou reçoivent tirent leur origine des *gencives*, de la *voûte palatine*, du *pharynx*, du *larynx*, du *corps thyroïde* et de la *langue*.

IV. — Vaisseaux et ganglions lymphatiques du thorax.

Ganglions du thorax. — Ces ganglions sont disséminés sans ordre dans le médiastin. Les uns sont placés à la partie postérieure du sternum, les autres au-devant de la colonne vertébrale, quelques-uns sur le diaphragme, et la plupart autour de l'œsophage, de la trachée et des vaisseaux mammaires. On les trouve surtout extrêmement abondants au niveau de la bifurcation de la trachée et de la crosse de l'aorte. Ces ganglions tirent leur nom de l'organe autour duquel ils sont situés ; il existe, par conséquent, des ganglions *œsophagiens*, *bronchiques*, *cardiaques*, *diaphragmatiques*, etc.

Les vaisseaux lymphatiques qui se rendent dans les ganglions thoraciques sont ceux du *poumon*, du *cœur*, du *péricarde*, de l'*œsophage*, du *thymus*, du *diaphragme* et de la surface interne du thorax.

V. — Vaisseaux et ganglions lymphatiques de l'abdomen.

Ganglions de l'abdomen. — Ils sont disséminés autour de l'artère aorte et de ses principales branches, autour des artères iliaques primitives, internes et externes.

Les vaisseaux lymphatiques qui s'y rendent tirent leur origine de la face profonde de la paroi abdominale et des viscères abdominaux et pelviens. Parmi ces viscères, on doit comprendre le *testicule*, dont les lymphatiques, bien différents de ceux des organes génitaux externes, parcourent toute l'étendue du cordon spermatique, et traversent le canal inguinal pour aller se jeter dans les ganglions situés au-devant des vertèbres lombaires.

Parmi les lymphatiques des viscères abdominaux, on en observe un groupe qui, en raison du liquide qu'ils charrient, et non point à cause de leur disposition anatomique, qui est la même, ont reçu le nom de *chylifères*.

Les *chylifères* sont donc simplement des vaisseaux lymphatiques portant du chyle, et les ganglions qu'ils traversent, appelés mésentériques, à cause de leur situation dans le mésentère, sont identiques aux autres ganglions.

Il serait inutile d'entrer dans de plus longs détails concernant l'étude des vaisseaux et ganglions lymphatiques, nous réservant d'en parler plus complétement en décrivant les organes où ils prennent naissance ; nous nous contenterons, pour terminer cette étude, d'indiquer les deux troncs terminaux du système lymphatique et la manière dont les vaisseaux lymphatiques viennent s'y rendre.

Les troncs terminaux s'ouvrent dans le système veineux : l'un, la *grande veine lymphatique*, se jette à l'union de la jugulaire interne et de la sous-clavière droites ; l'autre, le *canal thoracique*, à l'union des veines de même nom du côté gauche.

VI. — Grande veine lymphatique.

La *grande veine lymphatique* reçoit les vaisseaux lymphatiques de la moitié droite de la portion sus-diaphragmatique du corps, c'est-à-dire de la *tête*, du *cou*, du *thorax* et du *membre supérieur*.

La grande veine lymphatique a une longueur de 1 à 2 centimètres. Elle est formée par la convergence des lymphatiques qui viennent des parties latérales du côté droit du cou, du membre supérieur et des autres régions déjà nommées.

VII. — Canal thoracique.

Le *canal thoracique* est un conduit flexueux, bosselé, s'étendant de la deuxième vertèbre lombaire à la partie inférieure du cou. Il croise la colonne vertébrale obliquement de bas en haut, de droite à gauche, et décrit à sa terminaison une courbe à concavité inférieure, avant de s'ouvrir dans le système veineux. A son origine, il présente une dilatation appelée *citerne de Pecquet*.

Ce canal traverse l'orifice aortique du diaphragme, et il est en rapport à ce niveau avec l'aorte et la grande veine azygos. Plus haut, il est situé dans le médiastin postérieur, en arrière de l'œsophage, en avant de la colonne vertébrale et des artères intercostales droites. Il offre à sa droite la grande veine azygos, et à sa gauche l'aorte. Avant sa terminaison, il passe derrière la carotide primitive gauche, et s'ouvre à la terminaison de la veine sous-clavière, au niveau du scalène antérieur.

Le canal thoracique reçoit tous les lymphatiques qui ne se jettent pas dans la grande veine lymphatique ; il reçoit, en outre, dans son trajet, les lymphatiques du thorax. A son origine, il reçoit cinq troncs lymphatiques principaux. Ces derniers sont le rendez-vous de tous les vaisseaux lymphatiques de l'abdomen et du membre inférieur, qui convergent après s'être anastomosés plusieurs fois entre eux et avoir traversé ds nombreux ganglions lymphatiques. De ces cinq troncs lymphatiques principaux, deux proviennent des membres inférieurs, des organes du bassin, des testicules, de l'utérus et des reins ; deux autres, marchant en sens inverse des veines azygos, proviennent des lymphatiques des sept ou huit derniers espaces intercostaux ; le cinquième, antérieur, porte les lymphatiques de la rate, du foie, de l'estomac, ainsi que les chylifères.

Ajoutons, pour terminer, que la partie supérieure du canal thoracique reçoit les lymphatiques du membre supérieur gauche et de la partie gauche du cou et de la tête.

SECTION CINQUIÈME.

NÉVROLOGIE.

CHAPITRE PREMIER.

SYSTÈME NERVEUX DE LA VIE ANIMALE.

On divise le système nerveux de la vie animale en deux parties :

1° Les centres nerveux, ou axe cérébro-spinal ;

2° Les nerfs, ou système nerveux périphérique.

ARTICLE PREMIER.

CENTRES NERVEUX.

Les centres nerveux sont formés de deux parties :

1° L'encéphale et ses enveloppes, contenus dans la cavité crânienne ;

2° La moelle épinière et ses enveloppes, dans le canal rachidien.

Les centres nerveux sont enveloppés par des membranes connues sous le nom de *méninges*.

§ 1. — Méninges crâniennes.

Etudiées de dehors en dedans, ces membranes sont : 1° la dure-mère ; 2° l'arachnoïde ; 3° la pie-mère.

I. — Dure-mère crânienne.

Membrane fibreuse qui tapisse la surface interne de la cavité crânienne.

La dure-mère offre à considérer : 1° une surface externe en rapport avec les os ; 2° une surface interne en rapport avec l'arachnoïde ; 3° sa structure.

1° Surface externe. — Elle est en rapport avec les os. Son adhérence est intime : 1° au niveau des sutures ; 2° au niveau de toutes les parties saillantes (apophyses clinoïdes, lame quadrilatère du sphénoïde, bord supérieur du rocher, bord postérieur des apophyses d'Ingrassias, etc.) ; 3° au niveau des trous dans lesquels elle se prolonge.

2° Surface interne. — Cette surface est lisse, polie et tapissée par le feuillet pariétal de l'arachnoïde. Elle présente des prolongements fibreux au nombre de quatre : faux du cerveau, tente du cervelet, faux du cervelet, diaphragme de l'hypophyse.

Faux du cerveau. — Cloison verticale située entre les deux hémisphères cérébraux et présentant : 1° un *sommet* inséré à l'apophyse crista-galli, à la crête frontale et au trou borgne, dans lequel il envoie un prolongement fibreux ; 2° une *base* s'insérant sur la ligne médiane de la face supérieure de la tente du cervelet ; 3° un *bord supérieur* convexe, inséré sur la ligne médiane de la voûte crânienne ; 4° un *bord inférieur* concave et libre, placé au-dessus du corps calleux ; 5° deux *faces* en rapport avec la face interne des hémisphères cérébraux.

On trouve dans la faux du cerveau trois sinus : le *sinus longitudinal supérieur*, le *sinus longitudinal inférieur* et le *sinus droit*.

Tente du cervelet. — Cloison de la dure-mère placée

horizontalement entre le cerveau et le cervelet, qu'elle sépare. Elle offre :

1° Une *face supérieure* convexe, en rapport avec les lobes postérieurs du cerveau ;

2° Une *face inférieure* concave, en rapport avec le cervelet ;

3° Une *petite circonférence* ou *antérieure*, qui forme avec la gouttière basilaire un trou (*foramen ovale* de Pacchioni) ;

4° Une *grande circonférence*, qui s'insère sur les gouttières latérales de l'occipital en arrière, et sur le bord supérieur du rocher en avant.

On trouve dans la tente du cervelet les *sinus latéraux* et les *sinus pétreux supérieurs*.

Faux du cervelet. — Petite cloison verticale séparant les deux hémisphères du cervelet.

Diaphragme de l'hypophyse. — Cloison de la dure-mère placée au-dessus de la selle turcique et percée d'un trou au centre. Ce trou laisse passer la tige du corps pituitaire.

3° Structure. — C'est une membrane fibreuse, composée de fibres de tissu conjonctif groupées en faisceaux et entremêlées d'éléments élastiques. Des cellules pavimenteuses appartenant au feuillet pariétal de l'arachnoïde se voient à sa face interne.

II. — Pie-mère crânienne.

La pie-mère est une membrane cellulo-vasculaire qui recouvre immédiatement toute la surface de l'encéphale.

Le caractère principal de la pie-mère est de *s'enfoncer dans les anfractuosités, les trous et les dépressions, et de ne jamais passer comme un pont, à la manière de l'arachnoïde, sur une cavité* ou un enfoncement quelconque.

Comme il existe dans le cerveau des cavités qui s'ouvrent

à sa surface extérieure, la pie-mère y pénètre par des ouvertures.

1° *Au niveau du cerveau*, cette membrane tapisse les trois faces des hémisphères, s'enfonce dans les anfractuosités, et recouvre toutes les circonvolutions.

2° *Sur le cervelet*, la pie-mère tapisse les deux faces du cervelet ; elle envoie entre les lamelles du cervelet une simple cloison.

3° *Au niveau de la protubérance et du bulbe*, la pie-mère adhère très-intimement à ces parties, et s'épaissit au point de simuler une aponévrose, comme sur la moelle.

4° *A la base de l'encéphale*, la pie-mère se prolonge sur tous les nerfs crâniens pour former leur névrilème.

Structure. — Cette membrane renferme deux éléments : 1° vaisseaux ; 2° tissu cellulaire.

Les *vaisseaux* sont très-nombreux, car la pie-mère n'est en réalité qu'un lacis vasculaire.

Le *tissu cellulaire*, lâche, sert à réunir les vaisseaux.

III. — ARACHNOÏDE CRANIENNE.

Elle présente, comme toutes les séreuses : 1° un feuillet pariétal ; 2° un feuillet viscéral.

1° Feuillet pariétal. — Ce n'est qu'en râclant la dure-mère que l'on trouve, si l'on examine le produit du grattage au microscope, de l'épithélium pavimenteux.

2° Feuillet viscéral. — Il entoure l'encéphale, et son caractère principal est le suivant : *au lieu de s'enfoncer dans les trous, dépressions et anfractuosités, à la manière de la pie-mère, il passe comme un pont à la surface de tous ces enfoncements.*

Au niveau du cervelet, l'arachnoïde tapisse les deux hémisphères et se jette sur le bulbe. Là, entre le bulbe et la face inférieure du cervelet, se trouve une cavité, le *confluent postérieur* du liquide céphalo-rachidien.

Au niveau de la protubérance et du bulbe, elle se continue d'un point à l'autre ; mais dans l'espace correspondant à l'hexagone artériel de Willis et limité par la protubérance, les circonvolutions olfactives et la partie antérieure des lobes postérieurs du cerveau, on voit l'arachnoïde passer sur toutes ces parties et former le *confluent inférieur* du liquide céphalo-rachidien.

3° Mode de communication des deux feuillets. — Tout organe, tout filament : artère, veine, nerf, prolongement fibreux, qui du cerveau ou de la pie-mère se porte à la dure-mère ou à l'extérieur du crâne, est obligé de traverser l'arachnoïde. Au moment où il la traverse, il est enveloppé d'une gaîne de cette séreuse. Elle ne se comporte pas différemment des autres séreuses.

4° Structure. — Cette membrane est formée de deux couches : *couche superficielle,* formée d'épithélium pavimenteux ; *couche profonde,* formée de tissu conjonctif.

IV. — Liquide céphalo-rachidien.

Liquide transparent et très-limpide, situé au-dessous de l'arachnoïde, dans l'interstice des vaisseaux de la pie-mère, et communiquant avec les ventricules en s'infiltrant dans les mailles de la pie-mère.

Ce liquide communique avec celui qui entoure la moelle épinière ; il sert à protéger les centres nerveux et à en diminuer le poids spécifique.

V. — Corpuscules de Pacchioni.

Ils sont situés au niveau de la grande scissure inter-hémisphérique, le long du sinus longitudinal supérieur. On en trouve quelques-uns à la scissure de Sylvius, et rarement à la surface externe des hémisphères.

Les micrographes s'accordent aujourd'hui pour admettre que ces petits corps dérivent immédiatement du tissu conjonctif. Ce sont des végétations exubérantes des corpuscules du tissu conjonctif.

§ 2. — **Encéphale**.

On appelle encéphale toute la partie des centres nerveux contenue dans la cavité crânienne.

On divise l'encéphale en trois parties :

Le *cerveau*, le *cervelet* et l'*isthme de l'encéphale*.

I. — Cerveau.

Le cerveau est formé de deux parties symétriques appelées *hémisphères*, et réunies par une foule d'organes impairs et médians.

Ces deux hémisphères donnent au cerveau la forme d'un ovale, dont la grosse extrémité regarde en arrière.

Conformation extérieure du cerveau.

Examiné extérieurement, le cerveau présente à étudier une face supérieure et une face inférieure.

1° *Face supérieure.*

Cette face, convexe, présente sur la ligne médiane la *grande scissure inter-hémisphérique*, et de chaque côté face externe et convexe des *hémisphères*.

La grande scissure reçoit la faux du cerveau ; elle est étendue d'avant en arrière et située au-dessus du corps calleux.

La surface externe des hémisphères, convexe, offre des circonvolutions et des anfractuosités.

2° *Face inférieure ou base.*

A. — Ligne médiane.

D'avant en arrière, on y trouve :

1° L'extrémité antérieure de la grande *scissure inter-hémisphérique ;*

2° Un pont séreux formé par l'*arachnoïde* et se portant d'un hémisphère à l'autre ;

3° La *racine grise* des nerfs optiques ;

4° Le *chiasma* des nerfs optiques ;

5° Un losange limité en avant par les deux bandelettes optiques, et en arrière par les deux pédoncules cérébraux. Dans ce losange, on trouve d'avant en arrière : le *tuber cinereum*, la *tige du corps pituitaire* et le *corps pituitaire*, les *tubercules mamillaires* et l'*espace interpédonculaire ;*

6° La coupe de la protubérance au niveau du point où elle se confond avec les pédoncules cérébraux ;

7° La *fente cérébrale* de Bichat ;

8° Le *bourrelet du corps calleux;*

9° La partie postérieure de la grande *scissure inter-hémisphérique.*

La partie antérieure de la *scissure inter-hémisphérique* correspond à l'apophyse crista-galli.

Le *pont séreux*, placé à la partie antérieure, est situé immédiatement en arrière de l'apophyse crista-galli.

Racine grise des nerfs optiques.

C'est une lamelle de substance grise, triangulaire ; elle est limitée en arrière par le chiasma, et de chaque côté par les pédoncules du corps calleux.

Chiasma des nerfs optiques.

Il représente l'entre-croisement de ces nerfs. Situé sur la gouttière optique, il est formé par la réunion des deux bandelettes optiques qui viennent de la partie postérieure ; il limite en avant le *tuber cinereum.*

Tuber cinereum.

Formé de substance grise, il occupe la moitié antérieure du losange situé entre les pédoncules cérébraux et le chiasma des nerfs optiques.

Il présente à sa partie centrale la tige pituitaire, qui s'y insère.

Corps ou glande pituitaire.

Il est appendu à sa tige, et placé dans la selle turcique, où il est fixé par le diaphragme de l'hypophyse. Il pèse de 30 à 50 centigrammes. C'est un corps très-vasculaire, dont on ne connaît pas l'usage.

Tige pituitaire.

Elle a une longueur de 5 à 6 millimètres ; elle est creuse, et sa cavité communique avec celle du ventricule moyen.

Tubercules mamillaires.

Ce sont deux éminences blanches, très-rapprochées l'une de l'autre, et formées au centre de substance grise ; elles sont traversées par les piliers antérieurs du trigone cérébral.

Espace interpédonculaire.

Situé à la partie postérieure du losange, cet espace était appelé par Vicq d'Azyr *substance perforée postérieure ;* il est percé de petits trous pour le passage de vaisseaux.

On trouve, en arrière de l'espace interpédonculaire, la coupe de la protubérance au point où elle se réunit aux pédoncules cérébraux, et plus loin, la *fente cérébrale de Bichat.* Cette fente, dont on ne voit que la lèvre supérieure sur un cerveau séparé, décrit une courbe en forme de fer à cheval, qui embrasse la protubérance. Cette fente offre deux lèvres : la supérieure est formée par le bourrelet du corps calleux au milieu, et le bord interne des lobes postérieurs du cerveau sur les côtés ; la lèvre inférieure est formée par le bord antérieur échancré du cervelet.

Bourrelet du corps calleux.

Il est situé en arrière de la fente cérébrale, entre elle et la scissure interhémisphérique ; c'est une portion de substance blanche, qui s'étend d'un hémisphère à l'autre, et qui est entourée par la circonvolution du corps calleux.

B. — Parties latérales.

Lobe antérieur.

Il forme le tiers antérieur de l'hémisphère cérébral, et constitue la lèvre supérieure de la scissure de Sylvius.

Lobe postérieur.

Il a la forme d'un rein et présente : un *bord externe* convexe, faisant partie de la circonférence de la base du cerveau ; un *bord interne* concave, formant les parties latérales de la fente cérébrale de Bichat ; *une extrémité postérieure*, ou corne occipitale, et *une extrémité antérieure*, ou corne sphénoïdale.

Scissure de Sylvius.

Située entre les deux lobes, elle décrit une courbe dont la concavité est tournée en arrière.

Cette fente est voilée par l'arachnoïde. On voit au fond de la scissure l'artère cérébrale moyenne et ses ramifications.

A l'*extrémité interne* de la scissure, on trouve la *substance perforée antérieure ;* elle est quadrilatère et criblée de trous qui laissent passer des vaisseaux.

Les quatre côtés de ce quadrilatère sont formés : le côté postérieur, par la bandelette optique et le pédoncule du corps calleux ; le côté antérieur, par la racine blanche externe du nerf olfactif ; le côté interne, par le nerf optique, et le côté externe, par la corne sphénoïdale du lobe postérieur du cerveau.

A l'*extrémité externe* de la scissure de Sylvius, on trouve, très-profondément et en écartant les deux lèvres de la scissure, un petit groupe de trois ou quatre circonvolutions, qui présente une certaine analogie avec une griffe : c'est l'*insula de Reil*, ou *lobule du corps strié*, au niveau duquel l'extrémité externe de la scissure de Sylvius se bifurque.

Circonvolutions.

On appelle *circonvolutions cérébrales* les replis de substance nerveuse qui sillonnent la surface du cerveau. Les espaces qui les séparent sont connus sous le nom d'*anfractuosités*. Les circonvolutions ont été comparées à des cylindres, dont une paroi est appliquée contre l'hémisphère, dont la paroi opposée est libre, et dont les deux autres sont en contact avec les circonvolutions voisines par l'intermédiaire des anfractuosités ; elles sont recouvertes dans toute leur étendue par la pie-mère.

C'est dans les interstices qui les séparent les unes des autres que circule le liquide *céphalo-rachidien*. Dans la partie profonde de ces anfractuosités, on trouve la plupart des artères de la pie-mère, tandis qu'à la partie superficielle on trouve les veines.

Les circonvolutions présentent, sur les divers points de leur étendue, des anastomoses avec les circonvolutions voisines. Elles sont sinueuses, au point que leur étude est très-difficile.

Conformation intérieure du cerveau.

L'intérieur du cerveau présente des cavités séparées par des cloisons. Les cavités s'appellent ventricules ; l'une est médiane et inférieure : c'est le *ventricule moyen* ou troisième ventricule ; les deux autres sont situées sur les côtés : ce sont les *ventricules latéraux*.

Une cloison horizontale sépare le premier des deux autres : c'est le *trigone cérébral;* une cloison verticale sépare les deux ventricules latéraux : c'est la *cloison transparente.* Toutes ces cavités sont recouvertes par une voûte immense : le *corps calleux.* Nous allons étudier l'intérieur du cerveau, en procédant de haut en bas.

Corps calleux.

C'est une lame de substance blanche, servant de commissure entre les deux hémisphères, et formant une voûte complète aux deux ventricules latéraux.

Le corps calleux présente à étudier une face supérieure, une face inférieure, une extrémité antérieure, une extrémité postérieure et deux bords latéraux.

Face supérieure. — Elle est plus large en arrière qu'en avant, parfaitement limitée en avant et en arrière, se confondant sur les parties latérales avec les hémisphères.

On y trouve sur la ligne médiane deux saillies longitudinales qu'on appelle nerfs de Lancisi, ou *tractus longitudinaux* du corps calleux. De chaque côté de la ligne médiane, on voit des lignes transversales formées par les fibres transversales du corps calleux et connues sous le nom de *tractus transversaux.* Cette face est en rapport avec le bord inférieur de la faux du cerveau.

Face inférieure. — Elle forme la voûte des ventricules latéraux et de ses trois prolongements; elle est lisse et unie. Sur la ligne médiane, à sa partie antérieure, elle donne insertion à la cloison transparente, et à sa partie postérieure elle se confond avec le trigone cérébral.

Bords. — Vus du côté de la face supérieure, ils se confondent avec les hémisphères. Vus par leur face inférieure, ces bords présentent trois prolongements ou cornes : un antérieur, *corne frontale;* un postérieur, *corne occipitale* ou *forceps major*, et un inférieur, *corne sphénoïdale* ou *tapetum*. Ces trois prolongements forment la voûte des trois prolongements du ventricule latéral.

Extrémité antérieure.— Elle forme le *genou* du corps calleux. Cette extrémité décrit une courbe en se portant en bas et en arrière, et en s'amincissant pour former le *bec* du corps calleux. Ce bec limite en avant les ventricules latéraux, se place au-dessous du septum lucidum, et en avant de la racine grise des nerfs optiques.

Extrémité postérieure ou bourrelet. — Le bourrelet du corps calleux forme un bord libre plus épais que le reste du corps calleux. Il est situé au-dessous de la faux du cerveau, au-dessus de l'extrémité antérieure du cervelet et des tubercules quadrijumeaux ; il n'adhère ni aux uns ni aux autres. Il forme la partie moyenne de la lèvre supérieure de la fente cérébrale de Bichat.

SEPTUM LUCIDUM, OU CLOISON TRANSPARENTE.

C'est une lamelle de substance nerveuse, mince, placée verticalement entre les deux ventricules latéraux d'une part, le corps calleux et le trigone cérébral d'autre part.

Le septum lucidum présente deux faces, trois bords et une cavité.

Les deux *faces* forment la paroi interne des ventricules latéraux, qu'elles séparent.

Le *bord supérieur*, convexe, se confond avec le corps calleux.

Le *bord inférieur*, concave, se confond avec le trigone.

Le *bord antérieur*, plus petit, se confond avec le genou du corps calleux et le bec. Au centre de cette membrane se trouve une petite cavité : c'est le cinquième ventricule, ou *ventricule de la cloison*, ne communiquant avec aucune autre cavité du cerveau.

TRIGONE CÉRÉBRAL OU VOUTE A TROIS PILIERS.

Le trigone est une cloison horizontale, séparant le ventricule moyen des ventricules latéraux.

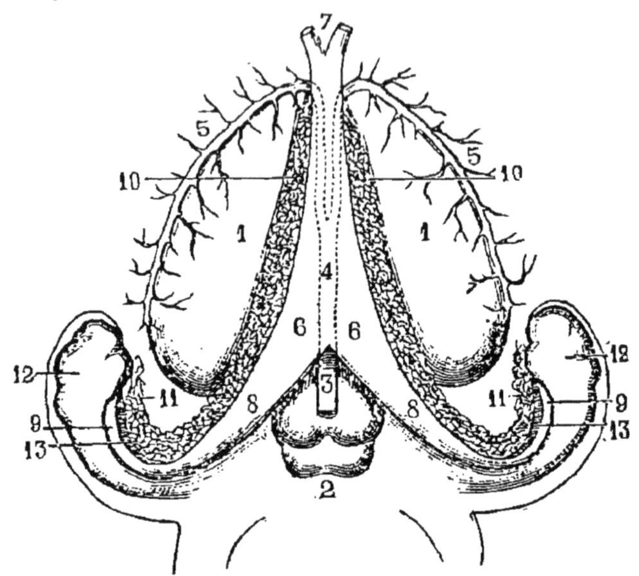

FIG. 89. — Trigone cérébral (face supérieure).

1, 1. Couches optiques. — 2. Tubercules quadrijumeaux. — 3. Veine de Galien au moment où elle se jette dans le sinus droit. — 4. La même veine passant au-dessous du trigone. — 5, 5. Veine du corps strié, origine de la veine de Galien. — 6, 6. Face supérieure du trigone. — 7. Piliers antérieurs du trigone. — 8, 8. Piliers postérieurs se prolongeant pour former le corps bordé 9, 9. — 10, 10. Plexus choroïdes. — 11, 11. Continuité de ces plexus avec la pie-mère de la base du cerveau. — 12, 12. Corne d'Ammon. — 13, 13. Lèvre inférieure de l'orifice du ventricule latéral sur les côtés de la fente de Bichat.

Cette cloison, triangulaire, est formée de substance blanche et décrit, comme le corps calleux, une courbe à concavité inférieure; elle a une face supérieure, une face inférieure, trois bords et trois angles.

Face supérieure. — Elle présente, sur la ligne médiane et en avant, l'insertion du septum lucidum; en arrière, l'insertion du corps calleux. Sur les parties latérales, elle concourt à former la paroi inférieure du ventricule latéral.

Face inférieure. — Elle est concave, forme la voûte du ventricule moyen, et repose par ses parties latérales sur les couches optiques. Elle est doublée par la toile choroïdienne, qui ne contracte avec elle aucune adhérence.

Bords latéraux.— Ils se dirigent en arrière et en dehors ; ils sont extrêmement minces et s'appliquent sur la couche optique ; ils sont en rapport avec les plexus choroïdes des ventricules latéraux.

Bord postérieur. — Il se confond avec le corps calleux, et là les fibres transversales du corps calleux et les fibres obliques du trigone affectent une disposition qui leur a fait donner le nom de *lyre*.

Angle antérieur. — Cet angle s'incline en avant et en bas, et décrit une courbe à concavité postérieure, qui concourt à limiter en avant le ventricule moyen. Il se bifurque, et ses branches de bifurcation, ou *piliers antérieurs*, se séparent à angle aigu, se jettent dans la couche optique du côté correspondant, et vont former l'écorce blanche des tubercules mamillaires. Les deux piliers, en s'écartant, s'appliquent à la face postérieure d'un cordon blanc appelé *commissure blanche antérieure* du cerveau, et forment avec cette commissure une dépression triangulaire à laquelle on a donné le nom de *vulve*. Chaque pilier forme avec l'extrémité antérieure de la couche optique correspondante un orifice qui fait communiquer le ventricule moyen avec le ventricule latéral : c'est le *trou de Monro*.

Angles postérieurs. — Ces angles se portent en dehors et en arrière et se bifurquent : l'une des branches longe, sous forme de bandelette mince, le bord interne de la corne d'Ammon, pour former le *corps bordé* ou *corps bordant ;* l'autre se confond avec l'écorce de la corne d'Ammon.

Structure. — Le trigone est formé de deux bandelettes adossées sur la ligne médiane : aussi l'a-t-on appelé *bandelette bigéminée*.

Toile choroïdienne.

C'est une membrane cellulo-vasculaire, de forme triangulaire, formée par la pie-mère et située à la partie supérieure du ventricule moyen, au-dessous du trigone, qu'elle double.

Bord postérieur. — Il correspond à la partie moyenne de la fente cérébrale de Bichat, au-dessous du bourrelet du corps calleux ; il contient dans son épaisseur la glande pinéale.

Sommet. — Le sommet se bifurque pour se continuer avec les plexus choroïdes des ventricules latéraux, au niveau des trous de Monro.

Bords. — Ils se placent sous les bords du trigone, et se continuent avec les plexus choroïdes des ventricules latéraux.

Deux veines sont contenues dans la toile choroïdienne : ce sont les *veines de Galien.* Ces veines forment au-dessous du bourrelet du corps calleux un tronc qui se jette dans le sinus droit.

Glande pinéale.

Petit organe appelé aussi *conarium*, dans lequel Descartes plaçait l'âme. Il a la forme d'un cône dont le sommet est dirigé en arrière et en haut. La glande pinéale est située entre les deux feuillets de la toile choroïdienne, au niveau de la partie moyenne de la fente cérébrale de Bichat.

De chaque côté de la base de la glande pinéale partent trois pédoncules : antérieur, moyen, inférieur.

Ventricule moyen, ou troisième ventricule.

C'est une cavité située sur la ligne médiane, au-dessous du trigone et de la toile choroïdienne, entre les deux couches optiques.

Cette cavité linéaire a la forme d'un entonnoir aplati, et, de même qu'un entonnoir aplati, on peut lui considérer un *sommet*, une *base*, deux *faces* et deux *bords*.

Base. — Elle est formée par la toile choroïdienne qui double le trigone.

Sommet. — Il est formé par la cavité de la tige du corps pituitaire.

Parois. — Elles sont semblables, puisque la cavité est symétrique ; elles ont une forme triangulaire, à base tournée en haut ; cette face présente au milieu un sillon antéro-postérieur légèrement concave en haut, qui la divise en deux parties : l'une supérieure, c'est la couche optique ; l'autre inférieure, c'est la substance grise intra-ventriculaire décrite par M. Cruveilhier.

Bord postérieur. — Il est oblique de haut en bas et d'arrière en avant ; on y trouve de haut en bas la glande pinéale avec les pédoncules transverses, la *commissure postérieure* blanche du cerveau, l'*anus* ou orifice antérieur de l'aqueduc de Sylvius, et une portion du noyau gris intra-ventriculaire, décrit par M. Cruveilhier. Ce noyau recouvre de haut en bas l'espace interpédonculaire, les tubercules mamillaires et le tuber cinereum, parties qui ont déjà été décrites à la face inférieure du cerveau.

La *commissure postérieure* est un cordon de substance blanche de 1 millimètre à 1 millimètre et demi d'épaisseur, qui plonge par ses extrémités dans l'épaisseur de la couche optique. Elle est située immédiatement au-dessus de l'anus, au-dessous de la glande pinéale.

Bord antérieur. — Il est très-irrégulier, et formé de haut en bas par des parties déjà connues et qui se portent de la base au sommet du ventricule. On y trouve de haut en bas : l'extrémité antérieure du trigone qui se bifurque, la vulve, la partie moyenne de la commissure blanche antérieure du cerveau ; et au-dessus, la racine grise des nerfs optiques, le chiasma et le tuber cinereum.

La *cavité* du troisième ventricule est traversée par un prolongement de substance grise étendu d'une couche optique à l'autre : c'est la *commissure grise*, ou commissure molle du cerveau, qui manque quelquefois.

Cette cavité, située au centre du cerveau, communique avec les ventricules latéraux et avec le ventricule du cervelet.

VENTRICULES LATÉRAUX

Situés de chaque côté de la ligne médiane, ils forment deux cavités considérables, qui se prolongent dans chacune des cornes: frontale, sphénoïdale et occipitale du cerveau. Les prolongements portent les mêmes noms et se dirigent : le *frontal* en avant, l'*occipital* en arrière, le *sphénoïdal* en bas, en décrivant une courbe autour de la couche optique, pour s'ouvrir à la face inférieure du cerveau.

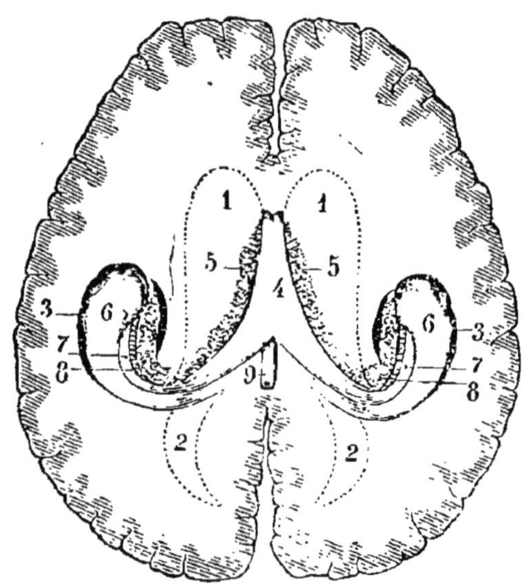

FIG. 90. — Schéma de la paroi inférieure des ventricules latéraux.

1, 1. Prolongement frontal des ventricules.— 2, 2. Prolongement occipital.— 3, 3. Prolongement sphénoïdal.— 4. Trigone. — 5, 5. Plexus choroïdes.—6, 6. Corne d'Ammon. —7, 7. Corps bordé. — 8, 8. Corps godronné. — 9. Veine de Galien.

1° *Prolongement antérieur ou frontal.*

L'*extrémité antérieure* est formée par le genou du corps

calleux, au moment où il se réfléchit vers la partie inférieure pour former le bec du corps calleux.

L'*extrémité postérieure* se confond avec la cavité des deux autres prolongements.

La *paroi supérieure*, concave, est formée par le corps calleux.

La *paroi inférieure* présente d'avant en arrière : le corps strié, la couche optique et un sillon intermédiaire à la couche optique et au corps strié. On trouve dans ce sillon, de haut en bas : les plexus choroïdes des ventricules latéraux, qui seront étudiés après ces ventricules, la lame cornée, la veine du corps strié et le tænia semi-circularis ; en arrière et en dedans de la couche optique, on voit le trigone, qui se place sur cette couche et concourt à former la paroi inférieure du ventricule.

Le *bord externe* est formé par la réunion de la voûte que forme le corps calleux et de la paroi inférieure.

Le *bord interne* est formé par la réunion du corps calleux et du trigone cérébral en arrière, par le septum lucidum en avant ; à ce niveau, le bord interne s'élargit sous forme de face.

Corps strié. — Noyau de substance nerveuse situé en dehors de la couche optique, de chaque côté du septum lucidum. Cette saillie présente : 1° une *face supérieure*, libre dans le ventricule latéral et en forme de virgule dont la queue se dirige en arrière et la concavité en dedans ; cette face est bombée et limitée en dedans par le sillon qui la sépare de la couche optique ; 2° une *face inférieure*, sur laquelle on trouve le lobule du corps strié, ou insula de Reil; 3° une *face interne*, en rapport avec la couche optique; 4° une *face externe*, confondue avec les circonvolutions.

Son *extrémité antérieure* est embrassée par le genou du corps calleux. Son *extrémité postérieure* se perd sur la couche optique.

Lame cornée. — C'est une petite lamelle formée par un repli de la membrane qui tapisse le ventricule, et étendue d'une extrémité à l'autre du sillon intermédiaire.

Veine du corps strié. — C'est une veine qui parcourt d'arrière en avant le sillon intermédiaire, et vient former la principale origine des veines de Galien, en passant par le trou de Monro.

Tænia semi-circularis. — C'est un faisceau de fibres longitudinales qui se porte d'une extrémité à l'autre du sillon intermédiaire, et qui embrasse les fibres venues de la couche optique ; il est situé au-dessous de la veine du corps strié.

Couche optique. — C'est un renflement ovoïde, du volume d'un œuf de pigeon, situé en arrière du corps strié, de chaque côté du ventricule moyen, au-dessus des pédoncules cérébraux et au-dessous du ventricule latéral. Il se trouve préparé lorsqu'on a enlevé le corps calleux, le trigone, et incisé, comme nous l'avons dit, le prolongement inférieur du ventricule latéral. La couche optique est dirigée obliquement d'avant en arrière et de dedans en dehors. Chaque couche optique offre une extrémité antérieure, une extrémité postérieure et quatre faces : supérieure, inférieure, interne et externe.

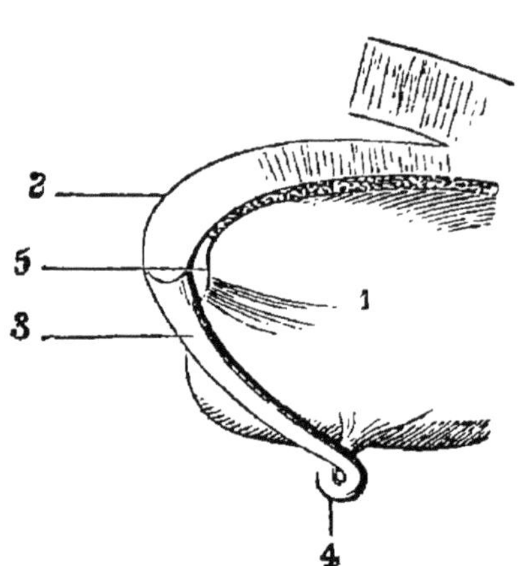

FIG. 91. — Trou de Monro (côté droit).

1. Couche optique. — 2 Extrémité antérieure du trigone. — 3. Pilier antérieur droit du trigone. — 4. Le même pilier formant la surface du tubercule mamillaire du côté droit. — 5. Trou de Monro, situé entre la couche optique et le pilier antérieur.

Extrémité antérieure. — Elle forme, avec les piliers antérieurs du trigone, le trou de Monro ; elle est surmontée du côté de la cavité ventriculaire par une saillie blanche, *corpus album subrotundum*, ou tubercule antérieur de la couche optique, qui donne naissance à l'une des origines du pilier antérieur du trigone.

Extrémité postérieure. — Séparée de celle du côté opposé par les tubercules quadrijumeaux, elle présente un renflement : c'est le tubercule postérieur de la couche optique. Elle est embrassée par les plexus choroïdes des ventricules latéraux et par le pilier postérieur du trigone.

Face supérieure. — Convexe, saillante du côté des ventricules, cette face fait partie du plancher du ventricule latéral ; elle est recouverte par les plexus choroïdes et le trigone ; elle est séparée de la face interne par le pédoncule antérieur de la glande pinéale.

Face inférieure. — Dans sa moitié antérieure, elle repose sur le pédoncule cérébral, dont elle peut être considérée comme un renflement. Entre la face inférieure de la couche optique et le pédoncule cérébral, il existe un noyau d'un gris rougeâtre, du volume d'une petite noisette, indiqué par Stilling.

Face interne. — En avant, elle forme la paroi du ventricule moyen ; en arrière, elle est en rapport avec les tubercules quadrijumeaux.

Face externe. — Elle est en contact avec le corps strié, qui le cache complétement.

2° *Prolongement postérieur ou occipital.*

Connu sous le nom de *cavité digitale* ou *ancyroïde*, ce prolongement décrit une courbe à concavité interne, qui se termine par un cul-de-sac ; cette cavité est plus ou moins profonde, suivant les sujets. Elle offre une voûte formée par le corps calleux (*forceps major*). Sur le plancher on trouve une saillie, c'est l'*ergot de Morand*. Cette saillie n'est qu'une circonvolution renversée, dont la partie blanche fait saillie dans la cavité.

3° *Prolongement inférieur ou sphénoïdal.*

Il décrit une courbe à concavité interne, qui embrasse la couche optique. Il a une extrémité postérieure, une extrémité antérieure ou inférieure, deux parois, un bord interne et un bord externe.

L'*extrémité postérieure* est confondue avec les deux autres prolongements ;

L'*extrémité antérieure* correspond à la partie antérieure de la fente cérébrale de Bichat ;

La *paroi supérieure* est formée par le corps calleux prolongé (*tapetum*) ;

La *paroi inférieure* présente de dehors en dedans : 1° une saillie blanche qui n'est autre chose que la saillie du fond d'une anfractuosité de la surface externe du cerveau : c'est la *corne d'Ammon;* 2° en dedans de la concavité de la corne d'Ammon, le *corps bordant* ou *bordé*, prolongement du pilier postérieur du trigone ; 3° en dedans et au-dessous du corps bordant, une saillie longitudinale bosselée, grise, appelée *corps godronné*.

Le *bord externe*, convexe, est formé par la réunion des deux parois ; le bord interne est une ouverture située sur les côtés de la fente cérébrale de Bichat et formée en haut par la couche optique ; en bas par la corne d'Ammon, le corps bordé et le corps godronné. Par cette ouverture pénètre la pie-mère, qui va former les plexus choroïdes des ventricules latéraux.

PLEXUS CHOROÏDES DES VENTRICULES LATÉRAUX.

Les plexus choroïdes sont constitués par deux bandelettes rougeâtres, situées le long des bords latéraux du trigone cérébral et formées par un prolongement de la pie-mère. La pie-mère, pour former ces plexus, pénètre dans le prolongement sphénoïdal du ventricule latéral, se porte dans le prolongement antérieur, en embrassant la partie postérieure de la couche optique, et vient se terminer, en côtoyant les bords du trigone cérébral, au niveau du trou de Monro, où elle se confond avec le sommet de la toile choroïdienne.

Membrane ventriculaire.

Les ventricules du cerveau sont revêtus, sur toute leur surface, par une membrane séreuse très-mince, recouverte d'une couche d'épithélium cylindrique à cils vibratiles difficiles à constater. (Voy. *Anatomie générale.*)

II. — Cervelet.

Le cervelet est la portion de l'encéphale située entre la tente du cervelet et l'occipital, en arrière de l'isthme de l'encéphale.

Face supérieure. — La face supérieure est convexe. La portion médiane et saillante du cervelet a été appelée *vermis superior* ou *éminence vermiculaire supérieure.* Cette face supérieure est recouverte par la tente du cervelet.

Face inférieure. — La face inférieure présente un pont arachnoïdien qui limite le *confluent postérieur* du liquide céphalo-rachidien situé entre le cervelet et le bulbe. Cette face présente sur la ligne médiane une scissure, et de chaque côté deux saillies appelées *hémisphères cérébelleux.*

Les hémisphères présentent des sillons dont la concavité regarde en dedans et en avant. La scissure qui les sépare est appelée *scissure interhémisphérique.* Au fond de cette scissure est une saillie antéro-postérieure, appelée *vermis inferior* ou *éminence vermiculaire inférieure.* Les deux vermis se continuent en arrière et constituent le lobe médian du cervelet.

L'extrémité antérieure du vermis inferior est libre et constitue la luette. De chaque côté de cette luette, qui plonge dans la cavité du quatrième ventricule, part un petit repli qui se porte en dehors vers le lobule du nerf vague ; ce repli porte le nom de *valvule de Tarin.*

Circonférence. — La circonférence du cervelet a une forme ovale et présente une échancrure en avant et en arrière.

L'échancrure antérieure loge la protubérance annulaire.

L'échancrure postérieure loge la faux du cervelet.

Surface. — A la surface du cervelet, on trouve des sillons, des lames et des lamelles.

A la face inférieure, on trouve un lobule très-saillant sur les côtés du bulbe : c'est le lobule du bulbe rachidien ou *tonsille;* en avant, on trouve encore le lobule du nerf vague ou pneumogastrique, beaucoup plus petit que le précédent, et situé immédiatement au-dessous du pédoncule cérébelleux moyen.

Conformation intérieure. — Le cervelet est formé de substance blanche et de substance grise. La substance blanche occupe le centre du cervelet, et elle contient dans son intérieur le *corps rhomboïdal* ou *olive cérébelleuse.* La substance blanche envoie des prolongements *intrinsèques* qui se ramifient dans la substance grise ; l'ensemble de ces prolongements ramifiés constitue l'*arbre de vie* du cervelet, que l'on voit manifestement sur une coupe antéro-postérieure de cette partie de l'encéphale.

La substance blanche envoie aussi des prolongements *extrinsèques*, connus sous le nom de *pédoncules cérébelleux.*

Le pédoncule cérébelleux supérieur se porte au-dessous des tubercules quadrijumeaux ; le pédoncule cérébelleux moyen se porte en avant pour se confondre avec la protubérance, et le pédoncule cérébelleux inférieur se dirige vers le bulbe.

III. — Isthme de l'encéphale.

On donne ce nom à l'ensemble des parties situées entre le cerveau, la moelle et le cervelet.

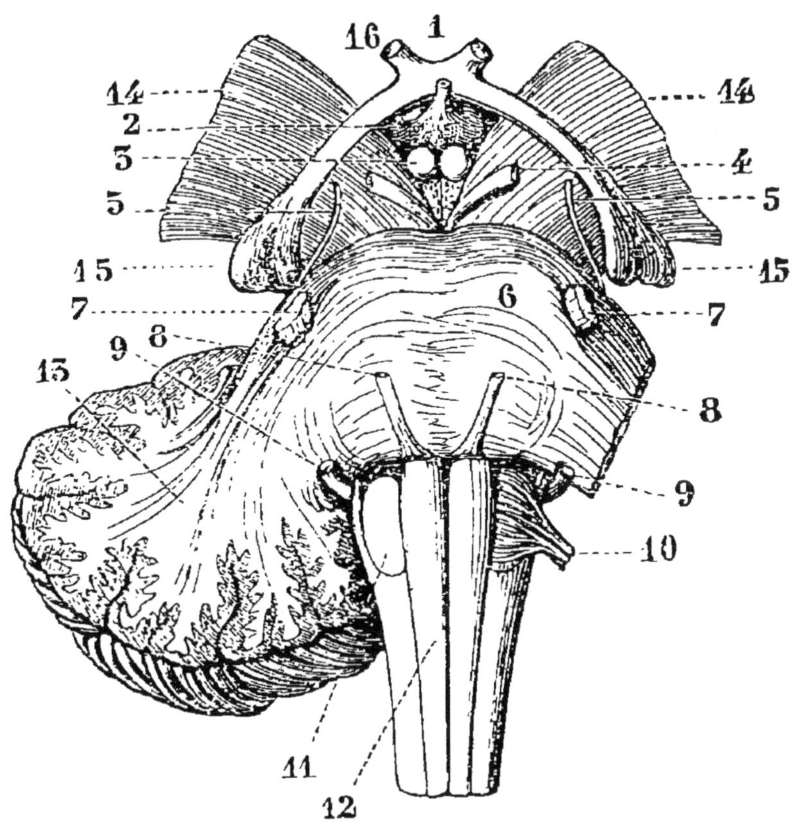

Fig 92. — Moelle allongée.

1. Chiasma des nerfs optiques. — 2. Tuber cinereum et tige pituitaire. — 3. Tubercules mamillaires. — 4. Nerf moteur oculaire commun. — 5, 5. Nerf pathétique. — 6 Protubérance. — 7, 7. Nerf trijumeau (origine). — 8, 8. Nerf moteur oculaire externe. — 9, 9. Nerf auditif. — 10. Grand hypoglosse — 11. Olive. — 12. Pyramide antérieure du bulbe. — 13 Fibres du pédoncule cérébelleux moyen se perdant dans la substance du cervelet. — 14. Pédoncule cérébral. — 15. Corps genouillés appartenant à la couche optique. — 16. Nerf optique.

On distingue deux parties dans l'isthme de l'encéphale. et la séparation de ces parties est indiquée sur les côtés par un sillon antéro-postérieur, au-dessus duquel nous décrivons un plan supérieur formé par plusieurs organes. Au-dessous nous trouvons d'autres organes formant le plan inférieur.

1° *Plan supérieur.*

Les parties formant le plan supérieur sont, d'avant en arrière : 1° les quatre *tubercules quadrijumeaux ;* 2° la *valvule de Vieussens ;* 3° de chaque côté de la valvule, les *pédoncules cérébelleux supérieurs ;* 4° le *ruban de Reil*, faisceau triangulaire situé de chaque côté du plan supérieur.

Ce plan est séparé de l'inférieur par l'aqueduc de Sylvius et le quatrième ventricule. Il est en rapport, en haut, avec le bourrelet du corps calleux, la base de la toile choroïdienne, la veine de Galien et la fente de Bichat ; plus en arrière, il est recouvert par les lamelles les plus supérieures du cervelet qui cachent les pédoncules cérébelleux supérieurs et la valvule de Vieussens.

2° *Plan inférieur.*

Le plan inférieur de l'isthme de l'encéphale est formé par la moelle allongée. La moelle allongée se compose des parties suivantes, en procédant de bas en haut : 1° le *bulbe ;* 2° la *protubérance ;* 3° les *pédoncules cérébelleux moyens ;* 4° les *pédoncules cérébraux.*

Tubercules quadrijumeaux.

Au nombre de quatre, situés sur le même plan horizontal, entre les couches optiques, en arrière du ventricule moyen, en avant des lames supérieures du cervelet, ces tubercules sont désignés sous le nom de tubercules quadrijumeaux antérieurs ou *nates*, de tubercules quadrijumeaux postérieurs ou *testes ;* ces derniers sont moitié plus petits que les premiers. Chacun d'eux donne en dehors un faisceau de fibres nerveuses qui va aux corps genouillés. Les tubercules quadrijumeaux constituent l'origine des nerfs optiques : ils sont recouverts par la base de la toile choroïdienne et la glande pinéale, qui les séparent du bourrelet du corps calleux.

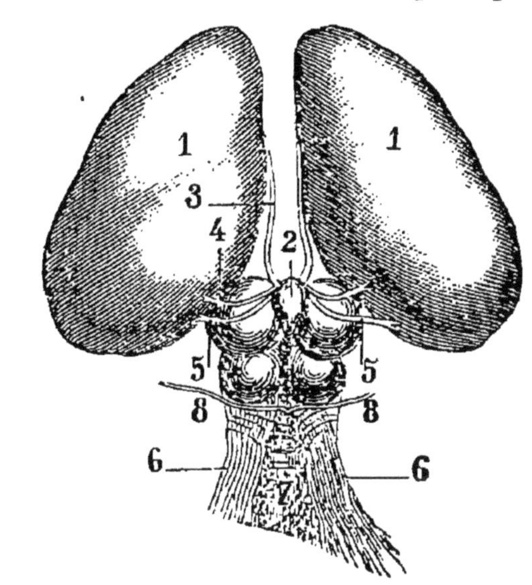

FIG. 93. — Tubercules quadrijumeaux.

1, 1 Couches optiques. — 2. Glande pinéale. — 3, 4, 5. Pédoncules antérieur, moyen et postérieur de la glande pinéale. — 6, 6. Pédoncules cérébelleux supérieurs. — 7. Valvule de Vieussens. — 8, 8. Nerf pathétique.

Valvule de Vieussens.

Membrane nerveuse, concourant à former la voûte du quatrième ventricule et recouvrant la luette. Elle est située au-dessous des lamelles supérieures du cervelet, entre les pédoncules cérébelleux supérieurs, en arrière des tubercules quadrijumeaux.

Pédoncules cérébelleux supérieurs.

Cordons blancs étendus depuis la partie antérieure du cervelet, au niveau du corps rhomboïdal ou olive cérébelleuse, jusqu'aux tubercules quadrijumeaux, sous lesquels ils passent pour aller concourir à la formation des pédoncules cérébraux. Leur face supérieure est située sur le même plan que la valvule de Vieussens Leur face inférieure concourt à former la voûte du ventricule. Leur bord externe se confond avec le pédoncule cérébelleux moyen. Leur bord interne donne insertion à la valvule de Vieussens.

Ruban de Reil, ou faisceau latéral oblique de l'isthme.

C'est un triangle de substance nerveuse situé sur les côtés du plan supérieur. Son bord inférieur correspond au sillon qui sépare les deux plans de l'isthme. Son bord postérieur embrasse les pédoncules cérébelleux supérieurs. Son bord antérieur correspond aux tubercules quadrijumeaux postérieurs. Le sommet se porte entre le tubercule quadrijumeau postérieur et le pédoncule cérébelleux supérieur, pour venir se confondre avec la valvule de Vieussens.

Bulbe rachidien.

Le bulbe rachidien représente l'extrémité supérieure renflée de la moelle. Il a la forme d'un cône à base supérieure ; il est dirigé obliquement de haut en bas et d'avant en arrière, comme la gouttière basilaire ; il a une longueur de 3 centimètres.

Base. — Elle est limitée en avant par le bord inférieur de la protubérance ; en arrière, elle se confond avec la face postérieure de la protubérance.

Sommet. — Il correspond à l'entre-croisement des pyramides : c'est le *collet* du bulbe.

Face antérieure. — Sur la ligne médiane et de haut en bas, on y trouve : 1° une dépression ou *trou borgne de Vicq d'Azyr ;* 2° le *sillon médian antérieur ;* 3° l'*entre-croisement des pyramides.*

De chaque côté de la ligne médiane, on voit : 1° un renflement ou *pyramide antérieure*, plus épais en haut qu'en bas ; la pyramide donne naissance, par sa portion supérieure renflée, au nerf moteur oculaire externe ; 2° en dehors de la pyramide, un sillon intermédiaire à cette saillie et à l'olive, pour l'insertion du nerf grand hypoglosse ; 3° en dehors de ce sillon, une saillie ovale : c'est l'*olive* ou *corps olivaire ;* au-dessous de l'olive se voit une tache grise ou *tubercule cendré de Rolando ;* au-dessus de l'olive, une dépression, *fossette sus-olivaire*, se continuant en arrière avec la fossette latérale du bulbe.

Face postérieure. — Elle n'a pas le même aspect dans sa moitié supérieure et dans sa moitié inférieure. Dans celle-ci, elle présente, comme la face postérieure de la moelle, le sillon médian postérieur ; de chaque côté, le faisceau postérieur intermédiaire ; en dehors de celui-ci, le sillon postérieur intermédiaire ; plus en dehors, le cordon postérieur. Dans sa moitié supérieure, on voit disparaître le sillon médian par l'écartement des parties qui constituent la portion inférieure de ce sillon. Cette moitié supérieure concourt à former le plancher du quatrième ventricule. Elle présente sur la ligne médiane un sillon, ou *calamus scriptorius ;* sur les parties latérales, une couche de substance grise tapissant le plancher du quatrième ventricule, et des fibres nerveuses blanches dirigées transversalement, *barbes du calamus scriptorius.* Ces fibres sont formées par les racines postérieures du nerf auditif.

De chaque côté de cette portion grise, on voit deux renflements se terminer sur les côtés du quatrième ventricule : ce sont les *renflements mamelonnés* du bulbe ou *pyramides postérieures.* En dehors de ce renflement est la continuation du faisceau postérieur de la moelle, qui se dirige en dehors et en haut ; à ce niveau, ce faisceau postérieur s'appelle *corps restiforme.* Ce corps se divise en haut en deux faisceaux : l'un semble se diriger vers le cervelet, il concourt à la formation du *pédoncule cérébelleux inférieur ;* l'autre, vers le plancher du quatrième ventricule, pour se porter à la protubérance et au cerveau.

Faces latérales. — D'avant en arrière, cette face présente l'olive ; en arrière de l'olive, un sillon ; plus en arrière, un faisceau de 1 millimètre de large seulement : c'est le *faisceau latéral* du bulbe ; plus en arrière, un sillon : c'est le *sillon latéral* du bulbe, qui fait suite au sillon collatéral postérieur de la moelle ; plus en arrière, le *corps restiforme*. Au-dessus du faisceau latéral, on trouve la *fossette latérale* du bulbe, qui se continue avec la fossette sus-olivaire et donne naissance aux nerfs *facial* et *auditif*. Le faisceau latéral donne naissance au nerf *spinal*, et le sillon latéral donne naissance au *glosso-pharyngien* en haut et au *pneumogastrique* en bas.

Protubérance annulaire, ou pont de Varole.

La protubérance est située au-dessus du bulbe.

Face antérieure. — Convexe, elle offre des fibres transversales qui viennent des pédoncules cérébelleux moyens, et les racines du nerf *trijumeau*.

Face postérieure. — Elle fait partie du quatrième ventricule, qui la sépare de la valvule de Vieussens et des pédoncules cérébelleux supérieurs.

Face inférieure. — Elle se continue avec le bulbe, dont elle est séparée en avant par un sillon profond, tandis qu'en arrière elle se continue directement avec la face postérieure du bulbe, pour former le plancher du quatrième ventricule.

Face supérieure. — Elle se confond avec les deux

pédoncules cérébraux, et contracte des rapports avec l'espace interpédonculaire.

Faces latérales. — Elles n'existent pas ; elles sont fictives, et se trouvent au niveau d'un plan qui passerait par l'origine du trijumeau, entre la protubérance et le pédoncule cérébelleux moyen.

Structure. — La protubérance est formée, de bas en haut : par des couches transversales et antéro-postérieures superposées et entremêlées de cellules nerveuses ; il existe ainsi cinq ou six plans superposés de fibres transversales et antéro-postérieures.

Pédoncules cérébelleux moyens.

Ce sont deux prolongements qui font suite à la protubérance et se portent de chaque côté dans les hémisphères cérébelleux ; ils se dirigent en dehors et en arrière ; au niveau de leur bord inférieur, on trouve le lobule du nerf vague.

Pédoncules cérébraux.

Ce sont deux prolongements blancs, étendus de la protubérance à la couche optique ; ils sont cylindriques en arrière, aplatis de haut en bas à la partie antérieure, au moment où ils se confondent avec la couche optique. Ils sont obliques en avant et en dehors ; ils interceptent un espace angulaire, *espace interpédonculaire*. Ils offrent une *extrémité postérieure*, en continuité avec la protubérance, une *extrémité antérieure*, avec les couches optiques.

Quatrième ventricule.

Le ventricule du cervelet, cavité losangique, intermédiaire au cervelet, au bulbe et à la protubérance offre une paroi inférieure ou plancher, une paroi supérieure ou voûte, quatre bords et quatre angles.

Paroi inférieure. — Elle est formée dans sa moitié inférieure par le bulbe, dans sa moitié supérieure par la

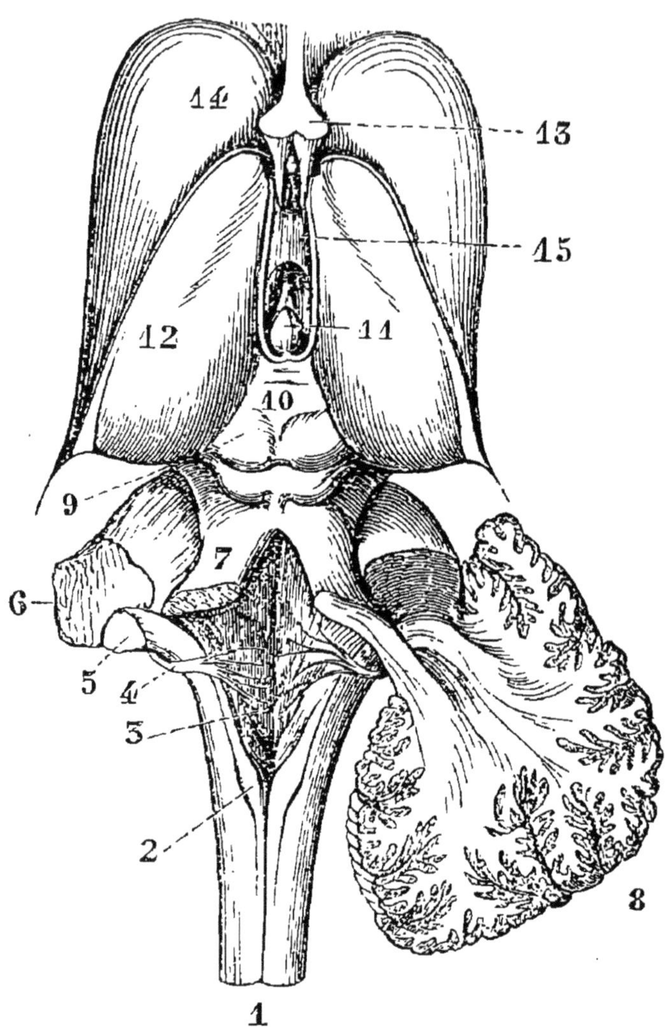

FIG. 94. — Couches optiques, corps striés, troisième ventricule, protubérance, bulbe et tubercules quadrijumeaux.

1. Collet du bulbe. — 2. Pyramides postérieures. — 3. Calamus scriptorius. — 4. Racines postérieures du nerf auditif formant les barbes du calamus

scriptorius. — 5. Pédoncule cérébelleux inférieur. — 6. Pédoncule cérébelleux moyen. — 7. Pédoncule cérébelleux supérieur. — 8. Lobe droit du cervelet. — 9. Tubercules quadrijumeaux — 10. En avant du chiffre se trouve la commissure blanche postérieure du cerveau. — 11. Glande pinéale renversée en avant. — 12. Couche optique. — 13. Coupe des piliers antérieurs du trigone. — 14. Corps strié. — 15. Pédoncules antérieurs de la glande pinéale.

protubérance ; elle offre sur la ligne médiane un sillon, *calamus scriptorius ;* plus bas, un petit espace, ou *ventricule d'Arantius*, dans lequel se trouve le bec du calamus scriptorius. De chaque côté de la ligne médiane, une substance grise, sur laquelle on trouve deux reliefs formés par les faisceaux intermédiaires du bulbe, couvre cette paroi ; on y voit aussi des filaments blancs ou racines postérieures du *nerf auditif :* ce sont les barbes du calamus scriptorius.

Paroi supérieure. — Elle est formée, dans sa moitié antérieure, par la *valvule de Vieussens* au milieu, et les *pédoncules cérébelleux supérieurs* de chaque côté ; dans sa moitié postérieure, par la *luette* au milieu, et les *valvules de Tarin* sur les côtés.

Bords antérieurs. — Ils sont formés par la réunion du pédoncule cérébelleux supérieur avec le plancher du ventricule.

Bords inférieurs. — Ils sont formés, non point par de la substance nerveuse, mais par du tissu fibreux. Ce sont deux lames fibreuses qui se portent du cervelet sur les côtés du bulbe.

Angles. — L'*antérieur* est formé par la réunion des deux pédoncules cérébelleux supérieurs . On y voit l'orifice postérieur de l'*aqueduc de Sylvius*, canal de deux millimètres de diamètre et de trois centimètres de long, situé sur la ligne médiane, passant au-dessous des tubercules quadrijumeaux et du point d'entre-croisement des pédoncules cérébelleux supérieurs, et formant un conduit de communication entre le quatrième et le troisième ventricule.

L'*inférieur* est une ouverture à travers laquelle le liquide céphalo-rachidien communique avec les cavités des ventricules.

Les *angles latéraux* correspondent à la réunion des trois pédoncules cérébelleux et à l'ouverture du corps rhomboïdal du cervelet.

§ 3. — Moelle épinière.

Contenue dans le canal rachidien, elle constitue la partie inférieure des centres nerveux. La moelle est cylindrique, un peu aplatie d'avant en arrière à la partie supérieure et à la partie inférieure ; elle présente au niveau des dernières vertèbres cervicales un renflement qui correspond à l'origine des nerfs du membre supérieur, *renflement cervical*, et au niveau des dernières vertèbres dorsales, un second renflement qui correspond à l'origine des nerfs du membre inférieur, *renflement lombaire*.

Les *limites* de la moelle sont : en haut, le collet du bulbe ; en bas, la première vertèbre lombaire.

1° *Conformation extérieure.*

Considérée au point de vue de sa conformation, la moelle présente à étudier : une extrémité supérieure, une extrémité inférieure, une face antérieure, une face postérieure et deux faces latérales.

Face antérieure. — Elle présente, sur la ligne médiane, le *sillon médian antérieur*, et au fond de ce sillon la *commissure blanche* ou *antérieure*. De chaque côté de ce sillon, un faisceau blanc, *cordon antérieur*, limité de chaque côté par l'insertion des racines antérieures des nerfs rachidiens.

Face postérieure. — Elle présente le *sillon médian postérieur ;* au fond de ce sillon, la *commissure grise* ou *postérieure ;* de chaque côté, un faisceau blanc, le *cordon postérieur*. Dans la région cervicale, ce cordon se bifurque : la branche externe continue son trajet ascendant sous le nom de cordon postérieur jusqu'au bulbe, où il prend celui de *corps restiforme*, tandis que la branche interne, sous le nom de *cordon intermédiaire postérieur*, se porte vers le bulbe, où elle constitue le renflement mamelonné ou *pyramide postérieure*. Cette face est limitée de chaque côté par l'insertion des racines postérieures des nerfs rachidiens, au niveau desquelles on trouve le *sillon collatéral postérieur*.

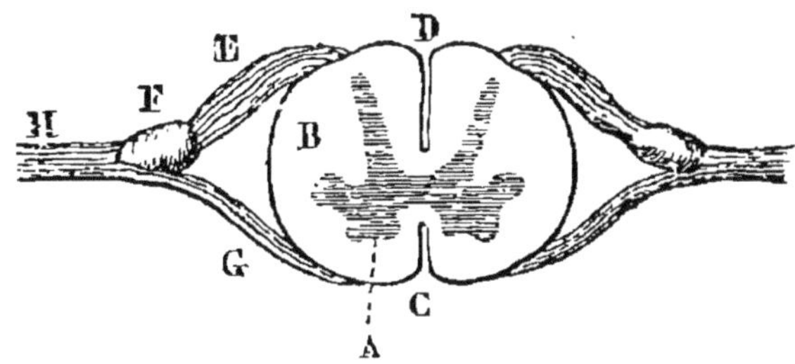

FIG. 95. — Coupe de la moelle épinière.

A. Substance grise de la moelle. — B. Substance blanche. — C. Sillon médian antérieur. — D. Sillon médian postérieur. — E. Racine postérieure ou ganglionnaire des nerfs rachidiens. — F. Ganglion. - G. Racine antérieure. — H. Tronc du nerf rachidien.

Face latérale. — Elle est comprise entre le sillon collatéral postérieur et le cordon antérieur. La portion de moelle comprise entre ces deux sillons forme le *cordon latéral* correspondant à l'espace qui sépare les racines antérieures des racines postérieures des nerfs rachidiens.

Extrémité supérieure. — Elle se termine au-dessous de l'entre-croisement des pyramides, au niveau du collet du bulbe, et correspond à l'axis.

Extrémité inférieure. — L'extrémité inférieure de la

moelle se termine en pointe effilée, *filum terminale.* Le ligament coccygien lui fait suite et va se fixer à la base du coccyx.

2° *Structure.*

Si l'on pratique une section transversale de la moelle épinière, on remarque que la partie centrale est grise, tandis que la partie périphérique est de couleur blanche. La première, dont la forme varie selon les régions que l'on considère, constitue la substance grise ; l'autre est la substance blanche.

On voit sur ces coupes horizontales que la moelle est formée de deux demi-cylindres, séparés par les sillons médians et réunis par deux lignes placées au fond de ces sillons : la ligne antérieure, blanche, constitue la *commissure blanche,* située au fond du sillon médian antérieur ; la ligne postérieure, placée au fond du sillon postérieur, forme la *commissure grise.*

Substance grise. — Au milieu de la commissure grise, au voisinage de la blanche, on voit un orifice très-petit, rarement visible à l'œil nu : c'est la coupe du *canal de l'épendyme.*

La substance grise présente deux moitiés symétriques, en forme de croissant à concavité externe, réunies sur la ligne médiane par la commissure grise. L'extrémité antérieure du croissant est renflée et n'arrive pas jusqu'à la surface de la moelle ; on l'appelle *corne antérieure.* L'extrémité postérieure, effilée, se termine au niveau du sillon.

Substance blanche. — La section transversale de la moelle montre, nous l'avons déjà vu dans la conformation extérieure, la coupe des cordons. Le cordon postérieur est nettement limité par la corne postérieure et les racines sensitives des nerfs en dehors, et par le sillon médian postérieur en dedans. L'antérieur et le latéral sont séparés par les racines motrices des nerfs. Il faut avouer que cette ligne de démarcation est tellement irrégulière, que la plupart des auteurs réunissent ces deux parties sous le nom de *cordon antéro-latéral.*

§ 4. — Méninges rachidiennes.

Elles font suite aux méninges crâniennes et sont constituées, de dehors en dedans, par la dure-mère, l'arachnoïde et la pie-mère.

I. — Dure-mère rachidienne.

Face externe. — Elle est un peu adhérente par des prolongements fibreux aux faces antérieure et postérieure du canal rachidien.

Face interne. — Elle est tapissée par le feuillet pariétal de l'arachnoïde.

II. — Pie-mère rachidienne.

La pie-mère rachidienne est une membrane fibro-vasculaire qui revêt la moelle. Elle se continue avec la pie-mère crânienne. C'est elle qui donne à la moelle sa consistance. Elle présente deux surfaces : interne et externe.

Face interne. — Elle envoie : 1° un prolongement double dans le sillon médian antérieur de la moelle ; 2° un prolongement simple dans le sillon médian postérieur ; 3° une foule de prolongements entre les divers faisceaux de fibres nerveuses qui constituent les cordons de la moelle.

Face externe. — Elle présente : 1° en avant et en arrière, de petits prolongements qui vont à la face interne de la dure-mère ; 2° en bas, un prolongement qui fait suite à la queue de la moelle. C'est un ligament très-fin et arrondi, qui va à la base du coccyx, *ligament coccygien* de la moelle ; 3° sur les côtés, des prolongements qui vont constituer le névrilème des nerfs rachidiens, et le *ligament dentelé:* c'est un ligament étendu de haut en bas sur les parties latérales de la moelle épinière, s'implantant par un bord non interrompu sur la pie-mère, et par un bord festonné sur la dure-mère. Chaque dent de ce ligament correspond à un pédicule de vertèbre.

III. — Arachnoïde rachidienne

Comme celle du crâne, elle a deux feuillets : un pariétal tapissant la dure-mère et réduit à sa couche épithéliale, et un feuillet viscéral qui tapisse la pie-mère, dont il est séparé par le liquide céphalo-rachidien. Ce feuillet viscéral a la même disposition et la même structure qu'au niveau de l'encéphale.

ARTICLE II.

SYSTÈME NERVEUX PÉRIPHÉRIQUE.

Formé par les nerfs, ce système présente à étudier : 1° les *nerfs crâniens ;* 2° les *nerfs rachidiens.*

§ 1. — Nerfs crâniens.

Ces nerfs sont les suivants, au nombre de douze et disposés par paires :

1re paire. — *Olfactif.* Sensoriel. Muqueuse pituitaire.

2e paire. — *Optique.* Sensoriel. Globe oculaire, rétine.

3e paire. — *Moteur oculaire commun :* 1° tous les muscles de l'orbite, excepté le droit externe et le grand oblique ; 2° muscle ciliaire et iris.

4e paire. — *Pathétique.* Moteur. Muscle grand oblique de l'œil.

5e paire. — *Trijumeau.* Mixte. Peau et muqueuses de la face, moitié antérieure du cuir chevelu, glandes contenues dans la tête, muscles masticateurs.

6e paire. — *Moteur oculaire externe.* Muscle droit externe de l'œil.

7e paire. — *Facial.* Moteur. Muscles peauciers du crâne, de la face et du cou.

8e paire. — *Auditif.* Sensoriel. Oreille interne.

9e paire. — *Glosso-pharyngien.* Mixte. Tiers postérieur de la muqueuse linguale.

10e paire. — *Pneumogastrique.* Mixte. Pharynx, larynx, poumon, cœur, œsophage, estomac, foie et plexus solaire.

11e paire. — *Spinal.* Moteur. Muscles du larynx et du pharynx, sterno-mastoïdien et trapèze.

12e paire. — *Grand hypoglosse.* Moteur. Muscles de la langue, de la région sous-hyoïdienne et génio-hyoïdien.

I. — Olfactif.

Origine. — Ce nerf prend naissance en avant de l'espace perforé antérieur par trois racines : deux blanches et une grise.

Les blanches naissent par plusieurs filaments : la racine interne, en avant et en dedans de l'espace perforé ; la racine externe, plus longue, en avant et en dehors du même espace.

La grise naît au-dessus des deux autres : elle est formée par la substance grise des circonvolutions.

Conformation extérieure. Trajet. Rapports. — Il se dirige en avant et s'applique sur la lame criblée de l'ethmoïde, où il constitue un renflement grisâtre, *bulbe* du nerf olfactif.

Branches. — Elles naissent de la face inférieure du bulbe, traversent la lame criblée, et se distribuent à la muqueuse des fosses nasales, donnant des *rameaux internes* qui s'épanouissent dans la muqueuse de la moitié supérieure de la cloison, et des *rameaux externes* qui, formant un réseau, se distribuent à la muqueuse de la moitié supérieure de la paroi externe des fosses nasales jusqu'au cornet moyen.

II. — OPTIQUE.

Origine. — Ce nerf prend naissance par trois racines : deux blanches et une grise.

Les deux *racines blanches* naissent des deux corps genouillés. Ces deux racines blanches se réunissent, forment la bandelette optique, contournent le pédoncule cérébral correspondant, et convergent vers la ligne médiane. Là, elles se réunissent au-devant du *tuber cinereum* et constituent le chiasma des nerfs optiques.

La *racine grise* est une lamelle triangulaire, déjà décrite avec la face inférieure du cerveau, et située au-dessus du chiasma, au-dessous du ventricule moyen.

Trajet. Direction. Rapports. — Les deux racines blanches réunies constituent la *bandelette optique.* Cette bandelette est en rapport en haut avec la face inférieure du pédoncule cérébral ; elle est située dans les parties latérales de la fente cérébrale de Bichat.

Le *chiasma* repose sur la gouttière optique, et donne à droite et à gauche le nerf optique.

Le *nerf optique* traverse le trou optique en décrivant une courbe à concavité interne. Il est pourvu d'un névrilème très-épais. Il reçoit, en outre, dans l'orbite, une expansion de la dure-mère qui vient s'insérer à la sclérotique.

Au niveau du globe oculaire, le nerf optique traverse la sclérotique et la choroïde, constitue la papille et s'épanouit pour former la rétine. (Voy. *Œil.*)

III. — MOTEUR OCULAIRE COMMUN.

Dissection. — 1° *Ouvrez le crâne ;* 2° *enlevez le cerveau et laissez sur la préparation les pédoncules cérébraux, afin de montrer l'origine du nerf ;* 3° *enlevez la voûte de l'orbite* *avec la gouge, le maillet et la scie; 4° suivez le nerf dans le sinus caverneux et les branches dans l'orbite.*

Origine. — Il prend naissance par dix à douze filaments à la face interne des pédoncules cérébraux, sur les côtés de l'espace perforé postérieur.

Trajet. Direction. Rapports. — De là, ce nerf se porte en avant et en dehors; il se place dans la paroi externe du sinus caverneux, au-dessus du moteur oculaire externe, en dedans du pathétique et de l'ophthalmique. Il traverse l'anneau de Zinn dans la fente sphénoïdale, et se termine aux muscles de l'orbite, excepté au grand oblique et au droit externe.

Ce nerf s'anastomose au niveau du sinus caverneux avec l'*ophthalmique de Willis* et le *grand sympathique.*

Branches. — Dans l'orbite, il se divise en deux branches.

La branche supérieure se distribue au releveur de la paupière supérieure et au droit supérieur.

La branche inférieure se rend au droit interne, au droit inférieur et au petit oblique.

Le rameau du petit oblique fournit dans son trajet la *racine courte* ou motrice du ganglion ophthalmique.

Usages. — Dans la paralysie de ce nerf, on voit : 1° prolapsus de la paupière supérieure; 2° strabisme externe; 3° mydriase (dilatation permanente de la pupille); 4° déviation de la pupille en bas et en dehors; 5° diplopie, qui se montre quand le malade incline la tête du côté opposé à la paralysie.

IV. — PATHÉTIQUE.

Origine. — Ce nerf prend naissance vers le sommet de la valvule de Vieussens.

Trajet et rapports. — Il contourne la protubérance, passe au-dessous des pédoncules cérébraux, et s'engage dans l'épaisseur de la paroi externe du sinus caverneux, au-dessus de l'ophthalmique, en dehors du moteur oculaire externe.

Il traverse la fente sphénoïdale en dehors de l'anneau de Zinn, et vient se distribuer au muscle grand oblique.

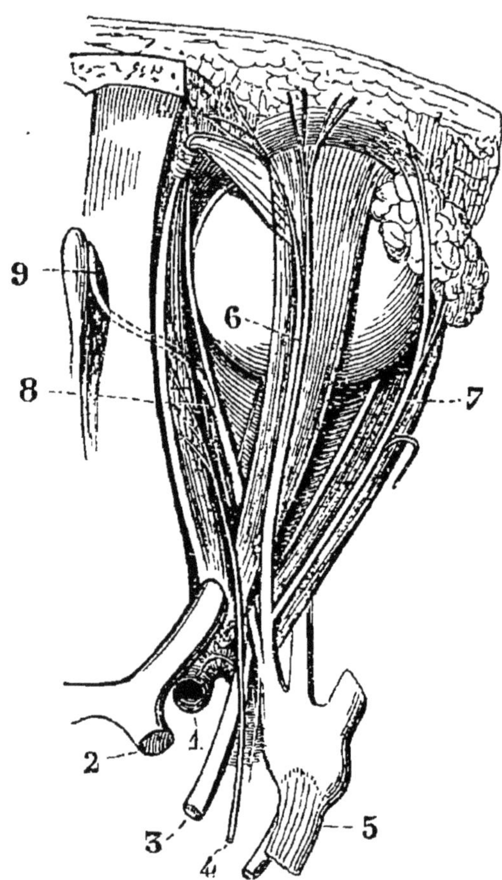

Fig. 96. — Nerfs et muscles de l'orbite.

1. Artère carotide interne. — 2. Chiasma des nerfs optiques. — 3. Nerf moteur oculaire commun. — 4. Nerf pathétique. — 5. Nerf trijumeau. — 6. Nerf frontal. — 7. Nerf lacrymal. — 8. Nerf nasal. — 9. Nerf nasal interne ou ethmoïdal.

Anastomoses. — Il s'anastomose comme le précédent, au niveau du sinus caverneux, avec l'*ophthalmique* et le *grand sympathique*.

Usages. — Lorsqu'il est paralysé et que le malade incline la tête du côté paralysé, il y a diplopie.

VI. — Moteur oculaire externe.

Dissection. — *(Comme pour le moteur oculaire commun.)*

Origine. — Il prend naissance à la base du bulbe, sur la pyramide antérieure.

Trajet et rapports. — De là ce nerf se porte en dehors et en avant ; il traverse la cavité du sinus caverneux sur le côté externe de l'artère carotide interne, entouré de sang de tous côtés, au-dessous du moteur oculaire commun, en dedans du pathétique et de l'ophthalmique, qu'il croise. Il pénètre dans l'orbite, traverse l'anneau de Zinn, et se distribue seulement au muscle droit externe de l'œil.

Anastomoses. — Au niveau du sinus caverneux, il s'anastomose, comme les deux précédents, avec l'*ophthalmique* et le *grand sympathique.*

Usages. — Lorsqu'il est paralysé, il y a strabisme interne, parce que le droit interne agit seul sur le globe oculaire, qu'il attire de son côté.

V. — Trijumeau.

Origine. — Ce nerf naît sur les côtés de la face antérieure de la protubérance par deux racines adossées : l'une petite et motrice, l'autre grosse et sensitive.

De là, le tronc du trijumeau se dirige en avant et en dehors jusqu'au sommet du rocher, où il présente le *ganglion de Gasser*, uniquement formé par la racine sensitive.

Branches. — Le ganglion de Gasser donne naissance à trois branches : ophthalmique, maxillaire supérieur et maxillaire inférieur.

De plus, il fournit des rameaux externes à la dure-mère, et s'anastomose avec plusieurs filaments du grand sympathique.

A. — Ophthalmique.

Dissection. — 1° *Ouvrez le crâne; 2° enlevez le cerveau et laissez la protubérance; 3° enlevez la voûte orbitaire avec la scie, la gouge et le maillet; 4° suivez les rameaux dans l'orbite, et le tronc dans le sinus caverneux.*

Né de la partie la plus interne du ganglion de Gasser, l'ophthalmique se porte dans la paroi externe du sinus caverneux, s'anastomose avec le grand sympathique et les trois nerfs moteurs de l'orbite, et se divise en trois branches terminales : *nasal*, *frontal*, *lacrymal.*

1° *Nasal.* — Il passe dans l'anneau de Zinn, se porte en avant et arrive au trou orbitaire interne antérieur, où il se divise en deux rameaux : nasal externe et nasal interne.

Le *nasal externe*, suit le même trajet que le tronc et sort de l'orbite au niveau de la partie interne de l'arcade orbitaire, pour se distribuer à la peau de la région intersourcilière et de la racine du nez, à la partie interne de la conjonctive, à la caroncule lacrymale et à la muqueuse du sac lacrymal et du canal nasal.

Le *nasal interne* ou filet ethmoïdal du rameau nasal de l'ophthalmique, traverse le trou orbitaire interne antérieur, passe sur la lame criblée de l'ethmoïde, au-dessous du bulbe du nerf olfactif, traverse la fente ethmoïdale et arrive dans les fosses nasales, où il se divise en deux filaments : l'un pour la paroi externe des fosses nasales, l'autre pour la cloison. Celui de la paroi externe se distribue à la muqueuse de la partie antérieure de la paroi externe. L'interne se porte vers la cloison et se distribue à la muqueuse de la partie antérieure.

Le nasal fournit avant sa bifurcation : 1° la *racine longue* ou sensitive du ganglion ophthalmique, et un ou deux *nerfs ciliaires* qui vont à l'œil sans traverser le ganglion ophthalmique.

2° *Frontal.* — Il pénètre dans l'orbite par la partie externe de la fente sphénoïdale, et se bifurque pour former le frontal interne et le frontal externe.

Le *frontal externe* ou *nerf sus-orbitaire* sort de l'orbite par le trou sus-orbitaire, et donne des filets supérieurs ou *frontaux* pour la peau du front, et des filets inférieurs ou *palpébraux* pour la peau et la muqueuse de la paupière supérieure.

Le *frontal interne* sort de l'orbite entre le trou sus-orbitaire et la poulie du grand oblique, et se divise à sa sortie de la même manière que le précédent.

3° *Lacrymal.* — Le nerf lacrymal se porte à la partie externe de la cavité orbitaire, vers la glande lacrymale. Il se bifurque et fournit le nerf *lacrymo-palpébral* et le *temporo-malaire.*

Le premier se distribue à la glande lacrymale, à la peau et à la muqueuse de la partie externe de la paupière supérieure.

Le second traverse le trou de l'apophyse orbitaire de l'os malaire et se divise dès son origine en deux filets, temporal et malaire.

Le filet *temporal* passe dans la fosse temporale, et se distribue à la peau de la région.

Le filet *malaire* passe par le trou malaire et se distribue à la peau de la pommette.

Ganglion ophthalmique.

Petit renflement nerveux situé sur le côté externe du nerf optique.

Il reçoit trois racines : la *motrice*, grosse et courte, vient du rameau du moteur oculaire commun destiné au muscle petit oblique ; la *sensitive* vient du nasal ; la *végétative* est un rameau du grand sympathique venu du plexus caverneux.

Du ganglion partent beaucoup de filets nerveux (branches efférentes). qui se portent au globe oculaire sous le nom de *nerfs ciliaires*. Ces nerfs traversent la sclérotique, se placent entre la sclérotique et la choroïde, et se distribuent au muscle ciliaire, à l'iris, à la conjonctive et à la cornée.

B. — Maxillaire supérieur.

Né de la partie moyenne du ganglion de Gasser, ce nerf traverse le trou grand rond, pénètre dans le canal sous-orbitaire avec l'artère de même nom, et se termine au trou sous-orbitaire, en fournissant un pinceau de ramifications nerveuses, *nerfs sous-orbitaires*, à la peau et à la muqueuse de la joue, du nez et de la lèvre supérieure.

Dans son trajet, il fournit quatre branches collatérales :

1° Le *rameau orbitaire*, petit rameau nerveux qui pénètre dans l'orbite à travers la fente sphéno-maxillaire et s'anastomose avec le nerf lacrymal, dont il partage la distribution ;

2° Des racines sensitives au ganglion sphéno-palatin ;

3° Les *nerfs dentaires postérieurs*, qui se portent immédiatement sur le bord postérieur de l'os maxillaire supérieur, pénètrent dans les orifices qu'on y observe et se distribuent aux molaires, à l'os, aux gencives et à la muqueuse du sinus maxillaire ;

4° Le *nerf dentaire antérieur*, qui naît à l'intérieur du canal sous-orbitaire, et se dirige verticalement en bas vers la canine et les incisives, auxquelles il se distribue. Il parcourt le canal dentaire antérieur dans l'épaisseur du maxillaire, au-devant du sinus maxillaire.

Ganglion sphéno-palatin ou de Meckel.

Ce ganglion est placé dans la fosse ptérygo-maxillaire, contre le trou sphéno-palatin.

Il a trois racines : la *racine motrice* vient du facial, sous le nom de grand nerf pétreux superficiel. (Voy. *Facial*) La *racine sensitive* vient de deux sources : du glosso-pharyn-

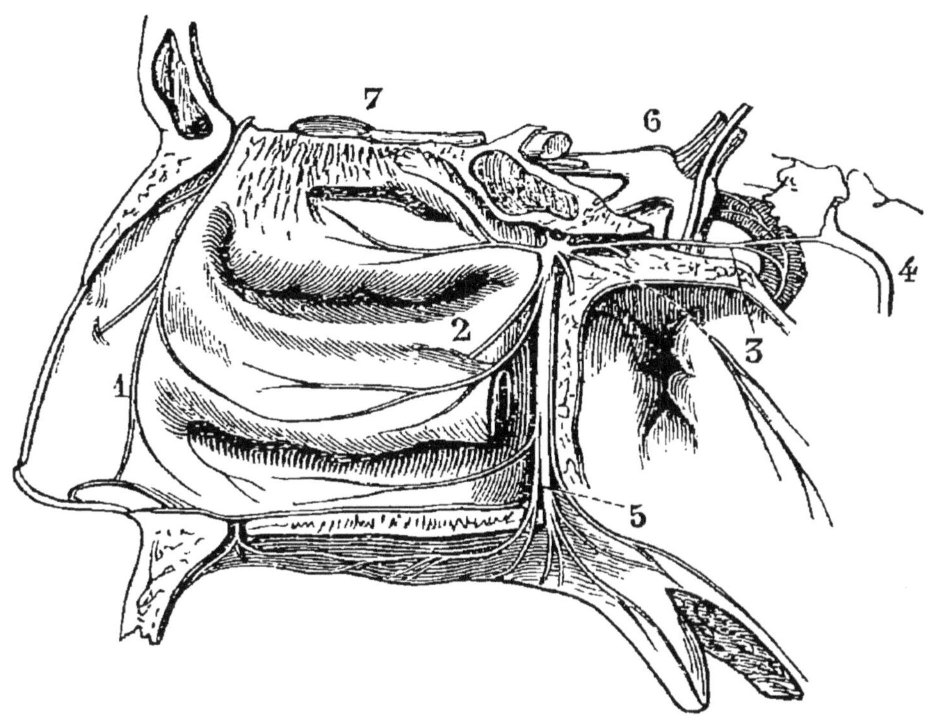

FIG. 97. — Ganglion sphéno-palatin et nerfs de la paroi externe des fosses nasales.

1. Filet externe du nerf nasal interne. — 2. Filet externe du nerf sphéno-palatin, ou nerf nasal postérieur et supérieur.— 3. Nerf ptérygo-palatin ou pharyngien. — 4. Nerf facial et grand nerf pétreux superficiel. — 5. Nerfs palatins. — 6. Nerf trijumeau du côté droit soulevé pour montrer sa racine motrice qui passe au-dessous du ganglion de Gasser.

gien sous le nom de petit pétreux profond interne, et du maxillaire supérieur, au moment où il traverse la fosse ptérygo-maxillaire. La *racine végétative* est fournie par le rameau du grand sympathique qui entoure l'artère carotide interne.

Trois *branches efférentes* partent du ganglion de Meckel : nerfs ptérygo-palatin, sphéno-palatin et palatins.

Le *ptérygo-palatin*, ou pharyngien, branche postérieure, passe par le trou ptérygo-palatin et se termine dans la muqueuse qui avoisine la trompe d'Eustache.

Le *sphéno-palatin* traverse le trou de même nom et fournit deux rameaux : l'un *externe* pour la paroi externe des fosses nasales, l'autre *interne* pour la cloison. Ce dernier se porte vers le conduit palatin antérieur, qu'il traverse, et se termine à la muqueuse de la voûte palatine, immédiatement en arrière des incisives.

Les *palatins*, au nombre de trois, descendent dans le canal palatin postérieur. Le nerf palatin antérieur fournit dans son trajet le *nerf nasal postérieur et inférieur*, et se termine dans la muqueuse de la voûte palatine et du voile du palais. Le moyen se distribue à la muqueuse des deux faces du voile du palais. Le postérieur donne aussi des rameaux à la muqueuse, mais il est surtout destiné aux muscles palato-staphylin et péristaphylin interne.

C. — Maxillaire inférieur.

Né de la partie inférieure du ganglion de Gasser, ce nerf est formé par la racine motrice du trijumeau et une partie de la sensitive; il fournit donc des rameaux moteurs et des rameaux sensitifs. Il sort du crâne par le trou ovale et fournit aussitôt sept branches :

1° Le *buccal*, qui se porte en avant et en bas, pour se terminer à la muqueuse de la joue. Il fournit le nerf *temporal profond antérieur*.

2° Le *temporal profond moyen*, qui se porte dans la

partie moyenne du muscle temporal, en glissant le long des parois osseuses.

3° Le *massétérin*, qui se porte à la face profonde du masséter en passant dans l'échancrure sigmoïde du maxillaire inférieur ; il donne dans son trajet le nerf *temporal profond postérieur*.

4° Le *ptérygoïdien interne*, qui se rend directement au muscle de ce nom.

5° L'*auriculo-temporal*, contenu d'abord dans l'épaisseur de la glande parotide. Il contourne le col du condyle et monte vers la fosse temporale, pour se terminer dans la peau de cette région.

Il donne dans son trajet sous-cutané deux *branches anastomotiques* considérables au nerf facial, des rameaux sensitifs à l'oreille et des *filets articulaires* à l'articulation temporo-maxillaire. Il donne, en outre, la racine sensitive du ganglion optique.

6° *Nerf dentaire inférieur.* — Ce nerf descend entre le ptérygoïdien interne qui est en dedans, et la branche de la mâchoire *est en dehors*. Il entre dans le canal dentaire qu'il parcourt jusqu'au trou mentonnier, accompagné par l'artère dentaire et la veine dentaire.

Il se termine au trou mentonnier en donnant le nerf mentonnier et le nerf incisif. Le *nerf mentonnier* sort par le trou mentonnier et se distribue à la peau et à la muqueuse de la lèvre inférieure. Le *nerf incisif* se rend aux incisives et à la canine du côté correspondant.

Le nerf dentaire inférieur fournit dans l'os des ramifications pour les dents, le tissu osseux, le périoste, les gencives. Avant de pénétrer dans le canal dentaire, il donne le *nerf myloïdien* qui suit le sillon myloïdien sur la face interne du maxillaire, et qui se termine au muscle mylohyoïdien et au ventre antérieur du digastrique.

7° *Nerf lingual.* — Il décrit une courbe à concavité

antérieure. Ce nerf se place d'abord en dedans de la branche de la mâchoire, et se termine à la muqueuse de la langue. Il fournit des branches terminales et des branches collatérales.

Dissection. — 1° *Disséquez les régions massétérine et sus-hyoïdienne ; 2° sciez le maxillaire inférieur sur la ligne médiane ; 3° attirez à vous la moitié de l'os en détachant les muscles qui s'y insèrent, principalement en dedans ; 4° enlevez le masséter ; 5° désarticulez ; 6° enlevez l'os en rasant la face interne de la branche avec la lame du scalpel ; 7° tirez la langue hors de la bouche avec une érigne ; 8° suivez le nerf.*

Les branches terminales se portent aux deux tiers antérieurs de la muqueuse de la face dorsale de la langue.

Les branches collatérales sont : 1° un rameau anastomotique qui se jette dans le dentaire; 2° des filets nerveux qui se rendent aux glandes sous-maxillaire et sub-linguale.

Le *ganglion sous-maxillaire*, annexé au nerf lingual, est situé contre la glande sous-maxillaire, au-dessous du nerf lingual.

Sa *racine sensitive* vient du nerf lingual, sa *racine motrice* vient de la corde du tympan qui abandonne un filet au ganglion, et sa *racine végétative* vient des filets du grand sympathique qui entourent l'artère faciale. Ce ganglion donne des branches qui se portent : les unes à la partie terminale du nerf lingual, les autres dans les parois du canal de Warthon qui passe au-dessous de ce nerf, et d'autres enfin à la glande sous-maxillaire.

Ganglion otique.

Petit ganglion situé au-dessous du trou ovale; il a trois racines : la *racine motrice* est formée par le petit pétreux superficiel ; la *racine sensitive*, par le petit pétreux profond externe ; la *racine végétative* vient des branches du grand sympathique qui entourent l'artère méningée moyenne.

Ce ganglion émet deux branches : l'une va au muscle interne du marteau et à la muqueuse de la caisse du tympan ; l'autre se rend au péristaphylin externe.

VII. — Facial.

Dissection. — 1° *Préparez avec grand soin la surface du masséter, vous y trouvez les rameaux du facial ;* 2° *suivez le tronc en arrière entre la parotide et le masséter d'abord, puis dans l'épaisseur de la glande, jusqu'à la base du crâne;* 3° *suivez les rameaux dans les muscles de la face, en procédant avec ménagement.*

Cette préparation exige du temps et de la patience.

Origine. — Ce nerf prend naissance dans la fossette latérale du bulbe par deux racines : l'une supérieure, grosse ou motrice ; l'autre inférieure, petite ou sensitive (*nerf intermédiaire de Wrisberg*).

Trajet. Direction. Rapports. — 1° Dans la cavité crânienne et dans le conduit auditif interne, le nerf facial est dirigé transversalement en dehors. Il est placé au-dessus du nerf auditif, qui lui forme une gouttière à concavité supérieure.

2° Dans l'aqueduc de Fallope, le nerf facial présente des inflexions et un renflement ganglionnaire.

La première portion, étendue de l'origine de l'aqueduc à l'hiatus de Fallope, a une longueur de 5 millimètres. La seconde portion, horizontale, est de 12 millimètres, et la troisième a une longueur égale. Le nerf facial sort du crâne par le trou stylo-mastoïdien et traverse aussitôt la glande parotide.

Au niveau du premier coude que forme le nerf facial en arrière de l'hiatus de Fallope, on trouve le *ganglion géniculé.* Ce ganglion adhère au nerf au moyen de quelques filaments; son sommet regarde l'hiatus de Fallope. Il reçoit le nerf intermédiaire de Wrisberg par son angle postérieur, tandis qu'il donne naissance au grand nerf pétreux superficiel par son sommet, et au petit nerf pétreux superficiel par son angle antérieur.

3o Dans la parotide, le nerf facial est dirigé obliquement en bas et en avant ; il est complétement entouré par la glande, et il se dégage entre le prolongement antérieur de cette glande et la face externe du masséter.

Branches terminales. — La branche supérieure, ou *temporo-faciale*, reçoit, au niveau de la glande parotide, une anastomose considérable de l'auriculo-temporal, se dirige en haut et en avant, et forme avec la branche inférieure le plexus sous-parotidien. De ce plexus partent des branches *temporales* pour les muscles auriculaires antérieurs ; des branches *frontales* pour le sourcilier et le frontal ; des branches *orbitaires* pour le muscle orbiculaire des paupières et le pyramidal ; des branches *sous-orbitaires* ou *nasales* pour les muscles grand et petit zygomatiques, élévateur commun de l'aile du nez et de la lèvre supérieure, élévateur propre de la lèvre supérieure, canin, transverse du nez, et des branches *buccales supérieures* pour le buccinateur, l'orbiculaire des lèvres et le muscle myrtiforme.

La branche inférieure, ou *cervico-faciale*, se dirige en bas et en avant, reçoit une anastomose assez considérable du nerf auriculaire, branche du plexus cervical, et se divise en plusieurs espèces de branches : des branches *buccales* inférieures, pour la partie inférieure du buccinateur et de l'orbiculaire des lèvres ; des branches *mentonnières*, pour les muscles de la houppe du menton, triangulaire des lèvres et carré du menton, et des branches *cervicales* qui se distribuent à la face profonde du muscle peaucier du cou.

Branches collatérales. — Elles sont au nombre de dix. Les cinq premières naissent dans l'aqueduc de Fallope, les cinq dernières au-dessous du trou stylo-mastoïdien.

1° Le *grand nerf pétreux superficiel* prend naissance au sommet du ganglion géniculé, traverse l'hiatus de Fallope, puis le trou déchiré antérieur, où il se réunit à un rameau grand sympathique venu du plexus carotidien, pour former avec lui le *nerf vidien*. Ce nerf va se terminer dans le ganglion sphéno-palatin.

2° Le *petit nerf pétreux superficiel* part du ganglion géniculé, sort aussi par l'hiatus de Fallope, passe ensuite dans un petit trou spécial, non constant, à côté du trou ovale, et se jette dans le ganglion otique.

3° Le *nerf du muscle de l'étrier* est un petit rameau qui naît du facial dans la portion descendante de l'aqueduc de Fallope, et traverse immédiatement la paroi de la pyramide pour se jeter dans le muscle de l'étrier.

4° L'*anastomose du pneumogastrique* est formée par un petit rameau nerveux qui naît du facial, et s'accole à un autre rameau venu du pneumogastrique pour former le *nerf de la fosse jugulaire*.

5° La *corde du tympan* part du facial un peu avant sa sortie de l'aqueduc de Fallope, traverse un conduit particulier pour se placer à la face interne de la membrane du tympan. A ce niveau, elle décrit une courbe à concavité inférieure, et sort de la cavité du tympan par un conduit parallèle à la scissure de Glaser. La corde du tympan se jette aussitôt dans le lingual, avec lequel elle se fusionne.

6° L'*anastomose du glosso-pharyngien* est un petit rameau qui se jette, au-dessous du ganglion d'Andersch, dans le glosso-pharyngien.

7° Le *rameau du digastrique* se détache du tronc du

facial immédiatement au-dessous du trou stylo-mastoïdien et se jette dans le ventre postérieur du digastrique.

8° Le *rameau du stylo-hyoïdien* se comporte de la même façon et se jette dans le muscle de même nom.

9° Le *rameau du stylo-glosse et du glosso-staphylin* prend naissance à peu près au même niveau, et se porte en avant dans les muscles de même nom.

10° Le nerf *auriculaire postérieur* se détache du facial au-dessous du trou stylo-mastoïdien et se porte en arrière, en croisant la face externe de l'apophyse mastoïde. Puis il se divise en plusieurs rameaux dans le muscle occipital et dans les muscles auriculaires postérieur et supérieur.

VIII. — Auditif ou acoustique.

Origine. — Il naît du bulbe par deux faisceaux de racines. Le *faisceau antérieur* émerge du bulbe au niveau de la fossette latérale, et provient du pédoncule cérébelleux inférieur, entre le facial et le glosso-pharyngien. Le *faisceau postérieur* vient du plancher du quatrième ventricule, où ses divisions constituent les barbes du calamus scriptorius.

Il se porte dans le conduit auditif, et se divise en plusieurs rameaux qui pénètrent dans l'oreille interne pour s'y terminer. Dans son trajet, le nerf auditif présente la forme d'une gouttière à concavité supérieure. Dans cette gouttière est situé le tronc arrondi du facial, qui est séparé de l'auditif par le *nerf intermédiaire de Wrisberg*.

Pour la terminaison du nerf dans l'oreille, voyez *Splanchnologie*.

IX. — Glosso-pharyngien.

Origine. — Le glosso-pharyngien naît du sillon latéral du bulbe, entre le corps restiforme et le faisceau latéral, entre l'auditif qui est au-dessus et le pneumogastrique qui est au-dessous.

Trajet. Direction. Rapports. — Il se porte vers la base de la langue en décrivant une courbe à concavité antérieure.

Le glosso-pharyngien traverse le trou déchiré postérieur à sa partie la plus interne, dans un petit conduit spécial. Au sortir du trou, le nerf se renfle et constitue le *ganglion pétreux* ou *ganglion d'Andersh*.

Le ganglion d'Andersh est situé sur le bord postérieur du rocher, dans une dépression, en arrière de l'origine du canal carotidien.

Le glosso-pharyngien passe avec le spinal et le grand hypoglosse dans l'interstice celluleux qui sépare l'artère carotide interne de la veine jugulaire interne. Du côté externe de l'artère où il est situé, il passe au côté antérieur, s'applique sur les côtés du constricteur supérieur du pharynx, enfin se place sur la face externe de l'amygdale, et plus loin sous la muqueuse buccale.

Branches collatérales. — Ces branches, au nombre de neuf, naissent sur le trajet du nerf.

1° Le *rameau de Jacobson* part du ganglion d'Andersh au niveau du trou déchiré postérieur, et pénètre dans la caisse du tympan par un conduit particulier. Là il se place sur le promontoire, et se divise en six filets, dont trois anastomotiques et trois muqueux.

Les filets anastomotiques se portent en avant : l'un, *carotico-tympanique*, traverse la paroi postérieure du canal carotidien et se jette sur le grand sympathique qui entoure l'artère carotide interne ; les deux autres traversent deux petits orifices au niveau de l'hiatus de Fallope et se jettent, l'un dans le grand nerf pétreux superficiel du facial, sous le nom du *petit pétreux profond interne*, l'autre dans le petit pétreux superficiel du facial, sous le nom de *petit pétreux profond externe.*

Les filets muqueux se portent : l'un en avant dans la muqueuse de la trompe d'Eustache, les deux autres en arrière dans la muqueuse de la caisse du tympan, au niveau de la fenêtre ovale et au niveau de la fenêtre ronde.

2° L'*anastomose du pneumogastrique* est constituée par un petit filet qui manque souvent et qui unit ces deux nerfs au niveau du trou déchiré postérieur.

3° L'*anastomose du grand sympathique* est constituée aussi par un rameau très-grêle, qui naît au-dessus du ganglion d'Andersch, et qui descend verticalement pour se jeter dans le rameau carotidien du grand sympathique.

4° L'*anastomose du facial* a été décrite. (Voy. *Facial.*)

5° Les *rameaux des muscles digastrique et stylo-hyoïdien* naissent du glosso-pharyngien immédiatement au-dessous de la base du crâne, et vont s'anastomoser à la surface de ces muscles avec les rameaux que leur envoie le nerf facial.

6° Le *rameau du stylo-glosse* est un petit rameau nerveux qui va s'accoler à celui que le nerf facial envoie à ce muscle.

7° Les *rameaux carotidiens* sont des filaments nerveux au nombre de trois ou quatre, qui descendent vers la bifurcation de la carotide primitive, pour former avec le grand sympathique et le pneumogastrique le *plexus inter-carotidien.*

8° Les *rameaux pharyngiens* sont des filets nerveux au nombre de deux ou trois, qui se mélangent sur les côtés du pharynx aux nerfs pneumogastrique, spinal et grand sympathique, pour constituer le *plexus pharyngien.*

9° Les *rameaux tonsillaires* sont des branches assez déliées que le glosso-pharyngien abandonne à l'amygdale en passant sur sa face externe. Ces filets se distribuent à la muqueuse de l'amygdale et des piliers du voile du palais.

Branches terminales. — Le nerf glosso-pharyngien se termine dans le tiers postérieur de la muqueuse linguale, par un grand nombre de filaments qui s'anastomosent entre eux et constituent le *plexus lingual.*

X. — Pneumogastrique.

Origine. — Ce nerf prend naissance sur le sillon latéral du bulbe, au-dessous du glosso-pharyngien.

Division. — De son origine à sa terminaison, ce nerf présente à étudier cinq portions : 1° dans le crâne ; 2° dans le trou déchiré : 3° dans le cou ; 4° dans le thorax ; 5° dans l'abdomen.

1° Portion crânienne. — Les racines de ce nerf forment un faisceau triangulaire, dont le sommet correspond au trou déchiré postérieur. Ce faisceau est situé entre le glosso-pharyngien et le spinal. Il a une direction oblique en dehors et en haut.

2° Portion intra-pariétale. — Dans le trou déchiré, le pneumogastrique est situé dans la même gaîne ostéo-fibreuse que le spinal, en avant duquel il est placé.

3° Portion cervicale. — Dans le cou, ce nerf a une direction verticale et présente deux renflements ou ganglions. Le supérieur, *ganglion jugulaire*, est situé immédiatement au-dessous du trou ; il est peu apparent. L'inférieur, *ganglion plexiforme*, est situé immédiatement au-dessous du précédent. Il a 3 centimètres de longueur.

Il est situé en dehors et en arrière de l'artère carotide interne et de la carotide primitive, en dedans de la veine jugulaire interne.

Avant de pénétrer dans le thorax, le pneumogastrique

droit passe entre l'artère et la veine sous-clavières, parallèlement au grand sympathique et au phrénique. Celui du côté gauche continue son trajet primitif le long de la carotide primitive, pour se placer sur le côté gauche de la crosse de l'aorte.

Dans le cou, il fournit plusieurs rameaux : les *rameaux pharyngiens*, le *nerf laryngé supérieur*, le *nerf laryngé inférieur* et quelques *rameaux cardiaques*.

Rameaux pharyngiens. — Ces rameaux, au nombre de deux, trois ou quatre, nés du ganglion plexiforme, se portent immédiatement sur les côtés du pharynx, où ils concourent à former le plexus pharyngien avec des rameaux du glosso-pharyngien, du spinal et du grand sympathique.

Nerf laryngé supérieur. — Né de la partie inférieure du même ganglion, ce nerf se porte en bas et en avant, traverse la membrane thyro-hyoïdienne, au-dessous du muscle thyro-hyoïdien, et se répand par de nombreux filaments dans la muqueuse de la partie du larynx située au-dessus de la glotte Quelques-uns se portent à la muqueuse de la base de la langue, immédiatement en avant de l'épiglotte.

Avant d'arriver à la membrane thyro-hyoïdienne, le nerf laryngé supérieur fournit un petit rameau, *nerf laryngé externe*, qui se porte dans le muscle crico-thyroïdien.

Nerf laryngé inférieur ou récurrent. — Cette branche, destinée aux muscles du larynx, est différente à droite et à gauche.

Le *récurrent droit* vient du pneumogastrique, au moment où celui-ci croise l'artère sous-clavière. Il embrasse cette artère en décrivant une courbe concave supérieurement ; puis il se dirige en haut et en dedans vers l'œsophage. Il se place ensuite sur le côté droit de l'œsophage, un peu en arrière de la trachée, passe au-dessous du constricteur inférieur du pharynx et se divise, sur les côtés du larynx, en plusieurs filaments qui vont se distribuer à tous les muscles intrinsèques du larynx.

Le *récurrent gauche* vient du pneumogastrique, au niveau de la crosse de l'aorte ; il embrasse la concavité de la crosse, en décrivant une courbe à concavité supérieure, et remonte dans une direction verticale, en s'appliquant sur le côté gauche de l'œsophage, qu'il accompagne jusqu'au larynx, où il se termine de la même manière que le récurrent droit.

Rameaux cardiaques. — Ces filets nerveux, au nombre de deux ou trois, naissent du pneumogastrique à différentes hauteurs, se dirigent en bas et en dedans, et pénètrent dans le thorax, en avant de la crosse de l'aorte et des troncs veineux brachio-céphaliques, pour venir se jeter dans le plexus cardiaque.

4° Portion thoracique. — Dans le thorax, le nerf pneumogastrique gauche descend verticalement et s'applique à la face interne du poumon, dont il est séparé par la plèvre médiastine.

Dans ce trajet, il est d'abord parallèle aux artères carotide primitive et sous-clavière gauche, puis il croise perpendiculairement la face gauche de la crosse de l'aorte, pour s'appliquer ensuite sur le côté gauche de l'œsophage jusqu'au diaphragme.

Celui du côté droit, après avoir croisé la direction de l'artère sous-clavière droite, se porte en arrière et en dedans vers l'œsophage, dont il parcourt le bord droit jusqu'au diaphragme.

Dans son trajet thoracique, ce nerf fournit des rameaux *cardiaques*, *pulmonaires* et *œsophagiens*.

Les *rameaux cardiaques*, au nombre de deux ou trois, se réunissent aux rameaux cardiaques venus de la portion cervicale. Tous ces rameaux se dirigent vers les gros vaisseaux du cœur, et s'anastomosent à la base de cet organe avec des rameaux cardiaques du grand sympathique, pour former le plexus cardiaque, dont les ramifications se portent dans l'épaisseur du cœur.

Les *rameaux pulmonaires* naissent au niveau du point où les pneumogastriques croisent la face postérieure des bronches. Ces rameaux, nombreux, se portent vers la bifurcation de la trachée avec des rameaux pulmonaires du grand sympathique, pour constituer le plexus pulmonaire, dont les ramifications suivent les divisions bronchiques dans l'épaisseur du poumon.

Les *rameaux œsophagiens* sont formés par de nombreux faisceaux dissociés des pneumogastriques, qui se réunissent autour de l'œsophage avec quelques rameaux du grand sympathique. L'ensemble de ces rameaux constitue le *plexus œsophagien*.

5° Portion abdominale.— Arrivés au diaphragme, les pneumogastriques pénètrent dans la cavité abdominale par l'orifice œsophagien. Celui du côté droit se place en arrière du cardia, tandis que celui du côté gauche se place en avant.

Le premier se jette en grande partie dans le *plexus solaire* et à la face postérieure de l'estomac.

Celui du côté gauche se ramifie immédiatement sur toute la face antérieure de l'estomac, à laquelle il se distribue. Ses ramifications terminales se rendent dans le *foie*, en suivant l'interstice de l'épiploon *gastro-hépatique*.

Anastomoses. — Le *facial* reçoit un filet du pneumogastrique en même temps qu'il lui en envoie un autre. Celui qui vient du pneumogastrique, connu sous le nom de *rameau auriculaire*, se porte en haut et traverse le rocher pour se diviser en trois filaments : l'un qui se rend à la membrane du tympan, un second qui se perd dans la peau tapissant le fond du conduit auditif externe, et un troisième qui traverse l'aqueduc de Fallope pour se jeter dans le tronc du facial.

Le *glosso-pharyngien* envoie un petit filament au ganglion jugulaire du pneumogastrique, au moment où il traverse le trou déchiré postérieur.

Le *spinal* donne au pneumogastrique une anastomose considérable. Il lui abandonne en totalité sa branche interne, qui s'applique à la face externe du ganglion plexiforme et se continue en bas le long du nerf pneumogastrique.

Le *grand sympathique* s'anastomose avec le ganglion plexiforme par quelques filaments irréguliers que fournit le ganglion cervical supérieur.

Les *nerfs cervicaux* s'anastomosent avec le ganglion plexiforme du pneumogastrique, par quelques ramifications venues des deux premières paires cervicales.

XI. — Spinal.

Origine. — Ce nerf, moteur, prend naissance sur le faisceau latéral du bulbe et sur le faisceau latéral de la moelle par un grand nombre de racines.

Les racines *bulbaires* se portent directement en dehors, vers le trou déchiré postérieur.

Les racines *médullaires*, qui correspondent aux trois premières vertèbres cervicales, remontent vers les racines bulbaires, auxquelles elles se réunissent pour traverser le trou déchiré postérieur.

Trajet. **Direction**. **Rapports**. — Dans le canal rachidien, les racines du spinal sont situées entre les racines antérieures et postérieures des premiers nerfs cervicaux.

Dans le trou déchiré, il est contenu dans la même gaîne que le pneumogastrique, en avant de la veine jugulaire interne, en arrière du glosso-pharyngien.

A sa sortie du trou déchiré, le spinal se bifurque aussitôt en branche interne et branche externe.

La *branche interne* se jette sur le ganglion plexiforme

du pneumogastrique, descend le long de ce nerf et s'en détache pour constituer les nerfs pharyngien, laryngé externe et récurrent.

La *branche externe* se porte en dehors et en bas, au-dessous de la glande parotide, traverse le sterno-cléido-mastoïdien, dans l'épaisseur duquel elle fournit de nombreux filaments, et se dirige ensuite en dehors et en bas, en croisant la région sus-claviculaire, pour se terminer à la face profonde du trapèze.

XII. — Grand hypoglosse.

Dissection. — 1° *Enlevez la moitié du maxillaire, comme il a été dit pour le lingual ;* 2° *tirez la pointe de la langue hors de la bouche ;* 3° *cherchez le nerf à la face inférieure de la langue, et suivez-le vers son tronc, en conservant ses rapports.*

Origine. — Il prend naissance sur la face antérieure du bulbe, dans le sillon séparant la pyramide de l'olive, par une dizaine de racines qui se groupent en un ou deux faisceaux, et se portent en avant et en dehors.

Trajet. Direction. Rapports. — Au sortir du trou condylien antérieur, le nerf grand hypoglosse se dirige en bas et en avant, en décrivant une courbe dont la concavité regarde en avant et en haut.

Dans sa première portion, il passe en arrière des trois nerfs qui sortent par le trou déchiré postérieur et de la carotide interne ; il décrit autour d'eux une courbe à concavité interne.

Il se porte ensuite parallèlement aux muscles styliens, recouvert par le stylo-hyoïdien et le digastrique, vers la grande corne de l'os hyoïde, au-dessus de laquelle il est situé et dont il est séparé par un intervalle de 5 à 6 millimètres.

Il gagne la face externe du muscle hyo-glosse, au niveau de laquelle il s'anastomose avec le lingual

Dans ce point, il est recouvert par l'aponévrose cervicale, le peaucier et la peau ; au niveau de la grande corne de l'os hyoïde, il donne un filet au muscle thyro-hyoïdien, et plus loin il fournit celui du génio-hyoïdien.

Branches. — Il fournit trois branches collatérales et dix branches terminales.

1° La *branche descendante* se sépare du grand hypoglosse, le plus souvent, au moment où ce nerf quitte les vaisseaux et les nerfs situés au-dessous de la base du crâne.

Elle se porte jusqu'à la partie moyenne du cou, où elle s'anastomose avec la branche descendante interne du plexus cervical, pour former avec elle l'*anse nerveuse* du grand hypoglosse, située au-devant de la carotide primitive.

De cette anse nerveuse partent de nombreuses ramifications qui constituent le *plexus sous-hyoïdien*, et qui se terminent dans les muscles sterno-thyroïdien, sterno-hyoïdien et omoplato-hyoïdien.

2° Le *rameau du thyro-hyoïdien* se détache du grand hypoglosse, au niveau de la grande corne de l'os hyoïde, et se porte en bas et en avant dans le muscle thyro-hyoïdien.

3° Le *rameau du génio-hyoïdien* se jette dans le muscle de même nom, au moment où le grand hypoglosse croise la face externe de l'hyo-glosse.

4° Les *branches terminales* se terminent en formant un bouquet nerveux dans l'épaisseur des muscles de la langue.

§ 2. — Nerfs rachidiens.

Ils sont au nombre de trente et une paires.

On les divise en : *cervicaux*, huit paires ; *dorsaux*, douze paires ; *lombaires*, cinq paires ; *sacrés*, six paires.

Origine. — Ces nerfs prennent naissance sur la moelle épinière par des racines antérieures, motrices, et des racines postérieures, sensitives.

Les *racines antérieures* naissent sur la face antérieure

du cordon antérieur de la moelle, d'une façon irrégulière.

Les *racines postérieures* s'insèrent entre le cordon antéro-latéral et le cordon postérieur. Elles naissent très-régulièrement sur une ligne qui constitue le sillon collatéral postérieur.

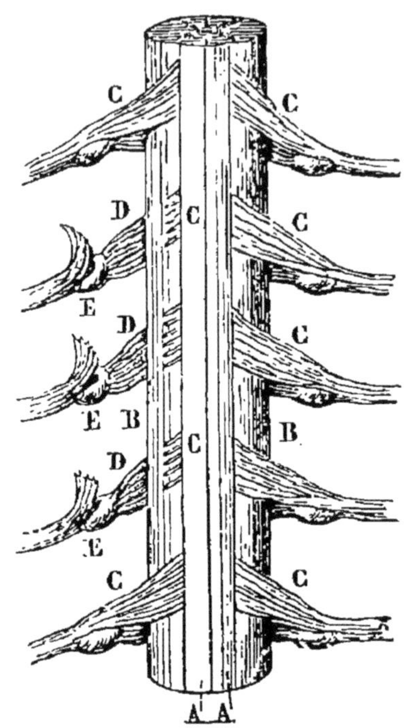

FIG. 98. — Tronçon de moelle épinière.

Les racines des nerfs rachidiens forment pour chaque tronc des faisceaux triangulaires dont le sommet correspond au trou de conjugaison correspondant. Ce faisceau est d'autant plus long et d'autant plus oblique qu'on l'examine plus bas, ce qui tient à la différence qui existe entre la longueur de la moelle et celle du canal rachidien.

Le faisceau des racines postérieures présente sur son trajet un *ganglion* E, E, E, et ce n'est qu'après avoir traversé ce ganglion que les racines postérieures se confondent avec les racines antérieures, pour former un tronc mixte, c'est-à-dire contenant des tubes moteurs et sensitifs, sous la même enveloppe névrilématique.

Le *tronc* des nerfs rachidiens résulte de la réunion des racines ; il n'a que quelques millimètres de longueur, et cette longueur est celle des trou de conjugaison dans lequel il est situé.

Arrivés au dehors des trous de conjugaison, les nerfs rachidiens se divisent en deux branches : branche postérieure et branche antérieure.

1° *Branches postérieures.*

Les branches postérieures des nerfs rachidiens se détachent des troncs de ces nerfs, au moment où ceux-ci viennent de traverser le trou de conjugaison. Elles se dirigent immédiatement en arrière et se terminent dans les muscles de la nuque et du dos, de même qu'à la peau de ces mêmes régions, de l'épaule et de la partie postérieure du cuir chevelu.

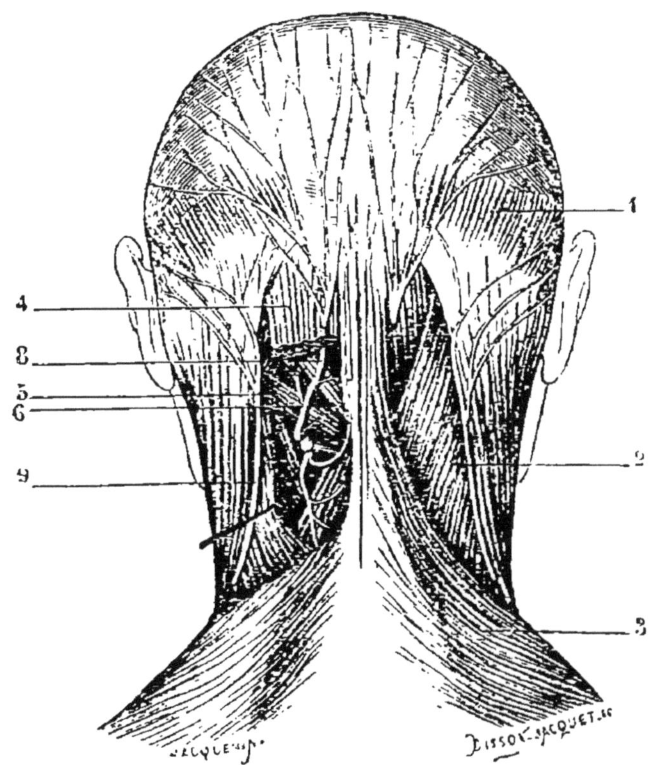

FIG. 99. — Muscles de la nuque et nerf occipital.

1. Muscle occipital. — 2. Splénius et nerf mastoïdien. — 3. Trapèze. — 4. Grand complexus. — 5, 6. Couche profonde des muscles de la nuque. — 8 Nerf occipital. Du côté droit, on voit le même nerf après qu'il a traversé le grand complexus. — 9. Nerf mastoïdien du côté gauche.

La deuxième, très-volumineuse, connue sous le nom de *nerf occipital d'Arnold*, ou *branche occipitale interne* de

Cruveilhier, fig. 99, sort du trou de conjugaison qui sépare l'atlas de l'axis, et se porte en haut vers la face profonde du grand complexus, qu'elle traverse. Elle perfore ensuite l'extrémité supérieure du trapèze, et se ramifie en un grand nombre de filaments sensitifs qui se perdent dans la moitié postérieure du cuir chevelu. Dans son trajet, cette branche fournit des rameaux aux muscles grand complexus, petit complexus, splénius, trapèze et transversaire épineux.

Les branches postérieures des six derniers nerfs cervicaux et celle du premier nerf dorsal constituent les *branches cervicales.*

Les branches cervicales donnent, à leur origine, des rameaux moteurs aux muscles grand complexus, transversaire épineux et transversaire du cou, et des rameaux cutanés à leur terminaison.

Les sept branches suivantes sont connues sous le nom de *branches thoraciques.* Elles sont formées par les branches postérieures des huit premiers nerfs dorsaux, excepté le premier. Ces branches se divisent en deux rameaux : 1° un rameau musculaire qui se place entre les muscles long dorsal et sacro-lombaire, auxquels il se distribue ; 2° un rameau cutané.

Toutes les autres branches postérieures, au nombre de quinze, comprenant les quatre dernières dorsales, les cinq lombaires et les six sacrées, ont reçu le nom de branches *abdomino-pelviennes.* Ces branches, après leur origine, se portent en arrière et donnent des filets aux muscles de la masse commune ; elles se distribuent aussi à la peau de la rigion lombaire.

Quant aux branches postérieures des nerfs sacrés, elles sont toutes très-courtes, et se perdent dans les muscles de la masse commune et dans la peau des régions du sacrum et du coccyx.

2° *Branches antérieures.*

Les branches antérieures se dirigent en avant et en dehors ; les unes se portent isolément vers les parties auxquelles elles se distribuent, comme les nerfs dorsaux ; les autres se groupent et s'anastomosent pour former des plexus.

On voit deux plexus à la partie supérieure de la moelle, et deux plexus à la partie inférieure.

Ces plexus sont, de haut en bas :

1° Le *plexus cervical ;* 2° le *plexus brachial ;* 3° le *plexus lombaire ;* 4° le *plexus sacré.*

I.— PLEXUS CERVICAL.

On donne ce nom aux anastomoses réunies des branches antérieures des quatre premiers nerfs cervicaux.

Constitution du plexus. — Lorsque le tronc du nerf cervical a franchi la gouttière supérieure de l'apophyse transverse de la vertèbre sous-jacente, la branche antérieure se porte en avant et donne beaucoup de rameaux qui s'anastomosent avec les branches supérieures et inférieures des nerfs voisins. Ces anastomoses réunies constituent le plexus cervical, d'où partent quinze branches, cinq superficielles et dix profondes.

A. *Plexus cervical superficiel.*

Dissection. — 1° *Faites une incision horizontale au-dessus de l'oreille ;* 2° *faites une autre incision horizontale à 5 centimètres au-dessous de la clavicule ;* 3° *réunissez les extrémités de ces deux incisions à la partie postérieure du cou ;* 4° *disséquez d'arrière en avant, comme il est indiqué sur la figure* 100 ; 5° *ayez soin de soulever le muscle peaucier avec la peau, et redoublez de précaution au moment où vous atteindrez le bord postérieur du sterno-mastoïdien.*

Il est formé par les cinq branches superficielles, toutes *cutanées.* Ces branches se dégagent sur le bord postérieur du sterno-cléido-mastoïdien, qu'elles embrassent, et viennent se placer entre le peaucier et le sterno-mastoïdien.

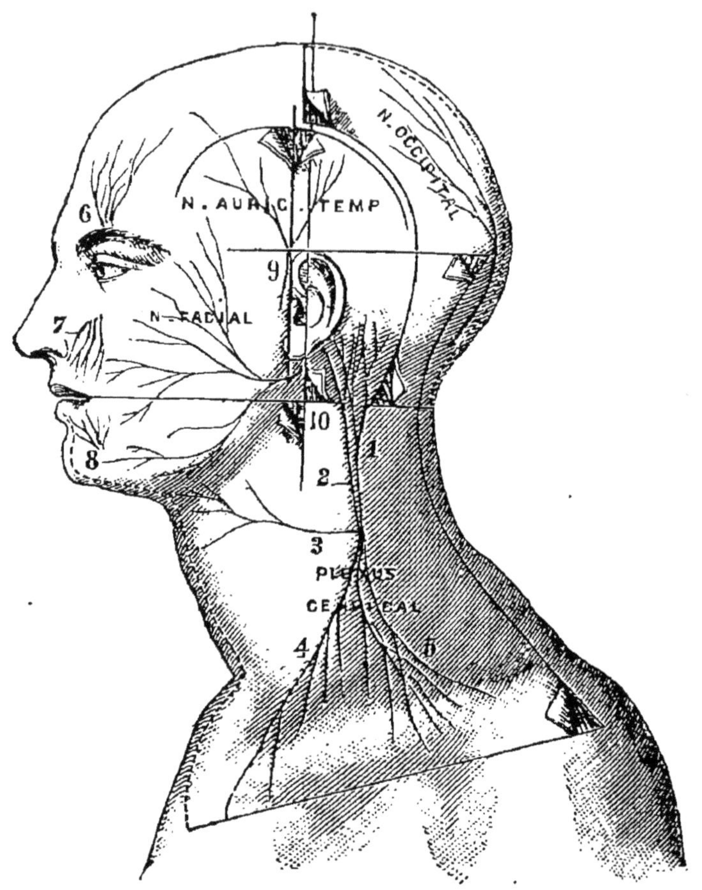

FIG. 100. — Plexus cervical superficiel.

1. Branche mastoïdienne. — 2. Branche auriculaire. — 3. Branche cervicale transverse. — 4. Branche sus-claviculaire. — 5 Branche sus-acromiale.

1° Branche auriculaire. — Ce rameau nerveux monte vers l'oreille en croisant obliquement le sterno-mastoïdien. Il traverse les couches superficielles de la parotide, se porte ensuite dans le sillon qui sépare l'apophyse mastoïde du lobule de l'oreille, et fournit vers la queue de l'hélix deux rameaux : l'un externe, qui perfore de dedans en dehors le pavillon de l'oreille et se termine dans la peau de l'hélix et de la cavité de la conque ; l'autre interne, destiné à la face interne du pavillon de l'oreille.

2° **Branche mastoïdienne**. — Cette branche monte vers l'apophyse mastoïde, en suivant le bord postérieur du sterno-mastoïdien. Elle envoie un rameau postérieur qui s'anastomose avec le nerf occipital d'Arnold, et un antérieur qui s'anastomose avec l'auriculaire.

Elle se distribue à la peau de la région mastoïdienne.

3° **Branche cervicale transverse**. — Elle se porte transversalement vers la partie antérieure du cou, et donne un rameau ascendant qui s'accole à la jugulaire externe, sur laquelle il se perd à une certaine distance.

A sa terminaison, cette branche fournit des rameaux supérieurs et des rameaux inférieurs qui se perdent dans la peau du cou, depuis le menton jusqu'à la région sternale.

4° **Branche sus-claviculaire**. — Cette branche se porte en bas et en dedans, vers la partie interne de la clavicule, et se distribue à la peau qui recouvre la partie supérieure du sternum, du grand pectoral et la partie interne de la clavicule.

5° **Branche sus-acromiale**. — Elle se dirige vers la partie antérieure de l'épaule et de la poitrine, pour se distribuer à la peau qui recouvre la partie antérieure du deltoïde et la partie externe de la clavicule.

Les branches sus-claviculaire et sus-acromiale sont ordinairement multiples ; il n'est pas rare de voir chacune d'elles former de quatre à six rameaux.

B. Plexus cervical profond.

Dissection. — 1° *Faites la dissection précédente ;* 2° *détachez le sterno-mastoïdien à sa partie inférieure et ren-*

verser-le en haut ; 3° dégagez les branches du plexus cervical profond en suivant du côté de l'épaule celles qui vont en arrière, et le nerf phrénique du côté du thorax.

Il est formé par les dix branches profondes, toutes *musculaires*. Elles portent toutes, moins une, le nom des muscles auxquels elles se distribuent.

1° et 2° Nerfs des muscles petit droit antérieur et droit latéral. — Ces nerfs sont constitués par deux filaments extrêmement ténus, qui se portent verticalement en haut dans les muscles petit droit antérieur et droit latéral, placés immédiatement au-dessus du plexus.

3° Nerf phrénique. — Situé entre les poumons et le cœur, ce nerf naît par plusieurs filets des quatrième et cinquième paires cervicales, souvent aussi de la troisième paire.

Il contourne les faces externe et antérieure du scalène antérieur, et descend dans le thorax, en dedans de la première côte ; il s'insinue entre la plèvre et le péricarde, et arrive jusqu'au diaphragme.

Branches. — Au niveau de la première côte, le nerf phrénique s'anastomose avec le nerf du muscle sous-clavier et avec le grand sympathique.

Plus bas, entre le péricarde et la plèvre, il donne des rameaux au péricarde.

A sa terminaison, ce nerf se jette dans l'épaisseur du diaphragme.

De plus, le nerf phrénique gauche envoie quelques filaments au plexus surrénal du même côté, tandis que le nerf phrénique droit en fournit au bord postérieur du foie.

4° Branche descendante interne. — Elle se porte obliquement en bas, et un peu en avant, vers le tiers inférieur de la carotide primitive, pour former avec la branche de l'hypoglosse une anse nerveuse qui embrasse la carotide primitive, la veine jugulaire interne et le nerf pneumogastrique.

5° et 6° **Nerfs des muscles grand droit antérieur et long du cou**. — Filets nerveux en nombre variable, qui se détachent du plexus cervical profond et se portent dans les muscles grand droit antérieur et long du cou.

7° **Nerf du sterno-mastoïdien**. — Rameau nerveux assez considérable, qui se porte en dehors et se jette dans l'épaisseur du tiers supérieur du sterno-cléido-mastoïdien, où il s'anastomose avec des rameaux du spinal.

8° **Nerf du trapèze**. — Rameau volumineux qui se porte en dehors, se dégage au-dessous du sterno-cléido-mastoïdien, traverse la région sus-claviculaire de haut en bas et d'avant en arrière, et se rend à la face profonde du trapèze.

9° et 10° **Nerfs de l'angulaire et du rhomboïde**.— Ce sont deux rameaux qui se dégagent au-dessous du bord postérieur du sterno-cléido-mastoïdien, et se dirigent en arrière vers l'angle supérieur de l'omoplate, pour se jeter dans l'angulaire et dans le rhomboïde, à leur face profonde. Ces nerfs viennent quelquefois du plexus brachial.

II. — Plexus brachial.

Dissection. — 1° *Faites la dissection précédente;* 2° *sciez la clavicule au milieu;* 3° *renversez l'épaule et suivez les branches terminales.*

On appelle plexus brachial l'ensemble des anastomoses formées par les branches antérieures des quatre derniers nerfs cervicaux et du premier nerf dorsal. Ce plexus est irrégulier et n'a pas de forme distincte.

Rapports. — On peut considérer au plexus brachial trois portions : 1° une portion sus-claviculaire; 2° une portion claviculaire; 3° une portion sous-claviculaire.

1° Au-dessus de la clavicule, il est situé d'abord entre les deux scalènes ; plus loin, il recouvre le premier espace intercostal et la partie supérieure du muscle grand dentelé ; il est recouvert par l'aponévrose cervicale, l'omoplato-hyoïdien, le peaucier, le sterno-mastoïdien et la peau. 2° Au niveau de la clavicule, il est séparé de cet os par le muscle et les vaisseaux sous-claviers. 3° Au-dessous de la clavicule, il est situé en arrière du petit pectoral et du grand pectoral, en avant du sous-scapulaire, du grand rond et du grand dorsal, en dedans du tendon du sous-scapulaire et de l'articulation scapulo-humérale, et en dehors de l'aponévrose qui limite la base du creux axillaire.

L'artère et la veine sous-clavières sont situées en avant du plexus, à la partie supérieure, tandis qu'à la partie inférieure ces vaisseaux sont entourés par les troncs nerveux.

Le plexus brachial fournit 18 branches, dont 12 collatérales et 6 terminales.

Les branches collatérales se portent toutes, moins une, dans les muscles qui entourent le creux axillaire. Ces branches, motrices, portent le nom des muscles. Nous les diviserons en antérieures, postérieures et inférieures, et nous verrons que les muscles auxquels elles se rendent et dont elles portent le nom, ont la même situation que ces branches.

A. — Branches collatérales.

A. — *Antérieures.*

1° Nerf du sous-clavier. — Ce nerf, petit et grêle, se jette dans le muscle sous-clavier.

2° Nerf du petit pectoral. — Ce rameau passe en arrière de l'artère sous-clavière et se termine entre les deux pectoraux, auxquels il se distribue.

3° Nerf du grand pectoral. — Ce nerf se porte en avant des vaisseaux sous-claviers, et vient se distribuer uniquement à la face profonde du grand pectoral.

B. — *Postérieures.*

4° Nerf sus-scapulaire. — Ce nerf se porte en arrière et se place au-dessous du trapèze et de l'omoplato-hyoïdien. Il arrive dans la fosse sus-épineuse, passe au-dessous du muscle sus-épineux et traverse l'échancrure coracoïdienne convertie en trou par un ligament. Ce nerf sort ensuite de la fosse sus-épineuse en contournant le bord externe de l'épine de l'omoplate. Il se distribue aux muscles sus-épineux et sous-épineux.

5° et **6° Nerfs supérieur** et **inférieur du sous-scapulaire**. — Ces deux branches nerveuses naissent du plexus et se jettent immédiatement : l'une dans la partie supérieure du muscle sous-scapulaire, l'autre dans sa partie inférieure.

7° Nerf du grand rond. — Cette branche descend au-devant du sous-scapulaire et se jette dans le grand rond.

8° Nerf du grand dorsal. — Il a le même trajet, et vient se jeter dans la face antérieure du grand dorsal.

9° Nerf du rhomboïde. — Ce nerf se porte en arrière et en dedans, glisse entre le scalène postérieur et l'angulaire, et se termine à la face profonde du rhomboïde.

10° Nerf de l'angulaire. — Comme le précédent, ce nerf vient quelquefois du plexus cervical, il contourne le scalène postérieur et se jette à la face profonde de l'angulaire.

C. — *Inférieures.*

11° Nerf du grand dentelé. — Branche très-volumineuse qui descend verticalement sur la face externe du grand dentelé, auquel elle se distribue. Chaque digitation du grand dentelé est pourvue d'une branche nerveuse.

12° Nerf accessoire du brachial cutané interne. — Ce petit rameau nerveux suit le bord inférieur du plexus brachial et passe en avant du grand rond et du grand dorsal. Il perfore ensuite l'aponévrose brachiale à sa partie supérieure, et devient sous-cutané jusqu'au niveau du coude. Ce nerf s'anastomose à sa terminaison avec le brachial cutané interne.

B. — Branches terminales.

Nerf brachial cutané interne. — Ce nerf naît de la partie inférieure du plexus brachial et accompagne la veine basilique.

Au tiers supérieur du bras, il perfore l'aponévrose brachiale et devient sous-cutané. Au niveau de l'épitrochlée, il se bifurque en branche antérieure et branche postérieure.

La *branche antérieure* se divise en plusieurs rameaux, dont les uns passent en avant et les autres en arrière de la veine médiane basilique. Ces rameaux se distribuent à la peau de la moitié interne et antérieure de l'avant-bras, jusqu'au niveau du carpe.

La *branche postérieure* passe en arrière de l'épitrochlée et se distribue à la peau de la moitié interne et postérieure de l'avant-bras.

Nerf musculo-cutané. — Ce nerf prend naissance avec la racine externe du nerf médian. Il traverse le muscle coraco-brachial, se place ensuite entre le brachial antérieur et le biceps, arrive sur le côté externe du tendon de ce muscle, et là il perfore l'aponévrose pour devenir sous-cutané.

A ce niveau, il se divise en plusieurs rameaux dont les uns passent en avant, les autres en arrière de la veine médiane céphalique. Ils se distribuent, en se ramifiant, à la peau de la moitié externe des deux faces de l'avant-bras.

Dans sa moitié supérieure, ce nerf donne des rameaux moteurs aux muscles coraco-brachial, biceps et brachial antérieur, et il reçoit une anastomose du nerf médian.

Nerf axillaire ou **circonflexe**. — Ce nerf prend naissance à la partie postérieure et supérieure du plexus brachial. Il croise le bord inférieur du muscle sous-scapulaire, décrit une courbe autour de la moitié postérieure du col chirurgical de l'humérus, et se divise en un grand nombre de branches terminales, qui se rendent à la face profonde du muscle deltoïde, ainsi qu'à l'articulation scapulo-humérale.

Immédiatement après sa sortie du quadrilatère déjà indiqué, il fournit un petit rameau au muscle petit rond et un rameau cutané qui contourne le bord postérieur du deltoïde, pour se terminer à la peau qui recouvre la partie postérieure de ce muscle.

Nerf médian. — Le nerf médian naît par deux racines entre lesquelles passe l'artère axillaire.

Trajet. Direction. Rapports. — 1° Au bras, le médian accompagne l'artère humérale. Il est placé en dehors d'elle à sa partie supérieure, en avant à la partie moyenne, et en dedans à sa partie inférieure. 2° A l'avant-bras, il passe avec l'artère humérale en arrière de l'expansion aponévrotique du biceps, en dedans du tendon de ce muscle, et glisse de haut en bas jusqu'à la gouttière du carpe, entre les deux fléchisseurs communs. 3° A la main, il traverse de haut en bas la gouttière du carpe, en avant du tendon du fléchisseur propre du pouce et en dehors des tendons du fléchisseur commun superficiel des doigts. Il fournit à ce niveau des branches terminales.

Branches. — 1° Au bras, ce nerf fournit une anastomose au musculo-cutané ; 2° à l'avant-bras, il donne des rameaux aux muscles de la région antérieure, excepté au cubital antérieur et à la moitié interne du fléchisseur profond, c'est-à-dire aux muscles rond pronateur, grand palmaire, petit palmaire, fléchisseur commun superficiel des doigts, fléchisseur propre du pouce. moitié externe du fléchisseur commun profond des doigts et carré pronateur. Avant d'arriver au poignet, le nerf médian fournit un petit rameau, le *palmaire cutané*, qui perfore la partie inférieure de l'aponévrose antibrachiale, pour venir se perdre dans la peau du milieu de la paume de la main. 3° A la main, ce nerf s'anastomose avec le cubital et fournit plusieurs branches terminales. Ces branches sont, de dehors en dedans : 1° une branche motrice qui se distribue aux trois muscles de l'éminence thénar ; 2° le nerf collatéral palmaire externe du pouce ; 3° le collatéral interne du pouce ; 4° le nerf collatéral externe de l'index, qui donne un filet au premier lombrical ; 5° une branche nerveuse qui anime le second lombrical et qui se divise au niveau du deuxième espace interdigital en collatéral interne de l'index et collatéral externe du médius ; 6° une branche nerveuse analogue qui se porte vers le troisième espace interdigital, pour constituer le nerf collatéral interne du médius et le collatéral externe de l'annulaire.

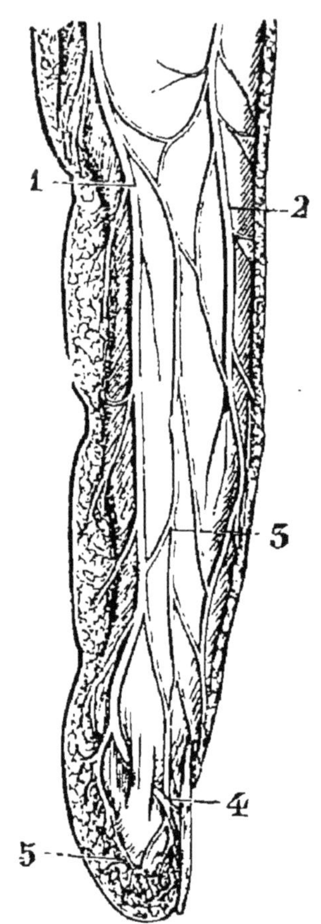

Fig. 101. — Nerfs collatéraux des doigts.

Les rameaux que le médian fournit à la main, 1, s'anastomosent entre eux et avec les collatéraux dorsaux, 2, 3. Vers l'extrémité du doigt, ils fournissent un filet sous-unguéal, 4, et un filet qui se termine à la pulpe du doigt, 5,

Nerf cubital. — Ce nerf naît par un tronc commun avec la racine interne du nerf médian.

Direction. Trajet. Rapports et branches. — 1° Au bras, le nerf cubital se porte verticalement en bas, dans la gaîne même du triceps, sans fournir de rameaux ; il suit la direction de l'artère humérale et du médian, dont il est séparé par la cloison aponévrotique intermusculaire interne du bras.

2° A l'avant-bras, ce nerf passe en arrière de l'épitrochlée, au-dessous du pont tendineux que lui forment les insertions supérieures du muscle cubital antérieur ; il se place ensuite à la face profonde de ce muscle, jusqu'au tiers moyen de l'avant-bras. A ce niveau, il rencontre l'artère cubitale, se place à son côté interne, et se bifurque bientôt à quelques centimètres au-dessus de la tête du cubitus, où il fournit une branche antérieure *palmaire* et une branche postérieure *dorsale*. Dans son trajet antibrachial, le nerf cubital anime le muscle cubital antérieur et la moitié interne du fléchisseur profond, et fournit un rameau perforant qui va s'anastomoser dans la peau avec le brachial cutané interne.

3° A la main, la *branche antérieure*, ou *palmaire*, accompagne l'artère cubitale, passe en avant du ligament annulaire antérieur du carpe, traverse ce ligament, et se divise ensuite en deux rameaux, l'un profond ou musculaire, l'autre superficiel ou cutané.

Le rameau profond, ou musculaire, traverse les muscles de l'éminence hypothénar et se place au-devant de l'extrémité supérieure des muscles interosseux, où il décrit une courbe à concavité supérieure. Cette branche donne un grand nombre de filets aux muscles de l'éminence hypothénar, aux deux derniers lombricaux, à tous les interosseux et à l'adducteur du pouce.

Le rameau superficiel, ou cutané, descend verticalement

le long de la partie externe de l'éminence hypothénar, et fournit deux branches : l'interne, qui forme le nerf collatéral interne du petit doigt, et l'externe, qui donne les nerfs collatéraux de l'espace interdigital qui sépare le petit doigt de l'annulaire.

La *branche postérieure*, ou *dorsale*, née à quelques centimètres au-dessus de l'extrémité inférieure du cubitus, se porte en arrière et en bas. Elle passe derrière la tête de cet os, et se divise plus bas en plusieurs rameaux, qui constituent les nerfs collatéraux dorsaux de l'auriculaire et de l'annulaire, et le collatéral dorsal interne du médius, 2, fig. 102.

Nerf radial. — Le radial naît d'un tronc commun avec l'axillaire, à la partie postérieure du plexus brachial.

Direction. Trajet. Rapports. — Ce nerf glisse dans la gouttière de torsion, en contournant la face postérieure de l'humérus. Il est contenu dans l'épaisseur du triceps.

Arrivé à la partie externe du bras, le nerf radial se porte en avant, dans l'interstice celluleux qui sépare le brachial antérieur du long supinateur ; puis il se divise, au niveau de l'épicondyle, en deux branches : l'une profonde, ou *musculaire ;* l'autre superficielle, ou *cutanée.*

Branches. — Au bras, le nerf radial fournit des rameaux moteurs aux trois portions du muscle triceps, et à l'anconé. Il fournit aussi plusieurs rameaux cutanés qui se distribuent à la peau des parties postérieure et externe du bras. Avant sa bifurcation, au niveau de l'épicondyle, il donne des rameaux au long supinateur et au premier radial externe.

La *branche profonde* ou *musculaire* traverse la partie supérieure du court supinateur, en contournant d'avant en arrière l'extrémité supérieure du radius, et se divise en un grand nombre de rameaux, entre les deux couches musculaires de la région postérieure de l'avant-bras. Ces rameaux se distribuent aux huit muscles de cette région, ainsi qu'aux muscles court supinateur et second radial externe, muscles profonds de la région externe.

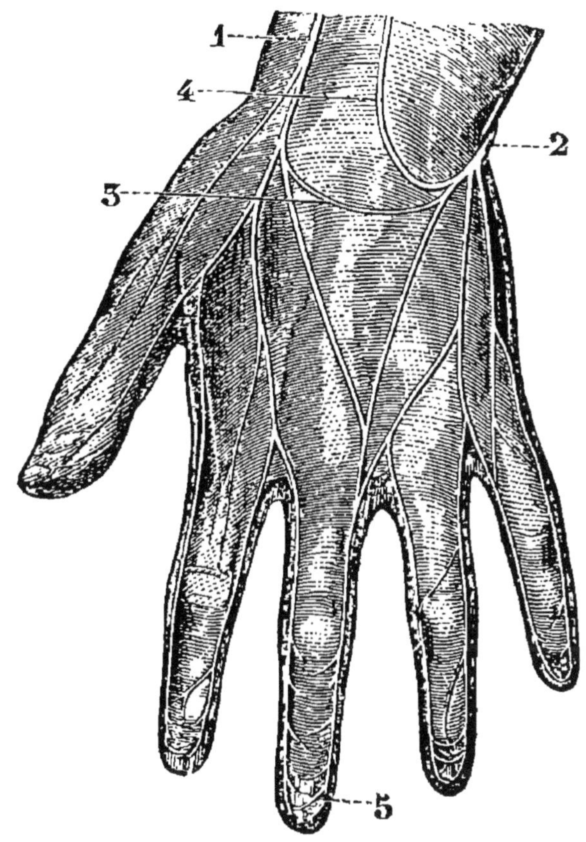

Fig. 102. — Nerfs dorsaux de la main.

La *branche superficielle* ou *cutanée* passe entre les muscles radiaux, descend en arrière du radius, devient sous-cutanée à quelques centimètres au-dessus de l'articulation du carpe, et se divise en plusieurs rameaux qui constituent les nerfs collatéraux dorsaux du pouce, de l'index et le collatéral dorsal externe du médius, 1, fig. 102.

III. — Nerfs intercostaux.

On donne le nom de nerfs intercostaux aux branches

antérieures des nerfs dorsaux. Ils sont au nombre de douze de chaque côté.

Les nerfs intercostaux présentent à étudier des caractères communs à tous ces organes.

La branche antérieure des nerfs dorsaux se porte dans l'espace intercostal. Elle est connue sous le nom de *nerf intercostal* dans toute l'étendue de cet espace.

Immédiatement après son origine, le nerf intercostal s'anastomose par deux filaments avec les deux ganglions du grand sympathique les plus voisins. Il se dirige en dehors dans l'espace intercostal correspondant, et se place entre le feuillet pariétal de la plèvre et le muscle intercostal externe. Il gagne l'interstice des deux muscles intercostaux, en se logeant dans la gouttière de la côte, au-dessous de l'artère et de la veine intercostales. Arrivé vers la partie moyenne de l'espace intercostal, le nerf abandonne la côte, et se place à égale distance des deux os qui limitent l'espace. Il en suit toute la longueur, jusqu'à son extrémité antérieure, où il se termine.

Dans son trajet, ce nerf fournit des rameaux aux muscles intercostaux.

Il fournit aussi deux branches cutanées, latérale et antérieure.

Le *rameau perforant latéral* perfore de dedans en dehors la partie moyenne du muscle intercostal externe et le grand dentelé, arrive au-dessous de la peau, et se divise en filaments antérieurs et postérieurs qui se dirigent horizontalement en avant et en arrière, pour se perdre dans la peau des régions correspondantes.

Le *rameau perforant antérieur* traverse la partie la plus antérieure de l'espace intercostal et se porte au-dessous de la peau, pour se diviser en rameaux internes, externes, supérieurs et inférieurs, qui se distribuent à la peau de cette région.

IV. — Plexus lombaire.

Dissection. — 1° *Ouvrez la cavité abdominale et enlevez les viscères ; 2° pénétrez dans l'épaisseur du psoas, en suivant les gros nerfs voisins de ce muscle, pour découvrir le plexus ; 3° suivez les branches collatérales du côté de l'aine ; 4° poursuivez les branches terminales, l'obturateur à la partie interne et antérieure de la cuisse jusqu'au genou, le crural à la face antérieure de la cuisse, à la face interne de la jambe et du pied jusqu'au gros orteil.*

On appelle plexus lombaire les anastomoses qui se font entre les branches antérieures des quatre premiers nerfs lombaires.

Ce plexus est situé dans l'épaisseur du psoas, de la surface duquel on voit sortir toutes les branches. Les troncs nerveux sont directement en rapport avec la chair du muscle.

Il fournit quatre branches collatérales et trois terminales.

A. — *Branches collatérales.*

1° Nerf grand abdomino-génital. — Ce nerf passe en avant du carré des lombes, en arrière du rein, devient ensuite un peu oblique en dehors et en bas, perfore le muscle transverse, et chemine dans l'épaisseur des muscles de la paroi abdominale jusqu'à l'épine iliaque antérieure et supérieure. Arrivé là, il se divise en deux rameaux. L'un, *rameau abdominal*, se dirige vers la ligne blanche, et se distribue à tous les muscles de la paroi abdominale. L'autre, *rameau génital*, se porte dans le canal inguinal, qu'il traverse, sort du canal par l'orifice cutané, et se divise en plusieurs ramifications qui se distribuent à la peau du pubis et du scrotum chez l'homme, de la grande lèvre chez la femme.

2° Nerf petit abdomino-génital. — Ce nerf suit la même direction. On le voit souvent se jeter dans le nerf grand abdomino-génital, avec lequel il confond ses fibres et dont il partage la terminaison. Quelquefois il envoie seulement à ce nerf une branche anastomotique, et continue son trajet dans le canal inguinal, pour se ramifier dans la peau du pubis et du scrotum chez l'homme, et de la grande lèvre chez la femme.

3° Nerf fémoro-cutané. — Ce nerf se dirige vers l'échancrure qui sépare les deux épines iliaques antérieures ; il passe, en s'aplatissant, au-dessous de l'arcade crurale, et se divise aussitôt en deux rameaux : un rameau fémoral et un rameau fessier.

Le *rameau fémoral* se distribue à la peau de la cuisse jusqu'au genou.

Le *rameau fessier* se porte en arrière et décrit une courbe à concavité supérieure. Il se distribue à la peau de la moitié antérieure de la fesse.

4° Nerf génito-crural. — Le nerf *génito-crural* se dirige en bas vers l'artère iliaque externe. Il se place au-devant de cette artère, et se divise bientôt en deux rameaux qui se séparent à angle aigu : un rameau génital et un rameau crural.

Le *rameau génital* pénètre dans l'orifice postérieur du canal inguinal, traverse ce canal et sort par l'orifice cutané, pour se distribuer à la peau du pubis et du scrotum chez l'homme, et de la grande lèvre chez la femme.

Le *rameau crural* suit la direction de l'artère iliaque externe, pénètre avec l'artère dans l'anneau crural, dans le canal crural, et se divise en rameaux très-déliés qui traversent la paroi antérieure du canal crural (fascia crebriformis), pour se perdre dans la peau de la partie supérieure et interne de la cuisse.

B. — *Branches terminales.*

1° Nerf lombo-sacré. — Grosse branche formée par

la réunion d'une partie du quatrième nerf lombaire et du cinquième nerf lombaire. Elle se jette dans le plexus sacré.

2° Nerf obturateur. — Ce tronc nerveux se porte en avant et en bas jusqu'au trou obturateur, qu'il traverse à sa partie supérieure avec les vaisseaux obturateurs. Au dehors du bassin, le nerf obturateur est placé au-dessous du premier adducteur.

Ses rameaux se distribuent au muscle obturateur externe, aux trois adducteurs de la cuisse, au droit interne et à la peau de la partie supérieure et interne du genou.

3° Nerf crural. — Le nerf crural prend naissance dans le plexus lombaire par trois racines qui viennent des deuxième, troisième et quatrième nerfs lombaires. Ce nerf glisse dans la gouttière située entre le psoas et l'iliaque, au-dessous du fascia iliaca, jusqu'au niveau de l'arcade crurale. Arrivé à l'arcade crurale, il passe au-dessous dans la gaîne du psoas, sur une étendue de deux centimètres environ. A deux centimètres au-dessous de l'arcade et après avoir donné dans son trajet quelques rameaux *collatéraux* aux muscles psoas et iliaque, il traverse l'aponévrose et donne quatre branches *terminales.*

Les branches terminales du nerf crural sont ainsi disposées : deux sont placées en avant et deux en arrière. Les deux antérieures sont musculo-cutanées ; la plus externe constitue le *nerf musculo-cutané externe*, ou grand nerf musculo-cutané ; la plus interne forme le *nerf musculo-cutané interne*, ou petit nerf musculo-cutané. Des deux branches postérieures, l'une est externe et musculaire, c'est le *nerf du triceps ;* l'autre interne et cutanée, c'est le *nerf saphène interne.*

Nerf musculo-cutané externe. — Ce nerf se divise en rameaux musculaires et rameaux cutanés. Les musculaires se jettent dans l'extrémité supérieure du muscle couturier.

Les cutanés sont au nombre de trois. Ils traversent l'aponévrose fémorale à différentes hauteurs pour se rendre à la peau, et portent le nom de perforant externe, perforant moyen et perforant interne. Le *perforant externe* se distribue à la peau de la partie antérieure de la cuisse jusqu'au genou. Le *perforant moyen* se distribue à la peau de la partie antérieure de la cuisse jusqu'au genou. Le *perforant interne* se distribue à la peau de la partie inférieure de la cuisse jusqu'au genou.

Après son origine, le perforant interne fournit un petit rameau, *nerf accessoire du saphène interne.*

Nerf musculo-cutané interne. — Ce nerf se porte en dedans et se divise en plusieurs rameaux, qui croisent presque perpendiculairement la direction des vaisseaux fémoraux et se perdent : les uns dans le pectiné et le premier adducteur ; les autres dans la peau de la partie supérieure et interne de la cuisse.

Nerf du triceps. — Ce nerf se porte en bas et se divise immédiatement en trois rameaux, pour le droit antérieur, le vaste interne et le vaste externe.

Nerf saphène interne. — Le saphène interne se porte vers l'artère fémorale, immédiatement après son origine ; il croise de dehors en dedans la face antérieure de cette artère. Après avoir accompagné l'artère jusqu'à l'anneau du troisième adducteur, il perfore cet anneau, se place en arrière du couturier, et se divise aussitôt en deux branches, une branche rotulienne et une branche jambière. La *branche rotulienne* traverse l'aponévrose et se termine à la partie interne du genou. La *branche jambière* traverse l'aponévrose et accompagne la veine saphène interne le long de la face interne de la jambe, du bord antérieur de la malléole interne et du bord interne du pied, jusqu'à la partie interne du gros orteil.

V. — Plexus sacré.

Dissection. — 1° *Divisez le bassin en deux moitiés latérales ; 2° rabattez les viscères et préparez le plexus proprement dit, 3° renversez en haut le grand fessier pour découvrir les branches collatérales ; 4° suivez le tronc du grand sciatique en séparant les muscles postérieurs de la cuisse ; 5° préparez les branches collatérales du sciatique poplité interne, et renversez en haut le tendon d'Achille et les muscles qui le constituent ; 6° suivez le tibial postérieur dans le pied, où il se divise, et pour cela faites la coupe du calcanéum* (voy. *muscles du pied*) ; 7° *suivez le sciatique poplité externe le long du biceps ; 8° poursuivez ensuite ses deux branches terminales dans les régions antérieure et externe de la jambe, ainsi que dans la région dorsale du pied.*

On appelle plexus sacré la réunion du nerf lombo-sacré, des branches antérieures des trois premiers nerfs sacrés et d'une partie de celle du quatrième.

Ce plexus a la forme d'un triangle, dont la base correspond aux trous sacrés antérieurs et le sommet à la grande échancrure sciatique. Le plexus est en rapport : en arrière avec le sacrum et le pyramidal, en avant avec le péritoine, et avec le rectum lorsque ce conduit est dilaté par les matières fécales.

Du plexus se détachent dix branches collatérales qui se distribuent aux muscles du périnée, de la fesse, et à la peau du périnée et de la face postérieure de la cuisse. Il fournit une branche unique pour le membre inférieur, le grand nerf sciatique.

Parmi les dix branches collatérales, nous trouvons cinq branches *intra-pelviennes*. Ces branches sont : le nerf du releveur de l'anus, le nerf hémorrhoïdal, le nerf honteux interne, le nerf de l'obturateur interne et les nerfs viscéraux.

Cinq autres, *extra-pelviennes*, se distribuent aux muscles de la paroi externe du bassin. Ces branches sont : le nerf fessier supérieur, le nerf du pyramidal, le nerf du jumeau supérieur, le nerf du jumeau inférieur et du carré crural, et le nerf petit sciatique ou fessier inférieur.

A. — *Branches collatérales intra-pelviennes.*

1° Nerf de l'obturateur interne. — Ce nerf sort du bassin par la grande échancrure sciatique, contourne l'épine sciatique et rentre dans le bassin par la petite échancrure, pour se terminer ensuite à la face interne du muscle obturateur interne.

2° Nerf hémorrhoïdal. — Le nerf hémorrhoïdal, ou anal, sort du bassin par la grande échancrure sciatique, passe en arrière de l'épine sciatique, plonge ensuite dans le tissu cellulo-graisseux du creux ischio-rectal, et se termine dans le muscle sphincter externe de l'anus et dans la peau qui entoure l'anus.

3° Nerf du releveur de l'anus. — Petit rameau nerveux qui se rend à la face supérieure du muscle releveur de l'anus.

4° Nerf honteux interne. — Ce nerf naît du plexus, au voisinage de son sommet ; il passe, comme l'artère honteuse interne qu'il accompagne, derrière l'épine sciatique ; puis il rentre dans le bassin par la petite échancrure, et s'applique à la face interne de la tubérosité de l'ischion.

Au niveau de la face interne de l'ischion, il se divise en deux branches : une inférieure pour le périnée, une supérieure pour la verge chez l'homme, et le clitoris chez la femme.

La *branche inférieure*, appelée aussi *périnéale*, descend en arrière du muscle transverse du périnée, et se réfléchit ensuite au-dessous de ce muscle pour se porter en avant. Elle donne, dans son trajet, quelques filets nerveux au sphincter externe de l'anus et à la peau de l'angle qui sépare la cuisse du périnée ; puis elle se divise en *rameau superficiel* ou *cutané*, et en *rameau profond* ou *musculaire.*

Le rameau cutané se place entre l'aponévrose et le tissu cellulaire sous-cutané, accompagne l'artère périnéale superficielle, et se ramifie dans la peau du périnée, des bourses et de la face inférieure de la verge.

Le rameau musculaire perfore le muscle transverse d'arrière en avant, parcourt ensuite le triangle ischio-bulbaire, et se termine dans le tissu spongieux et la muqueuse du bulbe, après avoir fourni des rameaux aux trois muscles superficiels de la région périnéale antérieure, bulbo-caverneux, ischio-caverneux et transverse.

La *branche supérieure*, appelée aussi nerf *dorsal de la verge*, monte le long des branches ascendante de l'ischion et descendante du pubis, traverse le ligament suspenseur de la verge, et se place dans le sillon que présentent les corps caverneux à leur face supérieure.

Chez la femme, la *branche périnéale* se termine à la grande lèvre, tandis que la branche supérieure, ou *clitoridienne*, se termine dans le clitoris.

5° Nerfs viscéraux. — Ce sont de petits rameaux nerveux qui partent du plexus sacré et qui se portent sur les côtés du rectum et du vagin, dans le *plexus hypogastrique.*

B. — *Branches collatérales extra-pelviennes.*

1° Nerf fessier supérieur. — Ce nerf sort du bassin par la grande échancrure sciatique, au-dessus du pyramidal, et remonte entre les muscles moyen et petit fessiers auxquels il se distribue. Ses rameaux envoient quelques filets dans le muscle tenseur du fascia lata.

2° Nerf du pyramidal. — Petit rameau nerveux qui se jette dans la portion extra-pelvienne du muscle pyramidal, en dehors de l'échancrure.

3° Nerf du jumeau supérieur. — Petit nerf se rendant au bord supérieur du muscle jumeau supérieur.

4° Nerf du jumeau inférieur et du carré crural. — Ce nerf descend vers les muscles auxquels il est destiné, en passant au-dessous du jumeau supérieur et de l'obturateur interne.

5° Nerf petit sciatique, ou **fessier inférieur.** — Il passe entre la partie inférieure du grand fessier et les muscles qui sont au-dessous. Au niveau du grand fessier, ce nerf envoie des *rameaux fessiers* qui remontent pour se perdre dans l'épaisseur de ce muscle, et un *rameau cutané génital* qui se porte dans l'épaisseur de la couche sous-cutanée, jusqu'au scrotum chez l'homme et à la grande lèvre chez la femme. Devenu cutané, il continue son trajet en descendant au-dessous de l'aponévrose crurale, sur la ligne médiane de la face postérieure de la cuisse, jusqu'au creux poplité, où il se termine.

Nerf grand sciatique (branche terminale).

Ce nerf est la seule branche terminale du plexus sacré. Il se dirige d'abord en bas et en dehors, entre l'ischion et le grand trochanter, puis verticalement en bas jusqu'à la partie supérieure du creux poplité, où il se bifurque en *sciatique poplité interne* et *sciatique poplité externe.* Le premier de ces nerfs est destiné à la région postérieure de la jambe et à la plante du pied. Le second se rend aux régions externe et antérieure de la jambe, ainsi qu'à la face dorsale du pied.

Le grand sciatique est en rapport : 1° au niveau de la

fesse, avec le bord inférieur du pyramidal, au-dessous duquel il se dégage, avec le grand fessier qui le recouvre, et avec les muscles jumeaux, obturateur interne et carré crural, placés au-dessous de lui ; 2° au niveau de la cuisse, en avant avec le grand adducteur, en arrière avec la longue portion du biceps.

Vers le milieu de la cuisse, il affecte des rapports avec le bord externe du demi-membraneux.

Avant sa division, le nerf grand sciatique fournit des rameaux aux muscles demi-tendineux, demi-membraneux, biceps et grand adducteur.

1° *Nerf sciatique poplité interne.*

Ce nerf continue la direction du tronc principal, et se place à la partie postérieure et externe de la veine poplitée, qu'il accompagne jusqu'à l'anneau du soléaire, où il prend le nom de *tibial postérieur*.

Le nerf sciatique poplité interne affecte les mêmes rapports que les vaisseaux.

Dans son trajet, ce nerf fournit : 1° un rameau articulaire qui traverse le ligament postérieur de l'articulation et se distribue à la synoviale ; 2° plusieurs rameaux musculaires, de volume et de nombre variables, aux muscles poplité, jumeaux, soléaire et plantaire grêle ; 3° un rameau cutané, le saphène externe, dont la description suit.

Le **nerf saphène externe** descend verticalement entre les deux jumeaux. Il accompagne la veine saphène externe, et il reçoit souvent le nerf accessoire du saphène externe : il passe au-dessous de la malléole externe, et suit le bord externe du pied jusqu'au dernier orteil, où il se termine en formant le nerf *collatéral dorsal externe du petit orteil*, et quelquefois aussi les deux nerfs collatéraux du dernier espace interdigital.

Tibial postérieur. — Ce nerf se porte verticalement en bas avec l'artère tibiale postérieure, qu'il accompagne et dont il croise la direction. Il donne des rameaux, pendant son trajet, aux muscles jambier postérieur, fléchisseur propre du gros orteil et fléchisseur commun des orteils. Il fournit, avant de se terminer, un *rameau cutané calcanéen* qui se jette dans la peau du talon, et se divise ensuite à la face interne du calcanéum en deux branches : plantaire interne, plantaire externe.

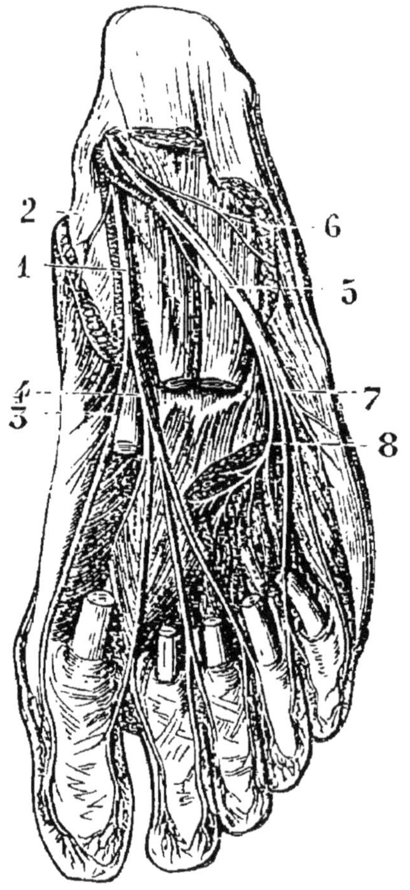

Fig. 103. — Nerfs plantaires.

Plantaire interne. — Le nerf plantaire interne, branche interne de bifurcation du tibial postérieur, se porte en avant, entre les muscles de la région interne et ceux de la région moyenne de la plante du pied, et donne des rameaux moteurs aux muscles de la région interne du pied, adducteur et court fléchisseur du gros orteil, ainsi qu'aux deux lombricaux internes.

Après avoir fourni ces rameaux moteurs, le nerf plantaire interne se porte au-dessous de l'aponévrose et se divise en quatre rameaux, qui vont former les nerfs collatéraux plantaires des trois premiers orteils et le collatéral interne du quatrième.

La distribution de ce nerf à la plante du pied représente exactement celle du nerf médian à la paume de la main.

Plantaire externe. — Le nerf plantaire externe, branche de bifurcation du tibial postérieur, passe entre les muscles court fléchisseur plantaire et accessoire du long fléchisseur commun des orteils, et décrit, comme l'artère qu'il accompagne, une courbe à concavité postérieure qui se place au-dessous des interosseux et des métatarsiens.

Dans son trajet, ce nerf abandonne des rameaux aux muscles court fléchisseur plantaire, accessoire du long fléchisseur, abducteur et court fléchisseur du petit orteil, abducteurs oblique et transverse du gros orteil, troisième et quatrième lombricaux.

La partie terminale se ramifie dans les muscles interosseux. Au moment où ce nerf commence à décrire sa courbe, il fournit un rameau superficiel qui passe entre le muscle court fléchisseur plantaire et les muscles de la région externe, pour se diviser en deux branches : une externe, qui forme le nerf collatéral plantaire externe du cinquième orteil, et une interne, qui forme le collatéral interne du cinquième orteil, et le collatéral externe du quatrième.

Il se termine comme le cubital de la main.

2° *Nerf sciatique poplité externe.*

Ce nerf se dirige en dehors et en bas, en suivant le tendon du biceps, jusqu'à la tête du péroné, au-dessous de laquelle il contourne l'os, pour se porter en avant et se bifurquer.

Dans son trajet, il fournit quatre branches collatérales deux branches musculaires, une branche cutanée péronière et l'accessoire du saphène externe ; puis il se bifurque en nerf musculo-cutané, et en nerf tibial antérieur.

Branches musculaires. — Ce sont deux petits rameaux qui naissent de la partie inférieure du nerf, et qui se jettent dans l'extrémité supérieure du jambier antérieur.

Branche cutanée péronière. — C'est une branche nerveuse qui se porte en bas, en se ramifiant, et se distribue à la peau qui recouvre la face externe de la jambe.

Accessoire du saphène externe. — Appelé encore *saphène péronier*, ce nerf se porte en bas, en arrière du jumeau externe, et arrive au tiers inférieur de la jambe, où il se jette dans le saphène externe, dont il partage la distribution.

Nerf musculo-cutané. — Il naît au-devant du péroné, descend verticalement dans l'épaisseur du long péronier latéral, passe ensuite entre les deux muscles péroniers, et traverse l'aponévrose jambière vers le tiers inférieur de la jambe, pour devenir sous-cutané. Arrivé sous la peau, il se porte en bas, au-devant de l'articulation tibio-tarsienne, et se divise en trois ou quatre rameaux qui forment les nerfs collatéraux dorsaux des trois premiers orteils et le collatéral interne du quatrième. Dans la première moitié de son trajet, il donne des rameaux aux muscles long péronier latéral et court péronier latéral.

Tibial antérieur. — Ce nerf traverse l'extrémité supérieure de l'extenseur commun des orteils et se dirige vers l'artère tibiale antérieure, dont il partage la direction et les rapports jusqu'à la face dorsale du pied.

A la jambe, il fournit des rameaux musculaires aux muscles jambier antérieur, extenseur propre du gros orteil, extenseur commun des orteils et péronier antérieur.

Arrivé au cou-de-pied, il passe dans la gaîne du muscle extenseur propre du gros orteil avec les vaisseaux tibiaux antérieurs, puis il se divise sur la face dorsale du pied en deux branches terminales.

La *branche terminale externe* se dirige aussitôt en dehors et se divise dans l'épaisseur du muscle pédieux. *La branche terminale interne* se porte directement en avant et forme les deux nerfs collatéraux dorsaux profonds du premier espace interdigital, qui s'anastomosent avec les collatéraux superficiels du musculo-cutané.

VI. — BRANCHES ANTÉRIEURES DES DERNIERS NERFS SACRÉS.

La branche antérieure de la *quatrième paire sacrée* sort du quatrième trou sacré antérieur et se porte en avant : elle se divise en trois faisceaux : l'un se porte en avant dans le plexus hypogastrique, un autre se porte en haut dans le plexus sacré, un troisième enfin contourne les bords du coccyx et se perd dans la peau de la région coccygienne.

La branche antérieure de la *cinquième paire sacrée* sort du trou que forment par leur réunion les cornes du sacrum et celles du coccyx, et se divise en deux rameaux : l'un ascendant, qui se réunit à la quatrième paire ; l'autre descendant, qui se réunit à la sixième.

La branche antérieure de la *sixième paire sacrée* sort par le même trou que la précédente, entre le sacrum et le coccyx. Elle reçoit l'anastomose de la cinquième paire; et se divise en deux rameaux qui se portent en arrière, en traversant le muscle ischio-coccygien. Le plus interne de ces rameaux se distribue à ce muscle et à la peau de la région coccygienne. L'externe se porte en arrière dans le bord inférieur du muscle grand fessier.

CHAPITRE II.

SYSTÈME NERVEUX DE LA VIE ORGANIQUE.

Appelé aussi *nerf grand sympathique*, *nerf vaso-moteur*, ce nerf est situé le long de la colonne vertébrale ; il s'étend de la tête au coccyx, et occupe les régions du cou, du thorax, de l'abdomen et du bassin.

Division. — En raison de sa situation, on divise ce nerf en quatre portions, qui sont : la portion *cervicale*, la portion *thoracique*, la portion *abdominale*, et la portion *pelvienne*. On le divise aussi en trois parties lorsqu'on le considère dans son ensemble, et l'on peut étudier séparément : 1° son tronc ; 2° ses racines ; 3° ses branches. Cette dernière division nous paraît plus simple et se prête à une étude méthodique du nerf grand sympathique.

A. — Tronc du grand sympathique.

Le tronc de ce nerf forme de chaque côté de la colonne vertébrale un cordon ayant de distance en distance des renflements ou ganglions nerveux. Ce tronc présente les rapports suivants :

1° Au cou, il est situé au-devant des muscles prévertébraux, en arrière de la veine jugulaire interne.

2° Dans le thorax, il se porte de chaque côté de la colonne vertébrale, au-devant de la tête des côtes, contre lesquelles il est appliqué par la plèvre pariétale. Il croise, en passant sur leur face antérieure, les nerfs et les vaisseaux intercostaux.

3° Dans l'abdomen, il se place au-devant de la colonne vertébrale, sur le bord antérieur du muscle psoas, de chaque côté de l'aorte et de la veine cave inférieure, au-dessous du péritoine.

4° Dans le bassin, ce nerf est situé au-devant du sacrum. de chaque côté du rectum. Il croise la face antérieure du plexus sacré et du muscle pyramidal.

Ses ganglions sont, en général, en nombre égal à celui des nerfs rachidiens, avec lesquels ils sont en rapport, et l'on en compte six sacrés, cinq lombaires, douze dorsaux. Mais à la région cervicale, ces ganglions se réunissent entre eux pour n'en former que deux ou trois plus volumineux, désignés sous le nom de ganglion cervical supérieur, ganglion cervical moyen et ganglion cervical inférieur.

Le *ganglion cervical supérieur* correspond à la base du crâne. Il est placé de chaque côté du pharynx, en avant du muscle petit droit antérieur, en dehors du ganglion du pneumogastrique. Ce ganglion, de couleur rougeâtre, est ovalaire et présente une longueur de 3 à 4 centimètres.

Le *ganglion cervical moyen* n'existe pas toujours. Quand il existe, il est situé à égale distance des ganglions supérieur et inférieur, et il présente un petit volume.

Le *ganglion cervical inférieur* a la forme d'un croissant. Il est placé au niveau du col de la première côte, qu'il embrasse par sa concavité.

B. — Racines du grand sympathique.

On appelle *racines* du grand sympathique, ou *branches afférentes*, les filets nerveux que les nerfs crâniens et rachidiens donnent à ce nerf. On voit, en effet, à la sortie des trous de la base du crâne et des trous de conjugaison, presque tous les nerfs envoyer un ou deux filaments aux ganglions du grand sympathique. On n'est pas bien fixé encore sur la question de savoir si ces filaments vont du grand sympathique aux nerfs de la vie animale, ou bien s'ils vont de ces derniers au grand sympathique.

Ces racines se divisent en racines crâniennes et racines rachidiennes.

Les *racines crâniennes* sont si peu distinctes des branches qui partent du ganglion cervical supérieur, qu'on est dans l'habitude de les décrire avec ces branches.

Les *racines rachidiennes* viennent des nerfs cervicaux, dorsaux, lombaires et sacrés. Immédiatement après que ces nerfs sont sortis des trous de conjugaison, ils donnent deux petits rameaux, dont l'un, ascendant, se porte au ganglion du grand sympathique qui est au-dessus, tandis que l'autre, descendant, se porte au ganglion qui est au-dessous. (Chaque ganglion du grand sympathique reçoit donc deux racines des nerfs rachidiens, une racine du nerf qui est au-dessus et une du nerf qui est au-dessous.) A la région cervicale, la fusion des ganglions entraîne une modification dans la disposition des racines. Ainsi, dans cette région, on voit les trois ou quatre premiers nerfs cervicaux envoyer chacun une ou deux racines qui se jettent dans le ganglion cervical supérieur, tandis que le ganglion cervical inférieur reçoit les racines des deux ou trois derniers. Lorsque le ganglion cervical moyen existe, il reçoit les racines des deux autres nerfs du milieu de la région.

C. — Branches du grand sympathique.

Les *branches*, ou portion efférente du grand sympathique, naissent des ganglions de ce nerf et se portent dans diverses directions. Les unes pénètrent dans le crâne pour former les racines crâniennes du grand sympathique ; d'autres se portent sur les artères du cou, et de là dans la tête, en se ramifiant comme ces vaisseaux ; les autres se perdent dans les viscères thoraciques, abdominaux et pelviens, en formant, au niveau des viscères auxquels ils se distribuent et au niveau des artères qui leur servent de support, des plexus nerveux dont les uns sont pairs et les autres impairs. Ces plexus, d'une étude facile, portent ordinairement le nom du viscère auquel ils sont destinés ou des artères qu'ils accompagnent.

Nous étudierons ces branches en procédant de haut en bas, et nous verrons successivement : 1° les branches de la portion cervicale ; 2° les branches de la portion thoracique ; 3° les branches de la portion abdominale ; 4° les branches de la portion pelvienne.

1° *Branches de la portion cervicale du grand sympathique.*

A. — Branches du ganglion cervical inférieur.

Ce ganglion fournit trois espèces de rameaux : 1° un rameau supérieur ou nerf vertébral ; 2° des rameaux externes ou artériels ; 3° des rameaux internes ou viscéraux.

Nerf vertébral. — Ce rameau se porte dans le trou vertébral des apophyses transverses des dernières cervicales. Il accompagne l'artère vertébrale et donne, en passant à côté des nerfs cervicaux inférieurs, un filet à chacun des trois derniers. Après avoir fourni ces filets, le nerf vertébral arrive dans le crâne avec l'artère vertébrale, accompagne le tronc basilaire, et va s'anastomoser à la surface des artères cérébrales avec le nerf vertébral du côté opposé.

Rameaux artériels. — Ces rameaux, en nombre variable, se portent à la surface de l'artère sous-clavière, qu'ils accompagnent.

Rameaux viscéraux. — Les rameaux viscéraux, nés de la partie interne du ganglion, se portent en dedans et se jettent, les uns dans le nerf récurrent, les autres dans le nerf cardiaque moyen.

B. — Branches du ganglion cervical moyen.

Les rameaux qu'il fournit se dirigent en dedans et se comportent de la manière suivante :

Les uns accompagnent l'artère thyroïdienne inférieure, et constituent le *plexus thyroïdien inférieur*.

D'autres se portent en bas, sous le nom de *nerf cardiaque moyen*.

Enfin quelques-uns se jettent dans le nerf récurrent, dont ils partagent la distribution.

C. — Branches du ganglion cervical supérieur.

Les vrais rameaux émanés du ganglion cervical supérieur peuvent être divisés en supérieurs ou *intra-crâniens*, postérieurs ou *musculaires et osseux*, antérieurs ou *carotidiens* ou *extra-crâniens*, et internes ou *viscéraux*.

1° *Rameaux supérieurs ou intra-crâniens.* — Ces rameaux sont au nombre de deux. L'un d'eux, peu développé, se porte en haut, vers le trou déchiré postérieur, et s'anastomose, à ce niveau, avec trois nerfs crâniens. Nous appellerons ce rameau : *rameau crânien postérieur*. Arrivé au niveau du trou déchiré, il donne plusieurs filets qui se jettent dans le glosso-pharyngien, dans le pneumogastrique et dans le grand hypoglosse. Ces filets ne peuvent pas être suivis au delà du point où ils se jettent dans le tronc de ces nerfs.

L'autre rameau crânien se porte aussi en haut, en suivant la face postérieure de l'artère carotide interne, et pénètre dans le crâne avec cette artère. Nous le désignerons sous le nom de *rameau crânien antérieur* ou *rameau carotidien*.

Il accompagne l'artère dans la cavité du sinus caverneux, et constitue aussi à ce niveau un plexus, le *plexus caverneux*.

Enfin il se termine à la surface des artères que fournit la carotide interne.

L'ensemble des rameaux nerveux que nous venons d'énumérer constitue les *nerfs vaso-moteurs de l'intérieur du crâne, du globe oculaire et de toutes les parties molles de l'orbite.*

2° *Rameaux postérieurs, musculaires et osseux.* — Ils se portent en dedans et se jettent dans les muscles long du cou et grand droit antérieur.

3° *Rameaux antérieurs, carotidiens ou extra-crâniens.*— Ces rameaux se portent à la surface extérieure du crâne, en accompagnant les branches de la carotide externe. Ils viennent de la partie antérieure du ganglion, en nombre variable, de trois à six, et se portent en avant vers la bifurcation de la carotide primitive. Au niveau de cette artère, ces rameaux se mélangent aux filets venus du glosso-pharyngien et du pneumogastrique, et forment avec eux un plexus inextricable, *plexus intercarotidien.* Le plexus intercarotidien embrasse la bifurcation de la carotide primitive et envoie toutes ses branches à la surface de la carotide externe, dont elles suivent toutes les ramifications. Ces branches forment, autour des ramifications artérielles, autant de plexus qui portent le même nom que les artères ; exemples : *plexus thyroïdien supérieur, plexus lingual, plexus facial, plexus auriculaire postérieur, plexus occipital, plexus pharyngien inférieur, plexus temporal superficiel, plexus maxillaire interne.*

L'ensemble de tous ces rameaux extra-crâniens constitue les *nerfs vaso-moteurs de la face, des muqueuses des cavités de la face et des parties profondes extra-crâniennes.*

4° *Rameaux internes ou viscéraux.* — Ils se portent en dedans et en bas, entre les muscles prévertébraux et l'artère carotide primitive.

Les *nerfs pharyngiens* se portent sur les faces latérales du pharynx, où ils forment le *plexus pharyngien*, en se mélangeant à des rameaux venus du glosso-pharyngien, du pneumogastrique et du spinal. Ce plexus, inextricable, est pair et situé de chaque côté du pharynx.

Les *nerfs laryngiens*, *œsophagiens* et *thyroïdiens*. peu nombreux et peu volumineux, se portent en groupe en arrière et en dedans de la carotide primitive, où ils reçoivent des filets du nerf laryngé supérieur.

Les *filets cardiaques* se réunissent et constituent par leur réunion le nerf cardiaque supérieur.

2° *Branches de la portion thoracique du grand sympathique.*

Ces branches se distribuent à l'œsophage, à la trachée, aux bronches, aux poumons, au cœur et à la colonne vertébrale.

1° Les *nerfs œsophagiens* naissent à diverses hauteurs et se perdent dans les tuniques de l'œsophage.

2° Les *nerfs trachéens, bronchiques* et *pulmonaires* viennent des ganglions supérieurs de la portion thoracique et des nerfs cardiaques. La plupart se mélangent au plexus pulmonaire du pneumogastrique (voy. *Pneumogastrique*).

3° Les *nerfs vertébraux* traversent à diverses hauteurs les corps vertébraux pour s'y terminer ; ces nerfs sont peu nombreux.

4° Les *nerfs du cœur* ou *cardiaques* constituent le *plexus cardiaque*. Ce plexus est formé par une douzaine environ de nerfs cardiaques venus du pneumogastrique et du grand sympathique. Ils proviennent tous de la région cervicale, et sont ordinairement au nombre de six de chaque côté. Ces nerfs, très-longs et très-grêles, descendent vers la base du cœur.

3° *Branches de la portion abdominale du grand sympathique.*

Ces branches s'enroulent autour de l'aorte abdominale et du tronc cœliaque pour constituer le *plexus solaire*, et autour de la portion inférieure de l'aorte abdominale pour constituer le *plexus lombo-aortique*.

a. Plexus solaire. — On appelle plexus solaire un plexus nerveux considérable, formé par les branches du grand sympathique et par le nerf pneumogastrique droit. Des ganglions nerveux, les nerfs splanchniques et des ramifications du nerf phrénique complètent ce plexus.

Le plexus solaire représente un centre d'où partent, comme autant de rayons, une foule de faisceaux nerveux qui suivent la direction, le trajet, les divisions et la terminaison des nombreuses branches artérielles situées dans cette région. Le plexus solaire n'existe pas seulement autour du tronc cœliaque, mais encore autour de l'aorte, jusqu'au-dessous des artères rénales.

Il suffit de connaître les artères et les divisions artérielles de cette région pour connaître ces plexus secondaires, qui non-seulement présentent la direction, le trajet, les rapports et la terminaison des artères qu'ils accompagnent, mais encore portent le nom de ces artères. Il existe par conséquent (voy. *Branches de l'aorte abdominale*) :

1° Des plexus nerveux qui partent du plexus solaire et accompagnent les artères pariétales ;

2° Des plexus nerveux qui partent aussi du plexus solaire et accompagnent les artères viscérales.

Les premiers sont les *plexus diaphragmatiques* inférieurs.

Les seconds sont très-nombreux ; on peut les diviser en *principaux*, qui se placent sur les artères viscérales, et en *secondaires*, qui accompagnent les divisions de ces artères. Ce sont : les plexus hépatique, splénique, coronaire stomachique, mésentérique supérieur, surrénal, rénal et spermatique, pour les principaux.

b. Plexus lombo-aortique. — On appelle ainsi les ramifications du grand sympathique qui entourent la partie inférieure de l'aorte abdominale, et qui reçoivent la partie inférieure du plexus solaire.

Du *plexus lombo-aortique* naît un seul plexus, le *mésentérique inférieur*, qui suit l'artère de même nom jusqu'à sa terminaison dans le rectum.

4° *Branches de la portion pelvienne du grand sympathique.*

Toutes ces branches émanent de la partie antérieure des ganglions sacrés, et se portent en haut de chaque côté du rectum. Ces branches se réunissent à des rameaux venus de la partie antérieure du plexus sacré, à la terminaison du plexus mésentérique inférieur et à la terminaison du plexus lombo-aortique, qui se bifurque comme le précédent pour se porter de chaque côté du rectum.

L'ensemble de ces nombreux rameaux nerveux constitue le *plexus hypogastrique*, plexus qui diffère de tous ceux que nous avons rencontrés jusqu'ici, en ce qu'il contient en même temps des nerfs de la vie animale et des nerfs de la vie organique, par conséquent des nerfs volontaires et des nerfs involontaires. Ces nerfs forment un enchevêtrement qu'il est impossible de démêler, et l'on ne peut pas avec le scalpel les suivre au delà du plexus.

Le *plexus hypogastrique* est situé, chez l'homme, de chaque côté du rectum et de la vessie, au-dessous du péritoine ; chez la femme, de chaque côté de la vessie, du vagin, du col de l'utérus et du rectum. De ce plexus partent des rameaux nombreux qui se portent aux viscères contenus dans la cavité pelvienne. Ces rameaux portent le nom de *plexus*. Nous avons, par conséquent, comme branches du plexus hypogastrique : le plexus hémorrhoïdal moyen, le plexus vésical, le plexus prostatique. Ajoutons, chez la femme, le plexus vaginal et le plexus utérin.

SECTION SIXIÈME.

SPLANCHNOLOGIE.

CHAPITRE PREMIER.

APPAREIL DE LA RESPIRATION.

ARTICLE PREMIER.

LARYNX.

Dissection. — 1° *Si l'on veut préparer les* RAPPORTS DU LARYNX, *il faut laisser l'appareil en place, préparer les gros vaisseaux du cou en relevant les sterno-mastoïdiens, disséquer les muscles sous-hyoïdiens et détacher l'extrémité qui ne s'insère pas au larynx, laisser en place le corps thyroïde, et découvrir, autant que possible, les artères et les nerfs qui se rendent au larynx.*

2° *Pour préparer les* MUSCLES DU LARYNX, *il faut enlever le larynx du sujet, ainsi que le pharynx, disséquer en avant les crico-thyroïdiens, inciser le pharynx sur la ligne médiane, et enlever la muqueuse pharyngienne qui recouvre les muscles crico-aryténoïdiens postérieurs et l'ary-aryténoïdien ; puis il faut renverser l'une des moitiés latérales du cartilage thyroïde, pour découvrir les muscles thyro-aryténoïdien et crico-aryténoïdien latéral.*

Le larynx a la forme d'une pyramide triangulaire à base supérieure. De ses trois faces, l'une est postérieure et les deux autres latérales ; ses bords sont antérieur et latéraux.

La *base* de la pyramide que représente le larynx se

place en arrière de la base de la langue et de l'os hyoïde. Sur cette base on voit la muqueuse qui du larynx se porte sur la langue en avant, et sur le pharynx en arrière et sur les côtés. L'orifice supérieur du larynx présente en avant un couvercle qui le protége pendant la déglutition : c'est l'épiglotte.

Le *sommet* du larynx se confond avec la trachée; il correspond au corps de la sixième vertèbre cervicale.

La *face postérieure* forme une partie de la paroi antérieure du pharynx.

Les *faces latérales* sont formées par le cartilage cricoïde, et surtout par le thyroïde. Elles sont recouvertes profondément par les lobes du corps thyroïde, les muscles sterno-thyroïdien et thyro-hyoïdien, et superficiellement par les muscles sterno-mastoïdiens.

Le *bord antérieur* du larynx, qui présente à sa partie supérieure la *pomme d'Adam*, est recouvert en bas par l'isthme du corps thyroïde.

Les *bords latéraux* sont placés contre la colonne vertébrale. Ils sont en rapport en dehors avec l'artère carotide primitive.

Conformation intérieure. — Lorsqu'on examine la cavité du larynx, on voit un point rétréci vers le milieu de cette cavité. La partie étroite constitue la *glotte*, la portion élargie qui est au-dessus s'appelle *vestibule* de la glotte ou portion *sus-glottique* de la cavité laryngienne, et la portion élargie qui est au-dessous est connue sous le nom de portion *sous-glottique* de la même cavité.

La *portion sous-glottique* est cylindrique et se continue directement avec la trachée.

Glotte.

La glotte est l'espace compris entre les deux cordes vocales inférieures.

La glotte a une *forme* triangulaire. Le triangle isocèle que représente cet espace présente sa base en arrière et son sommet en avant.

Ses *dimensions* varient dans les deux sexes. Chez l'homme, le diamètre antéro-postérieur est de 20 à 24 millimètres, tandis que chez la femme il n'est que de 16 à 18. La base du triangle varie, selon le degré d'ouverture de la glotte, depuis 2 millimètres jusqu'à 15 chez l'homme, et 10 chez la femme. A l'état de repos, cette base est de 5 millimètres chez la femme et de 8 chez l'homme.

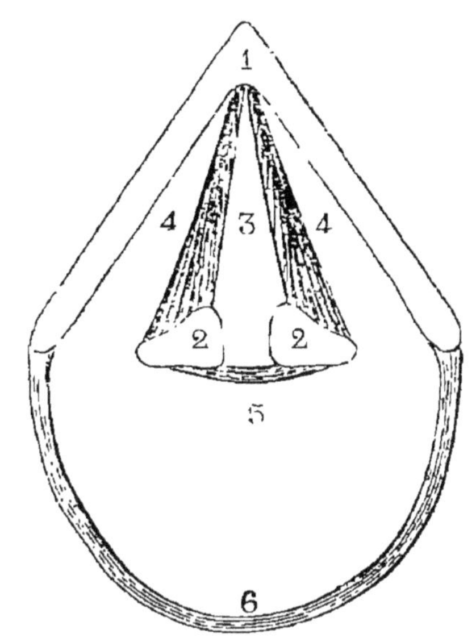

FIG. 104. — Coupe schématique du larynx et du pharynx au niveau de la glotte.

1. Coupe de l'angle du cartilage thyroïde. — 2, 2. Coupe des deux aryténoïdes, entre lesquels on voit la glotte respiratoire. — 3. Glotte vocale se continuant avec la précédente. — 4, 4. Muscles thyro-aryténoïdiens doublant les cordes vocales inférieures. — 5. Muscle ary-aryténoïdien. — 6. Coupe du pharynx.

La glotte n'occupe pas seulement l'interstice des cordes vocales, mais aussi l'interstice qui sépare les deux cartilages aryténoïdes, d'où la division de la glotte en deux parties : la glotte *inter-ligamenteuse*, ou glotte vocale, et la glotte *inter-cartilagineuse*, ou glotte respiratoire.

Cordes vocales.

On distingue deux cordes vocales supérieures, droite et gauche, et deux cordes vocales inférieures, droite et gauche.

Les *cordes vocales supérieures* s'insèrent par leur extrémité antérieure à l'angle rentrant du cartilage thyroïde, à 3 millimètres au-dessus des cordes vocales inférieures, tandis que leur extrémité postérieure se fixe dans une dépression qu'on remarque à la face antérieure de l'aryténoïde. Leur bord libre inférieur forme le bord supérieur de l'orifice du ventricule du larynx.

Les *cordes vocales inférieures* sont plus rapprochées de la ligne médiane. Leur extrémité antérieure s'insère à 3 millimètres au-dessous des supérieures, dans l'angle rentrant du cartilage thyroïde, sur un tubercule cartilagineux commun à la corde droite et à la corde gauche. Leur extrémité postérieure s'insère à l'apophyse interne ou antérieure du cartilage aryténoïde. La corde vocale inférieure est en rapport par sa face externe avec le muscle thyro-aryténoïdien.

Ventricules du larynx.

De chaque côté de la glotte, entre les cordes vocales supérieure et inférieure du même côté, se trouve une cavité connue sous le nom de *ventricule* du larynx, ou ventricule de Morgagni, cavité qui présente un orifice en forme de boutonnière antéro-postérieure, limité par les deux cordes vocales du même côté. Elle se prolonge en haut et s'insinue entre la face postérieure du cartilage thyroïde et le repli fibreux élastique qui constitue la corde vocale supérieure.

Structure. — Le larynx est composé : 1° d'un squelette cartilagineux ; 2° d'articulations ; 3° d'une couche fibreuse élastique ; 4° de muscles ; 5° d'une membrane muqueuse ; 6° de vaisseaux et de nerfs.

A. — *Cartilages du larynx.*

Le squelette du larynx se compose de pièces cartilagineuses qui sont au nombre de neuf, trois paires, trois impaires. Les cartilages impairs sont, en procédant de haut en bas : l'*épiglotte*, le *thyroïde* et le *cricoïde*. Les cartilages pairs sont : les *aryténoïdes*, les cartilages *corniculés de Santorini* et les cartilages de *Wrisberg*.

Épiglotte. — L'épiglotte est un fibro-cartilage situé en avant de l'orifice supérieur du larynx, qu'il surmonte. Ce fibro-cartilage est élargi à sa partie supérieure, rétréci à sa partie inférieure. Le *sommet* s'insère dans l'angle rentrant du cartilage thyroïde, au-dessus des cordes vocales supérieures. La *base* est libre. La *face antérieure* est concave de haut en bas, convexe transversalement. La *face postérieure* est concave transversalement et convexe de haut en bas.

Les *bords* donnent insertion aux replis aryténo-épiglottiques et à deux replis muqueux qui se portent en dehors vers le pharynx.

Cartilage thyroïde. — On peut le comparer à un livre demi-ouvert, dont l'ouverture regarderait en arrière.

La *face antérieure* de ce cartilage présente sur la ligne médiane la saillie connue sous le nom de *pomme d'Adam*. De chaque côté cette face s'incline en arrière et en dehors, et présente une corde fibreuse, sorte de ligament dirigé de bas en haut et d'avant en arrière, et inséré par ses deux extrémités sur deux tubercules du cartilage thyroïde. Cette corde fibreuse donne insertion par sa lèvre inférieure au muscle sterno-thyroïdien, et par sa lèvre supérieure au thyro-hyoïdien.

La *face postérieure* du thyroïde présente sur la ligne médiane un angle rentrant sur lequel s'insèrent, de haut en bas : le sommet de l'épiglotte, les cordes vocales supérieures, les cordes vocales inférieures et le muscle thyro-aryténoïdien. Les parties latérales de cette face postérieure sont en rapport avec les ventricules du larynx.

Le *bord supérieur* donne insertion à la membrane thyro-hyoïdienne.

Le *bord inférieur* donne attache à la membrane crico-thyroïdienne.

Les *bords postérieurs* ou *latéraux* regardent la colonne vertébrale, dont ils sont séparés par un petit intervalle. Légèrement sinueux, les bords postérieurs du cartilage thyroïde se terminent à leurs extrémités par deux prolongements. Le prolongement supérieur, *grande corne* du cartilage thyroïde, présente 1 centimètre 1/2 à 2 centimètres de longueur ; il s'articule avec la grande corne de l'os hyoïde. Le prolongement inférieur, ou *petite corne* du thyroïde, présente une longueur de 6 à 7 millimètres, et s'articule avec les faces latérales du cartilage cricoïde.

Cartilage cricoïde. — Placé au-dessous du précédent, il forme la partie inférieure du larynx. Il présente, comme un anneau, une surface intérieure, une surface extérieure, un bord supérieur et un bord inférieur.

La *surface intérieure* fait suite à celle de la trachée.

La *surface extérieure* présente : 1° en avant, une crête médiane, de chaque côté de laquelle s'insère le sommet du muscle crico-thyroïdien ; 2° en arrière, une crête médiane, de chaque côté de laquelle s'insère, au niveau d'une dépression, la base du muscle crico-aryténoïdien postérieur : 3° de chaque côté, une surface articulaire plane pour les petites cornes du cartilage thyroïde.

Le *bord supérieur* est incliné de haut en bas et d'arrière en avant. Ce bord donne insertion en avant à la membrane crico-thyroïdienne, et sur les côtés au muscle crico-aryténoïdien latéral. A la partie postérieure de ce bord se trouve, de chaque côté de la ligne médiane, une surface articulaire pour l'articulation du cartilage aryténoïde.

Le *bord inférieur* du cartilage cricoïde, horizontal, s'articule avec le premier anneau de la trachée.

Cartilages aryténoïdes. — Les cartilages aryténoïdes, au nombre de deux, sont situés à la partie postérieure du bord supérieur du cartilage cricoïde. Ils concourent à limiter en arrière l'orifice supérieur du larynx.

(L'étude complète de ces cartilages et la connaissance exacte de leurs rapports sont indispensables pour se rendre compte de l'action des divers muscles du larynx. C'est sur ces cartilages que s'insèrent les quatre cordes vocales.)

L'aryténoïde a la forme d'une pyramide triangulaire qui surmonte le cartilage cricoïde, et dont le sommet s'incline vers la ligne médiane. On lui décrit une base, un sommet, trois faces et trois bords.

La *base* s'articule avec le bord supérieur du cricoïde : elle est concave d'avant en arrière, et se place sur le cricoïde *comme un homme sur un cheval*, de sorte qu'une portion de cette base fait saillie dans la cavité du larynx, tandis que l'autre portion fait saillie en dehors. La portion de la base de l'aryténoïde saillante dans la cavité laryngée constitue l'*apophyse interne* ou *antérieure* de l'aryténoïde, tandis que la portion située en dehors est connue sous le nom d'*apophyse externe* ou *postérieure* de l'aryténoïde. Sur l'apophyse antérieure ou interne s'insère la corde vocale inférieure, tandis que l'apophyse postérieure ou externe donne attache aux muscles crico-aryténoïdien postérieur et crico-aryténoïdien latéral. Nous rappellerons que l'apophyse antérieure ou interne, de même que la corde vocale qui s'y insère, est plus rapprochée de la ligne médiane que l'apophyse postérieure ou externe.

Le *sommet* de l'aryténoïde s'incline en dedans vers celui du côté opposé. Il est surmonté par le cartilage corniculé de Santorini.

La *face postérieure* donne insertion au muscle ary-aryténoïdien.

La *face interne* est recouverte par la muqueuse laryngée.

La *face antérieure* présente une dépression sur laquelle s'insère la corde vocale supérieure.

Les cartilages aryténoïdes jouissent d'une très-grande mobilité. Parmi tous les mouvements, il en est un très-important : c'est un mouvement de bascule, dans lequel l'une des apophyses de la base du cartilage se porte en sens inverse de l'autre. Pour parler un autre langage, nous dirons : *lorsque l'apophyse externe du cartilage se porte en bas, l'interne se porte en haut ; lorsqu'elle se porte en dedans, l'interne se porte en dehors.*

Cartilages corniculés de Santorini. — Ce sont deux petits noyaux cartilagineux de la grosseur d'un grain millet, articulés avec le sommet du cartilage aryténoïde et souvent soudés avec ce cartilage.

Cartilages de Wrisberg. — Ces cartilages ne sont pas constants. Lorsqu'ils existent, ils sont représentés par deux noyaux situés dans l'épaisseur des replis aryténo-épiglottiques, au milieu de leur bord libre.

B. — *Articulations du larynx.*

Les divers.s pièces cartilagineuses qui constituent le larynx sont mobiles et articulées entre elles.

Articulation crico-thyroïdienne. — Le thyroïde et le cricoïde s'articulent sur la ligne médiane et sur les parties latérales.

1° *Sur la ligne médiane* se trouve une membrane fibreuse élastique, qui s'étend du bord supérieur du cricoïde au bord inférieur du thyroïde, *membrane crico-thyroïdienne.*

2° *Sur les parties latérales*, les petites cornes du thyroïde s'articulent avec les facettes articulaires latérales du cricoïde pour former une arthrodie.

Articulation crico-aryténoïdienne. — Cette articulation est formée par les facettes articulaires de la base du cartilage aryténoïde et du bord supérieur du cricoïde. Autour d'elle on trouve une capsule fibreuse très-lâche, qui permet aux aryténoïdes des mouvements extrêmement étendus.

C. — *Couche fibreuse élastique du larynx.*

La cavité du larynx est tapissée par une membrane jaunâtre, formée de tissu fibreux et de tissu élastique. Cette membrane est située à la face interne des cartilages du larynx, en dehors de la muqueuse.

D. — *Muscles du larynx.*

Nous décrirons ici seulement les muscles intrinsèques.

Les muscles intrinsèques du larynx sont au nombre de neuf, dont un impair et quatre pairs. Le muscle impair est placé en arrière : c'est l'ary-aryténoïdien. Les muscles pairs sont ainsi disposés : en avant est placé le crico-thyroïdien ; en arrière, le crico-aryténoïdien postérieur ; sur les côtés, le crico-aryténoïdien latéral et le thyro-aryténoïdien.

1° Ary-aryténoïdien. — *Insertions.* — Il s'insère sur la face postérieure et sur le bord externe de ces deux cartilages.

Structure. — Deux espèces de fibres entrent dans la constitution de ce muscle : des fibres profondes transversales, qu'Albinus décrivait séparément sous le nom de muscle *aryténoïdien transverse*, et des fibres superficielles obliques, que le même anatomiste appelait *aryténoïdien oblique*. Ces fibres obliques se portent de la base du cartilage droit au sommet du cartilage gauche, et *vice versâ*. Sa face antérieure est recouverte par la muqueuse laryngée, qui se réfléchit sur son bord supérieur et sur sa face postérieure, qu'elle recouvre aussi ; là, cette muqueuse fait partie de la muqueuse du pharynx.

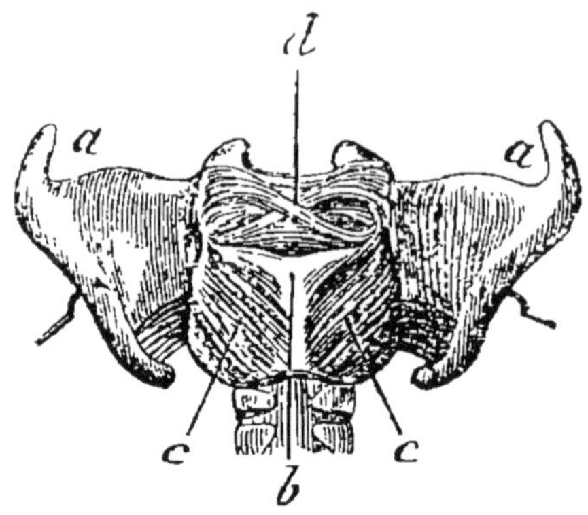

FIG. 105. — Face postérieure du larynx.

a, a. Grandes cornes du thyroïde. — *b.* Face postérieure du cricoïde. — *c, c.* Muscle crico-aryténoïdien postérieur. — *d.* Muscle ary-aryténoïdien.

Action. — Le muscle ary-aryténoïdien, rapprochant l'un de l'autre les deux aryténoïdes, est constricteur de la glotte.

2° **Crico-thyroïdien.** — *Insertions.* — Ce muscle prend son *point fixe* sur la face antérieure du cricoïde, à côté de la crête médiane. De là il se porte en haut et en dehors en s'élargissant, et s'insère par son *point mobile* à la petite corne, au bord inférieur et un peu à la face postérieure du thyroïde.

Action. — Tenseur des cordes vocales, et par conséquent un peu constricteur de la glotte.

3° **Crico-aryténoïdien postérieur.** — *Insertions.* — Il prend son *point fixe*, dans une grande étendue, sur la face postérieure du cricoïde, de chaque côté de la crête médiane. De là ses fibres se portent en dehors et se réunissent pour s'insérer à l'apophyse externe ou postérieure de l'aryténoïde qui constitue le *point mobile*.

Action. — Ce muscle est le seul dilatateur de la glotte. C'est lui qui maintient l'écartement des cordes vocales pendant la respiration et pendant la phonation. C'est un des principaux muscles inspirateurs.

4° Crico-aryténoïdien latéral. — *Insertions.* — Par son *point fixe*, ce muscle s'insère sur les parties latérales du bord supérieur du cricoïde et sur les bords de la membrane crico-thyroïdienne. De là ses fibres se portent en haut et en arrière pour s'insérer, par un seul faisceau, à l'apophyse externe ou postérieure de l'aryténoïde, qui constitue son *point mobile*.

Action. — Il rapproche les cordes vocales ; il est donc constricteur de la glotte.

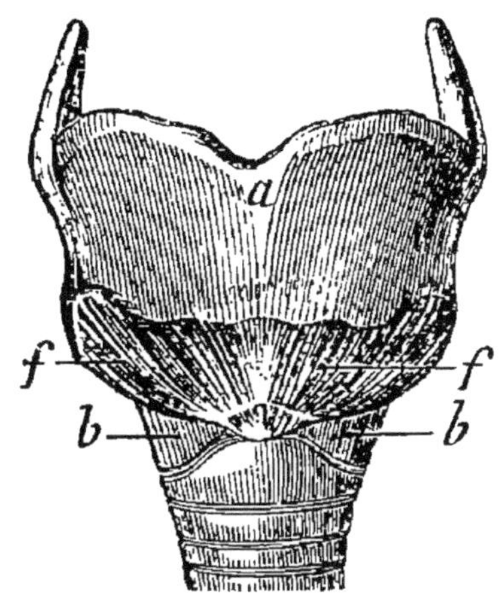

Fig. 106. — Face antérieure du larynx.

a. Cartilage thyroïde. — *b*, *b*. Cartilage cricoïde. — *f*, *f*. Muscle crico thyroïdien.

5° Thyro-aryténoïdien. — *Insertions.* — Il prend son point d'*insertion fixe* dans l'angle rentrant du cartilage thyroïde, immédiatement au-dessus des fibres du muscle précédent. De là il se porte en arrière, et se fixe au bord externe de l'aryténoïde, au-dessus du crico-aryténoïdien latéral.

Même action que le précédent.

E. — *Membrane muqueuse du larynx.*

Le larynx est recouvert, dans toute l'étendue de sa surface intérieure, par une membrane muqueuse qui se continue en bas avec la muqueuse de la trachée, et en haut avec les muqueuses buccale et pharyngienne. La muqueuse laryngée est lisse, et présente une coloration rosée.

En se réfléchissant de la face antérieure de l'épiglotte à la base de la langue, elle forme trois replis, *glosso-épiglottique médian* et *glosso-épiglottiques latéraux*. En passant de la face antérieure du muscle ary-aryténoïdien à la face postérieure du même muscle, elle forme la partie antérieure de la muqueuse du pharynx. Enfin, en se réfléchissant sur le bord libre des replis aryténo-épiglottiques, elle s'applique à la face externe de ces replis, se confond avec la muqueuse pharyngée, et tapisse le fond d'une gouttière située en dehors de ces replis, en dedans de la grande corne du cartilage thyroïde.

Structure. — La muqueuse laryngée est formée de deux couches, de glandes, de vaisseaux et de nerfs. La *couche superficielle*, ou épithéliale, se compose de cellules d'épithélium cylindrique à cils vibratiles. La *couche profonde*, peu épaisse, est formée, dans sa partie superficielle, par un mélange de fibres lamineuses et de fibres élastiques ; la partie profonde, beaucoup plus considérable, est formée uniquement de tissu lamineux.

Des *glandes en grappe* sont contenues dans la muqueuse laryngée. Elles sont disséminées à la face profonde de la muqueuse.

Dans l'épaisseur de l'épiglotte, elles sont assez nombreuses, s'ouvrent sur la face postérieure de ce fibro-cartilage, et sont décrites sous le nom de *glandes épiglottiques*.

Dans l'épaisseur du repli aryténo-épiglottique, elles forment deux traînées, une antéro-postérieure et une verticale, qui embrassent, par le sinus qu'elles forment, le cartilage de Wrisberg. Ces glandes sont placées entre la muqueuse laryngée et la couche fibreuse du repli. On les décrit sous le nom de glandes en L ou de *glandes aryténoïdiennes*.

Enfin elles sont nombreuses dans la couche muqueuse

qui forme le ventricule du larynx ou de Morgagni. Le liquide que ces glandes sécrètent humecte la surface libre de la muqueuse.

Replis aryténo-épiglottiques. — Ces replis s'étendent du bord de l'épiglotte au bord externe du cartilage aryténoïde. Ils ont un bord supérieur libre qui forme les côtés de l'orifice supérieur du larynx, un bord inférieur qui se continue avec les parties constituantes du larynx, une face interne formée par la muqueuse laryngée, et une face externe ou pharyngienne formée par la muqueuse laryngée réfléchie dans la cavité du pharynx.

F. — *Vaisseaux et nerfs.*

Les *artères* du larynx sont les laryngées supérieure et inférieure, fournies par la thyroïdienne supérieure.

Les *nerfs* viennent du pneumogastrique et du spinal sous les noms de laryngé supérieur et laryngé inférieur. Le *laryngé* supérieur se rend à la muqueuse du larynx et envoie un filet moteur, *laryngé externe*, au muscle crico-thyroïdien. Le *laryngé inférieur* ou récurrent se porte à tous les autres muscles.

ARTICLE II.

TRACHÉE.

Dissection. — 1° *Préparez les muscles de la région sous-hyoïdienne; 2° enlevez avec la scie et le couteau la moitié interne des deux clavicules, le sternum et la partie antérieure des côtes; 3° écartez les deux poumons en avant; 4° dégagez les abords de la trachée en préparant les gros vaisseaux du thorax et du cou, et laissez tous les organes en place, en relevant seulement les muscles de la région sous-hyoïdienne.*

Procédez de la même manière pour préparer les bronches.

La trachée est un canal béant, étendu du larynx aux bronches.

Situation. — Elle est située en partie dans le cou, en partie dans le thorax ; aussi divise-t-on ce conduit en deux portions : *portion cervicale* et *portion thoracique*.

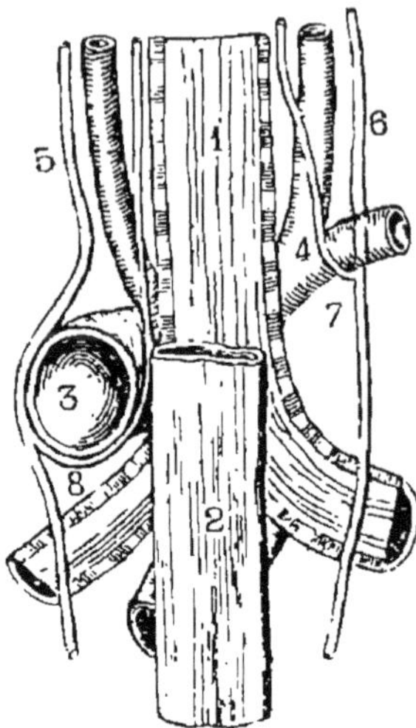

Fig. 107. — Rapports de la trachée-artère, vue par derrière.

1. Portion membraneuse de la trachée. — 2. Œsophage. — 3. Coupe de la crosse de l'aorte sur la bronche gauche. — 4 Tronc brachio-céphalique. — 5. Nerf pneumogastrique gauche. — 6. Nerf pneumogastrique droit. — 7. Nerf récurrent droit. — 8. Nerf récurrent gauche.

Direction. — La trachée est dirigée verticalement dans le cou, mais elle s'incline un peu à droite vers son extrémité inférieure.

Forme. — Elle est cylindrique à sa partie antérieure. et cette forme est due à la présence d'anneaux cartilagineux incomplets. Elle est aplatie sur sa face postérieure, à cause de l'absence d'anneaux cartilagineux en arrière. De là la division de la trachée en deux parties : une *portion cartilagineuse* en avant, et une *portion membraneuse* en arrière.

Limites. — La trachée est limitée en haut par le corps de la sixième vertèbre cervicale et de la quatrième lorsque la tête est étendue sur le cou, et en bas par le corps de la troisième vertèbre dorsale.

Rapports. — 1° *Dans la portion cervicale* on trouve : *En avant* de la trachée et immédiatement appliqués sur ce conduit de haut en bas, l'isthme du corps thyroïde, le plexus veineux thyroïdien et l'artère thyroïdienne de Neubaüer, quand elle existe. Plus superficiellement, on trouve les muscles sterno-thyroïdiens, et plus superficiellement encore les muscles sterno-hyoïdiens. Entre les muscles sterno-thyroïdien et sterno-hyoïdien droits et les mêmes muscles du côté gauche, on trouve sur la ligne médiane la ligne blanche cervicale antérieure, portion d'aponévrose cervicale située en avant de la trachée.

En arrière de la trachée se trouve l'œsophage, qui lui est uni par un tissu cellulaire un peu dense, et qui la déborde un peu du côté gauche.

Sur les côtés, la trachée est en rapport avec les lobes du corps thyroïde, avec l'artère carotide primitive, en dehors de laquelle se trouve la jugulaire interne. Le nerf récurrent est situé aussi sur les côtés de la trachée ; seulement il faut remarquer que celui du côté gauche est placé dans l'angle qui sépare la trachée de l'œsophage, tandis que celui du côté droit se cache derrière la partie droite du canal aérien. Les artères thyroïdiennes inférieures sont placées aussi au voisinage de la trachée.

2° *Dans la portion thoracique*, la trachée présente les rapports suivants : *en avant* et de haut en bas, elle est en rapport avec la terminaison du tronc veineux brachio-céphalique gauche et avec le tronc artériel brachio-céphalique. *En arrière*, elle est en rapport avec l'œsophage, dont la sépare un tissu cellulaire assez lâche. L'œsophage déborde un peu à gauche la trachée, pour se mettre en rapport avec la bronche gauche. *Sur les côtés*, la trachée est en rapport : à droite, avec la plèvre médiastine et le poumon droit ; à gauche, avec la crosse de l'aorte et le nerf récurrent gauche.

Structure. — La structure de la trachée diffère selon qu'on examine ses trois quarts antérieurs, portion cartilagineuse, ou son quart postérieur, portion membraneuse.

Portion cartilagineuse. — Cette portion est formée de haut en bas par une série d'anneaux cartilagineux, séparés par des anneaux membraneux. Les cerceaux cartilagineux manquent en arrière et représentent les trois quarts antérieurs d'un anneau complet. Dans la trachée, il y a environ seize anneaux. Le dernier de ces anneaux a une disposition spéciale : son bord inférieur se porte en bas et en arrière en forme d'éperon ; il a la forme d'un triangle, dont le bord supérieur forme le dernier anneau de la trachée, et dont les bords latéraux constituent le premier anneau des bronches. Entre les anneaux cartilagineux se voient les zones fibreuses, qui se dédoublent au niveau des cartilages pour les envelopper, de telle sorte que ces cartilages peuvent être considérés comme situés dans l'épaisseur d'un tube étendu du larynx aux bronches.

Portion membraneuse. — Cette portion de la trachée est dépourvue de cartilage ; elle est formée d'arrière en avant : 1° par une couche fibreuse élastique mince, se continuant sur ses bords avec les bords de la portion cartilagineuse ; 2° par une couche de fibres musculaires lisses, dirigées transversalement et insérées par leurs deux bouts aux extrémités des cerceaux de la trachée ; 3° enfin par quelques faisceaux longitudinaux élastiques soulevant la muqueuse, et situés entre la couche musculaire et la couche muqueuse.

Une membrane muqueuse recouvre la face interne des deux portions de la trachée. Cette membrane est formée de deux couches : l'une superficielle, constituée par des cellules d'épithélium cylindrique à cils vibratiles, formant plusieurs couches stratifiées ; l'autre profonde, composée d'éléments de tissu lamineux et de tissu élastique. Des glandes en grappe peu volumineuses existent à la face profonde de la muqueuse : on en trouve un grand nombre au niveau de la portion membraneuse.

ARTICLE III.

BRONCHES.

Les bronches sont deux tubes étendus de la bifurcation de la trachée au hile du poumon.

Les bronches se dirigent obliquement de haut en bas et de dedans en dehors. L'obliquité est plus marquée sur la bronche gauche que sur la droite, qui est presque horizontale.

La longueur des deux bronches n'est pas la même. Celle du côté gauche est double de celle du côté droit. En effet, elle a une longueur de 4 à 5 centimètres, tandis que celle du côté droit n'a que 2 à 3 centimètres. Le calibre de la bronche droite est beaucoup plus considérable que celui de la gauche.

Les bronches ont la forme de la trachée, c'est-à-dire qu'elles sont cylindriques en avant et aplaties en arrière.

Rapports. — Ces deux canaux présentent des rapports communs. De plus, chaque bronche affecte des rapports particuliers avec quelques organes.

1° *Rapports communs aux deux bronches.*— Les bronches se portent au hile du poumon, et, dans le trajet qu'elles parcourent, elles affectent des rapports avec les organes qui forment avec elles le pédicule du poumon : artère et veines pulmonaires, artère et veines bronchiques, ganglions lymphatiques, nerfs, tissu cellulaire, plèvre.

L'artère pulmonaire se porte en dehors et en haut, en passant d'abord en avant, puis au-dessus de la bronche correspondante.

Les veines pulmonaires, au nombre de deux pour chaque poumon, passent aussi au-devant de la bronche correspondante, pour se porter dans l'oreillette gauche.

L'artère et la veine bronchiques suivent la face postérieure de la bronche correspondante.

Les vaisseaux lymphatiques, venus du poumon, suivent la surface externe des bronches, et se jettent dans les ganglions nombreux qui entourent ces canaux.

Les nerfs du poumon, venus du pneumogastrique et du grand sympathique, entourent les bronches et pénètrent avec elles dans le poumon. Ajoutons que le tronc du pneumogastrique croise de haut en bas la face postérieure de la bronche correspondante.

Tous les organes qui constituent le pédicule du poumon sont réunis entre eux par du tissu cellulaire, qui établit une communication entre celui du médiastin et celui qui entoure les divisions bronchiques et les lobules pulmonaires.

2° *Rapports particuliers à chaque bronche.* — Deux canaux veineux sont en rapport avec la bronche droite : la *veine cave supérieure*, qui croise de haut en bas sa face antérieure, et la *grande veine azygos*, qui se jette dans la veine cave supérieure, après avoir contourné de bas en haut les parties postérieure et supérieure de la bronche droite.

Deux organes sont aussi en rapport avec la bronche gauche : la *crosse de l'aorte*, qui croise d'avant en arrière sa face supérieure, au moment où elle se sépare de la trachée, et l'*œsophage*, qui croise de haut en bas la face postérieure du même conduit, également au moment où il se détache de la trachée.

La structure des bronches est la même que celle de la trachée.

ARTICLE IV.

POUMONS.

Les poumons sont deux organes spongieux, éminemment élastiques, essentiels à la respiration.

Les poumons sont séparés l'un de l'autre par une cloison antéro-postérieure et verticale, très-épaisse, qui s'étend de la face postérieure du sternum à la colonne vertébrale. Cette cloison, qui porte le nom de *médiastin*, intercepte toute communication entre les deux côtés de la poitrine.

1° *Différence de volume du poumon selon l'âge.* — Il importe de connaître la différence de volume qui existe entre les poumons d'un enfant qui n'a pas encore respiré et ceux d'un enfant qui a respiré.

Chez le premier, le poumon est réduit à une petite masse rougeâtre, refoulée au sommet du thorax par le diaphragme, qui remonte quelquefois jusqu'à la troisième côte. Au moment de la naissance, le poumon, se dilatant sous l'influence des muscles inspirateurs et recevant du sang et de l'air, augmente considérablement de volume, refoule le diaphragme en bas, et détermine, au bout de quelques heures seulement, la voussure de la paroi antérieure du thorax.

2° *Différence de volume entre les deux poumons.* — Les deux poumons ne sont pas égaux en volume. Le poumon droit présente un diamètre vertical plus court que celui du poumon gauche. Le poumon gauche présente un diamètre transversal plus court que celui du poumon droit. En tenant compte de ces différences, on peut constater que le poumon droit est un peu plus volumineux que le gauche.

Couleur. — La couleur des poumons varie avec l'âge ; nous l'examinerons chez le fœtus, chez le nouveau-né, chez l'enfant, chez l'adulte et chez le vieillard.

1° *Fœtus.* — Avant la naissance, le poumon, à peu de chose près, représente la couleur du foie ; il est d'un rouge foncé.

2° *Nouveau-né.* — Au moment de la naissance, l'air, en pénétrant dans la poitrine, dilate subitement les poumons, qui augmentent de volume et de poids absolu en même temps qu'ils diminuent de poids spécifique. La couleur change également, et, sous l'influence de l'air et du sang pénétrant dans le poumon, cet organe prend une couleur rouge vif, qu'il conserve pendant quelque temps.

3° *Enfant.* — Chez l'enfant, après les premiers mois, le poumon prend une teinte rosée qui diminue à mesure qu'il avance en âge.

4° *Adulte.* — A cet âge, le poumon est d'un gris cendré. Cependant, au niveau du bord postérieur, cet organe est presque toujours coloré en rose ou en rouge vineux.

5° *Vieillard.* — Chez l'adulte, on voit déjà se montrer, sous forme de pointillé, de lignes ou de taches, une matière noire à la surface du poumon. Cette matière augmente avec l'âge, de sorte que les poumons des vieillards ont une couleur presque noire. Cette matière n'est autre chose que du charbon transporté dans les voies respiratoires et pénétrant de proche en proche, à travers le tissu pulmonaire, jusqu'à la surface du poumon, qu'il colore.

Poids absolu des poumons. — Le poids absolu du poumon présente une foule de variétés, en rapport direct avec les variétés de volume.

Différence aux divers âges. — Le poids normal des deux poumons réunis est de 1,000 grammes à 1,200 grammes. Il est important de connaître la différence de poids qui existe entre les poumons d'un enfant nouveau-né et ceux d'un enfant qui n'a pas respiré. En effet, chez l'enfant qui n'a pas respiré, les poumons pèsent environ 60 à 65 grammes, poids qui équivaut à la cinquantième partie du poids du corps. Chez l'enfant qui a respiré, la quantité considérable du sang arrivant aux poumons par l'artère pulmonaire augmente le poids de ces organes, qui, porté à 94 grammes, égale la trente-quatrième partie du poids du corps.

Poids spécifique du poumon. — Les poumons sont plus légers que l'eau. Ils surnagent à la surface de ce liquide. Il existe une différence de poids spécifique qu'il importe au médecin légiste de bien connaître : je veux parler de celle qu'on trouve entre les poumons d'un enfant qui n'a pas respiré et ceux d'un enfant qui a respiré. Chez le premier, les poumons, peu volumineux, durs, d'un rouge foncé, n'ont jamais reçu d'air ; si vous les placez dans l'eau, ils s'enfoncent comme le ferait un morceau de foie.

Propriétés du tissu pulmonaire. — Nous désignons sous cette dénomination commune la consistance, l'élasticité, la cohésion, la résistance et la crépitation des poumons.

Le tissu du poumon est mou et présente une *consistance* analogue à celle d'une éponge.

L'*élasticité* du poumon est la principale de ses propriétés. En effet, cette élasticité joue un grand rôle dans une foule de phénomènes physiologiques et pathologiques. Pour la démontrer, il suffit d'insuffler fortement un poumon et de le livrer ensuite à lui-même. On le voit se réduire à son volume primitif par la seule élasticité de son tissu, qui, en revenant sur lui-même, chasse l'air contenu dans l'organe.

Le tissu pulmonaire est doué d'une grande *cohésion*. Il se déchire difficilement lorsqu'il est sain, même sous l'influence d'efforts considérables.

Il présente une grande *résistance* à l'insufflation.

Lorsqu'on presse entre deux doigts le tissu pulmonaire, on éprouve la sensation d'une *crépitation* particulière qui est déterminée par le passage brusque de l'air d'une vésicule dans les vésicules voisines, à travers des espaces plus ou moins comprimés, pendant qu'on exerce la pression des doigts sur le tissu du poumon.

Forme, régions et rapports. — Les poumons présentent la forme d'un cône aplati sur les côtés. Chacun de ces organes offre à l'étude une face interne, une face externe, un bord antérieur, un bord postérieur, une base et un sommet.

Face interne. — On trouve sur la face interne le *hile* du poumon ; il donne attache au pédicule pulmonaire. Le hile est placé à égale distance du sommet et de la base, un peu plus près du bord postérieur que du bord antérieur. Il a 3 centimètres de hauteur sur 2 de largeur.

La face interne du poumon est en rapport avec le médiastin. Le cœur et le péricarde séparent les deux poumons ; en arrière du cœur se trouvent l'artère aorte et l'œsophage. Au-dessus du cœur les rapports ne sont pas les mêmes des deux côtés. A ce niveau, la face interne du poumon gauche est en rapport, un peu au-dessus du hile, avec la crosse de l'aorte, qui se creuse sur elle un sillon courbe à concavité inférieure, avec l'origine de l'artère sous-clavière gauche et de la carotide primitive gauche. La face interne du poumon droit est en rapport direct avec la face droite de la trachée, l'œsophage, la veine cave supérieure et la terminaison de la grande veine azygos.

Face externe. — La face externe du poumon est convexe et lisse. On y trouve les scissures interlobaires qui divisent cet organe en plusieurs portions ou lobes. Sur le poumon gauche il existe une seule scissure, oblique de haut en bas et d'arrière en avant, qui le divise en deux lobes. Sur le poumon droit il existe deux scissures, ayant la même direction.

Toutes les scissures interlobaires pénètrent profondément jusqu'à la racine du poumon.

La face externe du poumon est en rapport, par l'intermédiaire de la plèvre, avec la face interne des côtes et des muscles intercostaux internes.

Bord antérieur.— Ce bord est mince et tranchant. Il est en rapport, en avant, avec les cartilages costaux, les bords du sternum et les vaisseaux mammaires internes.

Bord postérieur. — Beaucoup plus long que l'antérieur, ce bord est étendu depuis la première côte jusqu'à la onzième. Le bord postérieur est très-épais et logé dans la concavité que présente le thorax de chaque côté de la colonne vertébrale. Il est en rapport, par l'intermédiaire de la plèvre, et de dedans en dehors, avec la face latérale de la colonne vertébrale, le nerf grand sympathique, les vaisseaux et nerfs intercostaux, la face interne du muscle intercostal externe et la face interne des côtes.

Base. — La base du poumon est très-large et moulée sur la convexité du diaphragme. Cette base est oblique de haut en bas et d'avant en arrière ; elle est bordée par une languette du poumon qui la contourne, et qui s'insinue dans le cul-de-sac circulaire que forment par leur réunion le diaphragme et la face interne des côtes.

Sommet. — Le sommet du poumon s'élève au-dessus de l'orifice supérieur du thorax, qu'il déborde d'une hauteur qui varie avec les sujets. Il vient se placer en arrière de la clavicule, et il n'est pas rare de le voir déborder cet os de 1 à 2 centimètres. La première côte, par son bord interne, imprime ordinairement sur lui un sillon circulaire.

Structure des poumons.

Nous avons à étudier : 1° les ramifications bronchiques : 2° le tissu propre du poumon : 3° les vaisseaux et les nerfs : 4° le tissu cellulaire du poumon : 5° le feuillet séreux qui le recouvre, et que nous verrons plus loin en décrivant la plèvre.

1° Ramifications bronchiques. — En pénétrant dans le hile du poumon, la bronche gauche se divise en deux branches qui pénètrent dans les deux lobes, tandis que la bronche droite se divise en trois pour les trois lobes du poumon droit. Chaque division bronchique s'enfonce dans le lobe correspondant et se subdivise irrégulièrement. Les parois des divisions bronchiques sont formées des mêmes éléments que les bronches et la trachée ; seulement ces éléments ont une disposition différente.

On trouve dans leur structure : 1° des cartilages ; 2° des fibres musculaires de la vie organique ; 3° des fibres élastiques ; 4° une muqueuse ; 5° des vaisseaux et des nerfs, que nous étudierons avec ceux du poumon.

Les *cartilages* existent sur toute l'étendue des divisons bronchiques, jusqu'à ce qu'elles présentent un demi-millimètre de diamètre. Les cartilages, au lieu de former des anneaux incomplets, comme à la trachée et aux bronches, forment ici des segments d'anneaux plus longs que larges, dentelés à leurs extrémités pour s'engrener avec les dentelures des segments du même anneau.

Les *fibres musculaires* des divisions bronchiques forment une couche circulaire d'une épaisseur de quelques dixièmes de millimètre. Ces fibres musculaires constituent les *muscles de Reissessen*.

Une *membrane fibreuse élastique* existe aussi dans toute l'étendue de ces canaux. Elle fait suite à celle de la trachée et des bronches ; elle forme des tubes complets, dans l'épaisseur desquels paraissent contenus les segments cartilagineux dont nous avons parlé plus haut ; elle se continue aux extrémités déliées des divisions bronchiques avec la substance qui forme la paroi des canalicules respirateurs.

Les divisions bronchiques sont tapissées par une *membrane muqueuse* semblable à celle de la trachée et des bronches ; elle se continue jusqu'aux dernières ramifications. Elle est très-adhérente aux couches sous-jacentes.

2° Tissu propre du poumon. — Ce tissu est surtout formé d'éléments élastiques et de quelques fibres musculaires de la vie organique. Il est constitué par la réunion d'une foule de petits canaux s'insérant par l'une de leurs extrémités sur les dernières divisions bronchiques, et se ramifiant à l'autre extrémité pour se porter à de petits renflements creux qui constituent les *lobules pulmonaires*. Les petits canaux intermédiaires aux lobules et aux dernières divisions bronchiques forment les *canalicules respirateurs.*

Afin d'être mieux compris, nous dirons, en comparant le poumon à une glande en grappe, que les lobules pulmonaires représentent les acini, les canalicules respirateurs formant les canaux sécréteurs, tandis que les divisions bronchiques, les bronches et la trachée représentent les canaux excréteurs. (Voy. *Système glandulaire.*)

Canalicules pulmonaires ou respirateurs. — Les *canalicules pulmonaires* sont de très-petits canaux qui, partant des dernières ramifications bronchiques, se rendent aux lobules. Il ne faut donc pas croire, comme beaucoup d'auteurs le disent, que le lobule soit placé à l'extrémité des bronches ; il en est séparé par les canalicules, qui ne peuvent pas être considérés comme des

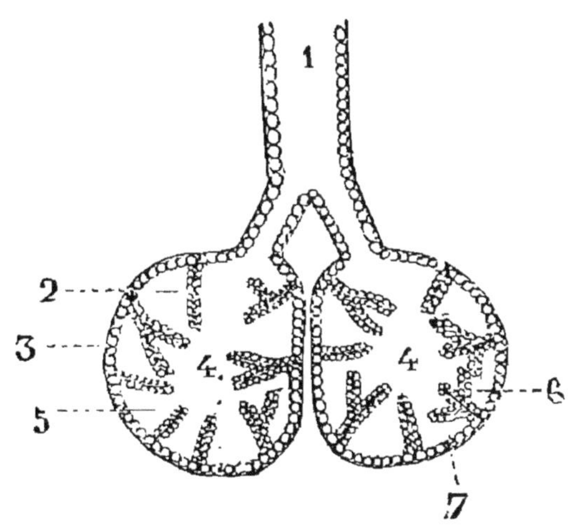

Fig. 108. — Deux lobules pulmonaires avec les cloisons, les aréoles et l'épithélium. (Fig. schématique.)

ramifications bronchiques, attendu que leur paroi et celle des lobules sont formées par un tissu identique, bien différent de celui qui constitue la paroi de la bronche. Le lobule et le canalicule pulmonaire sont à la bronche ce que l'acinus et le tube sécréteur d'une glande en grappe sont au canal excréteur. Ceux-ci forment le parenchyme pulmonaire.

La paroi des canalicules est formée de fibres élastiques, de vaisseaux capillaires, de fibres lamineuses, de noyaux embryoplastiques, et de quelques fibres musculaires de la vie organique. Ils sont tapissés par une couche d'épithélium pavimenteux, qui recouvre immédiatement le réseau capillaire provenant des vaisseaux pulmonaires et continu avec celui qui tapisse la face interne du lobule. De même que le lobule, le canalicule respirateur ne possède pas une muqueuse séparable de sa paroi.

Lobules pulmonaires. — Les *lobules pulmonaires* sont de petits renflements de quelques millimètres à 1 centimètre d'épaisseur, creusés, sur leur face interne, de cavités communiquant avec les canalicules respirateurs. Ces renflements sont séparés les uns des autres par des cloisons de tissu conjonctif et placés aux extrémités des canalicules respirateurs, comme les grains de raisin aux extrémités de la grappe, comme les lobules des glandes en grappe aux extrémités des conduits sécréteurs. Les lobules sont polyédriques ; on s'en aperçoit en examinant la surface des poumons, où ils forment, en se comprimant réciproquement, des polygones à trois, quatre, cinq ou six côtés. Le cana-

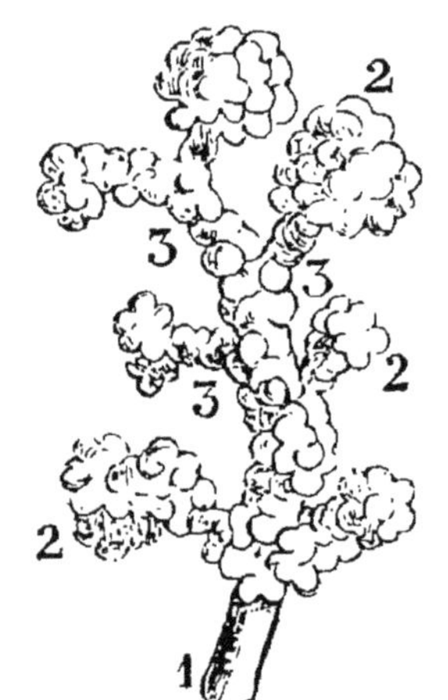

FIG. 109. — Lobules préparés par corrosion

licule respirateur se continue d'un côté avec les dernières ramifications bronchiques, tandis qu'il se *subdivise de l'autre côté en plusieurs rameaux* qui vont se terminer par groupe de huit à quinze culs-de-sac. Ces culs-de-sac sont arrondis et renflés vers le fond ; ils sont pressés les uns contre les autres. Les ramifications du canalicule respirateur et la paroi de ces culs-de-sac ont la même texture que le canalicule lui-même. Des fibres élastiques en constituent l'élément principal : quelques fibres lamineuses, quelques noyaux embryoplastiques et de rares fibres musculaires de la vie organique s'y rencontrent. Cette paroi est tapissée par une couche simple d'épithélium pavimenteux qui recouvre le réseau des vaisseaux capillaires.

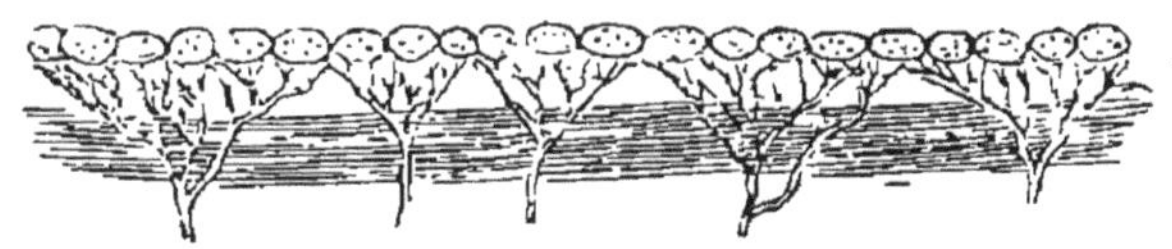

FIG. 110. — Paroi étalée des lobules du poumon.

3° Vaisseaux et nerfs du poumon. — C'est entre ces grains ou lobules et autour des ramifications bronchiques que se trouve le tissu conjonctif. C'est le long de ces ramifications que nous verrons cheminer les vaisseaux et les nerfs.

Nous y trouvons l'artère pulmonaire, les veines pulmonaires, l'artère bronchique, la veine bronchique et les vaisseaux lymphatiques.

L'*artère pulmonaire* pénètre dans le poumon au niveau du hile, comme les autres vaisseaux, et suit les ramifications bronchiques. Elle se subdivise de la même manière que les conduits aériens, dont elle suit les ramifications, et arrive aux dernières divisions. Là, elle forme un réseau autour des lobules et traverse la paroi des canalicules respirateurs et des lobules, pour former à leur surface interne un riche réseau capillaire.

Ce réseau capillaire se place immédiatement au-dessous de l'épithélium pavimenteux qui tapisse la face interne des lobules et des canalicules; c'est à ce niveau, à travers la paroi du capillaire et de l'épithélium. que se produit le phénomène de l'hématose.

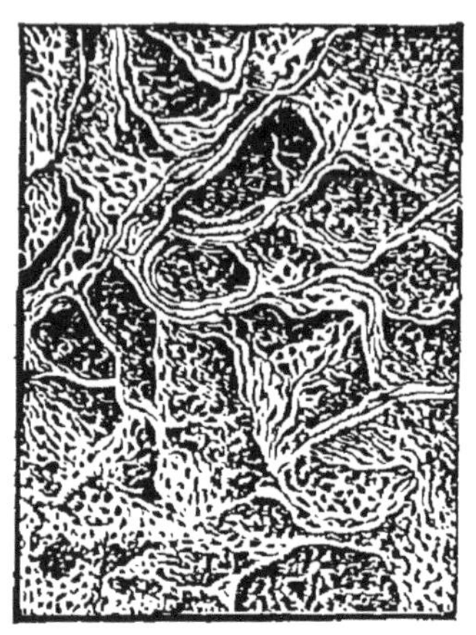

Fig. 111. — Réseau capillaire du lobule du poumon.

Les *veines pulmonaires* naissent du réseau capillaire qui tapisse les canalicules et les lobules. Ces veines sortent des lobules par différents points de leur paroi, et viennent se réunir au niveau des dernières ramifications bronchiques, puis elles se jettent dans l'oreillette gauche.

L'*artère bronchique*, venue de l'aorte thoracique, se porte à la surface de la bronche correspondante, qu'elle accompagne dans l'épaisseur du poumon jusqu'à ses dernières divisions. Dans tout ce trajet, cette artère se distribue aux éléments des divisions bronchiques, et principalement à la membrane muqueuse.

La *veine bronchique* naît des capillaires qui terminent l'artère bronchique. Cette veine se dirige vers le hile du poumon, en suivant les divisions bronchiques. Arrivé au hile du poumon, le tronc de la veine bronchique droite se jette dans un des troncs veineux placés à la partie supérieure du thorax, fréquemment dans la grande veine azygos. Celle du côté gauche se jette le plus souvent dans la petite veine azygos.

Les *vaisseaux lymphatiques* du poumon sont très-nombreux ; ils naissent des lobules pulmonaires et de la muqueuse bronchique. Ceux de la muqueuse bronchique, après leur origine, traversent les parois des bronches et suivent ensuite leur direction jusqu'au niveau du hile du poumon. Les lymphatiques des lobules suivent le trajet des bronches, comme les vaisseaux pulmonaires et bronchiques : ce sont les *lymphatiques profonds ;* les autres rampent au-dessous de la plèvre, qui ne fournit aucun lymphatique, et se portent au hile du poumon en suivant des directions variées : ils constituent les *lymphatiques superficiels*. Les ganglions lymphatiques du poumon sont situés au niveau du hile. autour des premières ramifications bronchiques. Ces ganglions pénètrent dans le tissu pulmonaire jusqu'à une profondeur de 2 à 4 centimètres. Ils sont nombreux et reçoivent les lymphatiques du poumon. Ils ont une couleur noire, due à l'absorption du charbon pulmonaire.

Les *nerfs* du poumon viennent du pneumogastrique et du grand sympathique, qui forment au niveau de la bifurcation de la trachée le plexus pulmonaire. (Voy. *Névrologie.*) De ce plexus partent les nerfs qui se jettent autour de la bronche, qu'ils enlacent de leurs ramifications jusqu'aux dernières divisions bronchiques.

4° Tissu cellulaire du poumon. — On le trouve dans le parenchyme pulmonaire. Il existe surtout au niveau des grosses bronches, où il forme autour des ganglions bronchiques une atmosphère celluleuse. Il se prolonge dans le parenchyme, où il accompagne les divisions bronchiques. Il s'insinue entre les lobules, où il forme de très-minces cloisons.

ARTICLE V.

PLÈVRES.

Les plèvres sont des membranes séreuses situées dans la cavité thoracique, indépendantes l'une de l'autre, et destinées à faciliter le glissement des poumons dans cette cavité. Les plèvres sont séparées par la cloison nommée médiastin.

La plèvre représente un sac sans ouverture, qui recouvre le poumon et se réfléchit sur le pédicule pulmonaire, auquel il forme une gaîne, pour tapisser ensuite la surface interne de la cavité qui contient le poumon. Cette membrane est partout continue et présente deux surfaces : l'une superficielle ou libre, qui limite la cavité de la plèvre; l'autre profonde ou adhérente, qui adhère à la surface du poumon, à la face supérieure du diaphragme, à la face interne des côtes, etc.

Comme toutes les séreuses, la plèvre présente deux feuillets : l'un *viscéral*, appliqué sur le poumon ; l'autre *pariétal*, tapissant la paroi de la cavité.

1° Feuillet viscéral. — La plèvre viscérale ou pulmonaire recouvre le poumon dans toute son étendue. Elle est transparente et adhère intimement au tissu de l'organe, de manière qu'il est impossible de l'en séparer.

2° Feuillet pariétal. — La plèvre pariétale recouvre la face interne des côtes, le médiastin et le diaphragme, et comme elle est partout continue à elle-même, elle détermine la formation de deux culs-de-sac, l'un supérieur qui forme une sorte de calotte au-dessus du sommet du poumon, l'autre inférieur qui entoure la circonférence de la base du poumon, et qui est situé entre la face supérieure du diaphragme et les dernières côtes. La plèvre pariétale présente un aspect et des rapports différents dans les divers points de son étendue ; elle diffère sur les côtes, sur le diaphragme et sur le médiastin, et dans ces points elle prend les noms de *plèvre costale*, *plèvre diaphragmatique* et *plèvre médiastine*.

La *plèvre costale* est épaisse et doublée d'un feuillet aponévrotique qui la sépare de la face interne des côtes. La plèvre costale est en rapport avec la face interne des côtes et les muscles intercostaux internes. A la partie postérieure des côtes, elle recouvre les muscles intercostaux externes, dont elle est séparée par le nerf et les vaisseaux intercostaux ; elle recouvre aussi la tête des côtes et le nerf grand sympathique, pour se réfléchir sur les côtés de la colonne vertébrale et se continuer avec la plèvre médiastine. A la partie antérieure des côtes, la plèvre costale recouvre les cartilages costaux, et, vers les trois ou quatre premières côtes, elle se pro-

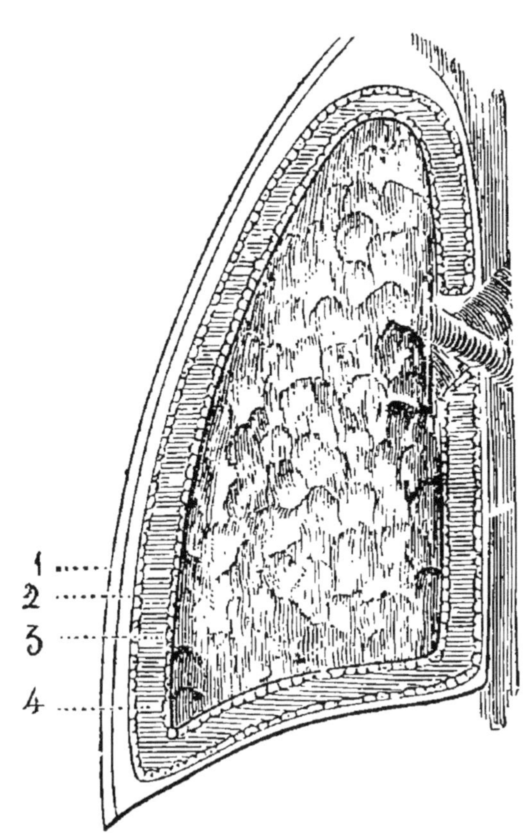

FIG. 112. — Figure schématique de la plèvre.

1. Ligne indiquant la paroi du thorax. — 2. Feuillet pariétal de la plèvre. — 3. Feuillet viscéral de la plèvre. — 4. Cavité de la plèvre.

longe jusqu'à la face postérieure du sternum, où elle s'adosse à celle du côté opposé, après avoir tapissé les vaisseaux mammaires internes et le muscle triangulaire du sternum.

La *plèvre diaphragmatique* tapisse la face supérieure du diaphragme, auquel elle adhère intimement.

La *plèvre médiastine* tapisse le médiastin et forme la paroi interne de la cavité qui contient le poumon.

Le *cul-de-sac supérieur de la plèvre* déborde la première côte, et forme au sommet du poumon un couvercle membraneux immédiatement appliqué sur lui et affectant les mêmes rapports. Parmi ces rapports, je signalerai celui qu'il affecte avec les vaisseaux sous-claviers en contact avec lui.

Le *cul-de-sac inférieur de la plèvre* forme une gouttière interposée à la face supérieure du diaphragme et à la face interne des côtes. Ce cul-de-sac inférieur, beaucoup plus déclive en arrière qu'en avant, correspond : en avant, à l'extrémité antérieure de la septième côte, et en arrière, au bord supérieur de la douzième.

ARTICLE VI.

CORPS THYROIDE.

Le corps thyroïde est une glande vasculaire sanguine, située au-devant de la partie supérieure de la trachée.

La partie moyenne rétrécie, qu'on appelle *isthme*, réunit les deux parties latérales ou *lobes ;* ceux-ci se prolongent en haut et en bas, et forment, par ces prolongements, les *cornes*.

Rapports. — D'une couleur rouge terne, d'une consistance un peu ferme, cette glande est recouverte, au niveau de l'isthme, par les deux muscles sterno-thyroïdiens et le feuillet aponévrotique qui les réunit. Elle recouvre à ce niveau les premiers cerceaux (quatre ou cinq) de la trachée, et souvent le cartilage cricoïde. Les lobes se portent de chaque côté de la trachée; ils se placent devant la carotide primitive et la jugulaire interne. Ils sont recouverts par les muscles sterno-thyroïdiens, sterno-hyoïdiens, omoplato-hyoïdiens, et sur les côtés par le sterno-cléido-mastoïdien.

Cet organe présente au bord supérieur de l'isthme un petit prolongement, *pyramide de Lalouette*, qui se porte vers l'os hyoïde, quelquefois plus haut.

Structure. — Le corps thyroïde est formé d'une enveloppe fibreuse, d'un élément anatomique particulier, la vésicule close, de vaisseaux et de nerfs.

L'*enveloppe* est composée de nombreux faisceaux de fibres lamineuses entre-croisées, entre lesquels on trouve quelques fibres élastiques très-fines. Cette membrane mince envoie vers le centre du corps thyroïde quelques prolongements peu considérables, dans lesquels on trouve aussi des fibres élastiques.

Les *vésicules closes* sont nombreuses dans cette glande, elles sont contiguës ; cependant elles ne sont pas assez serrées les unes contre les autres pour devenir polyédriques. La plupart d'entre elles sont séparées par une mince couche de tissu lamineux, dense et très-résistant. Ces vésicules ont un diamètre qui varie de 100 μ à 1 millimètre. Elles se réunissent par groupes de vingt à trente pour constituer un lobule polyédrique, séparé des lobules voisins par les cloisons celluleuses. Les artérioles rampent entre les lobules et viennent à la surface de la vésicule, où elles se divisent brusquement en capillaires très-fins qui entourent la vésicule d'un riche réseau. De ce réseau capillaire naissent brusquement aussi des veinules volumineuses, qui cheminent entre les lobules et vont constituer les veines thyroïdiennes.

ARTICLE VII.

THYMUS.

Le thymus est une glande vasculaire sanguine, située à la partie supérieure du médiastin antérieur, derrière le sternum et les muscles sterno-thyroïdien et sterno-hyoïdien.

Il se montre sur l'embryon vers le troisième mois ; il augmente de volume jusqu'à la fin de la deuxième année ; ensuite il s'atrophie peu à peu jusqu'à l'âge de dix à douze ans, époque à laquelle on ne trouve à sa place qu'un peu de tissu cellulo-adipeux.

Lorsqu'il est développé, chez l'enfant naissant, par exemple, il a la forme d'un triangle à base inférieure, à sommet supérieur ; il est aplati d'avant en arrière, et présente une surface grenue.

Il recouvre le péricarde, les gros vaisseaux qui partent des ventricules du cœur, la veine cave supérieure et les troncs brachio-céphaliques, surtout celui du côté gauche.

Il se prolonge supérieurement jusqu'au corps thyroïde, avec lequel il est toujours continu. Il est divisé en deux lobes allongés, réunis à la partie inférieure par du tissu lamelleux peu résistant, et séparés à la partie supérieure par la trachée.

CHAPITRE II.

APPAREIL DE LA DIGESTION.

L'appareil de la digestion est formé par la réunion d'un très-grand nombre d'organes. Les uns constituent le *tube digestif ;* les autres, qu'on désigne sous le nom d'*annexes du tube digestif,* sont placés sur le trajet du canal alimentaire.

ARTICLE PREMIER.

CANAL ALIMENTAIRE.

Le canal alimentaire, ou tube digestif, est un long tuyau, à peu près droit à ses deux extrémités, très-flexueux à sa partie moyenne. Il s'étend de la bouche à l'anus. Si nous l'examinons de haut en bas, nous le trouvons formé par la *bouche*, le *pharynx*, l'*œsophage*, l'*estomac*, l'*intestin grêle* et le *gros intestin.* Considéré d'une manière générale, on peut le diviser en deux parties : la portion sus-diaphragmatique et la portion sous-diaphragmatique. A un autre point de vue, on peut le diviser en trois parties : une portion ingestive, étendue de la bouche à l'estomac ; une portion digestive, qui comprend l'estomac et l'intestin grêle, et une portion éjective, constituée par le gros intestin.

I. — BOUCHE.

La *bouche,* ou *cavité buccale*, est divisée en deux parties. La portion qui se trouve en avant est connue sous le nom de vestibule de la bouche ; celle qui est en arrière forme la bouche proprement dite.

Le *vestibule* a la forme d'un fer à cheval à concavité postérieure. Il est limité en avant par les lèvres et les joues, et en arrière par les arcades dentaires.

Faisant abstraction du vestibule, nous considérerons à la cavité buccale six parois : antérieure, postérieure, latérales, supérieure et inférieure.

La paroi antérieure est formée par les lèvres. La paroi postérieure, ou isthme du gosier, est un orifice qui fait communiquer la bouche avec le pharynx. Les joues forment les parois latérales. Sur la paroi supérieure on voit la voûte palatine et le voile du palais, tandis que la paroi inférieure est constituée par le plancher de la bouche et par la langue. Après avoir décrit toutes les parois de cette cavité, nous décrirons la muqueuse buccale, qui en tapisse la surface interne.

A. — *Paroi antérieure, ou lèvres.*

Quatre couches distinctes constituent les lèvres. On y trouve, en outre, du tissu cellulaire, des vaisseaux et des nerfs. D'avant en arrière, les couches sont superposées dans l'ordre suivant : couche cutanée, couche musculaire, couche glanduleuse, couche muqueuse.

La *couche cutanée* ou *peau* des lèvres présente la structure de la peau en général, si ce n'est qu'elle renferme une grande quantité de follicules pileux et de glandes sébacées, et que sa face profonde donne insertion aux fibres de la couche musculaire sous-jacente.

La *couche musculaire* se compose d'un grand nombre de muscles (dix-neuf). Ces muscles, qui ont déjà été décrits (voy. *Myologie*), appartiennent tous à la face, et ils prennent pour la plupart leur point d'insertion fixe sur les surfaces osseuses qui avoisinent la bouche, tandis que leur extrémité mobile vient s'insérer à la face profonde du derme de la peau. Au moment de leur insertion à la lèvre, ces muscles s'insinuent entre la peau et la face antérieure de l'orbiculaire, qui occupent une grande partie de la hauteur des lèvres, mais surtout le bord libre.

La *couche glanduleuse* est formée par une agglomération de petites glandes en grappe.

La *couche muqueuse* tapisse la face postérieure des lèvres. Elle est si mince, qu'on peut constater au moyen de la pointe de la langue la présence des glandules sous-jacentes.

Les *artères* des lèvres viennent de la faciale sous le nom d'artères coronaires. Elles se placent près du bord libre, et sont plus rapprochées de la muqueuse que de la peau. Ces artères s'anastomosent sur la ligne médiane à plein canal avec celles du côté opposé, et forment autour de l'orifice buccal un cercle artériel.

Les *lymphatiques* sont nombreux dans les lèvres. Ceux de la lèvre supérieure forment de petits troncs qui suivent la direction de la veine faciale, et se jettent dans les ganglions sous-maxillaires postérieurs. Les lymphatiques de la lèvre inférieure se divisent en trois groupes : un groupe médian, qui descend verticalement vers les deux ganglions situés sous la peau du milieu de la région hyoïdienne, et deux groupes latéraux, qui se portent en bas et en arrière pour se jeter dans les ganglions sous-maxillaires antérieurs.

Les nerfs viennent du grand sympathique, du facial et du trijumeau. Le premier arrive aux lèvres avec les artères coronaires ; il préside à la circulation et à la sécrétion des glandes labiales. Le facial anime les muscles, et le trijumeau donne aux lèvres la sensibilité.

B. — *Paroi postérieure.*

La partie postérieure de la cavité buccale est formée par un orifice, *isthme du gosier*. Cet orifice est limité en bas par la base de la langue, en haut par la luette et le bord libre du voile du palais, et sur les côtés par les piliers antérieurs de ce voile.

C. — *Parois latérales.*

Elles sont constituées par les joues. La *joue* est une région étendue verticalement de l'arcade zygomatique au bord inférieur de la mâchoire. Elle est limitée en avant par le sillon naso-génien, qui la sépare du nez, et le sillon naso-labial, qui la sépare de la lèvre, tandis qu'en arrière elle se prolonge jusqu'au bord postérieur de la branche du maxillaire inférieur.

On trouve dans la joue quatre couches distinctes, qui sont, de dehors en dedans : la peau, l'aponévrose, les muscles et la muqueuse. Indépendamment de ces couches, on y trouve quelques glandes, des vaisseaux, des nerfs, du tissu cellulaire et le conduit excréteur de la glande parotide qui traverse la région.

La *peau* ne présente ici aucun caractère important. Le tissu sous-cutané est chargé de graisse, et il s'accumule surtout dans l'angle rentrant qui sépare le bord antérieur du masséter de la face externe du buccinateur. Il constitue là une masse énorme : c'est la *boule graisseuse* de Bichat.

L'*aponévrose* de la joue est formée par les feuillets fibreux qui recouvrent le buccinateur et le masséter.

Les *muscles* de la joue sont constitués par le buccinateur dans la plus grande partie de son étendue, et par le masséter en arrière. Ces muscles ont déjà été décrits.

La *muqueuse* de la joue est mince, tapissée d'épithélium pavimenteux. (Voy. *Muqueuse buccale.*)

Les *glandes* de la joue n'occupent pas la face profonde de la muqueuse. Elles se montrent en petit groupe sur la face externe du buccinateur, au niveau du point où le canal de Sténon traverse ce muscle (*parotide accessoire*).

Les *artères* de cette région viennent de la maxillaire interne. Ce sont surtout l'artère buccale, qui se termine dans l'épaisseur de la joue, et quelques rameaux des artères alvéolaire, sous-orbitaire et faciale.

Les *veines* se jettent dans les veines correspondantes.

Les *lymphatiques* naissent de la peau et de la muqueuse, et se dirigent en arrière et en bas, dans les ganglions parotidiens et sous-maxillaires postérieurs.

Les *nerfs* viennent de deux sources : du facial, qui anime le muscle buccinateur, et du trijumeau, qui donne la sensibilité à la peau et à la muqueuse, et le mouvement au masséter.

D. — *Paroi supérieure.*

Connue sous le nom de palais, la paroi supérieure ou voûte peut être divisée en deux parties : une antérieure, c'est la *voûte palatine*, ou portion dure du palais ; l'autre postérieure, c'est le *voile du palais*, ou portion molle du palais.

1° *Voûte palatine.*

La voûte palatine, ou portion dure du palais, est uniquement formée par les os recouverts par une muqueuse. La muqueuse sera étudiée plus loin.

2° *Voile du palais.*

Dissection. — 1° *Faites la* COUPE DU PHARYNX (voy. *Pharynx*); 2° *incisez le pharynx sur la ligne médiane;* 3° *enlevez la muqueuse postérieure du voile du palais ;* 4° *suivez ensuite les muscles qui se portent en diverses directions.*

Le voile du palais, portion molle du palais, est une cloison mobile, située en arrière de la voûte palatine, entre l'arrière-cavité des fosses nasales et la bouche.

On distingue au voile du palais deux faces et quatre bords.

La *face inférieure* ou *buccale* est concave, rosée, et présente des trous nombreux, qui sont les orifices des glandes sous-muqueuses. Cette face est plus étendue transversalement, 4 à 5 centimètres, que d'avant en arrière, 3 à 4 centimètres.

La *face supérieure* ou *nasale* est plus colorée que la face inférieure, et présente une grande longueur, 4 à 5 centimètres, et peu de largeur, 2 1/2 à 3 centimètres.

Le *bord antérieur* s'insère sur le bord postérieur de la voûte palatine.

Le *bord postérieur* est libre ; il présente sur la ligne médiane un prolongement, luette, et de chaque côté de la *luette* deux replis muqueux qui décrivent une arcade en se portant en bas et en dehors, *piliers* du voile du palais.

La *luette* est un petit appendice qui a de 1 centimètre à 1 centimètre et demi de long.

Les *piliers* du voile du palais sont au nombre de quatre. Ils partent de la base de la luette et se dirigent à droite et à gauche. Les deux piliers du même côté s'écartent insensiblement en s'éloignant du voile du palais, et limitent une cavité, *fosse amygdalienne*, qui renferme l'amygdale. Le *pilier antérieur* descend au-devant de l'amygdale et se porte à la base de la langue en limitant l'isthme du gosier. Il contient dans son épaisseur le muscle glosso-staphylin. Le *pilier postérieur* descend en arrière de l'amygdale et se porte sur les parois latérales du pharynx. Il contient dans son épaisseur le muscle pharyngo-staphylin.

Les *bords latéraux* du voile du palais sont adhérents ; ils se confondent avec les tissus voisins.

Structure.

Dans la structure du voile du palais, nous étudierons des muscles, des vaisseaux, des nerfs, des glandes, et la membrane muqueuse qui le recouvre.

Muscles. — Les muscles sont au nombre de six, de chaque côté de la ligne médiane.

Les six muscles du voile du palais sont : le glosso-staphylin, le pharyngo-staphylin, le péristaphylin interne, le péristaphylin externe, le palato-staphylin et l'occipito-staphylin.

Glosso-staphylin. — Ce muscle occupe l'épaisseur du pilier antérieur du voile du palais.

Il *s'insère* en haut à la face inférieure de l'aponévrose du voile du palais.

De là il se dirige en bas et un peu en avant, en formant un faisceau situé dans l'épaisseur du pilier antérieur, pour se terminer à la langue, dont il concourt à former les fibres longitudinales superficielles.

Il est *constricteur* de l'isthme du gosier.

Pharyngo-staphylin. — Ce muscle occupe l'épaisseur du pilier postérieur du voile du palais.

Il *s'insère* en haut, à la face inférieure du voile du palais, par un faisceau principal qui se réunit à deux faisceaux plus petits. L'un de ces faisceaux s'insère sur le cartilage de l'orifice de la trompe d'Eustache, tandis que l'autre naît de la face supérieure de l'aponévrose du voile du palais.

Ces trois faisceaux convergent, constituent le pilier postérieur et se portent, comme le pilier, sur les parties latérales de la face interne du pharynx. Arrivées sur le pharynx, les fibres de ce muscle s'étalent à la face interne de l'aponévrose du pharynx. Les fibres les plus internes arrivent sur la ligne médiane et s'insèrent sur l'aponévrose du pharynx, en s'entre-croisant avec celles du côté opposé ; les moyennes se perdent sur l'aponévrose, tandis que les plus externes se portent en avant et s'insèrent au bord postérieur du cartilage thyroïde.

Péristaphylin interne. — Le point fixe de ce muscle est placé sur les côtés du voile du palais.

Il *s'insère* au sommet du rocher et à la partie inférieure de la portion cartilagineuse de la trompe d'Eustache.

De là ces muscles se dirigent en bas et en dedans vers le voile du palais, pour s'insérer à la face supérieure de l'aponévrose du voile du palais, en se confondant sur la ligne médiane. De la fusion de ces deux muscles résulte une sangle dont les deux points fixes sont situés à la base du crâne, et dont le point mobile correspond au voile du palais.

La direction et les insertions de ce muscle montrent d'une façon évidente qu'il est *élévateur* du voile du palais.

Péristaphylin externe. – Charnu dans sa moitié supérieure, tendineux dans sa moitié inférieure, ce muscle *s'insère* en haut dans la fossette scaphoïde, qui est située au-dessus de la fosse ptérygoïde, et par quelques fibres à la portion cartilagineuse de la trompe d'Eustache.

De là il se dirige verticalement en bas, en suivant l'aile interne de l'apophyse ptérygoïde. Arrivé au crochet qui termine cette aile, le muscle devient tendineux et se réfléchit à angle droit sur ce crochet, dont il est séparé par une petite synoviale. Il se porte ensuite transversalement en dedans, en s'épanouissant, pour se confondre avec celui du côté opposé et s'insérer à la face inférieure de l'aponévrose du voile du palais.

Ce muscle est *tenseur* du voile du palais.

Palato-staphylin. — Petit muscle vermiforme, tellement rapproché de celui du côté opposé qu'ils semblent n'en former qu'un seul, qu'on appelait autrefois *azygos* de la luette.

Ce muscle *s'insère* en avant à l'épine nasale postérieure, et en arrière à la face profonde de la muqueuse qui entoure la luette. Il est situé entre la muqueuse nasale et l'aponévrose du voile du palais. Il est élévateur de la luette.

Occipito-staphylin. — Sappey donne ce nom à quelques fibres du constricteur supérieur du pharynx, qui s'insèrent à l'aponévrose du voile du palais.

Vaisseaux et nerfs. — Les *artères* du voile du palais sont au nombre de deux de chaque côté. La *palatine supérieure*, venue de la maxillaire interne, descend le long du canal palatin postérieur jusqu'au voile du palais : elle se termine surtout à la voûte palatine, à la face profonde de la muqueuse. La *palatine inférieure*, venue de la faciale, s'applique aux parties latérales du pharynx, pour se terminer plus haut, dans le voile du palais et dans les tissus environnants.

Les *lymphatiques* se jettent dans les ganglions situés entre les muscles styliens et sur les côtés du larynx.

Les *nerfs* du voile du palais peuvent être distingués en végétatif, moteurs et sensitifs.

Le *nerf végétatif* est constitué par quelques filets que le *grand sympathique* envoie au voile du palais avec les artères palatines.

Les nerfs moteurs viennent du facial, du spinal et du trijumeau. Le *facial* anime les muscles péristaphylin interne et palato-staphylin, par le nerf *grand pétreux superficiel*. Il anime aussi le glosso-staphylin par un filet qui va au stylo-glosse et au glosso-staphylin.

Le *spinal* anime par quelques filets le pharyngo-staphylin et l'occipito-staphylin. Enfin le péristaphylin externe est animé par un filet de la portion motrice du trijumeau. Les nerfs sensitifs proviennent du trijumeau, du glosso-pharyngien et du pneumogastrique.

Muqueuse. — La muqueuse qui recouvre le voile du palais se continue de la face supérieure à la face inférieure, en passant sur le bord libre. Elle présente ceci de particulier, qu'elle diffère totalement sur ces deux faces. Celle qui recouvre la face supérieure a une couleur foncée, et présente des caractères identiques à ceux de la muqueuse pituitaire. La muqueuse de la face inférieure du voile du palais a les caractères de la muqueuse buccale.

Glandes. — Les glandes du voile du palais sont en grand nombre. Celles de la face supérieure ou nasale du voile du palais sont des glandes analogues à celles de la pituitaire, tandis que celles de la face inférieure sont des glandes en grappe, comme les autres glandes de la cavité buccale.

E. — *Paroi inférieure.*

La paroi inférieure de la cavité buccale est formée par la langue et par le plancher de la bouche. (Voy. *Langue.*)

Muqueuse buccale.

La cavité de la bouche est revêtue dans toutes ses parties par une membrane muqueuse, qui se modifie en passant d'un point à un autre, tout en conservant dans ses divers points des caractères communs.

On lui donne le nom de *muqueuse palatine* sur la voûte palatine et sur le voile du palais ; sur la langue elle forme la *muqueuse linguale*, sur les lèvres la *muqueuse labiale*, sur les joues la *muqueuse génienne.* Enfin la muqueuse qui tapisse le bord alvéolaire des maxillaires constitue les *gencives.*

La muqueuse *palatine* appartient à la classe des membranes fibro-muqueuses. Confondue avec le périoste, elle est très-adhérente à la voûte palatine, surtout au niveau des sutures. Elle renferme des glandes en grappe, et présente une saillie médiane et antéro-postérieure, et des papilles nombreuses répandues à sa surface.

Au niveau du bord alvéolaire des maxillaires, la muqueuse buccale forme une membrane dure et résistante, *gencives*, très-adhérente aussi au périoste de l'os. Cette membrane s'élève vers la couronne de la dent, dans une étendue de deux à cinq millimètres, en même temps qu'elle envoie un prolongement fort mince, *périoste alvéolo-dentaire*, entre la racine de la dent et l'alvéole.

Structure. — La muqueuse buccale est formée de deux couches : le *derme* profondément, et l'*épithélium* à sa surface libre.

Derme. — Le derme de cette muqueuse, très-épais à la voûte palatine, sur la face dorsale de la langue, très-mince, au contraire, sur la face inférieure de la langue, sur le plancher de la bouche, sur les joues et les lèvres, présente les caractères indiqués plus haut et communs à toutes les muqueuses à épithélium pavimenteux.

Les glandes que l'on y trouve sont des *glandes en grappe* sécrétant de la salive ; elles y sont nombreuses, et prennent le nom des parties sur lesquelles on les remarque.

La muqueuse qui tapisse la bouche est couverte d'une quantité innombrable de *papilles*. C'est surtout au niveau de la langue qu'elles sont développées. D'après leur forme et leur volume, on les a diversement classées. Sappey est un des auteurs qui les ont décrites avec le plus de précision. Cet anatomiste les divise en quatre groupes : le premier constitue les *papilles caliciformes*, le deuxième les *papilles fongiformes*, le troisième les *papilles corolliformes*, le quatrième les *papilles hémisphériques*.

Les papilles *hémisphériques* sont les plus simples ; elles sont constituées par un petit prolongement du derme ne contenant point de nerfs, mais des vaisseaux. Ces papilles sont répandues dans la bouche et forment les papilles de la face inférieure de la langue, du plancher de la bouche, du voile du palais, des lèvres et des joues. Ces papilles constituent l'élément des autres papilles d'un ordre plus élevé, de telle sorte qu'on pourrait considérer celles-ci comme une agglomération de papilles hémisphériques sous des aspects différents.

Les papilles *corolliformes* siègent a la face dorsale de la langue, en avant du V lingual, qui est formé par l'arrangement des papilles caliciformes. Elles existent aussi sur la pointe, sur les bords et tout à fait à la base, sur une étendue de quelques millimètres, immédiatement en avant de l'épiglotte, derrière les follicules clos. Elles forment là une bande transversale. Les papilles corolliformes sont extrêmement nombreuses; elles forment des lignes régulières, séparées par des intervalles qui partent du sillon médian de la langue et qui se dirigent obliquement en avant et en dehors. Ces papilles sont découpées, au niveau de leur extrémité libre, à la manière d'une corolle. Chaque prolongement est muni d'un appendice épithélial plus long que la papille elle-même. Ce sont ces papilles que quelques auteurs appellent *filiformes* ou *coniques*. Elles présentent une longueur de 200 à 300 μ. Elles sont formées de tissu conjonctif et de fibres élastiques nombreuses. Au centre de chaque papille on trouve une artère se continuant avec une veine qui va se réunir aux veines voisines.

Les papilles *fongiformes* sont plus volumineuses et moins nombreuses; elles apparaissent sous forme de petites élevures rougeâtres au milieu de papilles corolliformes. On ne les trouve que sur les deux tiers antérieurs de la face dorsale de la langue, sur les bords et à la pointe; elles sont éparses et au nombre de 150 à 200. Leur pédicule est plus petit que le reste de la papille; elles ont la forme d'une massue ou d'un champignon. Elles sont constituées par une élevure du derme, surmontée dans tous ces points de papilles hémisphériques. Elles renferment moins de fibres élastiques que les précédentes. Les vaisseaux y sont peu nombreux.

Les papilles *caliciformes* sont au nombre de dix à douze, situées à la partie postérieure de la face dorsale de la langue. Elles sont disposées sur deux lignes obliquement dirigées d'avant en arrière, de dehors en dedans. Ces deux lignes se réunissent à angle aigu au niveau d'un trou connu sous le nom de *trou borgne* de la langue, ou *foramen cæcum*. Ce trou n'est autre chose que la dépression centrale d'une de ces papilles. Il constitue aussi le sommet du V lingual, dont les branches sont formées par les autres papilles caliciformes, qui diminuent de volume à mesure qu'elles s'éloignent du trou borgne. Les papilles caliciformes sont constituées par une grosse papille centrale, analogue aux papilles fongiformes, et recouverte comme elles d'une foule de papilles hémisphériques. Cette papille centrale est entourée par un bourrelet circulaire, qui n'est autre chose qu'une élevure du derme. On y trouve aussi, à la surface, des papilles hémisphériques. Les papilles caliciformes se distinguent des autres par la grande quantité de nerfs qu'elles reçoivent.

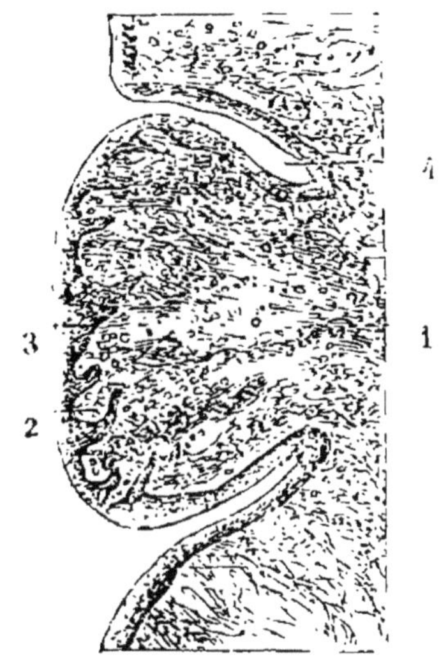

FIG. 113. — Coupe d'un papille caliciforme. (Grossissement, 25.) Morel et Villemin.

1. Corps de la saillie centrale. — 2. Papilles secondaires. — 3 Épithélium. — 4. Sillon formant le calice.

Les *vaisseaux lymphatiques* forment des réseaux serrés sur la muqueuse buccale. Ces réseaux constituent à la surface des papilles un plan plus superficiel que celui des vaisseaux sanguins.

L'*épithélium* de la muqueuse buccale est un épithélium pavimenteux stratifié, continu sur toute l'étendue de la muqueuse.

II. — PHARYNX.

Dissection. — 1° *Faites la* COUPE DU PHARYNX, *ce qui consiste, après avoir vidé le crâne, à scier verticalement et transversalement la base du crâne, de manière à faire arriver la scie dans le tissu cellulaire rétro-pharyngien, entre le pharynx et la colonne vertébrale ; 2° séparez les parties molles à la base du cou par une incision transversale ; 3° remplissez le pharynx avec du crin ou du linge du côté de la bouche ; 4° mettez les muscles à nu.*

On peut, si l'on veut, découvrir préalablement les parties latérales du pharynx, inciser les parties molles de la base du cou, et scier de bas en haut, en introduisant la scie entre le pharynx et la colonne vertébrale.

Le pharynx est la portion du tube digestif qui fait suite à la cavité buccale et qui précède l'œsophage.

Il est situé dans la région du cou, placé au-devant de la colonne vertébrale et comme suspendu à l'apophyse basilaire de l'occipital.

Sa limite supérieure correspond à l'apophyse basilaire, tandis qu'en bas il s'étend jusqu'à la sixième vertèbre cervicale.

Il est dirigé verticalement. Quant à sa forme, elle est assez singulière, et je crois que c'est pour n'avoir pas assez cherché à se rendre compte de sa forme, que beaucoup d'élèves n'ont jamais pu comprendre les détails anatomiques du pharynx. Ce n'est pas, comme on l'a dit, un canal, un entonnoir : c'est simplement une gouttière. Cette gouttière présente sa convexité du côté des vertèbres; sa concavité est en avant; c'est elle qu'on aperçoit lorsqu'on examine le pharynx d'un malade ; ses bords sont tournés en avant et insérés sur différents points qui seront indiqués avec la structure.

Pour être complet, j'ajouterai que cette gouttière se rétrécit vers la partie inférieure, et qu'elle reçoit six ouvertures. Quatre d'entre elles se trouvent directement en avant du pharynx : ce sont, de haut en bas, l'ouverture postérieure des fosses nasales, celle de la bouche ou isthme du gosier, celle du larynx et celle de l'œsophage. Les deux autres sont situées à la partie supérieure du pharynx et sur les côtés : c'est l'orifice guttural de la trompe d'Eustache.

La longueur du pharynx à l'état de repos est de 14 centimètres. Son diamètre transversal présente une plus grande étendue vers le milieu de sa longueur. En effet, au niveau du tiers supérieur, il est de 4 centimètres; au niveau du tiers moyen, il est de 5, et au niveau du tiers inférieur, il atteint à peine 2 centimètres.

Ces trois portions du pharynx ont reçu des noms qu'on a tirés de leurs rapports. On appelle *portion nasale* le tiers supérieur, tandis que la partie moyenne s'appelle *portion buccale*, et la partie inférieure *portion laryngienne*.

Rapports. — J'examinerai séparément ces rapports : en arrière, sur les côtés et en avant.

1° *En arrière*, le pharynx est en rapport avec l'aponévrose prévertébrale, qui le sépare des muscles prévertébraux et du corps des vertèbres. Il glisse facilement sur cette aponévrose au moyen d'un tissu cellulaire lâche, appelé *rétro-pharyngien*.

2° *Sur les côtés*, le pharynx affecte des rapports avec un grand nombre de vaisseaux et de nerfs. La partie supérieure de la carotide primitive et ses deux branches de bifurcation sont en contact avec le pharynx. La carotide interne quitte la paroi de ce conduit vers la base du crâne, pour se porter dans le canal carotidien du rocher; au niveau du point où elle est distante du pharynx, elle se trouve à 10 millimètres seulement en dehors. La carotide externe, appliquée d'abord sur le pharynx, de même que l'origine des premières branches qu'elle fournit : linguale, faciale, thyroïdienne supérieure, se porte dans l'épaisseur de la glande parotide. Dans tout leur trajet, les artères carotides primitive et interne séparent le pharynx de la veine jugulaire interne.

3° *En avant*, le pharynx est largement ouvert et présente sa concavité. Mais les organes placés au-devant de lui forment, pour ainsi dire, une paroi antérieure qui lui manque : ce sont ces organes qui constituent les rapports antérieurs. On y trouve de haut en bas : l'orifice postérieur des fosses nasales, la face supérieure du voile du palais, la luette, l'isthme du gosier, la portion verticale de la face dorsale de la langue, l'orifice supérieur du larynx, et enfin la face postérieure du larynx.

Structure. — Trois tuniques superposées constituent le pharynx. Ces tuniques sont, en procédant de dedans en dehors : couche muqueuse, couche fibreuse, couche musculeuse. Après leur étude, nous passerons en revue les vaisseaux et les nerfs.

1° *Couche muqueuse*

La muqueuse pharyngienne recouvre toute l'étendue de la surface interne du pharynx, et se continue sans ligne de démarcation sensible avec les muqueuses voisines.

Cette muqueuse, blanc rosé, est en général assez adhérente à la couche fibreuse sous-jacente.

L'épithélium qui la tapisse n'est pas le même dans toute son étendue. Il est pavimenteux, stratifié dans les portions buccale et pharyngienne, tandis que dans la portion nasale il est cylindrique et pourvu de cils vibratiles, comme celui des fosses nasales.

Des glandes en grappe nombreuses, simples, sont disséminées à la face profonde de la muqueuse.

2° *Couche fibreuse.*

La couche fibreuse du pharynx, ou *aponévrose pharyngienne,* occupe toute l'étendue du pharynx. C'est elle qui lui donne sa forme, c'est par elle qu'il prend ses insertions, c'est sur elle que les fibres musculaires se fixent en partie. Cette aponévrose est épaisse et résistante.

Elle a, comme le pharynx lui-même, la forme d'une gouttière allongée de haut en bas. Sa face interne est recouverte par la muqueuse, qui lui est très-adhérente, et sa face externe est recouverte par les muscles du pharynx. De ses deux extrémités, l'inférieure se continue sans ligne de démarcation, en s'amincissant avec la tunique celluleuse de l'œsophage, tandis que la supérieure se fixe à la base du crâne. Ce mode d'insertion se fait de la manière suivante : elle prend attache à l'apophyse basilaire de l'occipital par une petite languette médiane, et sur les côtés elle se fixe au sommet du rocher par une autre languette fibreuse analogue. Ces petites languettes, séparées par des échancrures, ne sont que des dentelures de l'aponévrose pharyngienne ; c'est à ces petites dentelures qu'on a donné les noms pompeux d'*aponévrose céphalo-pharyngienne* et *pétro-pharyngienne.*

Les bords de cette gouttière sont irréguliers.

Si nous prenons, en effet, les parties situées au-devant du pharynx, nous trouvons, de haut en bas, l'apophyse ptérygoïde, l'aponévrose buccinato-pharyngienne ; plus bas, l'os hyoïde, la membrane thyro-hyoïdienne, les cartilages thyroïde et cricoïde. Ce sont précisément toutes ces parties qui vont servir de point d'implantation aux bords de la fibreuse.

3° *Couche musculaire.*

Cette couche est formée par un ensemble de muscles appliqués à la face externe de l'aponévrose pharyngienne. Ces muscles sont au nombre de cinq de chaque côté de la ligne médiane ; parmi ces cinq muscles, deux sont longs et trois larges.

Les deux muscles longs sont : le stylo-pharyngien et le pharyngo-staphylin.

Les trois muscles larges sont : les constricteurs supérieur, moyen et inférieur.

A. Constricteur supérieur du pharynx. — Muscle quadrilatère, aplati, dont les fibres, parallèles, se dirigent horizontalement.

Son insertion *fixe* se fait sur la partie inférieure de l'aile interne de l'apophyse ptérygoïde, sur l'aponévrose du voile du palais, sur l'aponévrose buccinato-pharyngienne et sur la partie postérieure de la ligne mylo-hyoïdienne. Son insertion *mobile* se fait en arrière sur la ligne médiane, à l'aponévrose pharyngienne. Quelques fibres s'entre-croisent en partie avec celles du constricteur du côté opposé.

B. Constricteur moyen. — Muscle triangulaire, aplati.

Il s'insère en avant aux petites et aux grandes cornes de l'os hyoïde. De là ses fibres se portent en arrière, en divergeant comme les rayons d'un éventail. Les supérieures se portent en haut et en dedans, et recouvrent le constricteur supérieur ; les inférieures se portent en bas et en dedans, tandis que les moyennes sont transversales. Ces fibres, ainsi dirigées, arrivent à la ligne médiane en contournant la face externe de l'aponévrose pharyngienne, sans y prendre insertion. Sur la ligne médiane, elles s'insèrent en partie sur l'aponévrose du pharynx, et s'entre-croisent en partie avec celles du constricteur moyen du côté opposé.

C. Constricteur inférieur. — Ce muscle occupe la limite inférieure du pharynx.

Il s'insère par son point fixe en avant, sur les cartilages du larynx : 1° par un faisceau sur le bord postérieur du thyroïde et sur la portion triangulaire de la face externe de ce cartilage, située en arrière de la corde fibreuse ; 2° par un autre faisceau sur les parties latérales du cartilage cricoïde.

De ces divers points, les fibres se portent en arrière, les inférieures horizontalement, les supérieures en haut et en dedans. Arrivées vers la ligne médiane, après avoir contourné l'aponévrose pharyngienne, ces fibres s'insèrent sur cette aponévrose, s'entre-croisent en partie avec celles du côté opposé, et en partie avec les fibres inférieures du constricteur moyen du côté opposé.

Ce muscle, dont le bord inférieur est horizontal, présente un bord supérieur en pointe qui recouvre le constricteur moyen.

D. Stylo-pharyngien. — Petit muscle long et grêle, faisant partie du bouquet de Riolan.

Il s'insère à la partie supérieure de l'apophyse styloïde. De là il se porte en bas, en dedans et en avant, pour s'insérer en s'épanouissant au bord postérieur du cartilage thyroïde.

A son origine, ce muscle s'applique à la face externe du constricteur supérieur, passe ensuite entre la face interne du constricteur moyen et l'aponévrose pharyngienne, où il s'épanouit pour se porter à ses insertions.

E. Pharyngo-staphylin. — (Voy. *Voile du palais.*)

Vaisseaux et nerfs du pharynx.

Artères. — L'artère pharyngienne inférieure, branche de la carotide externe, et l'artère pharyngienne supérieure, de la maxillaire interne, se distribuent au pharynx.

Lymphatiques. — Les lymphatiques sont nombreux et proviennent de la membrane muqueuse.

Les uns convergent en haut et en dehors vers la partie la plus élevée du pharynx, qu'ils traversent, pour se jeter dans un ganglion situé à ce niveau, au-dessous de la base du crâne. Les autres se portent en bas vers la membrane thyro-hyoïdienne, qu'ils traversent de dedans en dehors, pour se jeter dans les ganglions carotidiens situés au même niveau.

Nerfs. — Les nerfs du pharynx proviennent du plexus pharyngien, formé par des ramifications des nerfs glosso-pharyngien, pneumogastrique, spinal et grand sympathique.

III. — ŒSOPHAGE.

L'œsophage est un conduit étendu du pharynx à l'estomac.

Il est situé dans le médiastin postérieur.

Ce conduit, toujours fermé, est aplati d'avant en arrière dans sa moitié supérieure, tandis que sa moitié inférieure est cylindrique.

L'œsophage commence au niveau du corps de la sixième vertèbre cervicale, et se termine au côté gauche de la onzième vertèbre dorsale.

Son *trajet* n'est pas rectiligne. A son origine, il se porte immédiatement à gauche, où il déborde de quelques millimètres le côté gauche de la trachée. Un peu plus bas, il pénètre dans le thorax et se porte un peu à droite jusqu'à la quatrième vertèbre dorsale. Arrivé là, il s'incline de nouveau à gauche jusqu'à sa partie inférieure.

La *longueur* moyenne de l'œsophage est de 22 à 25 centimètres. Son diamètre, lorsqu'il a été insufflé, est de 22 à 26 millimètres. Le point le plus étroit, 22 millimètres, se trouve placé au niveau de la quatrième vertèbre dorsale.

Rapports. — 1° *Portion cervicale.* — La portion cervicale comprend la portion d'œsophage surmontant un plan qui passerait par la fourchette du sternum. Elle mesure une longueur de 4 centimètres environ. Elle est en rapport : en avant, avec la trachée, qui lui adhère au moyen d'un tissu cellulaire assez dense ; en arrière, avec la colonne vertébrale, et sur les côtés avec l'artère carotide primitive, le nerf récurrent, les lobes du corps thyroïde et l'artère thyroïdienne inférieure.

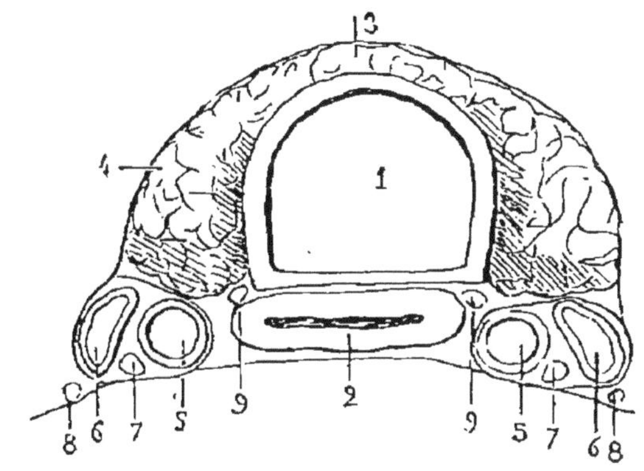

FIG. 114. — Rapports de l'œsophage et de la trachée.

1. Trachée. — 2. Œsophage. — 3. Isthme du corps thyroïde. — 4. Lobe latéral gauche du corps thyroïde. — 5, 5. Carotide primitive. — 6,6. Jugulaire interne. — 7,7. Pneumogastrique. — 8, 8. Grand sympathique. — 9, 9. Récurrent.

L'inclinaison à gauche de cette portion de l'œsophage fait que ce conduit n'affecte pas exactement les mêmes rapports avec les deux nerfs récurrents. Celui du côté droit est placé à droite de l'œsophage, derrière la trachée, tandis que celui du côté gauche se place sur la face antérieure de l'œsophage, au niveau de l'angle rentrant qu'il forme avec la trachée.

2° *Portion thoracique.* — En avant et de haut en bas, l'œsophage est en rapport avec la face postérieure de la trachée, avec l'origine de la bronche gauche et avec le péricarde, qui le sépare du cœur. En arrière, il est en rapport avec la colonne vertébrale, dont il est séparé par le canal thoracique, la veine azygos, les artères intercostales du côté droit, et à la partie inférieure, par l'aorte. A droite, il est séparé du poumon droit par la plèvre médiastine. A gauche, il est séparé du poumon gauche par la plèvre médiastine ; mais à la partie supérieure, il est en rapport avec la crosse de l'aorte et l'origine de l'artère carotide primitive.

Il est de plus en rapport avec les deux nerfs pneumogastriques, qui l'enlacent de leurs ramifications.

3° *Portion abdominale.* — Elle traverse l'orifice œsophagien du diaphragme au-devant de l'aorte. Cette portion, qui présente un à deux centimètres de longueur, est recouverte en partie par le péritoine ; à droite, elle est en rapport avec le lobe de Spigel.

Structure. — Trois tuniques superposées forment l'œsophage. Ces tuniques sont, en procédant de dedans en dehors : tunique muqueuse, tunique celluleuse, tunique musculaire. On y trouve aussi des vaisseaux et des nerfs.

1° *Tunique muqueuse.* — La muqueuse œsophagienne est blanchâtre. Les glandes, disséminées à la face profonde de la muqueuse, sont des glandes en grappe simple. Le derme de cette muqueuse ne diffère pas de celui de la muqueuse du pharynx ; quant à son épithélium, c'est un épithélium pavimenteux stratifié.

2° *Tunique celluleuse.* — C'est une lamelle cellulo-fibreuse assez résistante, qui fait suite à l'aponévrose pharyngienne, et qui se continue en bas avec la tunique celluleuse de l'estomac.

3° *Tunique musculaire.* — L'œsophage est pourvu de fibres musculaires de la vie organique. Elles sont de deux ordres : les unes circulaires, les autres longitudinales. Les fibres circulaires sont régulièrement disposées et forment des anneaux plus ou moins complets. Les fibres longitudinales, plus superficielles que les autres, occupent toute la longueur de l'œsophage et se continuent sur l'estomac.

Les *artères* de l'œsophage proviennent de plusieurs sources. Les *œsophagiennes supérieures*, destinées à la portion cervicale, viennent de la thyroïdienne inférieure ; les *œsophagiennes moyennes* viennent de l'aorte thoracique, et les *œsophagiennes inférieures* viennent de la diaphragmatique inférieure ou de l'artère coronaire stomachique.

Les *lymphatiques* naissent de la muqueuse. Ils se jettent dans les ganglions qui entourent l'œsophage.

Les *nerfs* sont fournis par le pneumogastrique, et quelques filaments proviennent de la portion thoracique du grand sympathique.

IV. — Estomac.

L'estomac est un gros renflement situé entre l'œsophage et l'intestin grêle.

Il occupe la région épigastrique et empiète sur la région des hypochondres, de l'hypochondre gauche surtout.

On l'a comparé à un cône dont la base, située à gauche, serait arrondie, et dont l'axe décrirait une légère courbure à concavité supérieure.

L'axe de l'estomac est dirigé de gauche à droite, et un peu de haut en bas.

Régions et rapports.

1° Face antérieure. — Cette face, convexe, est en rapport avec le diaphragme qui la sépare des fausses côtes du côté gauche, avec le foie, avec la partie supérieure de la paroi abdominale.

2° Face postérieure. — Cette face repose sur le méso-côlon transverse et sur le côlon transverse. Elle est, en outre, en rapport avec le pancréas, la troisième portion du duodénum, les vaisseaux mésentériques supérieurs, les vaisseaux spléniques.

3° Bord supérieur. — Le bord supérieur, ou petite courbure, s'étend du cardia au pylore. Il est en rapport avec le lobe de Spigel, le tronc cœliaque et le plexus solaire. C'est sur lui que s'insère le petit épiploon et que chemine l'artère coronaire stomachique.

4° Bord inférieur. — Appelé aussi grande courbure, ce bord donne insertion au grand épiploon. Il est placé contre la paroi abdominale, au-dessus du côlon transverse. Les artères gastro-épiploïques droite et gauche sont en rapport avec lui.

5° Grosse tubérosité. — La grosse tubérosité est le renflement qu'on voit à gauche de l'estomac. Elle répond à toute la portion d'estomac comprise en dehors de l'insertion du cardia. Située dans l'hypochondre gauche, elle est en rapport avec le diaphragme, qui la sépare des fausses côtes gauches en avant, avec la queue du pancréas, l'extrémité supérieure du rein gauche, la capsule surrénale gauche et les vaisseaux spléniques en arrière. La grosse tubérosité repose sur l'extrémité gauche de l'arc du côlon. Elle est en rapport par sa partie gauche avec la face interne de la rate, qui s'applique contre l'estomac à l'état de plénitude de cet organe, et qui en est séparée par l'épiploon gastro-splénique à l'état de vacuité.

6° Petite tubérosité. — On a donné ce nom au renflement situé à droite de l'estomac, au voisinage du pylore. Sa cavité est connue sous le nom d'*antre du pylore.* La petite tubérosité est en rapport, en avant, avec la paroi abdominale ; en arrière, avec la tête du pancréas et la troisième portion du duodénum ; en bas, avec l'extrémité droite de l'arc du côlon.

7° Cardia. — On donne ce nom à l'orifice œsophagien de l'estomac. Il est situé au-dessous et en arrière du foie, dont le bord postérieur présente une échancrure pour le recevoir. Il est en rapport en arrière avec les piliers du diaphragme. Il est entouré par le péritoine.

8° Pylore. — C'est l'orifice droit de l'estomac, l'orifice duodénal. Cet orifice regarde en haut, à droite et en arrière. Il est situé en avant de la tête du pancréas et de l'artère hépatique, en arrière de la paroi abdominale, au-dessus du côlon transverse.

Le pylore présente la structure suivante : des fibres musculaires circulaires forment une sorte de sphincter. Ces fibres cessent brusquement d'exister au niveau de la valvule pylorique. A la face interne de ce sphincter, les tuniques celluleuse et muqueuse s'adossent à elles-mêmes pour former une valvule circulaire.

Valvule pylorique. — Cette valvule annulaire est percée, au centre, d'un trou ovalaire admettant à peine l'extrémité du petit doigt. Vue du côté de l'estomac, cette valvule paraît peu saillante et dépasse à peine la surface interne de l'estomac ; vue du côté du duodénum, elle présente une large surface. Cette différence d'aspect des deux côtés tient à ce que les fibres du sphincter pylorique cessent brusquement à ce niveau, et présentent du côté du duodénum une surface taillée à pic.

Structure.

Quatre tuniques superposées constituent l'estomac, avec des vaisseaux et des nerfs. Les tuniques sont, en procédant de dehors en dedans : séreuse, musculaire, celluleuse, muqueuse.

Couche séreuse. — Cette couche est formée par le péritoine qui entoure l'estomac de toutes parts. (Voy. *Péritoine.*)

Couche musculaire. — Les fibres musculaires de l'estomac sont disposées de trois manières différentes.

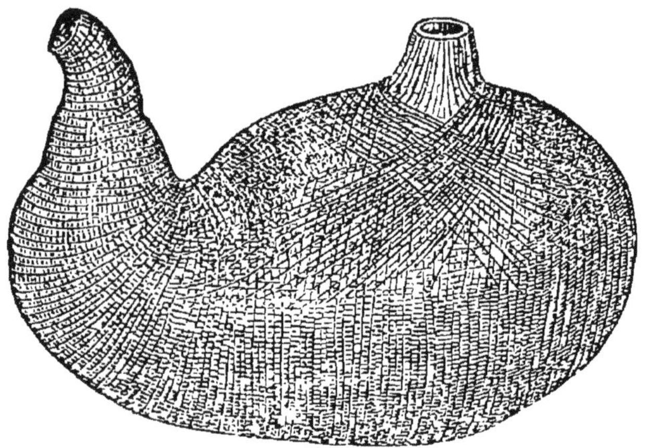

FIG. 115. — Disposition des fibres musculaires de l'estomac.

Les *fibres circulaires* se trouvent dans toute l'étendue de l'estomac, depuis le cardia jusqu'au pylore. Elles forment sur le corps de l'estomac un plan très-mince qu'on aperçoit facilement à l'œil nu ; mais au niveau du pylore, elles se multiplient et constituent une couche musculaire considérable qui joue le rôle d'un vrai muscle sphincter (sphincter pylorique)

Les *fibres longitudinales* ne forment pas un plan régulier. Elles sont plus superficielles que les deux autres. On les rencontre à la petite courbure et aux deux extrémités de l'estomac. A la petite courbure, ces fibres établissent la continuité entre celles de l'œsophage et celles du duodénum. Elles constituent un faisceau assez considérable, appelé *cravate de Suisse.* A l'extrémité gauche de l'estomac, sur le renflement de la grosse tubérosité, on voit une sorte d'éventail dont les irradiations partent du cardia : c'est une partie des fibres longitudinales œsophagiennes qui se terminent à ce niveau. Sur la petite tubérosité, on observe une disposition analogue, quoique plus irrégulière, due à l'insertion des fibres qui viennent du duodénum.

Les *fibres obliques* ou *en anses* forment le plan le plus profond. Elles présentent une partie moyenne qui embrasse la grosse tubérosité de l'estomac, et deux extrémités qui viennent se fixer sur les deux faces de l'estomac, à une distance plus ou moins considérable de la grande courbure.

Couche celluleuse. — La couche cellulo-fibreuse sert d'insertion aux fibres musculaires de l'estomac ; elle est sous-jacente à la muqueuse.

Couche muqueuse. — Son épaisseur est de 1 millimètre ; elle est très-résistante.

Le *derme* est constitué par une foule de faisceaux de fibres lamineuses entre-croisées, de quelques fibres élastiques, de matière amorphe et de noyaux embryoplastiques. Quelques fibres-cellules sont disséminées entre ces éléments, mais profondément ; elles forment une couche régulière en se mélangeant à des fibres lamineuses.

L'*épithélium* est un épithélium de transition, se rapprochant beaucoup du cylindrique.

Les *glandes*, appelées aussi *follicules gastriques*, sont répandues dans la muqueuse gastrique, enfoncées perpendiculairement dans la muqueuse. Elles présentent 1 millimètre de longueur, occupant par conséquent toute l'épaisseur de la muqueuse, et 100 μ de largeur. Elles sont plus volumineuses au niveau du pylore et au niveau du cardia ; leur fond est bilobé au niveau du grand cul-de-sac.

Elles sont constituées par une paroi propre, homogène,

finement granuleuse, assez adhérente à la trame de la muqueuse. La paroi a une épaisseur de 20 μ ; elle est tapissée à sa face interne par un épithélium nucléaire qui remplit le fond du follicule. On trouve aussi sur cette paroi des cellules sphériques très-granuleuses, qui la tapissent dans la moitié qui regarde l'embouchure ; mais tout près de l'orifice de la glande, ces cellules sont remplacées par des cellules cylindriques.

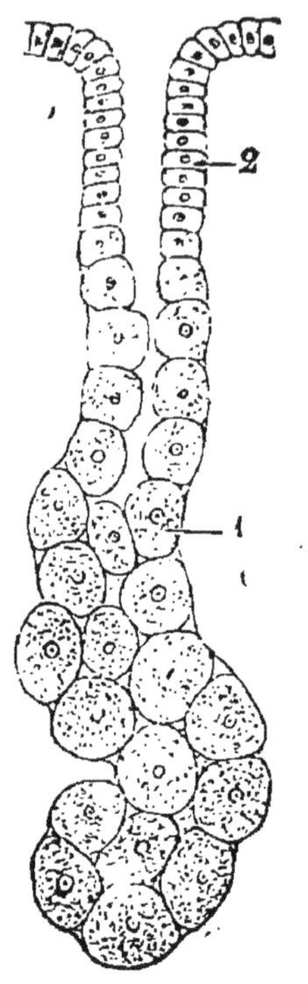

Fig. 116. Glande simple, ou follicule gastrique.

1. Grosses cellules à pepsine. — 2. Cellules d'épithélium cylindrique se continuant avec celles de la muqueuse intestinale.

Artères. — Les artères de l'estomac viennent du tronc cœliaque ou de ses branches. Elles occupent toutes les courbures de l'estomac. La coronaire stomachique longe la petite courbure avec la pylorique. La gastro-épiploïque droite et la gastro-épiploïque gauche sont situées sur la grande courbure. Enfin les vaisseaux courts se rendent à la grosse tubérosité de l'estomac.

Veines. — Les veines de l'estomac sont dépourvues de valvules et vont se jeter dans le système de la veine porte.

Lymphatiques. — Ces vaisseaux sont très-nombreux et naissent de la muqueuse. Ils se rendent dans les ganglions lymphatiques situés au niveau des deux courbures de l'estomac.

Nerfs. — Les nerfs de l'estomac viennent du pneumogastrique et du grand sympathique.

V. — Intestin grêle.

On donne le nom d'intestin grêle à cette portion du tube digestif intermédiaire à l'estomac et au gros intestin.

L'intestin grêle a une longueur de 8 mètres environ ; son diamètre moyen est de 3 à 4 centimètres. Il diminue insensiblement de calibre de haut en bas, où il présente une largeur de 2 centimètres.

A son origine, l'intestin grêle décrit une courbure autour de la tête du pancréas; il passe ensuite horizontalement au-dessous des vaisseaux mésentériques supérieurs, se porte à gauche et décrit une courbure à concavité droite; puis il se porte à droite, revient à gauche, et ainsi de suite jusqu'à la fosse iliaque droite, où il se termine dans le cœcum. Ces replis intestinaux prennent le nom de *circonvolutions intestinales.*

On divise l'intestin grêle en deux portions : 1° le *duodénum ;* 2° l'*intestin grêle* proprement dit. Ce dernier se divise en jéjunum et iléon. La limite entre ces deux dernières portions n'est pas bien marquée ; l'usage veut qu'on appelle *jéjunum* les trois cinquièmes supérieurs, et *iléon* les deux cinquièmes inférieurs.

L'intestin grêle est en rapport avec presque tous les points des parois qui limitent la cavité abdominale. Il plonge dans le bassin, il se porte dans les flancs, où il recouvre le côlon ascendant et le côlon descendant ; il recouvre la colonne vertébrale, l'aorte et la veine cave inférieure. Il est placé au-dessous du côlon transverse et du mésocôlon transverse, qui forment, pour ainsi dire, une cloison séparant l'estomac, qui est au-dessus, de l'intestin grêle, qui se trouve au-dessous.

Duodénum.

C'est la première portion de l'intestin grêle.

Il est limité en haut par le pylore, en bas par les vaisseaux mésentériques supérieurs qui passent au-dessus de lui, et qui établissent la limite entre le duodénum et l'intestin grêle.

Direction et division. — On lui considère trois portions : la première, ou portion pylorique, qui se porte en haut, à droite et en arrière ; la deuxième dirigée verticalement, et la troisième horizontalement. L'ensemble de ces trois portions forme un fer à cheval à concavité gauche, qui embrasse la tête du pancréas.

Le duodénum est mobile dans la première portion, fixe dans les deux autres. Les deux dernières portions sont fixées par le péritoine contre la paroi abdominale postérieure.

La première portion a une longueur de 5 centimètres. La deuxième est longue de 6 à 7 centimètres, de même que la troisième.

Rapports. — 1re *portion.* — Elle est en rapport, en avant, avec le foie et le col de la vésicule biliaire ; en arrière, avec le tronc de la veine porte, l'artère hépatique et la gastro-épiploïque droite. Ajoutons, en outre, que le petit épiploon se prolonge à la partie supérieure de la première portion, tandis que le grand épiploon se prolonge à sa partie inférieure.

2e *portion.* — Elle est en rapport, en avant, avec le coude que forme le côlon ascendant avec le côlon transverse ; en arrière, avec le hile du rein, le canal cholédoque, le canal pancréatique et la veine cave inférieure ; en dehors, avec le côlon ascendant ; en dedans, avec la tête du pancréas qui adhère intimement aux tuniques du duodénum. Le péritoine applique cette portion du duodénum contre les parties profondes de la cavité abdominale et ne recouvre pas sa face postérieure, de sorte qu'on pourrait pénétrer dans cette portion de l'intestin par sa face postérieure, sans blesser le péritoine.

3e *portion*. — Dans son trajet horizontal, cette portion est en rapport, en avant, avec le bord adhérent du mésocôlon transverse, dont les deux feuillets l'embrassent. Le feuillet supérieur la sépare de l'estomac, tandis que le feuillet inférieur la sépare de l'intestin grêle. Au-devant de cette portion sont encore situés les vaisseaux mésentériques supérieurs. En arrière, elle est en rapport avec l'aorte, la veine cave inférieure et les piliers du diaphragme.

Structure de l'intestin grêle.

L'intestin grêle est formé de quatre tuniques superposées. Ces tuniques sont, de dehors en dedans : séreuse, musculaire, celluleuse, muqueuse. Des vaisseaux et des nerfs complètent cette structure.

Couche séreuse. — Formée par le péritoine, cette couche est partout continue, excepté sur les deux dernières portions du duodénum. Dans toute la portion mobile de l'intestin, le péritoine entoure complétement ce conduit et s'adosse à lui-même en arrière pour former le mésentère. Sur la deuxième et sur la troisième portion du duodénum, cette séreuse passe au-devant et les applique contre la partie postérieure de la cavité abdominale. Sur la première portion du duodénum, le péritoine se comporte comme sur l'estomac, en le comprenant entre deux feuillets.

Couche musculaire. — Cette couche est formée par deux ordres de : fibres circulaires et longitudinales. Les premières forment un plan profond et régulièrement étendu du pylore au cœcum. Les fibres longitudinales, superposées aux autres, s'étendent du pylore au cœcum.

Couche celluleuse. — Formée uniquement de tissu cellulaire, cette couche est située entre la musculaire, qui y prend des insertions, et la muqueuse.

Couche muqueuse. — C'est à sa surface que se fait presque uniquement l'absorption intestinale.

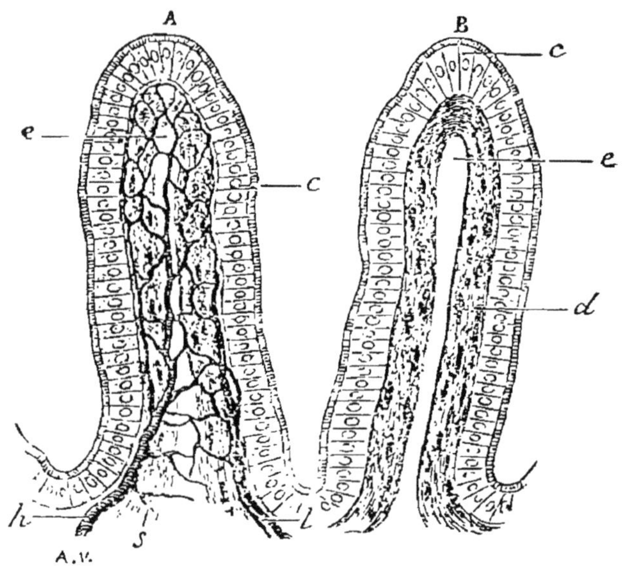

FIG. 117. — Structure des villosités.

A. Villosité avec ses vaisseaux. — c. Épithélium cylindrique. — e. Origine du chylifère. — h. Artère. — l. Veine. — s. Substance de la villosité. — B. Villosité sans vaisseaux sanguins.

Elle est hérissée de saillies ou *villosités*, de replis de la muqueuse ou *valvules conniventes*, et criblée de trous nombreux, orifices glandulaires.

La muqueuse est formée de deux couches : le derme et l'épithélium. L'épithélium forme une couche simple à la surface de la muqueuse : c'est un épithélium cylindrique. Le derme est formé de faisceaux de fibres lamineuses diversement entre-croisées. On y trouve quelques fibres musculaires de la vie organique, plus abondantes à la face profonde de la muqueuse, et des fibres élastiques.

Villosités. — Les villosités sont de petites saillies filiformes, quelquefois aplaties, le plus souvent coniques. Ces villosités hérissent la surface de la muqueuse.

Ces prolongements ont une longueur moyenne de quelques dixièmes de millimètre.

La villosité est recouverte par l'épithélium cylindrique de la muqueuse. La partie centrale est une saillie de la muqueuse qui possède les mêmes éléments que le derme.

La villosité, organe d'absorption, est très-vasculaire. Des artères nombreuses s'y rendent ; elles se ramifient dans son épaisseur et donnent naissance aux veines. Les lymphatiques des villosités ou chylifères naissent par une extrémité dilatée, en forme d'ampoule, au centre de la villosité.

Valvules conniventes. — Les valvules conniventes sont de simples replis de la muqueuse siégeant sur toute l'étendue de la muqueuse intestinale, excepté dans la partie la plus inférieure de l'intestin et dans la première portion du duodénum. Elles sont très-abondantes dans la première partie de l'intestin grêle, surtout dans les deuxième et troisième portions du duodénum. Ces replis n'occupent pas toute la circonférence de l'intestin, mais une partie seulement, les deux tiers, les trois quarts. Leurs extrémités se perdent insensiblement sur les parois de la muqueuse. Leur bord libre est toujours incliné du côté de l'anus, entraîné qu'il est par les matières alimentaires. Les valvules conniventes sont hérissées de villosités.

Glandes. — L'intestin grêle est pourvu de quatre espèces de glandes : deux glandes simples, deux glandes composées. Les glandes simples sont les glandes de Lieberkühn et les follicules clos. Les glandes composées sont les glandes de Brunner et les glandes de Peyer. Les glandes simples existent dans toute l'étendue de l'intestin grêle ; quant aux dernières, celles de Brunner siégent seulement dans le duodénum, tandis que celles de Peyer se rencontrent uniquement à la partie inférieure de l'intestin grêle.

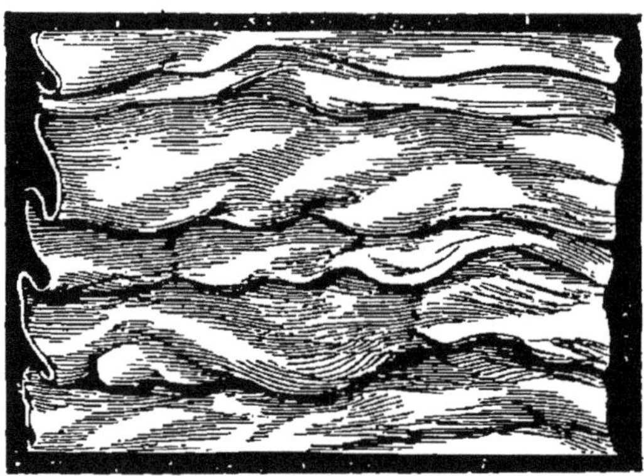

FIG. 118. — Valvules conniventes de l'intestin grêle.

1° *Glandes de Lieberkühn.* — Ces glandes forment une couche continue ; elles siégent dans toute l'étendue de la muqueuse intestinale, à la surface des valvules conniventes et dans leurs intervalles, et à la surface des follicules clos. Ce sont des glandes en cœcum comme celles de l'estomac, avec cette différence que celles de l'intestin grêle sont plus élargies vers le fond.

Ces glandes sont constituées par une paroi propre, mince et transparente, tapissée à l'intérieur par une couche d'épithélium nucléaire.

2° *Follicules clos.* — Les follicules clos de l'intestin grêle existent partout. Ils sont profondément situés dans l'épaisseur de la muqueuse. Leur volume varie ; il en est de microscopiques, tandis que d'autres ont le volume de la tête d'une grosse épingle. Ils sont recouverts de villosités et de glandes en tube ou de Lieberkühn. Ces follicules sont formés de tissu lymphoïde. (Voy. *Tissu glandulaire.*)

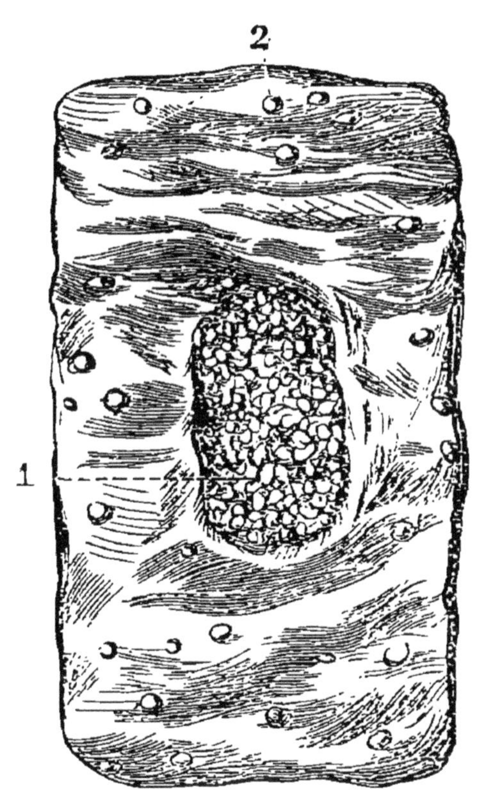

FIG. 119. — Plaque de Peyer et follicules clos.

3° *Glandes de Brunner.* — Glandes en grappe, occupant seulement le duodénum. Elles sont très-abondantes sur la première portion du duodénum, moins abondantes sur la seconde, moins encore sur la troisième, où elles disparaissent complétement. Les unes ont le volume d'une tête d'épingle, d'autres sont grosses comme de petits pois et très-sensibles au toucher.

4° *Glandes de Peyer.* — On appelle ainsi des groupes plus ou moins considérables de vésicules closes placées dans la muqueuse de l'intestin grêle ; ces glandes, appelées aussi *plaques de Peyer*, sont en nombre variable de 35 à 40 ; elles sont disposées sur le bord convexe de l'intestin grêle, dans le cinquième inférieur de ce tube ; leur grand axe est dirigé dans le sens du grand axe de l'intestin. Leur forme est ovale. Elles sont plus ou moins étendues, de 2 centimètres à 10 centimètres ; tantôt elles sont recouvertes par des replis muqueux, tantôt la muqueuse est régulièrement étalée à leur surface.

Ces glandes sont constituées par un assemblage de vésicules closes. Celles-ci sont juxtaposées ; elles soulèvent légèrement la surface libre de la muqueuse.

Vaisseaux et nerfs. — Les *artères* de l'intestin grêle viennent de la mésentérique supérieure. Le duodénum reçoit en outre la pancréatico-duodénale, branche de la gastro-épiploïque droite.

Des *veines* nombreuses et volumineuses naissent des artères, et constituent la grande veine mésaraïque, l'une des principales branches de la veine porte.

Les lymphatiques ou *chylifères*, nés des villosités, forment des troncs qui suivent le trajet des vaisseaux mésentériques supérieurs, traversent les ganglions mésentériques, et viennent se jeter dans le réservoir de Pecquet, origine du canal thoracique.

Les *nerfs* viennent du plexus mésentérique supérieur.

VI. — Gros intestin.

Le gros intestin est cette portion renflée du tube digestif étendue de l'intestin grêle à l'anus.

Direction. — Après avoir reçu l'intestin grêle à angle presque droit, le gros intestin s'élève verticalement jusqu'au foie ; arrivé là, il se porte à gauche, le long de la paroi abdominale, jusqu'à la rate. Il dévie de nouveau en ce point, et descend verticalement jusqu'à la crête iliaque, au niveau de laquelle il décrit des flexuosités en se dirigeant à droite et en dedans, puis il plonge dans l'excavation pelvienne.

Division. — L'origine du gros intestin, un peu renflée dans la fosse iliaque droite, constitue le *cæcum*. La portion suivante, jusqu'au foie, porte le nom de *côlon ascendant;* viennent ensuite le *côlon transverse* et le *côlon descendant.* Au niveau de la fosse iliaque gauche, il constitue le *côlon iliaque* ou S iliaque, qui prend le nom de *rectum* dans le petit bassin.

Conformation extérieure. — Le gros intestin n'est point cylindrique et uni, comme l'intestin grêle; il présente sur la plus grande partie de sa longueur trois dépressions longitudinales, entre lesquelles on voit une série très-nombreuse de saillies et de dépressions. Il a une longueur de 1^m 65.

Cœcum et valvule iléo-cœcale.

On donne le nom de *cœcum* au cul-de-sac qui constitue l'origine du gros intestin. Il est limité par une ligne horizontale passant par la valvule iléo-cœcale.

Il représente une calotte à concavité dirigée en haut et surmontée vers son sommet d'un prolongement ou *appendice cœcal.*

Le cœcum est situé dans la fosse iliaque droite ; il repose sur l'aponévrose iliaque, derrière la paroi abdominale. Il est peu susceptible de déplacement , aussi son développement se fait-il presque toujours sur place.

Rapports. — Le cœcum est en rapport, en arrière et en bas, avec le muscle psoas iliaque droit ; en avant et en bas, avec l'angle rentrant que forment en se réunissant la fosse iliaque et la paroi abdominale antérieure; en avant, avec cette même paroi, qui est soulevée quand des matières fécales s'accumulent dans le cœcum. Lorsqu'il est peu volumineux, il est en rapport en avant et sur les côtés avec les circonvolutions intestinales.

Tantôt le cœcum repose directement sur le tissu cellulaire de la fosse iliaque, tantôt il en est séparé par le péritoine, qui forme quelquefois à ce niveau un repli, *mésocœcum.*

L'*appendice vermiculaire du cæcum* est un petit cordon, vestige du pédicule de la vésicule ombilicale du fœtus.

La *valvule iléo-cæcale*, appelée encore *valvule de Bauhin*, et vulgairement *barrière des apothicaires*, est formée par deux replis membraneux limitant un orifice qui fait communiquer l'intestin grêle avec le gros intestin.

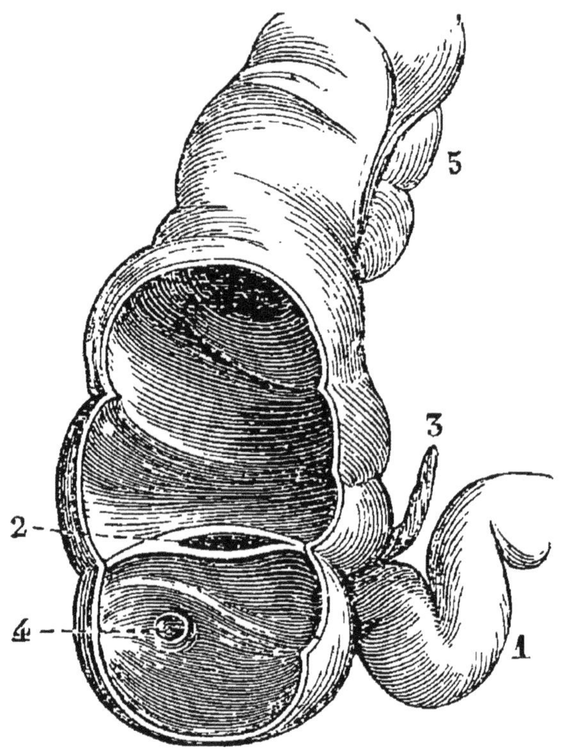

FIG. 120. — Valvule iléo-cæcale et cæcum.

1. Intestin grêle. — 2. Valvule. — 3. Appendice vermiculaire du cæcum. — 4. Orifice de cet appendice dans le cæcum. — 5. Gros intestin.

En regardant du côté de l'intestin grêle, on voit le calibre de ce conduit diminuer graduellement, pour se terminer par une ouverture elliptique au niveau du bord libre de ces replis. Du côté du gros intestin, c'est une ouverture horizontale, en forme de boutonnière, placée sur la paroi interne du cæcum.

Les deux lèvres de cette ouverture ne sont pas situées sur le même plan : la lèvre supérieure est plus rapprochée de la cavité du cœcum, et elle déborde en bas l'ouverture, de sorte qu'une pression venant à agir de l'intérieur du cœcum sur la lèvre supérieure, celle-ci s'applique sur l'inférieure et ferme l'ouverture. Tel est le mécanisme qui empêche les matières de remonter du cœcum dans l'intestin grêle.

Les lèvres de la valvule iléo-cœcale ne sont pas deux membranes séparables de l'intestin ; elles sont formées par un adossement de l'intestin grêle à lui-même, par une sorte d'invagination de l'intestin grêle dans le cœcum.

Côlon ascendant.

Cette portion du gros intestin est profondément située dans la région lombaire. Elle est fixée dans cette région par le péritoine qui passe au-devant d'elle, et qui, dans quelques cas, s'adosse à lui-même à la face postérieure du côlon, pour former le *mésocôlon ascendant*. Le côlon ascendant est en rapport, en avant et sur les côtés, avec les circonvolutions de l'intestin grêle ; en arrière, avec le carré des lombes et le rein droit.

Côlon transverse.

Le côlon transverse, ou *arc du côlon*, sépare les côlons ascendant et descendant. Il décrit une courbe à convexité antérieure, et suit le contour de la paroi abdominale entre les régions épigastrique et ombilicale.

Il est retenu à la colonne vertébrale par un repli péritonéal extrêmement mince et large, le *mésocôlon transverse*. Il est en rapport, en avant, avec la paroi abdominale, dont il est séparé par les deux feuillets antérieurs du grand épiploon ; en arrière, avec l'insertion du mésocôlon transverse ; en haut, avec la grande courbure de l'estomac ; en bas, avec les circonvolutions intestinales.

Côlon descendant.

L'analogue du côlon ascendant ; il est limité en haut par

le coude qu'il forme avec le côlon transverse, et en bas par la crête iliaque. Le côlon descendant est en rapport en avant et sur les côtés avec les anses intestinales, en arrière avec le rein gauche et le carré des lombes. Le péritoine se comporte à son égard comme avec le côlon ascendant.

Côlon iliaque ou S iliaque.

Il occupe la fosse iliaque du côté gauche. A ce niveau, le gros intestin décrit deux grandes courbures en forme de S, qui sont retenues à la fosse iliaque par un long repli du péritoine, *mésocôlon iliaque.*

Le côlon iliaque est limité par la crête iliaque en haut et la symphyse sacro-iliaque gauche en bas.

Il repose sur l'aponévrose iliaque et le psoas iliaque. Il est recouvert de tous côtés par les circonvolutions intestinales. En outre, il croise les vaisseaux spermatiques et les vaisseaux iliaques du côté gauche.

Rectum.

Le rectum est cette dernière portion du gros intestin étendue de la symphyse sacro-iliaque gauche à l'anus.

Sa *longueur* est, en moyenne, de 20 centimètres.

Sa cavité est toujours fermée, comme celle de l'œsophage et celle de l'urèthre, à moins qu'il ne contienne des matières fécales. Il décrit dans son trajet des courbures latérales et des courbures antéro-postérieures.

Il décrit deux courbures antéro-postérieures : une concave en avant, moulée sur celle du sacrum ; une autre concave en arrière, embrassant le coccyx par sa concavité. Des deux courbures latérales, la supérieure, plus marquée, est concave à gauche ; l'inférieure, située à la partie inférieure du sacrum et peu marquée, présente une concavité droite.

Les diamètres du rectum se réduisent à peu de chose lorsque cet intestin est vide ; il peut ne pas dépasser alors le calibre de l'intestin grêle ; mais lorsqu'il se dilate par suite de l'accumulation des matières fécales, il déplace les organes voisins.

Rapports. — 1° *Portion supérieure ou péritonéale.* — Cette portion, qui comprend la plus grande partie de la première courbure antéro-postérieure du rectum, est en rapport, en avant, avec le péritoine qui la sépare de la vessie chez l'homme, de l'utérus et du vagin chez la femme. Le péritoine forme là un cul-de-sac, plus spacieux chez l'homme, dans lequel viennent s'accumuler les anses intestinales. Sur les côtés, il est en rapport aussi avec le péritoine, qui remonte insensiblement jusqu'à la partie postérieure, où il s'adosse à lui-même pour former le *mésorectum*. En arrière, il est en rapport avec le sacrum, l'artère sacrée moyenne, et lorsqu'il est fortement dilaté, avec le muscle pyramidal et le plexus sacré.

2° *Portion inférieure.* — Ces rapports varient chez l'homme et chez la femme.

Chez l'homme, la portion inférieure du rectum est en rapport, en avant et de haut en bas, avec le bas-fond de la vessie, les vésicules séminales, la prostate et une partie de la portion musculeuse de l'urèthre ; en arrière, avec le sommet du sacrum, la face antérieure et la pointe du coccyx ; sur les côtés et de haut en bas, avec le tissu cellulaire sous-péritonéal et le muscle releveur de l'anus qui sépare le rectum de la fosse ischio-rectale. La partie la plus inférieure du rectum est entourée par le sphincter externe de l'anus. (Voy. *Périnée.*)

Chez la femme, le rectum est en rapport, en avant, avec le vagin, dans une grande partie de son étendue, où il constitue la cloison recto-vaginale ; en arrière, avec le sacrum et le coccyx ; sur les côtés, avec le muscle releveur de l'anus qui sépare le rectum de la fosse ischio-rectale.

Structure du gros intestin.

Le gros intestin est formé de quatre couches superposées, qui sont, en procédant de dehors en dedans : tunique séreuse, tunique musculaire, tunique celluleuse, tunique muqueuse. Des vaisseaux et des nerfs complètent cette structure.

Couche séreuse. — Le péritoine se comporte avec le gros intestin d'une façon telle qu'il faut l'examiner sur tous les points. (Voy. *Péritoine.*)

Couche musculaire. — Formée de deux ordres de fibres, les unes longitudinales et superficielles, les autres circulaires et profondes. Les dernières forment une couche régulière dans toute l'étendue de l'intestin, si ce n'est au niveau du rectum. Les autres forment trois bandelettes, qui semblent prendre naissance au niveau de l'appendice vermiculaire du cœcum. Ces trois bandelettes divergent : l'une se porte sur la face antérieure du cœcum et du côlon ascendant, les deux autres sont situées de chaque côté de la face postérieure. Elles continuent leur trajet sur le côlon transverse et sur le côlon descendant. Arrivées au côlon iliaque, on peut à peine distinguer ces bandelettes, qui forment une couche uniforme au niveau du rectum. Leur longueur est beaucoup moindre que celle du gros intestin ; cependant elles s'étendent d'une extrémité à l'autre de ce tube. Il fallait, pour que l'adhérence de ces bandes à l'intestin se fît dans toute l'étendue, que celui-ci fût plissé, et c'est ce qui a lieu ; il se plisse de telle sorte que, au niveau de ces bandelettes, l'intestin présente des lignes aplaties, longitudinales, au nombre de trois, entre lesquelles se voient trois séries de bosselures et de dépressions, résultat de ce plissement, qui ne se montre pas dans les dernières portions du gros intestin.

Couche celluleuse. — Analogue à celle de l'intestin grêle, elle réunit la musculeuse à la muqueuse.

Couche muqueuse. — Comme celle de l'intestin grêle, elle est partout formée d'une simple couche d'épithélium cylindrique et d'un derme peu épais, comme celui de la muqueuse de l'intestin grêle. Les seules glandes que l'on y trouve sont des follicules clos, des glandes en tube et les glandes utriculaires.

Les *follicules clos*, analogues à ceux de l'intestin grêle, sont très-variables quant à leur nombre. Ils sont plus abondants dans le côlon, et partout ils sont recouverts par les glandes en tube.

Les *glandes en tube* sont un peu plus volumineuses que celles de l'intestin grêle, mais elles ont la même forme. Elles sont aussi très-abondantes, et présentent une structure identique.

Les *glandes utriculaires* sont des glandes en forme de follicules, s'ouvrant à la surface de la muqueuse par un orifice très-apparent. Ces glandes existent normalement, et seulement dans le gros intestin.

Vaisseaux et nerfs.

1° Artères. — Les artères du gros intestin viennent de plusieurs sources. La mésentérique supérieure fournit les artères côliques droites au cœcum, au côlon ascendant et à la moitié droite du côlon transverse. La mésentérique inférieure fournit les artères côliques gauches à la moitié gauche du côlon transverse, au côlon descendant, au côlon iliaque et à la partie supérieure du rectum.

2° Veines. — Les veines du gros intestin se divisent en deux groupes : celles de la moitié droite se jettent dans la grande veine mésaraïque, tandis que celles de la moitié gauche se jettent dans la petite veine mésaraïque.

3° Lymphatiques. — Les vaisseaux lymphatiques ont été peu étudiés.

4° Nerfs. — Les nerfs arrivent au gros intestin par l'intermédiaire des artères. Le plexus mésentérique supérieur fournit à la moitié droite du gros intestin, et le plexus mésentérique inférieur à la moitié gauche.

ARTICLE II.

ANNEXES DU TUBE DIGESTIF.

Par annexes du tube digestif, on entend un certain nombre d'organes glanduleux situés sur le trajet du canal intestinal, et destinés à verser dans sa cavité des liquides qui servent à l'élaboration des substances alimentaires et à leur conversion en chyle.

Nous y trouvons les glandes salivaires, les amygdales, le foie, la rate et le pancréas.

I. — GLANDES SALIVAIRES.

Les glandes salivaires sont des glandes en grappe composée, situées au voisinage de la bouche et destinées à fournir la *salive*. Les unes sont placées sous les muscles de la cavité buccale : on les appelle *intra-pariétales* ou *glandes muqueuses ;* les autres, situées en dehors de cette cavité, sont appelées *extra-pariétales*. Nous nous occuperons des dernières, qui sont au nombre de trois de chaque côté de la ligne médiane : la glande *sublinguale*, la glande *sous-maxillaire* et la glande *parotide*. Ces trois glandes forment au niveau du maxillaire inférieur une chaîne presque continue.

Structure des glandes salivaires.

Ces glandes ont la structure des glandes en grappe ; elles

présentent seulement quelques caractères qui les distinguent. (Voyez *Système glanduleux.*)

Caractères des glandes salivaires. — Les acini des glandes salivaires sont remarquables par le volume considérable de leurs culs-de-sac ; ils sont plus volumineux que le conduit sécréteur, qui part de l'acinus pour se rendre au canal excréteur. On y trouve un épithélium pavimenteux simple, quand la glande est à l'état de repos ; quand elle fonctionne, c'est un épithélium amorphe, homogène, qui subira une segmentation en cellules pendant le repos de la glande.

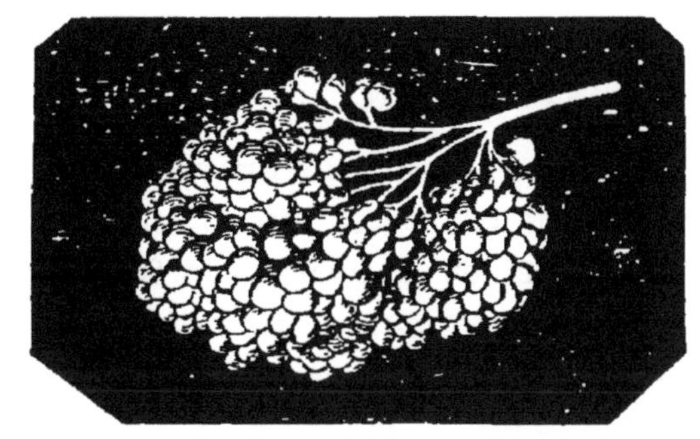

FIG. 121. — Figure schématique montrant un lobule de glande salivaire (glande en grappe).

Les petits canaux qui partent des acini se confondent avec ceux des acini du même lobule. Ils se réunissent ensuite aux canaux qui proviennent des lobules voisins, et forment ainsi plusieurs canaux d'un certain volume, qui convergent pour constituer le canal excréteur qui vient déposer le produit de la sécrétion sur la muqueuse buccale.

1° *Glande sublinguale.*

Dissection. — 1° *Rabattez d'un trait de scie la partie moyenne du maxillaire comprise entre les petites molaires ;* 2° *relevez la pointe de la langue avec un crochet ;* 3° *incisez la muqueuse, et préparez la glande, en ayant soin de conserver ses conduits.*

Placée au-dessous de la langue, dans le plancher de la bouche, la glande sublinguale est la moins volumineuse de toutes les glandes salivaires.

Volume et forme. — Cette glande ressemble à un haricot de volume ordinaire. Cependant sa surface n'est pas unie, et présente de nombreuses bosselures.

Son grand axe est dirigé d'avant en arrière et de dedans en dehors.

Son poids est de 2 à 3 grammes ; sa longueur, de 2 à 3 centimètres ; sa largeur, de 1 centimètre, et son épaisseur, de 1/2 centimètre.

Rapports. — Elle est placée de telle façon qu'elle présente une extrémité antérieure et interne, une extrémité postérieure et externe, une face interne, une face externe, un bord supérieur et un bord inférieur.

L'*extrémité antérieure* est en contact avec celle du côté opposé. Au-dessous du point où ce contact a lieu, se trouve le tendon des muscles génio-glosses.

L'*extrémité postérieure* paraît se continuer avec le prolongement antérieur de la glande sous-maxillaire, sur la face supérieure du muscle mylo-hyoïdien.

La *face interne* est en rapport avec les muscles lingual inférieur et génio-glosse. Elle est croisée de bas en haut et d'arrière en avant par le canal de Warthon, le nerf lingual et les veines linguales.

La *face externe* est logée dans la fossette sublinguale qui se trouve sur la face interne du maxillaire inférieur, près des apophyses géni.

Le *bord supérieur* est placé sous la muqueuse. C'est le long de ce bord que s'ouvrent les conduits excréteurs de la glande.

Le *bord inférieur* est situé dans l'angle rentrant formé par la réunion du mylo-hyoïdien et du génio-hyoïdien.

Structure. — Cette glande est simplement un petit groupe de glandes muqueuses très-rapprochées les unes des autres. Ces glandes sont, en effet, séparables, et l'on voit que chacune d'elles possède un canal excréteur particulier, que l'on peut isoler des autres.

Les *conduits excréteurs* de la glande sublinguale sont au nombre de cinq ou six ; ils s'ouvrent sur la muqueuse buccale, au niveau du bord supérieur de la glande, après avoir reçu chacun un grand nombre de petits conduits provenant des lobules glandulaires.

Les conduits excréteurs de la glande sublinguale sont improprement connus sous le nom de *conduits de Rivinus.*

Vaisseaux et nerfs. — La glande sublinguale reçoit les artères de la sublinguale et de la sous-mentale. Les veines se jettent dans la veine ranine. Les nerfs sont des ramifications du lingual. Les lymphatiques ne sont pas connus.

2° *Glande sous-maxillaire.*

Dissection. — 1° *Enlevez la peau et le peaucier, comme pour préparer les muscles sus-hyoïdiens ; 2° dégagez ces muscles et la glande, en ménageant l'artère faciale, qui la traverse souvent ; 3° cherchez le canal de Warthon dans la bouche, en incisant la muqueuse, après avoir relevé la pointe de la langue et rabattu la partie moyenne du maxillaire.*

Glande en grappe composée, située dans la région sus-hyoïdienne, dans la fossette sous-maxillaire du maxillaire inférieur. Elle est d'une couleur jaunâtre, d'une consistance un peu ferme. Elle remplit le triangle que forment par leur réunion le maxillaire inférieur et le muscle digastrique.

Forme. — La glande sous-maxillaire se moule dans l'angle que forme le muscle mylo-hyoïdien avec le maxillaire inférieur sur lequel il s'insère. Elle a par conséquent la forme d'un prisme triangulaire.

Elle est moins volumineuse que la parotide, et beaucoup plus que la glande sublinguale. Son poids est de 8 grammes environ.

Rapports. — Comme un prisme triangulaire auquel je l'ai comparée, elle présente trois faces, trois bords et deux extrémités. Les trois faces sont externe ou *osseuse*, interne ou *musculaire*, inférieure ou *cutanée*. Les extrémités sont antérieure et postérieure.

Face externe. — Elle est en rapport avec l'os, creusé à ce niveau d'une fossette. Moins étendue que les deux autres, cette face est séparée de l'os par les ganglions sous-maxillaires, au nombre de six à huit, et par le nerf myloïdien du dentaire inférieur. Vers son bord inférieur, cette face est en rapport avec l'artère et la veine sous-mentale.

Face interne. — Elle est en rapport avec le muscle mylo-hyoïdien dont elle embrasse le bord postérieur, avec le muscle hyo-glosse qui sépare la glande de l'artère linguale, et avec le nerf grand hypoglosse. Cette face se prolonge souvent et recouvre le tendon moyen du muscle digastrique.

Face inférieure. — Elle est plus étendue que les deux autres. Elle est en rapport avec le feuillet superficiel de l'aponévrose cervicale, avec le peaucier et la peau. La veine faciale croise cette face presque verticalement. On y trouve aussi quelques ramifications du nerf facial et du plexus cervical.

Extrémité antérieure. — Elle s'applique contre le ventre antérieur du digastrique.

Extrémité postérieure. — Elle est adossée à l'extrémité inférieure de la parotide, dont la sépare une cloison fibreuse dépendant de l'aponévrose cervicale superficielle. Elle présente un sillon dans lequel est logée l'artère faciale.

Structure. — La glande sous-maxillaire est contenue dans un dédoublement de l'aponévrose cervicale superficielle, qui lui tient lieu de gaîne fibreuse. Cette glande reçoit des *artères* de la faciale principalement, et accessoirement de la sous-mentale. Les *veines* se jettent dans la faciale et dans la sous-mentale. Les *lymphatiques* ne sont pas connus. Les *nerfs* proviennent du ganglion sous-maxillaire. (Voyez *Nerf lingual.*)

Le conduit excréteur de la glande sous-maxillaire, ou *conduit de Warthon*, naît de la face interne de la glande, et reçoit aussitôt après deux petits conduits provenant des deux prolongements de la glande. Le conduit de Warthon se porte en avant et en dedans vers le frein de la langue, à la partie inférieure duquel il s'ouvre en s'adossant à celui du côté opposé. Au niveau de son ouverture, il existe une petite saillie.

Sa longueur est de 4 à 5 centimètres, son calibre de 2 à 3 millimètres. Ses rapports sont les suivants : il se place, immédiatement après son origine, entre le mylo-hyoïdien et le lingual inférieur ; plus loin, il se trouve entre le génio-glosse et la face interne de la glande sublinguale. Avant sa terminaison, il est sous-muqueux.

3° *Glande parotide.*

Dissection. — 1° *Enlevez le pavillon de l'oreille ;* 2° *faites une incision horizontale de* 10 *centimètres au niveau de l'apophyse zygomatique ;* 3° *faites partir deux incisions verticales de* 10 *centimètres des deux extrémités de la première ;* 4° *rabattez le lambeau de peau, et mettez à nu les muscles de la glande, en conservant le canal de Sténon.*

Si vous voulez préparer les rapports profonds, il faut pénétrer dans l'épaisseur de la glande.

La plus volumineuse de toutes les glandes salivaires, la glande parotide occupe la région parotidienne.

Forme. — Cette glande présente une forme très-irrégulière, car elle se moule sur les parois très-anfractueuses de la région qu'elle occupe.

Poids. — Son poids moyen est, selon Sappey, de 25 à 28 grammes.

Rapports. — Elle est en rapport avec tous les organes qui forment les parois de l'excavation parotidienne. On y trouve des os, des aponévroses, des muscles, des vaisseaux et des nerfs. En outre, il existe quelques organes importants qui traversent la glande.

A. *Rapports de la surface de la glande parotide.*

1° Os. — Elle est en rapport avec le bord postérieur de la branche du maxillaire, avec le bord antérieur de l'apophyse mastoïde, avec le conduit auditif externe, avec l'apophyse styloïde et l'apophyse transverse de l'atlas.

2° Aponévrose. — Une aponévrose entoure cette glande, mais elle n'est pas complète. Elle manque dans le point où la glande correspond à l'interstice des ptérygoïdiens, au niveau du pharynx et au-dessous du conduit auditif externe.

3° Muscles. — En arrière, la parotide est en rapport avec le muscle sterno-mastoïdien et le digastrique qui se trouve en dedans de lui, avec les muscles et les ligaments qui constituent le *bouquet de Riolan*. En avant, elle est en rapport avec les muscles ptérygoïdiens.

4° Vaisseaux. — L'artère carotide interne et la veine jugulaire interne, qui sont parallèles, se trouvent en contact avec la face postérieure de la glande parotide par l'intermédiaire de l'aponévrose.

5° Nerfs. — Plusieurs nerfs sont en rapport avec la face postérieure de la parotide. Ces nerfs sont le glosso-pharyngien, le pneumogastrique, le spinal, le grand hypoglosse et le grand sympathique.

Enfin, en dehors, par l'intermédiaire de l'aponévrose, la glande parotide est en rapport avec la partie postérieure du peaucier, des rameaux du plexus cervical superficiel et la peau.

B. *Rapports intérieurs de la glande parotide.*

Des organes importants et assez nombreux traversent l'épaisseur de cette glande, et doivent rendre très-circonspect l'opérateur qui doit diriger un instrument piquant ou tranchant dans cette région. 1° L'*artère carotide externe* la traverse de bas en haut ; elle est partout entourée de tissu glanduleux, excepté dans quelques cas où elle creuse seulement une gouttière sur sa face postérieure. Toujours rapprochée de la face postérieure de la glande, cette artère donne naissance, dans son épaisseur même, aux branches suivantes : auriculaires postérieure et antérieure, maxillaire interne et temporale superficielle. 2° La *veine jugulaire externe* traverse aussi la glande. Elle est située en dehors de l'artère carotide externe, et reçoit les branches veineuses correspondant aux branches artérielles nées dans l'épaisseur de la glande. On trouve assez rarement une branche veineuse transversale, qui se porte de la jugulaire externe à la jugulaire interne. 3° De nombreux *ganglions lymphatiques* se trouvent dans l'épaisseur de la glande. 4° Le *nerf facial* traverse la parotide. Arrivé au niveau du bord antérieur de la glande, il se dégage entre ce bord et la face externe du masséter, pour se ramifier dans l'épaisseur des muscles de la face. 5° Le *nerf auriculo-temporal* traverse aussi l'extrémité supérieure de la glande avant de contourner le col du condyle du maxillaire inférieur.

Structure. — La parotide a une assez grande consistance, due aux prolongements fibreux que l'enveloppe envoie entre les lobules. Le tissu propre a été étudié plus haut. De tous les lobules partent de petits conduits qui se réunissent entre eux, et qui forment un canal commun, le *conduit de Sténon*.

Le conduit de Sténon se dégage de la glande vers le tiers supérieur de son bord antérieur, et se porte, en avant et un peu en haut, à 2 centim. environ au-dessous de l'arcade zygomatique. Parvenu au bord antérieur du masséter, ce conduit s'incline en dedans et traverse le muscle buccinateur jusqu'à la muqueuse de la joue. Arrivé à la muqueuse, il la soulève dans une étendue de 1/2 à 2 centimètres, et va s'ouvrir par un orifice très-petit sur la face interne de la joue, au niveau du collet de la deuxième grosse molaire de la mâchoire supérieure.

On trouve souvent sur le trajet du conduit de Sténon, au niveau du point où il traverse le buccinateur, un petit lobe isolé, dont le conduit excréteur se jette dans celui de Sténon : ce lobe est désigné sous le nom impropre de *parotide accessoire*.

Vaisseaux et nerfs. — Les artères de la parotide sont fournies par la carotide externe, l'auriculaire postérieure, la temporale superficielle. Les veines se jettent dans la jugulaire externe, pendant que celle-ci traverse la glande. Les lymphatiques ne sont pas connus. Les nerfs viennent de l'auriculo-temporal principalement et de la branche auriculaire du plexus cervical.

II. — Amygdale.

L'amygdale est située dans la fosse amygdalienne, entre le pilier antérieur et le pilier postérieur du voile du palais.

Elle a la forme et le volume d'une grosse amande. Mais ce volume est susceptible d'augmentation, et il est très-fréquent de voir des amygdales assez volumineuses pour déborder les piliers du voile du palais.

Elle a une direction oblique de haut en bas et d'avant en arrière, comme le pilier postérieur du voile du palais, dont elle suit la direction.

Rapports. — Cette glande présente une face interne libre, une face externe adhérente, un bord antérieur, un bord postérieur, une extrémité supérieure et une extrémité inférieure.

Face interne. — Libre, cette face proémine dans la cavité du pharynx. Elle est convexe et présente de petits orifices visibles à l'œil nu, qui conduisent dans des cavités ou lacunes amygdaliennes.

Face externe. — Adhérente, cette face est en rapport avec le muscle amygdalo-glosse et l'aponévrose pharyngienne, qui la séparent de l'artère carotide interne. Elle en est séparée par un intervalle de 10 millimètres environ.

Bord antérieur. — Appliqué contre le pilier antérieur du voile du palais à sa partie supérieure, il en est séparé à sa partie inférieure par un angle dont l'ouverture regarde en bas.

Bord postérieur. — Il est parallèle au pilier postérieur, dont il est séparé par une dépression que forme la muqueuse en se portant du pilier sur l'amygdale.

Extrémité supérieure. — Cette extrémité est placée au-dessous du point de réunion des deux piliers.

Extrémité inférieure. — Elle correspond aux parties latérales de la base de la langue, dont la sépare un intervalle d'un centimètre environ.

Structure. — L'amygdale est recouverte par la muqueuse pharyngienne, qui se prolonge sur elle pour s'étendre ensuite à la langue en bas et au voile du palais en haut. Elle s'enfonce dans l'amygdale en divers points de la face interne, et forme en se déprimant des culs-de-sac connus sous le nom de *lacunes* de l'amygdale. Ces culs-de-sac ont une profondeur plus ou moins considérable : quelques-uns sont si profonds, qu'ils atteignent presque la surface externe de l'amygdale : ils sont plus larges vers le fond qu'à la surface de la glande : c'est pour cela que leurs orifices paraissent sous forme de points ou de lignes très-courtes.

Les vésicules closes qu'on trouve dans l'amygdale sont situées à la face profonde de la muqueuse, d'autres sont situées plus profondément encore. On en trouve de même espèce sur la base de la langue, dans l'espace qui sépare les deux amygdales.

Les artères de l'amygdale sont fournies par la pharyngienne inférieure, par la palatine supérieure, par la palatine inférieure et par la linguale.

On ne connaît pas les lymphatiques.

Les nerfs émanent du nerf glosso-pharyngien. Quelques filaments viennent aussi du nerf pneumogastrique.

III. — Foie.

Le foie, l'un des viscères les plus importants, est la plus volumineuse de toutes les glandes.

Situation. — Le foie est situé dans l'hypochondre droit, dans la région épigastrique.

Couleur. — Il est rouge brun, un peu plus foncé chez l'enfant.

Poids et volume. — Cet organe, très-volumineux, ne dépasse pas à l'état normal le rebord des fausses côtes. Il présente chez l'adulte les dimensions suivantes, selon Sappey : diamètre transversal, 28 centimètres ; diamètre antéro-postérieur, 20 centimètres ; diamètre vertical, 6 centimètres. Son poids est de 1.451 grammes sur le cadavre, et de 1.937 grammes à l'état physiologique.

Régions et rapports du foie.

Le foie présente à étudier une face supérieure, une face inférieure, un bord antérieur, un bord postérieur, une extrémité droite et une extrémité gauche.

Face supérieure. — Cette face est convexe et lisse. Elle est en rapport avec le diaphragme, qui la sépare des poumons et du cœur.

Face inférieure. — La face inférieure du foie présente trois sillons, deux saillies et quatre dépressions.

Les *sillons* sont situés sur le milieu de la face inférieure et forment, d'après la comparaison de Meckel, la lettre H. L'un, étendu du bord antérieur au bord postérieur, divise le foie en deux lobes, droit et gauche : c'est le sillon *antéro-postérieur, longitudinal* ou de la *veine ombilicale*. Il contient la veine ombilicale, ou le cordon fibreux qui la remplace chez l'adulte. Ce sillon est quelquefois converti en canal, dans une partie de son étendue, par un pont de tissu hépatique. Le *sillon transverse*, ou *hile* du foie, est perpendiculaire au précédent ; il est plus rapproché du bord postérieur du foie que du bord antérieur. Ce sillon a 7 centimètres de longueur et une profondeur considérable : c'est par ce sillon que passent la plupart des organes qui pénètrent dans le foie ou qui en sortent. Le troisième sillon est appelé *sillon de la vésicule biliaire et de la veine cave inférieure*. Il est parallèle à celui de la veine ombilicale, et s'étend comme lui du bord antérieur au bord postérieur du foie. Le sillon transverse tombe perpendiculairement sur lui et le divise en deux parties, dont l'antérieure loge la vésicule biliaire, et la postérieure la veine cave inférieure.

Les *saillies* sont au nombre de deux. Elles sont situées entre ces sillons, et séparées l'une de l'autre par le sillon transverse. L'antérieure, *éminence porte antérieure* ou *lobe carré* du foie, est limitée par le sillon transverse en arrière, la vésicule biliaire à droite et le sillon antéro-postérieur à gauche. La postérieure, *éminence porte postérieure* ou *lobe de Spigel*, est située en arrière du sillon transverse, entre la partie postérieure du sillon longitudinal qui loge le canal veineux chez le fœtus, et le sillon de la veine cave inférieure.

Les *dépressions* se trouvent à droite et à gauche des sillons de la face inférieure. L'une, assez étendue, est située sur le lobe gauche : c'est la dépression *gastrique*. Les trois autres sont situées sur le lobe droit ; l'antérieure est la dépression *côlique*, la moyenne la dépression *rénale*, et la postérieure la dépression *surrénale*.

Les rapports de cette face inférieure sont les suivants : elle est en rapport avec des organes de l'*appareil digestif;* la grosse tubérosité de l'estomac répond au lobe gauche, le pylore et la première portion du duodénum correspondent aux environs du sillon transverse : le coude droit du côlon est logé dans la dépression côlique. L'extrémité gauche du foie recouvre un peu l'extrémité supérieure de la rate. Enfin le bord supérieur du pancréas, sans être en contact avec le foie, est peu éloigné de cette glande. Elle est en rapport avec des organes de l'*appareil urinaire ;* avec la face antérieure et l'extrémité supérieure du rein droit, qui se creuse sur lui une fossette, de même que la capsule surrénale droite. Ces rapports sont immédiats ; le péritoine ne s'interpose pas entre le foie et le rein.

Bord antérieur. — Le bord antérieur du foie, mince et tranchant, correspond au rebord des fausses côtes, qu'il dépasse rarement. Ce bord, vers le côté gauche, se met un peu en rapport avec la paroi abdominale au niveau de l'appendice xiphoïde du sternum. On y trouve deux échancrures sur les côtés du lobe carré du foie : l'une, droite, est en rapport avec le fond de la vésicule biliaire, qui le déborde de quelques millimètres ; l'autre, gauche, assez profonde, indique l'extrémité antérieure du sillon antéro-postérieur.

Bord postérieur. — Très-épais, le bord postérieur présente une échancrure considérable près de son extrémité gauche, pour loger la colonne vertébrale. Ce bord est plus épais à droite qu'à gauche ; dans presque toute son étendue, surtout à droite, il est en rapport direct avec la face inférieure du diaphragme, sans intermédiaire de péritoine. Au niveau de la colonne vertébrale, ce bord est en rapport avec l'œsophage, qui s'y creuse une petite échancrure, avec l'aorte, les piliers du diaphragme et la veine cave inférieure.

Extrémité droite. — Très-volumineuse, cette extrémité remplit l'hypochondre droit ; elle est en rapport avec le diaphragme, qui la sépare des fausses côtes.

Extrémité gauche. — Elle est amincie et plus ou moins allongée, suivant les sujets. Chez l'adulte, le plus souvent, cette extrémité recouvre la grosse tubérosité de l'estomac.

Structure du foie.

La structure du foie comprend l'étude des enveloppes, du tissu propre, des vaisseaux et des nerfs. Nous terminerons par l'étude de l'appareil biliaire.

Les enveloppes de cette glande sont au nombre de deux : le péritoine et la tunique propre.

Péritoine. — Le péritoine, ou tunique séreuse, recouvre presque toute l'étendue de la surface du foie. Le bord postérieur, la fossette de la vésicule biliaire et la dépression rénale en sont seuls dépourvus. (Voy. *Péritoine.*)

Tunique propre, tunique fibreuse. — La membrane fibreuse qui entoure le foie est très-adhérente à la séreuse, dont on ne peut la séparer. Elle adhère aussi au tissu du foie par de minces prolongements qu'elle envoie dans son épaisseur. La tunique fibreuse recouvre toute la surface du foie ; parvenue au niveau du hile, elle se réfléchit dans l'intérieur du foie et forme un tube ramifié qui accompagne les organes qui passent par le hile, jusqu'au voisinage des lobules. Ces prolongements constituent la *capsule de Glisson*.

Tissu propre du foie. — On appelle ainsi la substance hépatique dans laquelle se ramifient les vaisseaux, et qui donne naissance aux conduits biliaires. Ce tissu propre est divisé en petites masses, de la grosseur de grains de millet, qu'on appelle lobules.

Théorie de Robin. — Le foie a deux fonctions : celle de *sécréter la bile* et celle de *fabriquer du sucre*. Pour ces deux produits, dit Robin, le foie a un appareil particulier. Il doit être considéré comme la réunion de deux glandes dont les éléments sont mélangés : 1° une glande en grappe qui sécrète la bile : 2° une glande vasculaire sanguine qui forme le sucre. Ces glandes ont chacune leurs éléments distincts.

La glande en grappe a pour éléments les acini, situés aux extrémités des canaux biliaires, comme les acini des glandes salivaires aux extrémités du conduit. Autour de ces acini, sur leur paroi, viennent se diviser les capillaires de l'artère hépatique.

La glande vasculaire sanguine a pour élément glandulaire des cellules spéciales, formant des masses autour desquelles et dans lesquelles se rendent les ramifications de la veine porte ; c'est de là aussi que partent les radicules des veines sus-hépatiques.

Théorie des auteurs. — Les auteurs commencent à s'accorder sur la structure du foie, excepté toutefois Robin, qui maintient sa vieille théorie.

Le foie est formé par une masse considérable de cellules polyédriques, de 10 à 20 μ, se comprimant réciproquement. Ces cellules, dites *cellules hépatiques*, sont groupées par petits *îlots* ou *lobules* d'un millimètre de diamètre environ.

Entre les lobules on voit les ramifications terminales de

la veine porte. De ces veinules partent des vaisseaux capillaires. qui pénètrent dans le lobule et cheminent entre les cellules. qu'elles entourent d'un réseau.

Tous les capillaires convergent vers le centre du lobule, où ils se reconstituent sous forme de petites veines qui sortent du centre du lobule. Ces veines s'anastomosent et donnent naissance à des vaisseaux plus volumineux : les veines sus-hépatiques. qui se portent vers la veine cave inférieure.

Un autre réseau capillaire existe dans les lobules du foie. Ce réseau est formé par les canalicules biliaires qui cheminent entre les cellules hépatiques : ces canalicules convergent et s'anastomosent au sortir des lobules, de manière à donner naissance à des canaux plus gros, qui ne sont autre chose que les canaux biliaires.

Par conséquent, la bile et le sucre seraient produits par les mêmes cellules, les cellules hépatiques.

Vaisseaux et nerfs. — Les vaisseaux et les nerfs du foie pénètrent par le hile et se ramifient dans l'épaisseur de la glande jusqu'aux lobules. Dans tout leur trajet, ils sont contenus dans la capsule de Glisson.

Capsule de Glisson. — On appelle ainsi la portion de membrane fibreuse du foie qui se réfléchit dans l'épaisseur de cet organe, au niveau du hile, et non la tunique fibreuse elle-même. Elle forme aux vaisseaux et aux nerfs un tube qui se ramifie comme ces vaisseaux. Elle renferme les nerfs du foie, les conduits biliaires et tous les vaisseaux du foie, excepté les veines sus-hépatiques. Par sa surface externe, la capsule de Glisson est adhérente aux lobules du foie au moyen de prolongements cellulo-fibreux peu développés.

Artère hépatique. — Venue du tronc cœliaque, cette artère arrive au hile du foie et pénètre dans la capsule de

Glisson. Elle diminue rapidement de volume, et fournit de nombreux rameaux aux parois de la veine porte, des canaux biliaires, de la capsule de Glisson elle-même, et se trouve presque épuisée au moment où elle atteint les lobules.

Veine porte. — Cette veine amène au foie le sang de toute la portion sous-diaphragmatique du tube digestif et de ses annexes. Elle se place dans le hile du foie, derrière l'artère hépatique, et pénètre dans la capsule de Glisson. Elle se ramifie à la manière de l'artère hépatique dans cette capsule, et se termine par des capillaires autour des cellules hépatiques

Veines sus-hépatiques. — Ces veines naissent des capillaires de la veine porte et de l'artère hépatique par un petit tronc qui part du centre du lobule. Elles se dirigent toutes, en s'anastomosant, vers le bord postérieur du foie, où elles se jettent dans la veine cave inférieure. Ce sont les seuls vaisseaux du foie qui ne soient pas contenus dans la capsule de Glisson.

Veine ombilicale. — Oblitérée et transformée en cordon fibreux après la naissance, perméable chez le fœtus.

Vaisseaux lymphatiques. — Ces vaisseaux ont été étudiés par Sappey. Ils naissent autour des lobules par un réseau superposé à celui des vaisseaux sanguins. Ils suivent ensuite la direction de la veine porte et de l'artère hépatique, et sont contenus, comme ces vaisseaux, dans la capsule de Glisson. Ils se rendent au hile du foie et se jettent dans les ganglions qui s'y trouvent.

Nerfs. — Les nerfs du foie viennent de plusieurs sources. Par le hile pénètrent les ramifications terminales du pneumogastrique gauche, quelques branches du pneumogastrique droit et le plexus hépatique, émanation du plexus solaire. Par le bord postérieur de cet organe, on voit pénétrer quelques rameaux du phrénique droit.

Appareil biliaire.

Dissection — *Pour préparer l'appareil biliaire, et principalement les canaux cystique, hépatique et cholédoque, il faut : 1° enlever les intestins en laissant l'estomac et en faisant une ligature au-dessous du duodénum ; 2° relever le bord antérieur du foie ; 3° déchirer le feuillet antérieur du péritoine qui va du hile du foie au pylore, et mettre ainsi à nu les canaux biliaires, l'artère hépatique et la veine porte ; 4° renverser avec précaution le pylore par en bas, de manière à suivre le canal cholédoque ; 5° dégager ce canal et le laisser en place.*

L'appareil formateur et excréteur de la bile est un appareil de sécrétion complet, dans lequel on trouve : 1° un organe sécréteur, le foie ; 2° des conduits vecteurs qui portent le produit de la sécrétion, les conduits biliaires et le canal hépatique ; 3° un organe de dépôt ou réservoir, la vésicule biliaire ; 4° un conduit excréteur qui porte la bile dans l'intestin, le canal cholédoque.

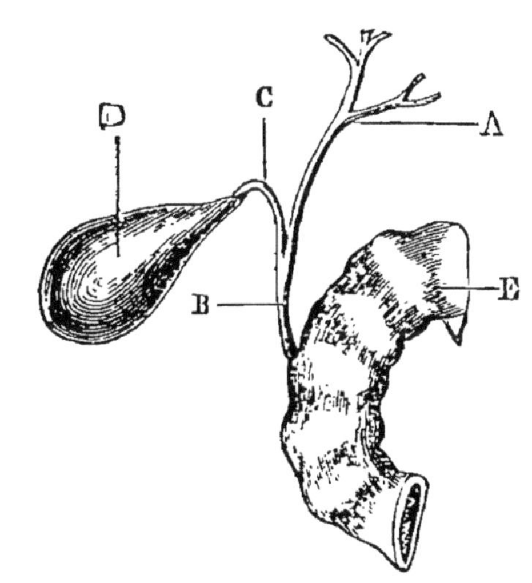

FIG. 122. — Appareil biliaire et une portion du duodénum.

A. Réunion des conduits biliaires formant le conduit hépatique. — B. Canal cholédoque. — C. Conduit cystique. — D. Vésicule biliaire. — E. Duodénum.

Conduits biliaires. — Les conduits biliaires naissent des canalicules biliaires, entre les cellules du foie, et se portent, en s'anastomosant et en suivant les ramifications de la veine porte, vers le hile du foie. Ces conduits sont contenus dans la capsule de Glisson. A leur origine, ces tubes sécrètent. Un peu plus loin, leur structure change, et ils deviennent simplement conduits vecteurs. Tous ces conduits viennent former, au niveau du hile, deux troncs qui s'anastomosent pour donner naissance au conduit hépatique.

Canal hépatique. — Ce canal s'étend de la terminaison des conduits biliaires, dans le hile du foie, au canal cholédoque. Il a au plus 3 centimètres de longueur et 4 millimètres de diamètre. Il se place en avant de la branche droite de bifurcation de la veine porte ; à sa partie inférieure, il est situé à droite du tronc de la veine porte, puis il se réunit à angle aigu au canal cystique.

Vésicule biliaire. — Réservoir de la bile situé dans la fossette cystique, à la face inférieure du foie, à droite du lobe carré.

La vésicule biliaire est dirigée en bas, en avant et à droite.

Le *fond* de la vésicule déborde le foie et se met en rapport avec la paroi abdominale.

Le *corps* est en rapport, en haut, avec le tissu du foie ; en bas, avec le péritoine, qui l'applique contre la glande.

Le *col* est placé au-devant du sillon transverse et de la branche droite de la veine porte. Il repose sur la première portion du duodénum. Il est contourné sur lui-même en *S*.

Structure. — La vésicule biliaire est formée de trois couches superposées : séreuse, musculaire et muqueuse ; de vaisseaux et de nerfs.

La tunique séreuse se voit seulement sur la moitié inférieure de la vésicule, qu'elle applique contre la face inférieure du foie.

La tunique musculaire sous-jacente présente des fibres

longitudinales superficielles et des fibres circulaires profondes.

La tunique muqueuse a une couleur jaunâtre : elle offre des saillies entre-croisées qui donnent à sa surface libre un aspect aréolaire. Elle est revêtue d'un épithélium cylindrique, et présente à sa face profonde des glandes identiques à celles des conduits biliaires.

Canal cystique. — De même longueur et d'un calibre un peu moindre que le canal hépatique, le canal cystique s'étend de la vésicule biliaire au canal cholédoque. Flexueux à son origine, il devient ensuite rectiligne et se réunit à angle aigu au canal hépatique. Il est placé entre les deux feuillets du petit épiploon.

Canal cholédoque. — C'est un canal formé par la réunion des canaux cystique et hépatique. Il suit la direction du canal hépatique et se porte en bas, en arrière et un peu à gauche, vers la partie postérieure et interne du duodénum. Beaucoup plus long que les deux précédents, ce conduit a une longueur de 7 à 8 centimètres. Il est situé, à son origine, dans le petit épiploon, en avant de la veine porte, à droite de l'artère hépatique : plus bas, il se creuse une gouttière sur la tête du pancréas, et s'accole au canal pancréatique avant de pénétrer dans le duodénum. Ces deux canaux, parallèles et accolés, s'engagent dans l'épaisseur des fibres musculaires du duodénum, soulèvent la muqueuse dans une étendue de 1 1/2 à 2 centimètres, et s'ouvrent, chacun par un orifice distinct, dans l'ampoule de Vater.

L'*ampoule de Vater* est une saillie de la muqueuse, du volume d'un gros pois, située à la partie moyenne et postérieure de la deuxième portion du duodénum. Elle est formée par plusieurs replis muqueux, à la partie supérieure desquels les canaux cholédoque et pancréatique versent leur contenu.

Structure des conduits biliaires. — Ces conduits sont formés de deux couches : une couche externe musculaire, présentant des fibres longitudinales superficielles et des fibres circulaires profondes, et une couche muqueuse mince et tapissée par de l'épithélium cylindrique. Dans tout leur trajet, on trouve des glandes nombreuses, glandes en grappe, situées dans l'épaisseur de leur paroi, qu'elles dépassent quelquefois par leur fond.

IV. — RATE.

La rate est une glande vasculaire sanguine, située dans l'hypochondre gauche.

Cet organe présente une couleur lie de vin.

Il a la forme d'un croissant, dont la concavité repose sur la grosse tubérosité de l'estomac.

Sa consistance est peu considérable, et son tissu se laisse facilement déchirer.

Le poids moyen de la rate est de 195 grammes. Cet organe présente une longueur de 12 centimètres, une largeur de 8 et une épaisseur de 3.

Rapports.

La rate présente une face externe, une face interne, un bord antérieur, un bord postérieur, une extrémité supérieure et une extrémité inférieure.

Face externe. — Elle est convexe et unie. Elle est en rapport avec le diaphragme, qui la sépare des fausses côtes et de la base du poumon gauche.

Face interne. — Elle présente une série de trous disposés sur une ligne verticale, et qu constituent le hile de la rate. La portion de face interne qui est placée en avant du hile est un peu plus grande que l'autre, à peu près plane, et se met en rapport avec la grosse tubérosité de l'estomac. La partie postérieure de cette face est en rapport avec le pilier gauche du diaphragme et la queue du pancréas.

Bord antérieur. — Mince et tranchant, ce bord, convexe, est en rapport avec le diaphragme et un peu avec la paroi abdominale.

Bord postérieur. — Moins convexe et un peu plus épais que l'autre, ce bord est en rapport avec la partie supérieure du rein gauche et la capsule surrénale gauche. Les deux bords de la rate présentent ordinairement des incisures plus ou moins profondes, indice de la division primitive de la rate en plusieurs lobes.

Extrémité supérieure. — Un peu plus grosse que l'autre, cette extrémité est en rapport avec le diaphragme et quelquefois avec l'extrémité gauche du foie, surtout chez l'enfant.

Extrémité inférieure. — Elle est en rapport avec le coude gauche du côlon transverse.

Structure.

La structure de la rate comprend deux membranes qui l'enveloppent, l'une séreuse, l'autre fibreuse qui forme la charpente de l'organe, des vaisseaux et des nerfs, une substance molle intérieure ou boue splénique, et des follicules clos ou *corpuscules de Malpighi.*

Membrane séreuse. — Formée par le péritoine, cette membrane, très-mince et très-adhérente à la membrane fibreuse, recouvre complétement la rate. (Voy. *Péritoine.*)

Membrane fibreuse. — La membrane fibreuse, ou tunique propre de la rate, est l'analogue de celle qui enveloppe le foie; elle est élastique et contractile, propriété due à la présence de nombreuses fibres musculaires lisses. Comme celle du foie, elle se réfléchit au niveau du hile, pour pénétrer dans la rate en accompagnant les vaisseaux. Cette portion réfléchie, qui forme dans le foie la capsule de Glisson, constitue ici la *capsule de Malpighi.* Des cloisons plus ou moins minces se détachent de la face interne de la tunique propre et de la surface externe de la capsule de Malpighi ; elles s'entre-croisent pour former une charpente fibreuse, creusée de cavités ou cellules communiquant les unes avec les autres.

Ces cloisons ou trabécules, de dimensions très-variables, sont formées de tissu conjonctif, comme les prolongements de la capsule de Malpighi sur les vaisseaux. Cependant, au point où les artères deviennent très-ténues, le tissu conjonctif se transforme, il devient plus lâche, prend l'aspect du tissu conjonctif réticulé ; des cellules lymphatiques se montrent au milieu des fibres de ce tissu, qui se transforme insensiblement en *tissu lymphoïde.* La même modification s'opère dans les trabécules minces.

Les **follicules clos** de la rate ne sont autre chose que de petits organes sphériques, se montrant sur le trajet des artérioles et même sur les trabécules. Ce ne sont pas des organes distincts, mais seulement de petites masses de tissu lymphoïde. Il résulte de cette description qu'un seul et même tissu, le tissu lymphoïde, forme les trabécules, les enveloppes des vaisseaux et les follicules clos de la rate.

Vaisseaux. — L'*artère splénique* se ramifie dans l'épaisseur des trabécules et dans les follicules clos. Des capillaires artériels, le sang passe dans les cellules ou aréoles de la rate, véritables dilatations des extrémités des veines.

La *veine splénique*, dépourvue de valvules, accompagne l'artère. Il y a autant de branches veineuses qu'il y a de branches artérielles. A leur origine, ces veines naissent par des dilatations, des sinus qui tapissent les aréoles, véritables espaces criblés d'orifices par lesquels passe le sang de l'artère.

Boue splénique. — La boue ou pulpe splénique, substance molle qui remplit les aréoles de la rate, renferme un nombre considérable de leucocytes, des globules rouges de sang normaux ou altérés par leur séjour dans les aréoles, et quelques cellules pâles de 10 à 22 μ, de nature indéterminée.

Les **nerfs** de la rate viennent du plexus solaire ; ils arrivent à cet organe en suivant le trajet de l'artère splénique, sous le nom de *plexus splénique.*

V. — Pancréas.

Dissection. — 1° *Enlevez les intestins et faites une ligature au-dessous du duodénum ;* 2° *relevez l'estomac sur le thorax, après avoir déchiré le grand épiploon ;* 3° *déchirez le feuillet du péritoine qui recouvre le pancréas, et présentez celui-ci tenant au duodénum par la tête et aux vaisseaux spléniques par la queue.*

Le pancréas est une glande en grappe composée, destinée à la sécrétion du suc pancréatique, et placée transversalement au-devant de la colonne vertébrale, sur les limites des régions épigastrique et ombilicale.

D'une consistance un peu ferme, cette glande est aplatie d'avant en arrière et allongée dans le sens transversal.

Elle est d'une couleur blanc grisâtre et peu mobile. Sa fixité est due au duodénum, qui entoure complétement sa tête, et au péritoine, qui applique le corps et la tête du pancréas contre la paroi postérieure de l'abdomen. La partie gauche est cependant un peu mobile.

La forme allongée du pancréas et le renflement de son extrémité droite ont fait diviser cet organe en partie moyenne ou corps, extrémité droite ou tête, extrémité gauche ou queue. La tête est séparée du corps par une échancrure située sur le bord inférieur de l'organe, échancrure dans laquelle passent les vaisseaux mésentériques supérieurs.

Son poids moyen est de 65 grammes. Sa longueur est de 15 à 16 centimètres, sa hauteur de 4 centimètres, et son épaisseur de 1 1/2 à 2 centimètres.

Rapports.

On lui considère généralement une face antérieure, une face postérieure, un bord supérieur, un bord inférieur, une extrémité droite et une extrémité gauche.

Face antérieure. — Recouverte par le péritoine, cette face est en rapport avec la première portion du duodénum et l'estomac, dont elle est séparée par l'arrière-cavité des épiploons.

Face postérieure. — *Au niveau de la tête*, cette face est en rapport avec le tronc de la veine porte et la veine cave inférieure. *Au niveau du corps*, elle est en rapport avec l'aorte, l'origine de l'artère mésentérique supérieure, la veine splénique et l'origine de la veine porte que forment, en se réunissant, la splénique et les deux mésaraïques, avec les piliers du diaphragme et la deuxième vertèbre lombaire. Ces rapports, au niveau de la tête et du corps, se font sans intermédiaire du péritoine.

Bord supérieur. — Le bord supérieur est creusé, dans sa moitié gauche, d'une gouttière qui loge l'artère splénique, tandis que la veine est en arrière de l'artère et un peu sur la face postérieure de l'organe. Il est encore en rapport avec le tronc cœliaque, le lobule de Spigel, le plexus solaire et une chaîne de ganglions lymphatiques.

Bord inférieur. — Ce bord correspond au bord postérieur du mésocôlon transverse ; il est en rapport, de droite à gauche, avec la troisième portion du duodénum, avec les vaisseaux mésentériques supérieurs qui y déterminent une échancrure, et avec l'intestin grêle dont le sépare le mésocôlon transverse.

Extrémité droite. — Cette extrémité, appelée aussi *tête* ou *extrémité duodénale*, est embrassée par le duodénum, qui décrit autour d'elle une courbure en fer à cheval. Ce rapport est intime, car la tête du pancréas est creusée dans le sens vertical d'une gouttière qui reçoit le duodénum, et l'on trouve même quelques grains glanduleux de cet organe s'insinuant entre les éléments qui constituent cette portion d'intestin.

Extrémité gauche. — Cette extrémité, *queue*, est ordinairement effilée, quelquefois arrondie. Elle est en rapport avec la face interne de la rate, à laquelle elle est unie par un petit repli séreux, *épiploon pancréatico-splénique*, dans lequel on trouve quelques ganglions lymphatiques. Elle est encore en rapport avec l'artère gastro-épiploïque gauche, qui passe au-devant d'elle.

Structure.

Le pancréas se compose d'un tissu propre, d'où naît un canal excréteur, de vaisseaux et de nerfs.

Tissu propre. — Le tissu propre du pancréas, analogue à celui des glandes salivaires, est entouré d'une enveloppe cellulo-fibreuse qui envoie des prolongements entre les lobules. Ce tissu est formé de petites masses ou lobules, d'où partent de petits conduits qui vont se rattacher au canal excréteur commun, comme les grains de raisin se rattachent à la grappe. De même que toutes les glandes en grappe, le pancréas présente des acini ou grains glanduleux, d'où partent des conduits sécréteurs. Ces acini sont remarquables par leur volume ; les culs-de-sac qui les constituent sont beaucoup plus gros que ceux des glandes salivaires et mesurent 50 μ.

Canal excréteur. — Les conduits sécréteurs se jettent dans de plus gros conduits dont la structure change, et qui ont pour fonction de charrier le produit de la sécrétion. Ces conduits excréteurs se jettent dans un canal commun, situé au centre même de la glande, qui parcourt cette glande de la queue vers la tête, plus près de la face antérieure, et qu'on appelle *canal pancréatique* ou *de Wirsung*. Ce conduit augmente de volume à mesure qu'il se rapproche du duodénum ; il reçoit, chemin faisant, les petits conduits qui viennent des lobules du pancréas et se jette, en s'inclinant en bas, dans la deuxième portion du duodénum, au niveau de l'ampoule de Vater. Au moment où il atteint le duodénum, il s'accole au canal cholédoque et soulève avec lui la tunique muqueuse de cet intestin. Ils s'ouvrent isolément dans la cavité de l'ampoule de Vater, le cholédoque en avant de l'autre ; là, un éperon sépare l'embouchure du canal de Wirsung de celle du canal cholédoque, qui est plus large.

Indépendamment du canal de Wirsung, on trouve souvent un *canal pancréatique accessoire*. C'est un petit conduit qui a le tiers du calibre du conduit principal, et qui est situé dans la tête du pancréas, au-dessus de l'autre. Ce conduit s'ouvre par son extrémité gauche dans le conduit principal, et par son extrémité droite dans le duodénum, à 2 centimètres au-dessus de l'ampoule de Vater.

Vaisseaux et nerfs. — Les *artères* du pancréas viennent de plusieurs sources. Quelques-unes, peu volumineuses, sont fournies par l'artère splénique, et se jettent dans le bord supérieur du pancréas ; une plus considérable vient de la pancréatico-duodénale, branche de la gastro-épiploïque droite, et se distribue à la tête du pancréas ; enfin la mésentérique supérieure fournit deux branches, l'une qui se rend à la tête et l'autre au corps de la glande.

Les *veines* suivent le trajet des artères et vont se jeter dans des troncs qui concourent à la formation de la veine porte.

Les *lymphatiques* se jettent dans les nombreux ganglions que l'on trouve sur les deux bords et aux extrémités du pancréas.

Les *nerfs* viennent tous du plexus solaire ; ils arrivent au pancréas par la voie des artères, qui leur servent de soutien.

CHAPITRE III.

APPAREIL URINAIRE.

Préposé à la sécrétion de l'urine, cet appareil de sécrétion complet se compose : 1° du *rein*, organe sécréteur ; 2° de l'*uretère*, conduit vecteur : 3° de la *vessie*, réservoir ou organe de dépôt ; 4° de l'*urèthre*, conduit excréteur. Ce dernier conduit, servant à la fois à l'émission de l'urine et à celle du sperme, sera étudié après l'appareil de la génération.

ARTICLE PREMIER.

REINS.

Situés sur les côtés de la colonne vertébrale, dans la région lombaire, les reins occupent la partie la plus élevée et la plus profonde de la cavité abdominale, au-dessous du foie, entre le péritoine et le muscle carré des lombes.

Les reins sont placés en avant du carré des lombes, et dirigés de haut en bas; cependant, par leur extrémité supérieure, ces organes sont plus rapprochés que par l'inférieure.

Ces organes sont immobiles dans la position qu'ils occupent.

On observe quelquefois des déplacements du rein, les uns congénitaux, les autres accidentels.

Les dimensions de cet organe sont les suivantes : longueur, $0^m,12$; largeur, $0^m,07$; épaisseur, $0^m,03$.

Son poids est de 171 grammes.

D'un rouge sombre, le rein est formé d'un tissu très-ferme, dont la densité est supérieure à celle de toutes les autres glandes. Il est cependant friable.

Régions et rapports.

Le rein présente une face antérieure, une face postérieure, un bord interne, un bord externe, une extrémité supérieure et une extrémité inférieure.

Face antérieure. — Convexe et lisse, cette face regarde en avant et un peu en dehors. Elle est recouverte par le péritoine et par le côlon ascendant à droite, par le côlon descendant à gauche.

Le rein droit est en outre en rapport, par sa face antérieure, avec la deuxième portion du duodénum, et avec la face inférieure du foie dans sa moitié supérieure; à ce niveau, le péritoine n'existe pas, et le foie se creuse d'une dépression, *fossette rénale.*

Le rein gauche est, en outre, en rapport avec le bord postérieur de la rate, qui s'applique sur sa face antérieure, avec la queue du pancréas et avec la grosse tubérosité de l'estomac.

Face postérieure. — Moins convexe et plus large que l'antérieure, cette face regarde en arrière et un peu en dedans. Elle est en rapport avec le carré des lombes, dont la sépare le feuillet antérieur de l'aponévrose du muscle transverse de l'abdomen, et avec le diaphragme, qui la sépare des deux dernières côtes (rapport un peu plus étendu à gauche). Quelques branches du plexus lombaire sont aussi en rapport avec la face postérieure du rein.

Bord interne. — Ce bord. concave, présente une vaste échancrure vers sa partie moyenne. Cette échancrure, ou *hile* du rein, laisse passer les vaisseaux et les nerfs qui pénètrent dans l'organe.

Bord externe. — Convexe et arrondi, le bord externe repose sur le diaphragme et le bord externe du carré des lombes.

Extrémité supérieure. — Recouverte par la capsule surrénale, l'extrémité supérieure répond à la douzième vertèbre dorsale.

Extrémité inférieure. — Moins volumineuse que la supérieure. elle repose sur le carré des lombes.

Structure du rein.

Nous étudierons ici les enveloppes du rein. son tissu propre, ses vaisseaux et ses nerfs.

Les enveloppes sont au nombre de deux: l'externe, cellulo-graisseuse ; l'interne, fibreuse.

Enveloppe cellulo-graisseuse. — C'est l'atmosphère graisseuse du rein. Cette organe est entouré d'une couche de tissu cellulaire dans laquelle on trouve de nombreux pelotons adipeux.

Enveloppe fibreuse. — L'enveloppe fibreuse, ou tunique propre du rein. est une membrane mince. composée de fibres lamineuses . et contenant quelques fibres élastiques. Vers le hile, elle se continue avec la membrane extérieure du bassinet et de l'uretère.

Tissu propre. — Lorsqu'on divise un rein avec un instrument tranchant, du bord convexe vers le bord concave, et dans le sens vertical, on aperçoit à la surface de la section deux parties : l'une centrale, rouge. qui regarde le hile, est formée par la réunion de petits cônes, et a reçu le nom de substance *tubuleuse*, *intérieure* ou *médullaire;* l'autre entoure la première, et forme à la surface du rein une couche de 3 à 6 millimètres : elle est moins foncée que la première, et a reçu le nom de *substance corticale* ou *glanduleuse*.

Ces deux substances ne sont pas si différentes qu'on pourrait le croire au premier abord, car la plupart des éléments qui se trouvent dans l'une se rencontrent dans l'autre.

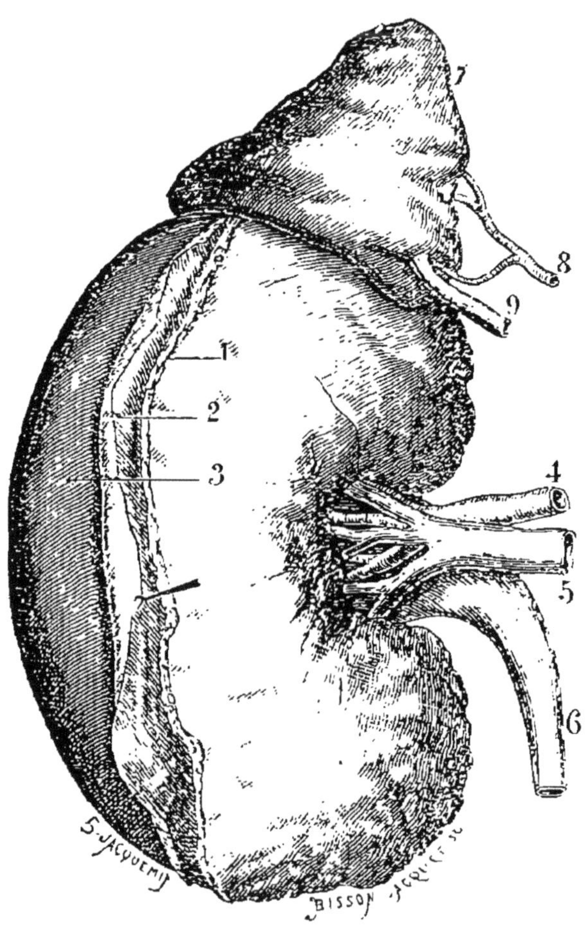

FIG. 123. — Rein et capsule surrénale (côté droit).

1. Atmosphère graisseuse du rein. — 2. Membrane fibreuse. — 3. Surface du rein — 4. Artère rénale. — 5. Veine rénale. — 6. Uretère. — 7. Capsule surrénale. — 8. Artère capsulaire moyenne. — 9. Veine capsulaire.

Substance tubuleuse. — Cette substance est uniquement formée par des tubes disposés en gros faisceaux coniques, au nombre de huit à dix-huit, dont le sommet ou *mamelon* s'ouvre dans un calice, au niveau du hile, tandis que la base élargie est placée vers la périphérie du rein, sous la substance corticale. Ces gros faisceaux coniques sont appelés *pyramides de Malpighi.*

Entre les pyramides de Malpighi, on voit des prolongements, venus de la substance corticale, qui séparent les pyramides. Ces prolongements, ou *colonnes de Bertin*, ont la même structure que la substance corticale. En examinant de près la coupe des pyramides de Malpighi, on voit manifestement qu'elle est composée de tubes qui se portent du sommet vers la base de la pyramide.

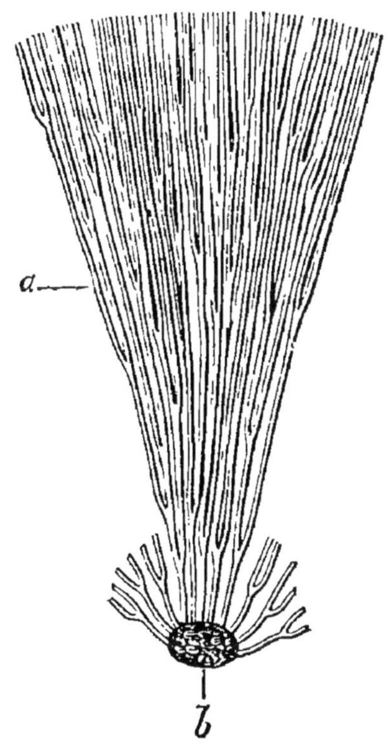

FIG. 124. — Disposition des tubes urinifères dans la pyramide de Malpighi.

a. Tubes. — *b*. Mamelon.

Substance corticale. — On y trouve les mêmes tubes, seulement ils sont flexueux au lieu d'être rectilignes ; on y trouve aussi une disposition particulière des vaisseaux sanguins.

Si l'on étudie, avec le secours du microscope, le tissu propre du rein, on y trouve principalement des tubes, un peu de tissu conjonctif, et des corpuscules particuliers, appelés *glomérules de Malpighi*. Comme ce corpuscule est formé par l'artère du rein, nous l'étudierons avec les vaisseaux.

Les *tubes propres du rein*, appelés encore *tubes urinifères*.

canalicules urinifères, tubuli, sont en nombre considérable. Ce sont des tubes dont l'une des extrémités est ouverte dans les calices, où elle verse l'urine, et dont l'autre extrémité est située dans l'épaisseur du parenchyme rénal, où elle se termine en se dilatant sous forme d'ampoule.

Si l'on suit ces tubes de leur extrémité ouverte à leur extrémité fermée, on voit qu'ils partent du sommet de chaque mamelon par une vingtaine d'orifices, qu'ils s'enfoncent dans l'épaisseur de la substance rénale en ligne droite, en se divisant chacun en plusieurs branches, et qu'arrivés à quelques millimètres de la surface du rein, ils s'infléchissent pour décrire un grand nombre de flexuosités. Ces tubes flexueux s'enlacent et se mettent en rapport avec les capillaires, qui affectent une disposition spéciale.

Anses de Henle. — Ces anses, découvertes en 1862 par Henle, sont formées par les tubes urinifères ; leur convexité, tournée vers le hile, se trouve au milieu des tubes droits de la pyramide de Malpighi. L'une des extrémités de l'anse arrive à la substance corticale et se continue avec les tubes tortueux qui se terminent par la capsule de Müller ; l'autre extrémité est en continuité avec les tubes des pyramides.

Les tubes urinifères sont constitués par une substance homogène, transparente, hyaline. Ils sont tapissés par un épithélium dont la forme varie dans les divers points des tubes. Il est cylindrique dans les gros tubes qui se rapprochent du sommet des pyramides ; plus profondément, dans les tubes tortueux, il est pavimenteux, ou mieux polyédrique. (Voyez, pour les détails, mon *Traité d'Histologie*.)

On appelle *capsule de Müller* ou *capsule du glomérule* une dilatation du cul-de-sac terminal des tubes urinifères. Ce renflement communique avec la cavité du tube, et présente 100 à 200 μ de diamètre.

On trouve dans la capsule de Müller un glomérule de Malpighi. Dans certains cas, une capsule est commune à deux tubes urinifères : alors on voit au centre un glomérule commun à ces deux tubes.

Les tubes du rein se réunissent en faisceaux autour desquels on trouve des fibres de tissu conjonctif, qui forment par leur entre-croisement une trame intermédiaire aux divers faisceaux du tube. Ces éléments sont disséminés dans toute l'étendue de la substance rénale.

Vaisseaux sanguins. — Le rein reçoit l'artère rénale. Celle-ci passe entre la veine qui est en avant et le bassinet; elle arrive dans le rein en se divisant en plusieurs branches, qui pénètrent toutes dans les prolongements que la substance corticale envoie entre les pyramides de Malpighi sous le nom de *colonnes de Bertin*. Arrivées à la base des pyramides, au moment où les tubes deviennent flexueux, à l'union de la substance corticale et de la substance tubuleuse, ces branches artérielles se ramifient, s'anastomosent. De leurs anastomoses partent d'autres rameaux qui s'anastomosent entre eux. L'ensemble de ces anastomoses vasculaires forme entre les deux substances un riche réseau. De ce réseau à mailles quadrilatères partent des capillaires qui se dirigent perpendiculairement vers la surface du rein. Ces capillaires artériels cheminent entre les tubes, et se continuent ensuite avec les veines ; mais la plupart vont former le *glomérule*

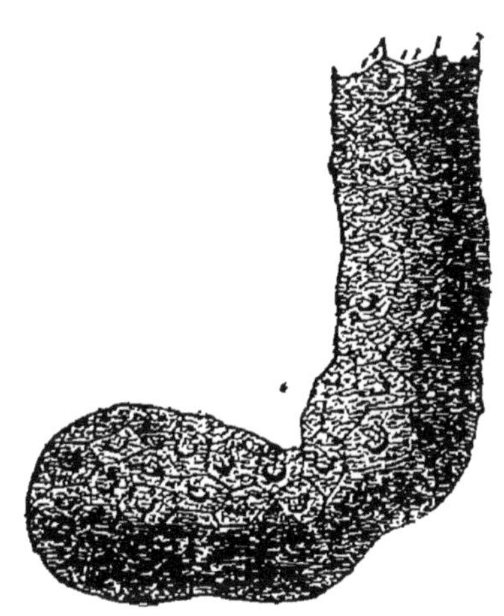

Fig. 125. — Revêtement épithélial d'un tube du rein.

de Malpighi. Pour cela, ils arrivent auprès de la capsule de Müller, s'enfoncent à travers sa paroi dans la cavité de la capsule, et forment là, par leur entrelacement, un petit amas vasculaire arrondi, qu'on a appelé glomérule de Malpighi. Les anses de ces capillaires présentent leur convexité du côté de la paroi du glomérule. Les glomérules sont visibles à l'œil nu, la substance corticale du rein en est parsemée (560,000, Sappey) ; on peut les enlever avec la pointe d'une épingle. Le glomérule n'est pas directement en rapport avec la cavité du canalicule urinifère, il en est séparé par l'épithélium du tube qui se prolonge sur lui ; de telle sorte qu'on pourrait considérer la capsule de Müller comme une enveloppe propre au glomérule, enveloppe qui serait constituée du côté du tube par l'épithélium, et sur les autres points par la matière amorphe transparente du tube. On pourrait dire encore que le glomérule de Malpighi est un amas de petits capillaires en anse qui est venu se placer à l'extrémité d'un tube, entre la couche amorphe et la couche épithéliale.

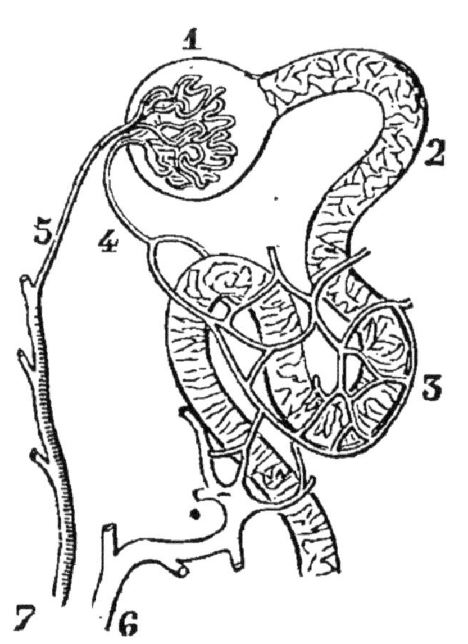

FIG. 126. — Rapports de l'artère rénale avec un tube du rein.

1. Capsule de Müller et glomérule de Malpighi. — 2. Tube propre du rein. — 3. Réseau capillaire autour du tube. — 4. Artère efférente du glomérule. — 5. Artère afférente. — 6. Veine rénale. — 7. Artère rénale.

Vaisseaux lymphatiques. — Il existe dans le rein

des lymphatiques superficiels et des lymphatiques profonds. Ils sont difficiles à étudier, les superficiels surtout.

Nerfs. — Les nerfs du rein viennent du plexus rénal : ils suivent la direction des artères et se perdent sur leur paroi.

ARTICLE II.

CALICES, BASSINET, URETÈRE.

Le conduit qui porte l'urine du rein dans la vessie est appelé *uretère*. Vers la partie supérieure, au niveau du hile du rein, il est dilaté, et cette dilatation constitue le *bassinet*. Le bassinet, poche membraneuse, au lieu de se fixer tout autour du hile, se divise en un certain nombre de petits tubes de 1 centimètre de long, qui viennent s'insérer chacun autour du sommet d'une pyramide de Malpighi. Ces tubes, appelés *calices*, peuvent être considérés comme autant de cylindres membraneux, dont une extrémité embrasse le mamelon de la pyramide qui y verse l'urine, et dont l'autre extrémité se confond avec la substance des cylindres voisins pour former le bassinet.

Le nombre des calices est ordinairement inférieur à celui des pyramides, parce qu'on voit souvent deux pyramides s'aboucher dans le même calice.

Le bassinet est placé derrière l'artère rénale et entouré de tissu cellulo-graisseux.

L'uretère a une *longueur* moyenne de 25 à 30 centimètres et un *diamètre* qui diminue à mesure qu'on se rapproche de la vessie ; on peut le comparer à celui d'une plume d'oie à sa partie supérieure, et d'une plume de corbeau à sa partie inférieure. Il est *dirigé* de haut en bas, et un peu de dehors en dedans.

Il est en *rapport*, dans sa portion abdominale, avec le muscle psoas, sur la face antérieure duquel il est appliqué jusqu'au détroit supérieur du bassin. Il est fixé contre ce muscle par le péritoine qui passe au-devant de lui, et par les vaisseaux spermatiques qui le croisent sur sa face antérieure, en descendant obliquement en bas et en dehors.

Dans sa portion pelvienne, l'uretère est placé entre le rectum et la vessie, en avant des vésicules séminales et des canaux déférents chez l'homme.

En arrivant à la vessie, l'uretère s'insinue d'abord entre les fibres musculaires de cet organe, puis il soulève la muqueuse dans une étendue de 1 centimètre 1/2 à 2 centimètres, pour s'ouvrir enfin aux angles postérieurs du trigone vésical. Son ouverture est limitée par une ligne courbe que forme le bord de la muqueuse. Cette courbe présente une concavité qui regarde le col de la vessie, et la muqueuse soulevée forme à l'orifice de l'uretère une sorte de valvule qui concourt à empêcher le retour de l'urine vers le rein.

Structure. — Trois tuniques composent l'uretère, le bassinet et les calices.

La tunique externe, *celluleuse*, est formée de faisceaux de fibres lamineuses entre-croisées.

La tunique moyenne, *musculaire*, la plus épaisse, est formée de fibres de la vie organique, disposées selon deux plans, longitudinal et circulaire.

La tunique interne, *muqueuse*, est mince, blanchâtre et recouverte par des épithéliums de toutes les variétés, excepté l'épithélium à cils vibratiles.

———

ARTICLE III.

VESSIE.

La vessie, ou réservoir de l'urine, est située dans le petit bassin, entre la symphyse pubienne et le rectum chez l'homme, entre la symphyse et l'utérus chez la femme.

Corps de la vessie. Surface extérieure et rapports.

Pour faciliter l'étude des rapports de la vessie, on lui considère six régions : une face antérieure, une face postérieure, deux faces latérales, un sommet et une base.

Face antérieure. — Dans l'état de rétraction de la vessie, cette face est en rapport avec le pubis et la symphyse pubienne ; dans l'état de plénitude, la vessie s'applique contre la paroi abdominale. Toutefois, le péritoine se déprime entre cette paroi et la vessie, de manière à former un cul-de-sac qui n'est distant de la symphyse que de 3 à 4 centimètres dans l'état de dilatation excessive.

Face postérieure. — Dans l'état de moyenne dilatation, cette face, plus convexe que l'antérieure, regarde en arrière et un peu en haut. Nous établirons sa limite au cul-de-sac du péritoine. Elle sera, par conséquent, un peu plus étendue chez l'homme, car chez lui le cul-de-sac est plus inférieur. Cette face, recouverte par le péritoine, est en rapport avec le rectum chez l'homme, et les deux tiers supérieurs du corps de l'utérus chez la femme. Elle est séparée de ces organes dans les deux sexes par un cul-de-sac péritonéal, plus large chez l'homme, et dans lequel se placent des anses intestinales lorsque les organes qui limitent le cul-de-sac reviennent sur eux-mêmes. Vers la partie inférieure de cette face, le cul-de-sac péritonéal est limité de chaque côté par des replis antéro-postérieurs, qu'on a improprement appelés *ligaments* postérieurs de la vessie.

Faces latérales. — Ces faces se montrent lorsque la vessie se remplit. Elles sont en rapport avec le releveur de l'anus et le muscle obturateur interne, avec le canal déférent et avec les artères ombilicales oblitérées chez l'adulte. Il existe en outre, sur les côtés de la vessie, un cul-de-sac péritonéal qui ne descend pas jusqu'à la partie inférieure de cet organe, et qui est formé par le péritoine, qui passe de la fosse iliaque interne sur la vessie.

Sommet. — Le sommet de la vessie regarde l'ombilic. Il présente trois cordons et trois replis péritonéaux. L'ouraque forme le cordon médian, et les artères ombilicales constituent les cordons latéraux. Chaque cordon soulève un repli du péritoine. L'ouraque est une sorte de ligament, vestige de la vésicule allantoïde, conservant quelquefois sa perméabilité.

Base. — La base de la vessie doit être divisée en deux parties : l'une antérieure, correspondant au trigone vésical, c'est la base proprement dite ; l'autre postérieure, ou *bas-fond* de la vessie. Le bas-fond forme une sorte de cul-de-sac peu prononcé en arrière du trigone ; l'urine y séjourne quelquefois ; c'est là que se développent le plus fréquemment les calculs vésicaux.

La base de la vessie, étendue du cul-de-sac péritonéal au canal de l'urèthre, est en rapport, chez l'homme, avec le rectum, dont elle est séparée par l'aponévrose prostato-péritonéale, avec les vésicules séminales et les canaux déférents qui sont appliqués contre la vessie. Par leur adossement, ces deux réservoirs forment la cloison recto-vésicale. Chez la femme, elle est en rapport de haut en bas avec la partie inférieure du corps de l'utérus, avec le col et avec la face antérieure du vagin. Le rapport est plus intime.

entre la vessie et le vagin qu'entre la vessie et le col utérin. Les uretères sont aussi en rapport, par leur partie terminale, avec la face inférieure de la vessie.

Surface intérieure de la vessie.

La surface intérieure de ce réservoir présente une teinte blanc grisâtre, et vers la partie inférieure une surface triangulaire lisse, qu'on a appelée *trigone vésical.* C'est un triangle équilatéral, situé en avant du bas-fond, et présentant une ouverture à chacun des angles. L'angle antérieur est formé par l'orifice de l'urèthre, et les deux angles latéraux par les orifices des uretères.

Structure de la vessie.

Trois tuniques forment la vessie : l'externe est séreuse, la moyenne musculaire, et l'interne muqueuse. On y trouve encore des vaisseaux et des nerfs.

Tunique séreuse. — Dépendante du péritoine, cette tunique recouvre le sommet, la face postérieure et les faces latérales de la vessie. Elle passe ensuite sur les parties environnantes, en formant un cul-de-sac qui entoure l'organe, et qui est bien plus prononcé en arrière.

Tunique musculaire. — La tunique musculaire présente de nombreuses variétés ; les descriptions qu'on en a données présentent aussi de notables différences.

Les fibres musculaires constituent trois plans : le superficiel est formé de fibres *longitudinales ;* le moyen est formé de fibres *circulaires ;* le profond est *plexiforme.*

Tunique muqueuse. — La membrane muqueuse, mince et unie, adhère intimement aux fibres musculaires. Elle est formée de tissu lamineux recouvert de cellules épithéliales stratifiées. Ses cellules forment un épithélium mixte, comme sur la muqueuse de l'uretère ; on y trouve des cellules pavimenteuses, cylindriques et sphériques. Les glandes de la vessie, admises par les uns, rejetées par les autres, existent dans le trigone et au niveau du col.

Vaisseaux et nerfs. — La vessie reçoit de très-nombreuses *artères* vésicales. Elles sont fournies par les artères du voisinage : hypogastrique, obturatrice, honteuse interne, ombilicale, hémorrhoïdale moyenne, utérine et vaginale.

Les *veines* descendent sans suivre le trajet des artères, et se jettent dans le plexus veineux vésico-prostatique, situé autour du col et de la prostate.

Les *lymphatiques* n'ont jamais été démontrés.

Les *nerfs* viennent du plexus hypogastrique.

Col de la vessie.

On appelle *col vésical* la partie de la vessie qui précède l'urèthre. Le col présente de l'intérêt au point de vue d'un muscle particulier appelé *sphincter vésical.* Ce sphincter, formé de fibres de la vie organique, comme celles du corps de la vessie, est situé, partie dans l'épaisseur de la prostate, partie au-dessus. Il est formé de fibres circulaires, et mesure 10 à 12 millimètres de largeur et 3 à 4 millimètres d'épaisseur. C'est ce muscle qui empêche l'urine de se porter au dehors, et le sperme de pénétrer dans la vessie.

ARTICLE IV.

CAPSULES SURRÉNALES.

On donne ce nom à une glande vasculaire sanguine située à l'extrémité supérieure du rein, auquel elle adhère plus ou moins intimement.

Les capsules surrénales sont aplaties d'avant en arrière,

et concaves au niveau de leur base qui embrasse l'extrémité rénale. Elles empiètent un peu par leur base sur la face antérieure du rein, et non sur la face postérieure; elles sont plus épaisses au niveau de leur bord interne, surtout du côté droit, parce que la capsule surrénale touche la veine cave inférieure, qui la déprime légèrement.

Le sommet regarde en haut, en avant et en dedans. La face antérieure est couverte, à droite par le foie, auquel elle est adhérente, à gauche par la rate et la grosse tubérosité de l'estomac. La face postérieure repose sur la portion lombaire du diaphragme ; les bords sont convexes.

Les surfaces des capsules surrénales paraissent plissées, tuberculeuses, ridées ; on remarque sur la face antérieure plusieurs sillons dans lesquels rampent des vaisseaux, et au niveau de la base, une scissure ou *hile* par laquelle sort la veine capsulaire.

Elles sont d'une couleur brun jaunâtre à l'extérieur, et d'une couleur brun foncé au centre. A l'état normal, elles sont assez consistantes.

Une capsule les entoure ; au-dessous de la capsule se trouve leur parenchyme, composé lui-même d'une couche externe brun jaunâtre, c'est la *substance corticale,* et d'une couche interne brune, c'est la *substance médullaire.* La substance corticale est beaucoup plus ferme que la substance médullaire ; celle-ci est très-fragile, et elle s'altère avec la plus grande facilité. Aussi est-il commun d'y trouver une cavité centrale que quelques anatomistes considèrent comme normale. Les artères de chaque capsule surrénale viennent de trois sources : la capsulaire supérieure vient de la diaphragmatique inférieure, l'inférieure naît de la rénale, et la moyenne du tronc même de l'aorte.

Structure. — Les capsules surrénales sont formées d'une enveloppe, de follicules clos, de vaisseaux et de nerfs.

CHAPITRE IV.

APPAREIL GÉNITAL DE L'HOMME.

Les organes qui président chez l'homme à la fonction génitale constituent un appareil de sécrétion complet dont le produit est le sperme. Le testicule est l'organe *sécréteur ;* le conduit *vecteur* est formé par l'épididyme et le canal déférent ; la vésicule séminale forme le *réservoir* du sperme ; enfin le canal éjaculateur et l'urèthre forment par leur réunion le canal *excréteur*.

Nous étudierons : 1° le testicule ; 2° l'épididyme et le canal déférent ; 3° la vésicule séminale ; 4° le canal éjaculateur et l'urèthre. Nous compléterons cette étude par celle du périnée.

Sous le titre : parties accessoires, nous étudierons aussi les enveloppes du testicule et le cordon spermatique.

Parties essentielles de l'appareil génital de l'homme.

ARTICLE PREMIER.

TESTICULE.

Chaque testicule avec l'épididyme présente un poids moyen de 21 grammes.

Longueur, 4c, 2 ; largeur, 2c, 5 ; hauteur, 3 cent.

Ces organes sont d'une consistance molle et élastique. Leur contenu demi-liquide et leur enveloppe fibreuse leur donnent une consistance comparable à celle du globe oculaire.

Suspendus à l'extrémité inférieure du cordon spermatique, les testicules sont dirigés d'avant en arrière, de haut en bas, et dehors en dedans.

Le testicule a la forme d'un rein qui adhérerait au cordon spermatique par le hile, et qui serait libre dans les bourses par tous les autres points. On pourrait dire encore qu'il a la forme d'un œuf aplati sur les côtés. D'après cette forme, on peut considérer à cet organe deux faces, deux bords et deux extrémités.

Faces. — Les faces sont convexes.

Bords. — Le bord inférieur, convexe et libre, regarde un peu en avant. Le bord supérieur, presque rectiligne et même un peu concave, regarde un peu en arrière Il est recouvert par l'épididyme, qui empiète un peu sur la face externe de la glande. Les vaisseaux testiculaires sont aussi en rapport avec ce bord : ils côtoient le bord interne de l'épididyme.

Extrémités. — Les extrémités sont arrondies.

Structure.

Le testicule est formé par une enveloppe fibreuse, une substance molle appelée pulpe du testicule, des vaisseaux et des nerfs.

Enveloppe fibreuse. — L'enveloppe fibreuse, blanchâtre, a reçu le nom de tunique albuginée. Elle a un millimètre d'épaisseur, excepté à la partie antérieure du bord supérieur, où elle présente un épaississement assez considérable faisant saillie du côté du centre de la glande, et désigné sous le nom de *corps d'Highmore* ou *médiastin du testicule.* Cette tunique est résistante comme la sclérotique, à laquelle on peut la comparer.

Pulpe. — La *pulpe du testicule* est molle, jaunâtre et formée par l'agglomération d'une grande quantité de tubes dits *canaux séminifères* ou *canalicules spermatiques*. Ces canalicules forment de petites masses contenues entre les cloisons provenant de la tunique albuginée : ce sont les *lobules*. Chaque lobule a une forme allongée ; son extrémité la plus grêle regarde le bord supérieur de la glande, et mieux le corps d'Highmore, tandis que l'autre extrémité, plus volumineuse, regarde la surface interne de l'enveloppe fibreuse.

Chaque lobule est formé par un tube simple enroulé sur lui-même. Ce tube, ouvert du côté du corps d'Higmor, se termine en cul-de-sac ou cæcum à son autre extrémité. Il est quelquefois ramifié.

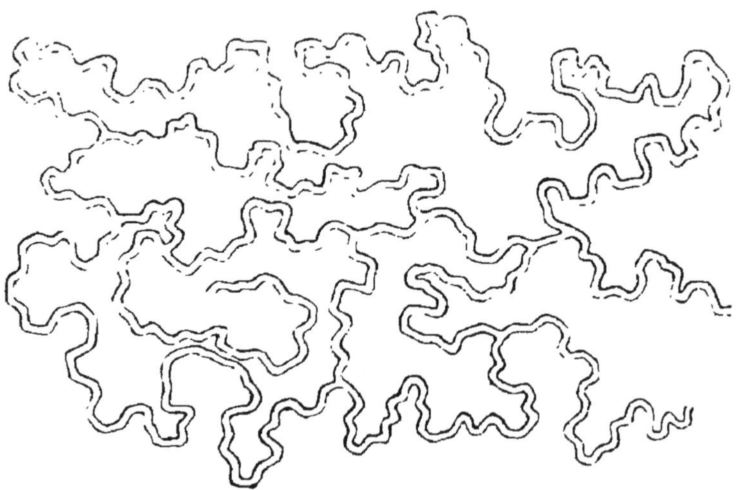

FIG. 127. — Tube séminifère déroulé et étalé.

Chaque tube a une largeur de 100 μ. L'épaisseur de la paroi est de 10 μ. La paroi est résistante, granuleuse, et présente des stries longitudinales et onduleuses. Sa surface interne est tapissée par une épaisse couche de cellules épithéliales sphériques, souvent polyédriques et assez irrégulières

A mesure que les canalicules spermatiques se rapprochent

du corps d'Hygmore pour verser le sperme dans l'épididyme. ils changent de direction en même temps que d'aspect. A leur origine, ils sont flexueux et présentent de nombreuses ondulations, jusqu'au moment où ils se rapprochent du bord supérieur de la glande. Arrivés là, ces conduits, moins flexueux, deviennent à peu près parallèles, et se dirigent vers le corps d'Hygmore. On leur donne le nom, dans ce trajet très-court, de *canaux séminifères droits*. Arrivés au corps d'Hygmore, ces canaux, considérablement réduits dans leur nombre, pénètrent la substance fibreuse de ce corps, et envoient dans son épaisseur quelques anastomoses qui représentent un réseau. On a donné à cette partie des conduits séminifères, dans l'épaisseur du corps d'Hygmore, le nom de *rete vasculosum testis*. Ces canaux convergent les uns vers les autres, et, au moment où ils abandonnent le bord supérieur du testicule pour se jeter dans la tête de l'épididyme, ils sont au nombre de douze environ. Ce sont ces douze conduits, marquant la terminaison des canalicules spermatiques et l'origine de l'épididyme, qu'on appelle *cônes efférents du testicule*.

Vaisseaux et nerfs. — Les *artères* viennent de la spermatique, branche de l'aorte, et de l'artère déférentielle, venue de la vésicale inférieure ou de l'hémorrhoïdale moyenne. Cette dernière monte le long du canal déférent et s'épuise dans l'épididyme.

Les *lymphatiques* naissent des canalicules et se portent vers le bord supérieur de l'organe. Ils vont se jeter dans les ganglions lombaires.

Les *nerfs* viennent du plexus spermatique et du plexus déférentiel, fournis par le grand sympathique.

ARTICLE II.

ÉPIDIDYME, VAS ABERRANS, CORPS INNOMINÉ, CANAL DÉFÉRENT.

Épididyme. — On donne ce nom à un petit corps allongé, situé sur le bord supérieur du testicule, formé par un long tube replié sur lui-même, et dont les circonvolutions sont adhérentes entre elles.

L'épididyme a la même *longueur* que le testicule.

Il est *situé* sur le bord supérieur de cet organe, dont il recouvre une petite portion de la face externe.

Sa *conformation* lui a fait considérer par les anatomistes une partie moyenne, libre de toute adhérence au testicule, le *corps ;* une partie antérieure plus volumineuse, la *tête ;* et une partie postérieure amincie, la *queue.*

Son *adhérence* n'est pas la même dans tous les points. La tête est intimement unie au testicule, au niveau du corps d'Hygmore. C'est à ce niveau que les cônes efférents du testicule se réunissent pour former le canal de l'épididyme. La queue adhère fortement à la tunique albuginée, par l'intermédiaire d'un tissu très-dense. Quant au corps de l'épididyme, il peut être comparé à une anse de panier, au-dessous de laquelle la tunique vaginale se déprime en cul-de-sac.

Les *rapports* de l'épididyme sont les suivants : sa face supérieure est recouverte par le feuillet viscéral de la tunique vaginale.

Sa face inférieure adhère à la tunique albuginée, excepté au niveau de la partie moyenne, où l'on trouve la tunique vaginale. Son bord externe, aminci, est appliqué contre la face externe du testicule par la tunique vaginale. Son bord interne, plus épais, est en contact avec les vaisseaux testiculaires et avec l'origine du canal déférent.

Structure. — L'épididyme est un canal tortueux, replié sur lui-même, et dont les replis sont réunis entre eux par un tissu cellulaire dense.

Ce canal déroulé a une longueur de 6 mètres.

Le diamètre de ce canal est de 350 μ. Vers la queue de l'épididyme, ce diamètre serait un peu plus grand.

A son origine, c'est-à-dire au niveau de la tête, ce canal reçoit tous les vaisseaux efférents ; au niveau de la queue, il se dégage de ses flexuosités et prend le nom de *canal déférent.*

Vas aberrans. — On nomme ainsi un petit diverticule de l'épididyme, de 2 à 3 centimètres de longueur, que l'on rencontre quelquefois vers la queue de cet organe.

C'est un canal couché le long de l'épididyme, terminé d'un côté en cul-de-sac, et s'ouvrant de l'autre dans le canal de l'épididyme, au niveau de la queue ou à l'origine du canal déférent.

Corps innominé. — M. Giraldès a signalé, entre le corps de l'épididyme et le canal déférent, un organe consistant en un nombre variable de corpuscules blanchâtres, aplatis, de 5 à 6 millimètres de diamètre. Chaque corpuscule est formé par un tube enroulé en forme de glomérule, et présente un diamètre de 100 à 200 μ. Ce tube est fermé à ses deux extrémités, où l'on peut constater la présence d'un renflement quelquefois lobulé. Il renferme un liquide transparent. Sa paroi est formée par une membrane fibroïde tapissée d'épithélium.

Canal déférent. — Conduit vecteur du sperme, le canal déférent s'étend de l'épididyme à la vésicule séminale.

Il présente 40 à 45 centimètres de *longueur*, sur 2 millimètres de diamètre environ. Son *calibre* augmente insensiblement jusqu'à 4 millimètres, à mesure qu'il se rapproche de la vésicule séminale.

Ses *parois* sont très-épaisses ; son calibre, très-petit, admet à peine une soie de sanglier. Cette épaisseur fait qu'il peut être facilement senti à travers les parties molles dans le cordon spermatique et isolé des autres éléments du cordon, comme cela se pratique dans l'opération du varicocèle.

On lui considère plusieurs portions, qui tirent leur nom de la position qu'il occupe.

La portion *testiculaire* présente une longueur de 3 centimètres environ. Faisant suite à la queue de l'épididyme, elle remonte le long de ce corps pour se mêler ensuite aux éléments du cordon. Dans cette première portion, le canal déférent présente des flexuosités disposées de telle façon qu'on l'a comparé à une natte de cheveux.

La portion *funiculaire*, qui fait suite à la précédente, se place dans l'épaisseur du cordon spermatique, en arrière des vaisseaux spermatiques.

La portion *inguinale*, qui réunit la précédente à la portion pelvienne, est située dans le canal inguinal, au-dessus de l'arcade crurale.

La portion *pelvienne* sort de l'orifice péritonéal du canal inguinal, croise la face supérieure du psoas et des vaisseaux iliaques externes, pour se porter ensuite sur les parties latérales de la vessie, puis sur la partie inférieure jusqu'à la rencontre de la vésicule séminale. En sortant du canal inguinal, le canal déférent présente une courbe qui embrasse celle que décrit l'artère épigastrique à son origine. Sur les côtés de la vessie, il soulève légèrement le péritoine. Enfin, à la partie inférieure de ce réservoir, le canal déférent est placé entre la vessie et le rectum, dans le triangle qu'interceptent les deux vésicules séminales. En arrivant dans ce triangle, il croise obliquement la direction de l'uretère.

Dans toute son étendue, le canal déférent est accompagné par les vaisseaux et nerfs déférentiels.

Structure. — Ce conduit est formé de trois couches. La plus importante, ou moyenne, est *musculaire*. La couche externe est *celluleuse* et mince. La couche interne ou *muqueuse* est très-mince aussi, et tapissée par un épithélium cylindrique.

ARTICLE III.

VÉSICULES SÉMINALES.

Les vésicules séminales sont deux petites poches allongées servant de réservoir au sperme.

Au nombre de deux, les vésicules sont placées entre le rectum et la vessie, en arrière de la prostate.

Dirigées de dehors en dedans, d'arrière en avant et de haut en bas, elles interceptent un espace triangulaire au niveau duquel le rectum et la vessie s'adossent.

Très-allongées, les vésicules séminales offrent une surface bosselée. Elles sont aplaties d'avant en arrière et présentent une extrémité postérieure ou fond, une extrémité antérieure ou sommet, une face antérieure ou vésicale, une face postérieure ou rectale, et deux bords, interne et externe. Elles ont de 5 à 7 centimètres de longueur, 1 1/2 de largeur et 1/2 d'épaisseur.

Rapports. — Dans toute leur étendue, elles sont enveloppées par un tissu d'aspect cellulo-fibreux, renfermant des fibres musculaires de la vie organique.

Par l'intermédiaire de ce tissu, elles présentent les rapports suivants : la *face antérieure* est en rapport avec la vessie ; la *face postérieure* avec le rectum ; le *bord interne*, en rapport avec le canal déférent du même côté, forme, avec celui du côté opposé, un triangle au niveau duquel le rectum et la vessie sont adossés. Le *bord externe* est en rapport avec les veines vésicales, du tissu cellulaire et musculaire. L'*extrémité postérieure* est entourée par du tissu cellulo-graisseux et arrive quelquefois au contact du péritoine. Le *sommet*, ou extrémité antérieure, se rapproche de

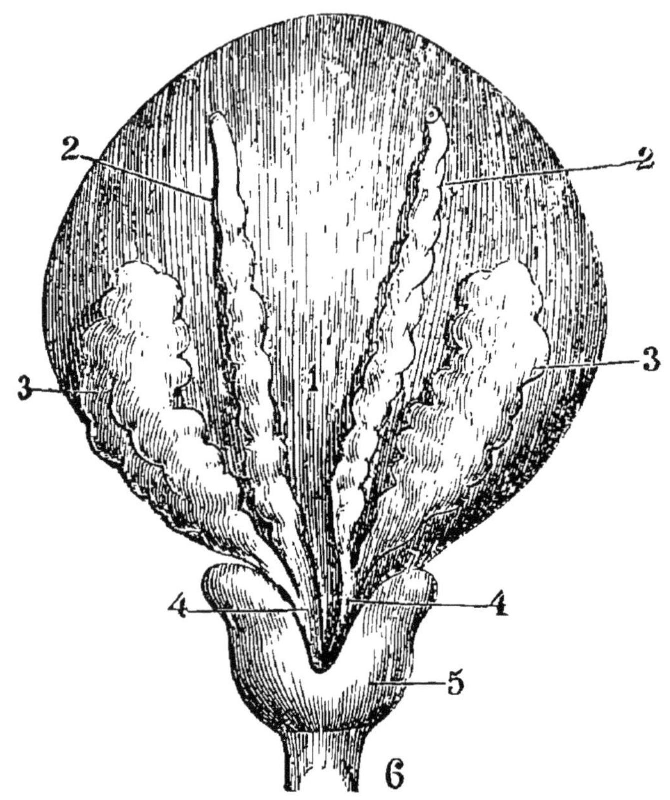

Fig. 128. — Vésicules séminales.

1. Face postérieure de la vessie. — 2, 2. Portion terminale des canaux déférents. — 3, 3. Vésicules séminales. — 4, 4. Canaux éjaculateurs, réunion de la vésicule et du canal déférent ; la prostate a été divisée à leur origine. — 5. Prostate. — 6. Origine de la portion membraneuse de l'urèthre.

celui du côté opposé, et adhère à la prostate, qu'il pénètre dans une étendue de quelques millimètres Au niveau de ce sommet se trouve un petit conduit de quelques millimètres de longueur, qui s'adosse au canal déférent pour se confondre avec lui, et donner naissance au canal éjaculateur. A ce niveau, les deux canaux déférents arrivent presque à contact.

Structure. — La vésicule séminale est un canal qui présente, après une dissection minutieuse, 14 centimètres de long sur 6 à 7 millimètres de large. Le long de ce canal sont échelonnés des diverticules ou prolongements nombreux, irréguliers, dont la profondeur varie depuis 1 jusqu'à 6 centimètres. Ces prolongements, de même que le canal, sont pelotonnés sur eux-mêmes pour donner naissance à ces poches réduites à une longueur de 5 à 7 centimètres. Le tissu qui les entoure sert à faire adhérer entre eux les diverticules et les replis du conduit principal.

Comme les canaux déférents, les vésicules séminales sont formées de trois couches : la *couche externe* est fibreuse, mince ; la *couche moyenne*, musculaire, épaisse, est formée par des fibres longitudinales, circulaires et obliques, qui s'entre-croisent irrégulièrement ; la *couche interne* ou muqueuse est formée d'éléments conjonctif et élastique, et tapissée par une couche d'épithélium cylindrique.

Les *artères* sont fournies par l'hémorrhoïdale moyenne ou la vésicale inférieure. Les *veines* se jettent dans le plexus vésico-prostatique. Les *lymphatiques*, nombreux, se jettent dans les ganglions placés sur les parties latérales du petit bassin. Les *nerfs* viennent du plexus hypogastrique.

ARTICLE IV.

CONDUITS ÉJACULATEURS.

Ce sont deux conduits situés au centre même de la prostate, parallèles, et s'étendant du sommet des vésicules séminales à la portion prostatique du canal de l'urèthre.

Ces deux conduits sont obliques, d'arrière en avant et de haut en bas. Ils présentent une longueur de 2 centimètres 1/2 à 3 centimètres. Ils sont parallèles et adossés ; cependant, au niveau de leur extrémité postérieure, formée par la réunion du canal déférent et de la vésicule séminale, ils s'écartent de quelques millimètres, de même qu'à leur extrémité antérieure ils sont séparés par l'utricule prostatique et le sommet du veru-montanum, de chaque côté duquel ils s'ouvrent.

Parties accessoires de l'appareil génital de l'homme.

ARTICLE V.

ENVELOPPES DU TESTICULE.

Connues sous le nom de bourses, les enveloppes du testicule sont au nombre de six. En procédant de dehors en dedans, ces enveloppes sont : le scrotum, le dartos, la tunique celluleuse, la tunique musculaire, la tunique fibreuse, et la tunique vaginale. Ces tuniques sont superposées. Considérablement amincies, elles forment au testicule une enveloppe commune peu épaisse. Elles sont unies entre elles, d'une manière générale, par un tissu cellulaire lâche. Il est difficile de les séparer, et l'on peut à volonté créer, par un tour de scalpel, un nombre plus ou moins considérable de couches.

Parmi les enveloppes du testicule, les deux superficielles sont communes aux deux testicules ; les autres sont doubles.

§ 1. — **Scrotum.**

On donne ce nom à la peau des bourses.

§ 2. — **Dartos.**

Le dartos forme une enveloppe commune aux deux testicules.

La face superficielle adhère intimement au scrotum, qu'elle n'abandonne jamais.

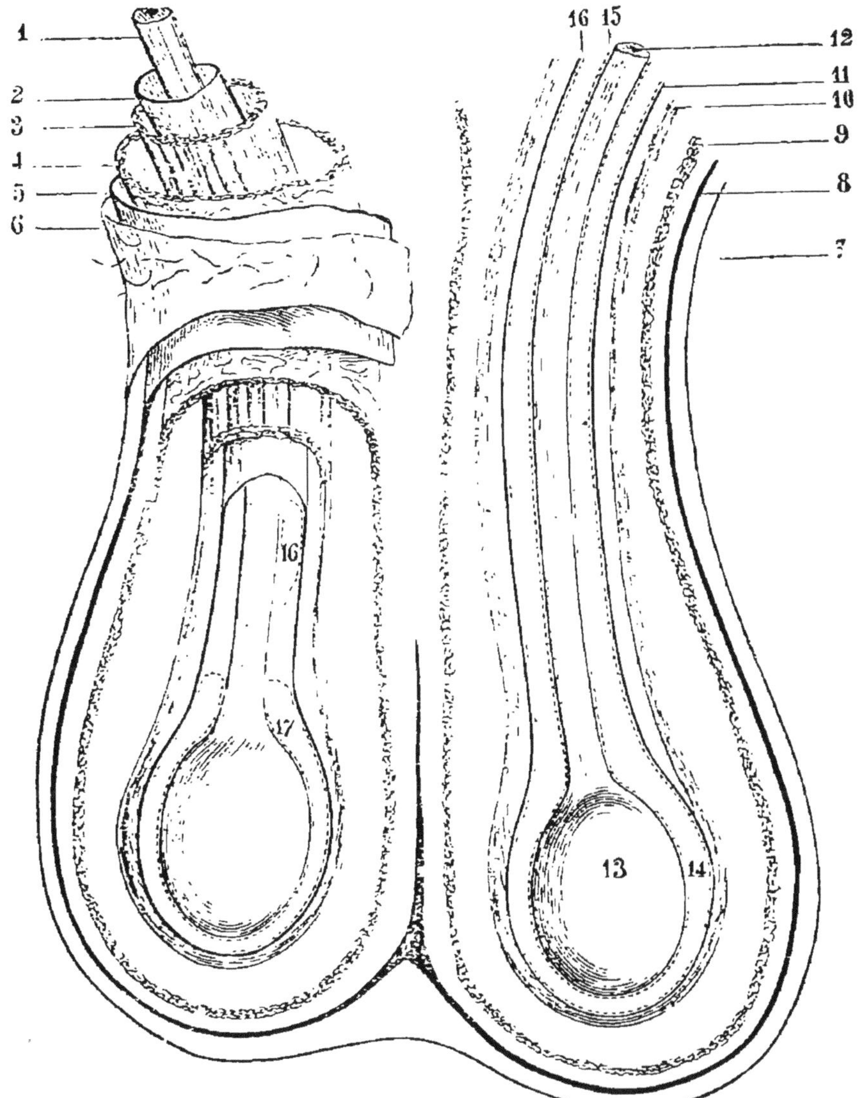

FIG. 129. — Schéma des enveloppes du testicule.

1. Canal déférent. — 2. Tunique fibreuse. — 3. Tunique musculeuse. — 4. Tunique celluleuse. — 5. Dartos. — 6. Peau. — 7. Coupe de la peau (côté gauche). — 8. Coupe du dartos. — 9. Coupe de la tunique celluleuse.

— 10. Coupe de la tunique musculeuse. — 11. Coupe de la tunique fibreuse. — 12. Canal déférent. — 13. Testicule. — 14. Cavité de la tunique vaginale communiquant avec le péritoine. — 15. Feuillet viscéral de cette tunique au moment où le testicule vient de descendre dans le scrotum. — 16. Feuillet pariétal (l'intervalle qui sépare les deux feuillets forme le conduit vagino-péritonéal). — 17. Cavité vaginale close. — 18. Portion non oblitérée du canal vagino-péritonéal pouvant devenir l'origine de kystes.

La face profonde est en contact avec un tissu cellulo-graisseux qui la sépare des enveloppes profondes.

Le dartos est formé par un mélange de fibres élastiques, de fibres de tissu cellulaire, et surtout de fibres musculaires lisses. Ces fibres musculaires, qui forment deux couches, sont surtout abondantes vers le raphé médian, où elles s'entre-croisent pour passer de droite à gauche, et *vice versâ*. Au niveau du raphé médian, cependant, quelques-unes remontent pour former une cloison.

§ 3. — Tunique celluleuse.

Admise par les uns, rejetée par les autres, cette tunique est double. On la voit manifestement se continuer en haut avec l'aponévrose d'enveloppe du muscle grand oblique de l'abdomen, et si elle n'est pas distincte comme membrane séparable, elle n'en existe pas moins et facilite l'étude des enveloppes du testicule.

§ 4. — Tunique musculaire.

La tunique musculaire, appelée aussi *érythroïde*, est une couche mince formée par les faisceaux musculaires du crémaster. Variable selon les individus, cette tunique est réduite à quelques fibres musculaires chez les sujets délicats, tandis que chez les hommes fortement musclés, elle peut acquérir un développement considérable. Elle est formée par des fibres musculaires qui se terminent à des hauteurs variables en s'insérant sur la tunique fibreuse. Ces fibres, rassemblées en faisceaux au niveau du cordon, constituent le muscle *crémaster*.

§ 5. — Tunique fibreuse.

Commune au testicule et au cordon, cette tunique est formée d'éléments de tissu cellulaire condensés. Douée de peu de résistance, elle présente une face interne tapissée par le feuillet pariétal de la tunique vaginale, et une face externe qui donne insertion aux fibres musculaires de la tunique érythroïde.

§ 6. — Tunique vaginale.

Membrane séreuse présentant deux feuillets. Le feuillet pariétal tapisse la face interne de la tunique fibreuse ; le feuillet viscéral recouvre le testicule et la face supérieure de l'épididyme. Ces deux feuillets sont en communication, au niveau de la partie inférieure des vaisseaux spermatiques, au moyen d'une gaîne séreuse qui se continue en haut avec le feuillet pariétal et à la partie inférieure avec le feuillet viscéral.

ARTICLE VI.

CORDON SPERMATIQUE.

On donne ce nom à l'ensemble des organes qui se portent de l'anneau inguinal au testicule. Parmi ces organes, les uns constituent le cordon proprement dit ; ils pénètrent d'une part dans le testicule, d'autre part dans le canal inguinal ; les autres forment les enveloppes des premiers : ils se confondent d'un côté avec les plans de la paroi abdominale, tandis que de l'autre côté ils entourent le testicule.

Partie centrale du cordon spermatique. — Cette partie, qui constitue la partie essentielle du cordon, est formée par le canal déférent, les artères spermatique et déférentielle, les veines spermatiques, les lymphatiques du testicule et les nerfs. Tous ces organes sont unis entre eux par un tissu cellulaire lâche.

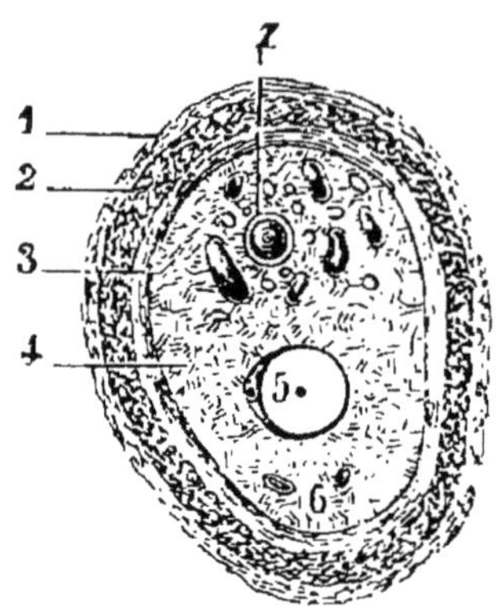

FIG. 130. — Coupe du cordon spermatique.

1, 2, 3. Membranes enveloppantes, celluleuse, musculeuse, fibreuse. — 4. Tissu cellulaire du cordon. — 5. Canal déférent ; on voit à côté l'artère déférentielle. — 6. Veinules en avant de ce canal. — 7. Artère spermatique au milieu des veines.

Enveloppes du cordon spermatique. — Le cordon n'est pas formé uniquement par le canal déférent et les organes vasculaires et nerveux que nous venons d'étudier ; il est formé aussi par plusieurs couches de tissu, dépendantes des enveloppes des testicules. De dedans en dehors, ces enveloppes sont : la tunique fibreuse, la tunique musculaire et la tunique celluleuse.

ARTICLE VII.

VERGE OU PÉNIS.

La verge se compose : d'une partie centrale, l'urèthre et les corps caverneux ; d'enveloppes, au nombre de quatre ; de vaisseaux et de nerfs.

Lorsqu'on examine la verge à l'état d'érection, on remarque qu'elle représente un prisme triangulaire, ayant une face supérieure et deux latérales, un bord inférieur et deux latéraux. La face supérieure correspond aux corps caverneux, tandis que le bord inférieur est formé par l'urèthre.

L'urèthre ne fait partie de la verge que par sa portion

antérieure. Il sort du périnée, se place au-dessous des corps caverneux, dans le sillon qui résulte de leur réunion, et présente à sa partie terminale un renflement qui coiffe l'extrémité des corps caverneux à la manière d'un casque : c'est le gland. Le gland et l'urèthre seront étudiés plus loin (voy. *Urèthre*).

§ 1. — Corps caverneux.

On appelle corps caverneux deux cylindres formés de tissu érectile, et destinés à donner à la verge la rigidité nécessaire pour la copulation.

Ces cylindres sont adossés comme les canons d'un fusil double. Ils présentent deux faces et deux extrémités.

La *face supérieure* est parcourue d'avant en arrière par un sillon sensible au toucher pendant l'érection. La *face inférieure* présente un sillon analogue, un peu plus profond, qui loge le canal de l'urèthre. L'*extrémité antérieure* des corps caverneux est arrondie, et forme une double tête qui est complétement recouverte par le gland. Au niveau de l'*extrémité postérieure*, les deux corps caverneux se séparent et vont s'insérer, en s'amincissant, sur les branches ascendante de l'ischion et descendante du pubis. Ces prolongements constituent les *racines* des corps caverneux.

A l'état de repos, les corps caverneux présentent une longueur de 14 à 15 centimètres et une largeur de 2 à 3 centimètres 1/2. A l'état d'érection, ils ont une longueur de 20 centimètres environ, sur une largeur de 3 à 4 centimètres 1/2.

Rapports. — Par la face supérieure, les corps caverneux sont en rapport avec les vaisseaux dorsaux de la verge et avec le ligament suspenseur, qui s'insère au point de réunion des deux racines. Par la face inférieure, ils sont en rapport avec l'urèthre, et par les faces latérales avec les enveloppes de la verge. L'extrémité antérieure est en rapport avec le gland, qui la coiffe. L'extrémité postérieure est en rapport, au niveau de la séparation des deux racines, avec le canal de l'urèthre qui passe au-dessous des corps caverneux ; le ligament suspenseur de la verge s'insère à ce niveau ; enfin les racines sont en rapport avec le muscle ischio-caverneux en bas, et la branche ischio-pubienne en haut.

Structure. — Les corps caverneux ont la structure de tous les tissus érectiles, c'est-à-dire qu'ils sont formés par une membrane qui les limite, par des prolongements qui s'entre-croisent pour limiter des aréoles, et par des vaisseaux qui affectent une disposition particulière.

§ 2. — Enveloppes de la verge.

D'après Sappey, la verge présente quatre tuniques : les trois premières occupent toute la longueur de la verge, et forment le prépuce ; la plus profonde recouvre seulement le corps du pénis.

De dehors en dedans, ces quatre tuniques sont : cutanée, musculaire, celluleuse et élastique.

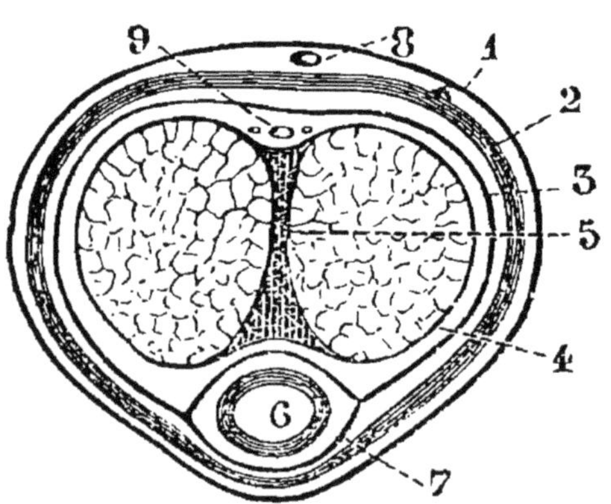

FIG. 131. — Coupe du pénis pendant l'érection.

1. Peau. — 2. Couche musculaire. — 3. Enveloppe fibreuse. — 4. Paroi des corps caverneux. — 5. Cloison des corps caverneux. — 6. Coupe de l'urèthre. — 7. Enveloppe fibreuse de la verge se dédoublant au niveau de l'urèthre. — 8. Coupe de la veine dorsale superficielle de la verge. — 9. Coupe de l'artère dorsale et des veines profondes.

Enveloppe musculaire. — Au-dessous de la peau, il existe une couche de fibres musculaires lisses, analogue au dartos, et décrite pour la première fois par Sappey sous le nom de muscle *péripénien*. Ces fibres musculaires ont une disposition circulaire, quelques-unes sont obliques.

Enveloppe celluleuse. — C'est une couche de tissu cellulaire lâche, placée au-dessous du muscle péripénien.

Enveloppe élastique. — Cette enveloppe est la plus profonde. Mince et transparente, elle fait suite aux fibres élastiques du ligament suspenseur de la verge et entoure complétement le pénis.

Prépuce. — Le prépuce est un repli membraneux qui forme une couronne autour du gland. Sa longueur varie avec les sujets.

Il présente une surface externe ou cutanée, une surface interne ou muqueuse en rapport avec le gland, un bord antérieur ou orifice préputial, et un bord postérieur qui se continue sans ligne de démarcation avec les enveloppes de la verge. L'orifice préputial est quelquefois rétréci au point de ne pouvoir laisser passer le gland.

Le prépuce est très-mobile et se porte facilement en arrière de la couronne du gland. Vers la partie inférieure, au-dessous du méat urinaire, le prépuce adhère au gland au moyen d'un repli muqueux triangulaire : c'est le *frein* de la verge.

La *structure* du prépuce est la suivante : il est formé de trois couches repliées sur elles-mêmes et formant, par conséquent, six plans. Ces trois couches sont les trois premières enveloppes de la verge.

ARTICLE VIII.

URÈTHRE ET PÉRINÉE CHEZ L'HOMME.

§ 1. — Urèthre.

L'urèthre est un canal destiné à l'excrétion de l'urine et du sperme.

Il s'étend depuis le col de la vessie jusqu'au méat urinaire; il concourt à former la plus grande partie de la verge.

Nous étudierons ce canal dans l'ordre suivant : situation ; forme et direction ; dimensions et division ; conformation extérieure et rapports ; conformation intérieure ; structure.

Situation. — L'urèthre est situé en partie dans le périnée, en partie dans la verge ; d'où la division de ce conduit en deux portions : *portion périnéale* et *portion pénienne.*

Forme et direction. — A l'extérieur, il représente un tube offrant des renflements et des rétrécissements alternatifs ; il paraît très-irrégulier. Du côté interne, c'est un canal à surface unie, quoique dilaté et rétréci en certains points.

L'urèthre, depuis la vessie jusqu'au méat urinaire, décrit deux courbures lorsque la verge est à l'état de repos. La courbure postérieure est concave en haut et assez petite, la courbure antérieure est concave en bas, de sorte que ces deux courbures réunies représentent assez exactement une *S*. Lorsque la verge est à l'état d'activité, la courbure postérieure, presque fixe, mérite quelques considérations. On a beaucoup discuté sur sa longueur et ses rapports.

La courbure postérieure de l'urèthre, étendue du col de la vessie à l'angle de l'urèthre, c'est-à-dire au point où la verge pendante est maintenue par le ligament suspenseur, est de 8 cent., et la ligne droite qui réunirait les deux extrémités de la courbe est de 7 cent. Cette ligne traverse la symphyse, tout près de sa partie inférieure ; elle n'est pas horizontale, mais oblique d'avant en arrière et de bas en haut : car l'extrémité postérieure de la courbe est plus élevée que l'antérieure. L'extrémité antérieure de la courbe uréthrale est placée deux ou trois centimètres plus bas que l'extrémité postérieure.

Division et dimensions. — On a aussi divisé l'urèthre, d'après sa conformation extérieure, en trois portions : une postérieure, contenue dans la prostate, *portion prostatique ;* une moyenne, *portion membraneuse*, et une antérieure, dont les parois sont formées par du tissu spongieux, *portion spongieuse*. Nous reviendrons sur cette division.

La longueur de l'urèthre est en moyenne de 16 centimètres. Mais il existe de nombreuses variétés individuelles, et l'urèthre présente une longueur qui varie depuis 14 centimètres jusqu'à 24 centimètres chez des hommes également bien conformés.

Quelle est la longueur de chacune des trois portions isolées de l'urèthre ? La portion prostatique a, en moyenne, 2 centimètres 1/2 ; la portion membraneuse, 1 centimètre 1/2 ; et la portion spongieuse, 12 centimètres. Les deux premières portions et une partie de la troisième forment la courbure postérieure.

Conformation extérieure et rapports. — Vu extérieurement, l'urèthre présente à son extrémité postérieure un renflement glanduleux, connu sous le nom de prostate. En avant de la prostate, ce canal s'amincit considérablement dans une étendue de 1 centimètre 1/2. Il présente ensuite un renflement sur sa face inférieure, et plus loin, à l'extrémité libre, un renflement sur sa face supérieure ; le renflement postérieur constitue le *bulbe*, et le renflement antérieur, le *gland*. Entre ces deux renflements, l'urèthre est volumineux, à cause du tissu spongieux qui en constitue les parois. Ce sont ces variétés de conformation qui ont fait diviser l'urèthre en trois portions : prostatique, membraneuse et spongieuse.

Rapports de la portion prostatique. — Cette portion de l'urèthre est entourée par la prostate, si bien qu'on ne peut pas l'en séparer.

La prostate repose, par sa face inférieure, sur l'aponévrose périnéale moyenne ; elle est placée entre les deux muscles releveurs de l'anus, dont elle est séparée par l'aponévrose pubio-rectale. En arrière, elle est en rapport avec l'aponévrose prostato-péritonéale, qui la sépare du rectum ; en avant, elle est séparée de la symphyse pubienne par des veines.

Rapports de la portion membraneuse. — Appelée par quelques auteurs musculeuse, cette portion est divisée, vers son milieu, en deux parties par l'aponévrose périnéale moyenne qu'elle traverse. La partie qui se trouve placée entre la prostate et l'aponévrose, longue de quelques millimètres, est située dans la cage prostatique, et est en rapport avec le muscle de Wilson et le plexus de Santorini. La partie qui se trouve en avant de l'aponévrose périnéale moyenne, longue aussi de quelques millimètres, est, en grande partie, recouverte par le bulbe. Entre les deux feuillets de l'aponévrose moyenne, cette portion est en rapport avec le muscle de Guthrie.

Rapports de la portion spongieuse. — La portion spongieuse est située dans le sillon inférieur des corps caverneux, qu'elle déborde en arrière et en avant. Dans ce sillon, cette portion est maintenue par un dédoublement de la tunique élastique qui entoure la verge.

En arrière, la portion qui déborde les corps caverneux est un renflement connu sous le nom de *bulbe;* il est placé sur la face inférieure de l'urèthre.

La portion spongieuse qui déborde les corps caverneux en avant, et qui termine la verge, constitue le *gland*. Il coiffe l'extrémité antérieure des corps caverneux, à laquelle il adhère intimement.

Conformation intérieure. — Le canal de l'urèthre est très-dilatable, et il peut admettre une sonde de 1 centimètre de diamètre.

En examinant le calibre de ce canal, on voit qu'il n'est pas le même partout, et qu'il existe trois points dilatés et trois points rétrécis. En procédant d'avant en arrière, on trouve un premier point rétréci, le méat urinaire. En arrière de ce point est une dilatation correspondant au gland, c'est la *fosse naviculaire ;* en arrière de cette dilatation, le canal se rétrécit de nouveau dans toute l'étendue de la portion spongieuse jusqu'au bulbe, où il se dilate de nouveau pour former le *cul-de-sac du bulbe*. Immédiatement en arrière de ce cul-de-sac, se trouve un point plus étroit qui indique le commencement de la portion membraneuse ; ce point s'appelle *collet du bulbe*. Enfin, plus en arrière, est la dilatation prostatique, qui précède l'orifice vésical.

Le *méat urinaire*, qui forme l'extrémité antérieure, est une fente verticale, de 6 à 7 millimètres de longueur.

L'*orifice postérieur* ou *vésical* est toujours fermé par la tonicité du sphincter de la vessie.

A la paroi supérieure de la fosse naviculaire, on aperçoit très-fréquemment un repli valvulaire. Cette *valvule* présente un bord libre, tourné vers le méat urinaire. Elle intercepte, entre sa face supérieure et la paroi supérieure de la fosse naviculaire, un espace dans lequel l'extrémité de la sonde peut s'engager.

Au niveau de la prostate, on trouve, sur la paroi inférieure du canal uréthral, une saillie antéro-postérieure blanchâtre, appelée *veru-montanum*. Cette saillie a, ordinairement, 1 millimètre d'épaisseur, 1 à 2 millimètres de hauteur, et 13 millimètres de longueur ; elle se perd insensiblement en avant, et donne naissance à plusieurs petits prolongements appelés *freins* du veru-montanum.

Sur le point le plus culminant de cette saillie, se trouve un orifice qui conduit dans une dépression de 1 centimètre de profondeur environ, dépression connue sous le nom d'*utricule prostatique*. Cette dépression est un cul-de-sac, placé entre les deux conduits éjaculateurs, et dont on ne connaît pas les usages.

De chaque côté de l'orifice de l'utricule, sur le veru-montanum, se trouve un orifice de 1 millimètre de diamètre ; ce sont les orifices des conduits éjaculateurs, qui versent le sperme dans l'urèthre.

On trouve encore, le long de la paroi supérieure du canal de l'urèthre, sur la portion spongieuse, plusieurs petits orifices qui regardent en avant. Ces orifices conduisent dans des cavités ou *lacunes de Morgagni*. Ils sont quelquefois un obstacle à l'introduction de la sonde, qui s'y engage. Les lacunes de Morgagni n'existent pas uniquement à la paroi supérieure de l'urèthre, elles existent sur toute sa surface, mais plus nombreuses en haut. Ces orifices ne sont autre chose que l'embouchure des canaux des glandes de Littre.

Structure.

Dans l'étude de la structure de l'urèthre, nous avons à examiner, en allant de dedans en dehors : 1° la couche muqueuse ; 2° la couche musculaire ; 3° les tissus qui recouvrent la couche musculaire, et dans lesquels nous trouvons la prostate, le bulbe, le gland, etc.; 4° enfin les vaisseaux et les nerfs.

1° Muqueuse de l'urèthre. — Généralement blanche, la muqueuse uréthrale présente une coloration rosée au niveau de la portion musculeuse, coloration due à la stase sanguine. Elle est très-adhérente à la couche musculaire par sa face externe.

La muqueuse de l'urèthre est formée de deux couches : la plus superficielle est constituée par plusieurs couches d'épithélium cylindrique ; des éléments élastiques et quelques éléments lamineux forment la plus profonde. On y trouve aussi de nombreuses glandes muqueuses. Ces glandes ont la structure des glandes en grappe, et même elles se rapprochent considérablement des petites glandes dont l'agglomération forme la prostate.

2° Couche musculaire.— Cette couche, située en dehors de la muqueuse, présente une épaisseur de 1 millimètre. Elle est formée de fibres antéro-postérieures, parfaitement régulières et uniformes dans les portions membraneuse et spongieuse, irrégulières dans la portion prostatique, où l'on voit la muqueuse se déprimer en plusieurs points. Ce sont ces fibres irrégulièrement saillantes qui constituent le verumontanum et les freins du veru-montanum.

3° Tissus placés en dehors de la tunique musculaire. — Ces tissus sont celui de la prostate et le tissu spongieux de l'urèthre.

a. **Prostate.** — La prostate est une glande en grappe située dans l'épaisseur du périnée, au niveau du col de la vessie, autour de l'origine de l'urèthre.

Direction. — Son axe est oblique d'arrière en avant et de haut en bas.

Les dimensions de cet organe sont les suivantes : diamètre transversal, 42 mill.; diamètre antéro-postérieur, 27 mill.; longueur de la face antérieure, 24 mill.; longueur de la face postérieure, 3 cent.

On peut la sentir facilement par le toucher rectal.

Rapports intérieurs. — La prostate est traversée par plusieurs organes. Elle présente à sa partie antérieure le canal de l'urèthre. Ce canal traverse complétement la glande, mais il est plus rapproché de sa face antérieure.

La prostate est traversée en outre par les conduits éjaculateurs. On trouve également dans son épaisseur, entre ces conduits, l'utricule prostatique.

Rapports extérieurs. — La prostate présente quatre faces : antérieure, postérieure, latérales, une base et un sommet.

La face antérieure est séparée du pubis par un intervalle de 2 à 3 centim.; elle est en rapport avec les ligaments antérieurs de la vessie et le plexus de Santorini. La face postérieure est séparée du rectum par l'aponévrose prostato-péritonéale, et par une couche de tissu cellulo-musculaire, analogue à celui qui entoure les vésicules séminales. Elle repose, par sa partie inférieure, sur la face supérieure de l'aponévrose périnéale moyenne.

Les faces latérales sont en rapport avec la face interne du releveur de l'anus, avec l'aponévrose pubio-rectale et une couche de tissu cellulo-musculaire.

Structure. — Nous étudierons les acini de la glande, les canaux sécréteurs et excréteurs, les vaisseaux et les nerfs.

Les acini présentent ici des caractères tout particuliers. Ils forment des groupes ou glandes distinctes qui s'ouvrent isolément de chaque côté du veru-montanum. La prostate ne serait donc qu'un assemblage de douze ou quinze glandes beaucoup plus petites.

Les canaux sécréteurs ont une paroi propre qui fait suite au cul-de-sac. Les conduits excréteurs ont une paroi propre composée de fibres lamineuses, de matière amorphe et de fibres-cellules.

Les artères viennent des artères vésicales inférieures, des hémorrhoïdales moyennes, et de l'artère honteuse interne.

Les vaisseaux lymphatiques de la prostate forment quatre troncs : deux inférieurs qui se jettent dans les ganglions lymphatiques pelviens, et deux supérieurs qui vont se jeter dans les ganglions lombaires.

Les nerfs sont nombreux ; ils viennent du plexus hypogastrique.

b. **Tissu spongieux de l'urèthre**. — Autour du canal de l'urèthre, en avant de la portion musculaire, on trouve une couche considérable de tissu spongieux. Il présente autour du canal une épaisseur de 2 à 3 millim., et deux renflements, le bulbe et le gland.

Bulbe. — C'est le renflement postérieur de la portion spongieuse de l'urèthre ; il est en rapport, en haut, avec l'aponévrose périnéale moyenne, qui le sépare du muscle de Wilson ; en bas, avec l'aponévrose périnéale inférieure et les muscles bulbo-caverneux.

Gland. — Le gland, ou renflement antérieur de la portion spongieuse, recouvre l'extrémité antérieure des corps caverneux. Il a la forme d'un cône dont la base déborde, de chaque côté, les corps caverneux, en formant un relief circulaire ou *couronne*.

La structure du gland, du bulbe et des parois de la portion spongieuse offre la plus grande analogie avec celle des corps caverneux.

4° Vaisseaux et nerfs. — Les *artères* viennent de la honteuse interne. L'artère bulbeuse pénètre dans le bulbe d'arrière en avant, tandis que la dorsale de la verge arrive vers la base du gland en se ramifiant. Les ramifications entourent une partie de la base du gland et la pénètrent. La portion spongieuse reçoit donc deux artères, une par chaque extrémité, et comme les aréoles du tissu communiquent entre elles, le sang de ces deux artères se mélange. Les *veines* vont se jeter, les unes dans le plexus de Santorini, les autres dans la honteuse interne, d'autres enfin se portent avec quelques veines scrotales dans la saphène interne. Les *lymphatiques*, de même que ceux de la peau de la verge, se rendent aux ganglions de l'aine. Les *nerfs* sont fournis par le honteux interne.

§ 2. — Périnée.

Le périnée comprend l'ensemble des parties molles qui ferment le détroit inférieur du bassin. Une ligne transversale, *bi-ischiatique*, étendue entre les deux ischions, divise le périnée en deux régions : la région périnéale antérieure, ou *périnée* proprement dit, et la région périnéale postérieure, ou *région anale*.

Du périnée proprement dit.

Le périnée, région périnéale antérieure, est limité en arrière par la ligne bi-ischiatique, en avant par la symphyse pubienne, et sur les côtés par la branche ascendante de l'ischion et la branche descendante du pubis.

De la peau vers le péritoine, on trouve dans cette région les *neuf* couches suivantes : peau ; tissu cellulaire sous-cutané ; aponévrose périnéale inférieure ; couche musculaire inférieure ; aponévrose périnéale moyenne ; couche musculaire supérieure ; aponévrose périnéale supérieure ; tissu cellulaire sous-péritonéal et péritoine. Si l'on supprime, d'une part, la peau et le tissu cellulaire sous-cutané, dont la partie médiane un peu épaissie a été décrite par Velpeau sous le nom d'*aponévrose ano-scrotale*, d'autre part, le péritoine et le tissu cellulaire sous-péritonéal, il reste cinq couches dans le périnée, et ces couches sont alternativement des plans aponévrotiques et des plans musculaires. Autrement dit, il y a dans le périnée deux couches de muscles limitées de tous côtés par des aponévroses. Nous décrirons, de bas en haut, l'aponévrose périnéale inférieure, la couche musculaire inférieure, l'aponévrose périnéale moyenne, la couche musculaire supérieure, et l'aponévrose périnéale profonde.

1° Aponévrose périnéale inférieure. — Appelée aussi superficielle, elle est plus ou moins épaisse. Elle sépare le tissu cellulaire sous-cutané de la couche musculaire inférieure. Sur les côtés, elle s'insère aux branches descendante du pubis et ascendante de l'ischion ; en avant, elle se confond avec l'enveloppe de la verge, et en arrière elle se réfléchit sur le bord postérieur du muscle transverse, pour se continuer avec le feuillet inférieur de l'aponévrose moyenne.

2° Couche musculaire inférieure. — Cette couche est formée par trois muscles pairs : le transverse du périnée, l'ischio-caverneux et le bulbo-caverneux. Le *transverse* est étendu de la lèvre interne de la tubérosité de l'ischion à un tendon central commun aux deux transverses, aux bulbo-caverneux et au sphincter externe de l'anus. L'*ischio-caverneux* s'étend de l'ischion et de sa branche ascendante jusqu'aux racines des corps caverneux, sur lesquelles il s'insère, en même temps qu'il envoie quelques fibres jusqu'au ligament suspenseur de la verge. Le *bulbo-caverneux* entoure le bulbe de l'urèthre ; il se confond, sur la ligne médiane, avec celui du côté opposé, pour former au bulbe une enveloppe musculaire qui s'insère en arrière sur le tendon central commun aux transverses, au sphincter et aux bulbo-caverneux, et en avant à la surface du bulbe. Ces trois muscles réunis forment de chaque côté du bulbe le triangle ischio-bulbaire.

3° Aponévrose périnéale moyenne. — Appelée encore *ligament de Carcassonne*, cette aponévrose présente une épaisseur considérable. Elle est formée de deux feuillets, et elle s'insère, en avant, sur la symphyse pubienne, et sur les côtés, aux branches ascendante de l'ischion et descendante du pubis. En arrière, elle se comporte ainsi : son feuillet inférieur, arrivé au niveau de la ligne bi-ischiatique, descend en arrière du muscle transverse, et se porte au-dessous de ce muscle pour se confondre avec l'aponévrose périnéale inférieure. Le feuillet supérieur de cette aponévrose, vers la ligne bi-ischiatique, se divise en trois portions : une médiane, deux latérales ; les portions latérales se comportent comme le feuillet inférieur, c'est-à-dire qu'elles se continuent avec l'aponévrose périnéale inférieure, tandis que la portion médiane remonte dans l'interstice qui sépare le rectum de la vessie, et s'insère au cul-de-sac recto-vésical. Cette portion ascendante de l'aponévrose constitue l'*aponévrose prostato-péritonéale.*

Cette aponévrose est traversée par la portion membraneuse de l'urèthre, à deux centimètres en arrière de la symphyse pubienne. Entre les deux feuillets, on trouve le muscle de Guthrie, les glandes de Cooper, les artères honteuses internes et des veines nombreuses.

Le *muscle de Guthrie* est un muscle rayonné, formé par quelques fibres qui partent de la symphyse pubienne et de la branche descendante du pubis, et convergent vers l'urèthre, qu'elles dilatent par leur contraction.

Les *glandes de Cooper* sont deux glandes en grappe, de la grosseur d'un petit pois, situées de chaque côté du bulbe, et donnant naissance à un conduit plus ou moins long, qui s'ouvre sur la paroi inférieure du canal de l'urèthre.

L'aponévrose périnéale moyenne est en rapport en bas avec le bulbe de l'urèthre et les muscles superficiels ; en haut, avec la prostate et le muscle de Wilson sur la ligne médiane, et avec le releveur de l'anus sur les côtés.

4° Couche musculaire supérieure. — Cette couche est formée par deux muscles : le muscle de Wilson et le releveur de l'anus.

Le *muscle de Wilson* est un faisceau musculaire, en forme d'anse, qui s'insère par ses deux extrémités sur la symphyse pubienne, et dont la partie moyenne embrasse la première portion membraneuse de l'urèthre, située au-dessus de l'aponévrose moyenne.

Le *releveur de l'anus* est très-large. Il s'insère par son

point fixe sur un cordon fibreux formé par un épaississement de l'aponévrose de l'obturateur interne, étendu du corps du pubis à l'épine sciatique. De ce point, les fibres se portent vers la partie inférieure du rectum ; les antérieures d'avant en arrière, les postérieures de haut en bas et de dehors en dedans, les moyennes obliquement. Elles se portent toutes sur le rectum, s'entre-croisent avec celles du sphincter externe, et s'insèrent ensuite à la face profonde de la peau.

Le point fixe de ce muscle étant supérieur et externe, on conçoit qu'il dilate et qu'il soulève l'anus, lorsqu'il se contracte.

Sa face supérieure est recouverte par l'aponévrose périnéale supérieure et le péritoine Sa face inférieure est séparée de l'aponévrose moyenne par une couche épaisse de tissu cellulaire, qui communique avec celui de la fosse ischio-rectale. Le bord postérieur de ce muscle se continue avec le bord antérieur de l'ischio-coccygien. Son bord interne est étendu du pubis au rectum ; il côtoie la prostate et le muscle de Wilson. Nous verrons bientôt qu'il est en rapport avec l'aponévrose pubio-rectale ou latérale de la prostate.

5° Aponévrose périnéale supérieure. — Appelée aussi pelvienne, cette aponévrose est différente des autres ; elle est formée par la réunion des aponévroses de tous les muscles intra-pelviens, c'est-à-dire du pyramidal, de l'ischio-coccygien, de l'obturateur interne et du releveur de l'anus. Tous ces muscles sont recouverts d'une aponévrose qui se confond avec celle des muscles voisins. On conçoit que l'aponévrose périnéale supérieure, formée par la réunion de tous ces feuillets fibreux, présente les mêmes insertions que les muscles sur le pourtour du bassin.

Elle représente une sorte de coupe à concavité supérieure. Elle recouvre principalement la face supérieure du releveur de l'anus, où on la dissèque encore quelquefois sous le nom d'aponévrose du releveur de l'anus. Cette aponévrose n'existe pas sur la ligne médiane, dans l'espace qui sépare les deux releveurs de l'anus : le col de la vessie et la symphyse pubienne.

A ce niveau, en effet, on voit l'aponévrose du releveur se renverser de la face supérieure de ce muscle sur son bord interne, pour aller s'implanter sur l'aponévrose périnéale moyenne, en glissant entre le releveur de l'anus et la prostate, depuis le rectum jusqu'au pubis. C'est cette portion renversée de l'aponévrose périnéale supérieure qu'on appelle *aponévrose pubio-rectale* ou *latérale de la prostate.*

Il résulte de cette description que la prostrate est entourée par des plans fibreux et osseux formés en avant par le pubis, en arrière par l'aponévrose prostato-péritonéale, en bas par l'aponévrose périnéale moyenne, et sur les côtés par l'aponévrose pubio-rectale. Mais en haut, l'aponévrose manque ; elle est remplacée par les ligaments antérieurs de la vessie, étendus du col de la vessie au pubis, et insérés par leurs bords sur l'aponévrose des releveurs de l'anus.

Région anale. Fosse ischio-rectale.

Cette région est formée au milieu par l'anus, et sur les côtés par une cavité, *fosse ischio-rectale.* La fosse ischio-rectale est située entre le rectum et l'ischion. Elle est remplie de tissu cellulo-graisseux, et traversée par les artères hémorrhoïdales inférieures et par le nerf hémorrhoïdal.

L'*ouverture* de cette cavité est limitée par l'ischion, le sphincter de l'anus, le transverse et le grand fessier. Le *fond* correspond à l'insertion du releveur de l'anus sur l'obturateur interne ; il est très-élevé. La *paroi interne*, mobile et oblique, est formée par le releveur de l'anus. La *paroi externe*, fixe et verticale, est constituée par l'ischion et l'obturateur interne. Sur la partie inférieure de cette paroi, on trouve l'artère honteuse interne. Le tissu cellulaire qui remplit cette fosse se prolonge en avant avec une couche de tissu cellulaire abondant, qui existe entre le releveur et l'aponévrose moyenne et se continue jusqu'au pubis.

L'épaisseur du releveur de l'anus sépare la fosse ischio-rectale de l'espace pelvi-rectal supérieur, décrit par Richet. Ce chirurgien désigne sous ce nom un petit espace triangulaire rempli de tissu cellulaire, et situé entre le rectum, le releveur de l'anus et le péritoine, au moment où cette séreuse se réfléchit du releveur de l'anus sur le rectum.

CHAPITRE V.

APPAREIL GÉNITAL DE LA FEMME.

ARTICLE PREMIER.

ORGANES GÉNITAUX EXTERNES OU VULVE.

L'ensemble de ces organes constitue la vulve ou le vestibule du vagin. On y trouve, sur la ligne médiane et de haut en bas, le pénil ou mont de Vénus, le clitoris, le vestibule de la vulve, le méat urinaire, l'orifice du vagin, la membrane hymen et la fosse naviculaire. Toutes ces parties médianes sont recouvertes et protégées de chaque côté par deux replis : l'un interne, muqueux, qui forme la petite lèvre ; l'autre externe, muqueux et cutané, qui constitue la grande lèvre. C'est dans cet ordre que nous étudierons toutes ces parties.

§ 1. — **Pénil ou mont de Vénus.**

On donne ce nom à cette saillie arrondie, située au-devant du pubis, au-dessus des grandes lèvres, et couverte de poils abondants.

§ 2. — Clitoris.

Le clitoris est un petit organe érectile, *situé* à la partie supérieure du vestibule de la vulve, à l'extrémité des petites lèvres.

A l'état d'érection, le clitoris proémine en avant, et se découvre en laissant le prépuce à sa base.

Sa *structure* est identique à celle des corps caverneux chez l'homme. Il présente comme eux deux corps caverneux et une cloison médiane incomplète. Comme eux, il a deux racines qui s'insèrent à la face interne de la branche ascendante de l'ischion.

§ 3. — Vestibule de la vulve.

On appelle ainsi une surface triangulaire, d'une étendue de 2 centimètres environ. Cette surface est limitée en haut par le clitoris, en bas par le méat urinaire, et de chaque côté par les petites lèvres, qu'il faut écarter pour l'apercevoir.

§ 4. — Méat urinaire.

Le méat urinaire est un orifice arrondi, de 3 à 4 millimètres de large et très-dilatable. Il est situé au-dessous du vestibule et au-dessus de l'orifice du vagin. Au-dessous de lui se trouve un tubercule muqueux, formé par l'extrémité antérieure de la colonne de la paroi supérieure du vagin. Un intervalle de 4 à 6 millimètres le sépare de ce tubercule.

§ 5. — Orifice du vagin et membrane hymen.

(Voy. VAGIN.)

§ 6. — Fosse naviculaire.

On donne ce nom à une dépression située entre l'orifice vaginal et la fourchette de la vulve.

§ 7. — Petites lèvres.

Les *petites lèvres* ou *nymphes* sont deux replis muqueux, minces, situés à la face interne des grandes lèvres, de chaque côté des organes situés sur la ligne médiane.

§ 8. — Grandes lèvres.

On donne ce nom à deux saillies verticales étendues du pénil à la fourchette de la vulve, et rapprochées de telle sorte qu'elles dérobent à la vue toutes les autres parties de la vulve.

Les grandes lèvres présentent une face externe cutanée, couverte de poils à la partie supérieure, une face interne muqueuse, dépourvue de poils et en contact avec la face interne de la grande lèvre du côté opposé, un bord libre parallèle à celui du côté opposé, un bord adhérent plus épais que le bord libre, une extrémité supérieure qui se perd insensiblement sur les côtés du clitoris, au-dessous du pénil, et une extrémité inférieure qui se réunit à celle du côté opposé en formant un repli à concavité supérieure. Ce repli constitue la *fourchette de la vulve;* il limite la partie inférieure de la fosse naviculaire.

Glandes vulvo-vaginales. — Les glandes vulvo-vaginales sont des glandes en grappe composée, analogues aux glandes salivaires et à la glande lacrymale. Au nombre de deux, elles ont le volume d'une amande d'abricot, et sont situées dans l'épaisseur de l'anneau vulvaire, de chaque côté de l'orifice du vagin. On peut les sentir en introduisant un doigt dans le vagin et en pinçant la partie inférieure de la grande lèvre, dans l'épaisseur de laquelle elles roulent comme un ganglion.

La glande vulvo-vaginale est en rapport, en dedans, avec les parois du vagin, et en dehors avec les fibres du constricteur du vagin.

Les acini de cette glande donnent naissance à de petits canalicules qui se réunissent pour former le canal excréteur, canal de 10 à 15 millimètres de long, s'ouvrant par un seul orifice à la partie antérieure de la membrane hymen, vers les parties latérales de cette membrane.

Le liquide sécrété par ces glandes est acide et d'une odeur très-pénétrante; il lubrifie la vulve pour faciliter l'introduction du pénis dans le vagin. Chez quelques femmes, il s'échappe sous forme de jet, analogue à celui du sperme pendant l'éjaculation. Ce phénomène se produit sous l'influence d'excitations ou de désirs vénériens, etc.

ARTICLE II.

ORGANES GÉNITAUX INTERNES.

Pour la description de ces organes, nous procéderons de l'extérieur vers l'intérieur, et nous étudierons : 1° le vagin ; 2° l'utérus ; 3° les annexes de l'utérus, qui sont : l'ovaire, la trompe et le ligament rond, y compris un repli du péritoine qui a reçu le nom de ligament large.

§ 1. — Vagin et urèthre.

Le vagin est un conduit membraneux, destiné à recevoir le pénis pendant l'acte du coït.

Direction. — Il est dirigé de haut en bas et d'arrière en avant. Il décrit dans cette direction une courbe à concavité antérieure.

Forme. — Le vagin est aplati de haut en bas, et ses parois sont appliquées l'une contre l'autre.

Longueur. — Sappey indique, de l'ouverture vers la partie la plus reculée, une longueur de 9 centimètres 1/2.

Élasticité. — Ce conduit, étant élastique, s'allonge facilement, et s'élargit surtout considérablement, soit pendant l'accouchement, soit lorsqu'on pratique le tamponnement.

Parois ou surface interne du vagin. — La surface interne du vagin présente une paroi supérieure, une paroi

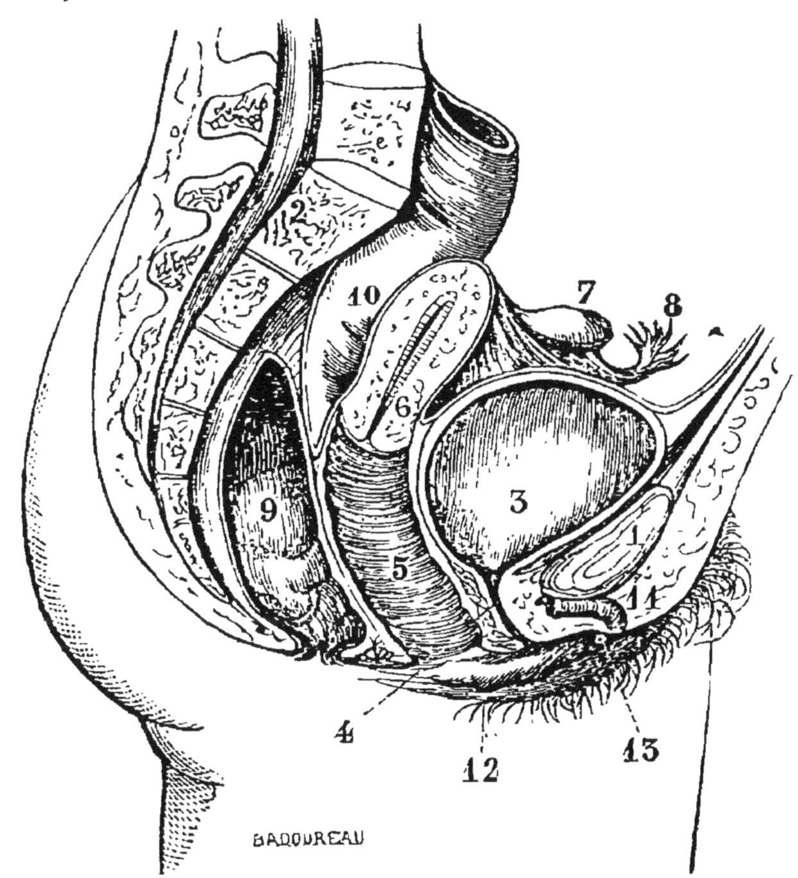

FIG. 132. — Coupe antéro-postérieure du bassin, montrant les rapports du rectum chez la femme.

1. Pubis. — 2. Sacrum. — 3. Vessie. — 4. Urèthre. — 5. Vagin. — 6. Utérus. — 7. Ovaire. — 8. Trompe de Fallope. — 9. Rectum. — 10. Cul-de-sac péritonéal recto-vaginal. — 11. Mont de Vénus. — 12. Grande lèvre. — 13. Partie supérieure de la nymphe gauche et clitoris.

inférieure et deux bords. Dans toute son étendue, cette surface interne est rosée et parsemée d'un grand nombre de saillies qui présentent la disposition suivante : très-accusées surtout dans la moitié antérieure du vagin, ces saillies sont dirigées transversalement et présentent quelquefois des sinuosités. Au niveau de la ligne médiane, elles se réunissent à une saillie antéro-postérieure, d'autant plus accusée qu'on se rapproche davantage de l'entrée du vagin. Cette saillie médiane, plus marquée sur la paroi supérieure du vagin que sur la paroi inférieure, se termine à l'ouverture du vagin par un tubercule muqueux très-développé à la paroi supérieure, au-dessous du méat urinaire. Formées, d'après Sappey, par un épaississement des saillies transversales, ces deux saillies médianes constituent la *colonne antérieure* et la *colonne postérieure* du vagin. Les nombreuses saillies ne s'effacent ni par le coït ni par l'accouchement, car elles ne sont pas des replis de la muqueuse, comme on l'a souvent répété. Leur surface est parsemée d'un nombre considérable de papilles analogues à celles qu'on trouve sur le clitoris.

Extrémité antérieure. — L'extrémité antérieure du vagin, l'ouverture, est entourée par plusieurs organes, musculeux et érectiles, dont l'ensemble constitue l'*anneau vulvaire*. Cette ouverture reste toujours la partie la plus étroite et la moins dilatable du vagin, quoiqu'elle se distende et se déchire même souvent, pendant l'accouchement.

Chez la femme vierge, on trouve, au niveau de l'extrémité antérieure du vagin, la membrane *hymen*.

L'*hymen* est un repli de la muqueuse du vagin, contenant dans son épaisseur quelques fibres musculaires, des fibres de tissu lamineux, des vaisseaux et des nerfs qui expliquent la petite hémorrhagie et la douleur vive qui accompagnent sa rupture.

Sa forme varie. Quelquefois cette membrane obture si complétement l'orifice du vagin, que le chirurgien est obligé de la déchirer pour permettre, à l'époque de la menstruation, l'écoulement du sang. Dans d'autres cas, l'hymen a la forme d'un croissant à concavité supérieure et antérieure, concavité qui regarde le tubercule antérieur du vagin et le méat urinaire. On trouve souvent aussi la membrane hymen en forme d'anneau présentant, au centre, un orifice de dimensions variables. Lorsque l'hymen a été déchiré, les lambeaux qui résultent de cette déchirure se rétractent vers les bords de l'orifice du vagin, et forment de petites saillies désignées sous le nom de *caroncules myrtiformes.*

Extrémité postérieure. — L'extrémité postérieure du vagin s'insère directement autour du col de l'utérus. Cette insertion, très-solide, limite, du côté de la cavité vaginale, un cul-de-sac circulaire qui entoure le col utérin. Ce cul-de-sac, peu prononcé en avant, augmente de profondeur sur les côtés, et surtout en arrière.

Rapports. — La face supérieure du vagin est en rapport avec la base de la vessie et avec l'urèthre. Elle adhère fortement à la vessie par un tissu cellulaire dense, et plus encore à l'urèthre, qui est, pour ainsi dire, creusé dans l'épaisseur de cette paroi. L'extrémité inférieure des uretères est aussi en contact avec cette paroi.

Sa face inférieure est en rapport, d'arrière en avant : 1° avec le péritoine, qui recouvre la partie la plus reculée de cette paroi, dans une étendue de 1 centimètre 1/2 environ : le péritoine forme là le cul-de-sac recto-vaginal ; il n'est séparé de la cavité du vagin que par l'épaisseur de sa paroi, d'où la possibilité de pénétrer dans le péritoine avec un instrument par le cul-de-sac vaginal postérieur ; 2° avec la paroi antérieure du rectum, dans une étendue de 3 à 5 centimètres ; 3° avec la partie postérieure de l'anneau vulvaire et les parties molles du périnée.

La cloison qui réunit le vagin à la vessie, ou *cloison vésico-vaginale*, est plus solide que la *cloison recto-vaginale*, dont les parois sont unies par un tissu cellulaire un peu lâche.

Les bords du vagin sont en rapport, de haut en bas : 1° avec la partie inférieure du ligament large ; 2° avec le tissu cellulaire sous-péritonéal, très-abondant à ce niveau ; 3° avec l'aponévrose périnale supérieure ; 4° avec les muscles releveurs de l'anus, qui prennent quelques insertions sur le vagin ; 5° avec l'aponévrose périnéale moyenne ou ligament de Carcassonne ; 6° avec le bulbe du vagin.

Structure. — La structure du vagin comprend trois tuniques superposées, le bulbe du vagin, les vaisseaux et les nerfs.

Tunique externe. — Cette couche, mince, est composée d'un tissu cellulo-fibreux qui réunit le vagin aux organes qui sont en rapport avec lui.

Tunique moyenne. — Elle a une épaisseur de 2 millim. environ ; celle de la paroi vaginale est de 3 à 4 ; elle est formée superficiellement de fibres musculaires longitudinales, et profondément de fibres plexiformes.

Tunique interne. — Épaisse de 1 millim. à 1 millim. 1/2, rosée, la muqueuse vaginale présente une face profonde fortement adhérente aux fibres musculaires, et une face superficielle recouverte de papilles et de saillies plus ou moins considérables. On s'accorde généralement à dire que la muqueuse vaginale est dépourvue de glandes.

Bulbe du vagin. — Le bulbe du vagin est un organe érectile situé à l'entrée de l'orifice vaginal, dont il occupe la moitié supérieure. Il est situé entre la muqueuse et le muscle constricteur du vagin. Il a la forme d'une besace, reposant par sa partie moyenne amincie sur le méat urinaire, au-dessous du clitoris, et correspondant par ses deux extrémités un peu volumineuses aux extrémités du diamètre transversal de l'orifice vaginal. Son tissu est identique à celui des corps caverneux et de la portion spongieuse de l'urèthre.

Vaisseaux et nerfs. — L'*artère* du vagin, ou artère vaginale, vient de l'hypogastrique ; elle se porte sur les bords du vagin et se ramifie dans ses deux parois. Les *lymphatiques* du vagin se rendent dans les ganglions inguinaux les plus internes, qui reçoivent aussi ceux du museau de tanche.

Urèthre. — Pour terminer la structure du vagin, il nous reste à parler de l'urèthre de la femme, car ce conduit est creusé dans l'épaisseur de la paroi antérieure du vagin.

Long de 3 centimètres en moyenne, l'urèthre occupe la ligne médiane de la paroi supérieure du vagin. Sa largeur est de 7 millim., et il admet facilement des instruments de 10 millim. Comme chez l'homme, le méat urinaire est la partie la moins dilatable.

Il est en rapport inférieurement avec la paroi du vagin, et supérieurement avec les ligaments antérieurs de la vessie, le constricteur du vagin et le bulbe.

Ce canal est formé de deux couches, l'une externe, *musculaire*, l'autre interne, *muqueuse*.

§ 2 — **Utérus**.

L'utérus est situé dans le petit bassin, entre le rectum et la vessie, avec laquelle il est plus immédiatement en rapport ; il est placé au-dessus du vagin et au-dessous des circonvolutions intestinales.

Différent pendant la vie et après la mort, le tissu de l'utérus est mou pendant la vie, comme celui des autres muscles ; il devient rigide après la mort. La mollesse de ce tissu est démontrée par les impressions que laissent sur son fond les anses intestinales.

L'utérus est maintenu en position : 1° par les ligaments larges, replis péritonéaux qui se portent de ses parties latérales sur les côtés de l'excavation pelvienne ; 2° par les ligaments utéro-sacrés, qui le fixent aux parties latérales et inférieure du sacrum ; 3° par les ligaments ronds, qui vont s'insérer au pubis ; 4° par son adhérence à la vessie ; 5° par son insertion à l'extrémité postérieure du vagin.

Le poids moyen de l'utérus est de 42 grammes. Les plus petits ont un poids d'environ 32 grammes, et les plus volumineux de 55 grammes, en dehors de tout état pathologique.

Les trois *diamètres* de l'utérus varient chez les nullipares et chez les multipares.

Nullipares.		*Multipares.*	
Longueur. .	62 millim.	Longueur. .	68 millim.
Largeur. .	40	Largeur. .	43
Épaisseur. .	23	Épaisseur. .	26

(Sappey.)

Conformation extérieure et rapports. — L'utérus a la forme d'une poire un peu aplatie d'avant en arrière. Il présente une partie inférieure plus étroite, le *col*, et une partie supérieure plus large, le *corps*.

Le corps offre à étudier une face antérieure, une face postérieure, deux bords latéraux et le fond.

Face antérieure. — Cette face est en rapport avec la vessie, dont elle est séparée par un cul-de-sac du péritoine appelé *vésico-utérin.* Ce cul-de-sac ne s'élève pas à la même hauteur chez tous les sujets : on le voit quelquefois recouvrir toute l'étendue du col et arriver au contact du vagin. Ordinairement une portion de cette face est immédiatement en rapport avec la vessie.

Face postérieure. — Plus convexe, cette face présente une saillie médiane et verticale. Elle est recouverte par le péritoine, qui se prolonge sur la partie postérieure du vagin pour former le cul-de-sac *recto-vaginal*. Ce cul-de-sac, beaucoup plus considérable que l'antérieur, reçoit les circonvolutions intestinales dans l'état de vacuité de la vessie. Lorsque ce réservoir est plein, les circonvolutions sont déplacées, et la face postérieure de l'utérus, se renversant un peu en arrière, s'applique contre le rectum.

Bords. — Les bords de l'utérus sont sinueux ; convexes en haut, ils deviennent légèrement concaves vers la partie inférieure. A la partie supérieure de ces bords, on trouve l'insertion de la trompe de Fallope, de l'ovaire et du ligament rond. Dans toute leur étendue on voit l'insertion des ligaments larges.

Fond. — Le fond de l'utérus est convexe et recouvert par le péritoine. Il est situé à 2 centimètres ou 2 centimètres et demi au-dessous du détroit supérieur du bassin.

Le col de l'utérus est la partie inférieure de cet organe. Il est divisé en deux portions par l'insertion du vagin, une portion sus-vaginale et une portion vaginale.

La *portion sus-vaginale du col* est en rapport, en avant, avec la vessie, à laquelle elle est unie par un tissu cellulaire peu résistant, et en arrière avec le péritoine, qui se prolonge sur le vagin. Sur les côtés, la portion sus-vaginale est en rapport avec les ligaments larges et l'artère utérine qui se distribue au col.

La *portion vaginale* forme le *museau de tanche;* c'est elle que l'on aperçoit lorsqu'on introduit un spéculum. A ce niveau, le col a la forme d'un cône à sommet inférieur percé d'une ouverture.

Conformation intérieure. — L'utérus présente une cavité qui occupe le corps et le col.

1° *Cavité du corps.* — Cette cavité est très-petite et de forme triangulaire.

La cavité du corps est peu considérable ; elle est très-resserrée entre les deux parois de l'utérus, qui arrivent presque à contact. Cette cavité a une longueur de 22 millimètres.

2° *Cavité du col,* appelée aussi *cavité cervicale.* — La cavité du col est plus longue que celle du corps, et mesure 25 millimètres. Cette cavité est fusiforme, c'est-à-dire renflée à sa partie moyenne, et retrécie d'avant en arrière. Sur les deux parois de la cavité du col, on trouve une saillie verticale avec des ramifications comparables à celles d'une feuille de fougère. Ces saillies ramifiées constituent les *arbres de vie* du col de l'utérus.

La cavité du col présente deux orifices : l'orifice externe, qui a été étudié avec le museau de tanche, et l'orifice interne, sorte de rétrécissement intermédiaire au corps et au col.

Structure de l'utérus.

Trois couches superposées forment cet organe : une couche séreuse, une couche musculaire et une couche muqueuse, Des vaisseaux et des nerfs complètent cette structure.

Couche séreuse. — Dépendante du péritoine, la couche séreuse recouvre le fond de l'utérus ainsi que les deux faces. Des parties latérales de l'utérus, le péritoine se porte sur les annexes et forme les deux feuillets du ligament large. (Voy. *Péritoine.*)

Couche musculaire. — Cette couche est formée de fibres musculaires irrégulièrement distribuées, et se prêtant difficilement à une description.

La **muqueuse** présente une face adhérente, confondue avec les fibres musculaires, et une face libre recouverte d'épithélium cylindrique à cils vibratiles. Le derme de cette muqueuse est très-épais : 2 à 5 millimètres au niveau des faces de la cavité du corps, 1/2 millimètre au niveau des angles de cette cavité et sur le col.

Vaisseaux et nerfs. — Les *artères* de l'utérus sont l'utéro-ovarienne de l'aorte, l'utérine de l'hypogastrique, et une petite branche de l'épigastrique qui va à l'utérus et occupe le centre du ligament rond. L'utéro-ovarienne, arrivée aux angles de l'utérus, donne en dehors une branche aux annexes, et en dedans une branche qui parcourt le bord de l'utérus pour s'anastomoser avec l'utérine. Cette dernière, après avoir cheminé dans l'épaisseur du ligament large, remonte vers la précédente. De cette anastomose partent de nombreux rameaux qui se rendent dans les parois de l'organe et qui affectent une direction spirale. Cet enroulement des artères en tire-bouchon existe dans l'utérus à l'état de vacuité et pendant la grossesse. Les *veines* sont considérables, surtout pendant la grossesse. Les *lymphatiques* viennent de la muqueuse et de la couche musculaire. Ils forment aussi quatre groupes : deux inférieurs, droit et gauche, qui suivent l'artère utérine pour se rendre aux ganglions pelviens latéraux, et deux supérieurs, droit et gauche, qui suivent l'artère utéro-ovarienne pour se jeter dans les ganglions lombaires. Les *nerfs* viennent du plexus utéro-ovarien, qui accompagne l'artère de même nom. Le plexus hypogastrique en fournit aussi qui se portent sur les côtés du col de l'utérus.

§ 3. — Ovaire.

Les ovaires sont les organes sécréteurs des ovules.

Situés dans l'aileron postérieur du ligament large, les ovaires font saillie sur la face postérieure de ce ligament, du côté du rectum.

Ils sont *maintenus* dans cette position par le feuillet du ligament large qui les entoure. et par un cordon musculeux qui les fixe aux bords de l'utérus, et qu'on appelle *ligament de l'ovaire.*

Le *poids* des ovaires est de 6 à 8 grammes. Le diamètre transversal est de 38 millimètres, le vertical de 8, et l'antéro-postérieur de 15.

Ces organes ont la *forme* d'une amande. Ils offrent à étudier une extrémité interne, une extrémité externe, une face supérieure, une face inférieure, un bord antérieur et un bord postérieur.

L'*extrémité interne* donne insertion par sa partie inférieure au ligament de l'ovaire.

L'*extrémité externe*, libre, donne insertion à une des franges du pavillon de la trompe de Fallope.

La *face supérieure* et la *face inférieure* sont recouvertes par le péritoine, qui adhère intimement au tissu de l'ovaire.

Le *bord postérieur* est libre, convexe et recouvert aussi par le péritoine.

Le *bord antérieur*, rectiligne, regarde le centre du ligament large et reçoit les vaisseaux et nerfs ovariens. Ce bord s'appelle *hile.*

Le *ligament de l'ovaire* est un cordon de 3 centimètres à 3 centimètres et demi de long sur 3 ou 4 millimètres de large. Il est situé dans le bord libre de l'aileron postérieur du ligament large. Il est formé de fibres lisses longitudinales, qui se portent de la face postérieure de l'utérus à l'extrémité interne de l'ovaire.

Structure.

L'ovaire nous offre à étudier son tissu propre, des vaisseaux et des nerfs.

Tissu propre de l'ovaire. — Lorsqu'on divise un ovaire, on y trouve deux substances d'aspect différent : la superficielle est blanche et ferme, elle contient les ovules ; la profonde est rougeâtre, spongieuse, et essentiellement composée de vaisseaux. Sappey appelle la superficielle *portion glandulaire* ou *ovigène*, et la profonde *portion vasculaire*.

1° *Portion glandulaire.* — C'est cette portion qu'on appelait autrefois tunique fibreuse ; elle présente ordinairement 1 millimètre d'épaisseur. Elle renferme les ovules, et mérite à ce titre le nom de *substance ovigène.* Elle est composée d'éléments musculaires et de fibres de tissu lamineux condensé. Ces éléments, se continuant avec ceux de la portion vasculaire, renferment entre eux les vésicules de de Graaf, dans lesquelles sont contenus les ovules. Les vésicules de de Graaf siégent uniquement dans la portion glandulaire ou ovigène ; on n'en trouve que rarement dans la portion vasculaire.

2° *Portion vasculaire.* — Cette portion, dite encore bulbeuse, est rougeâtre, un peu molle. Elle est formée de fibres musculaires, de fibres lamineuses, de vaisseaux et de nerfs. Les fibres musculaires sont très-nombreuses, entre-croisées ; les unes sont en totalité situées dans cette portion vasculaire, tandis que d'autres sortent de l'ovaire par son bord antérieur ou *hile*, pour se continuer avec les fibres musculaires qu'on trouve entre les deux feuillets du ligament large. Les fibres lamineuses, moins nombreuses, sont entremêlées aux fibres musculaires.

Vaisseaux et nerfs. — Les *artères* de l'ovaire sont des branches de l'utéro-ovarienne qui passent dans le ligament large. Les *veines* naissent des artères et vont se jeter dans la veine utéro-ovarienne. Les *lymphatiques* se jettent dans les ganglions lombaires. Les *nerfs* sont fournies par le grand sympathique.

§ 4. — Trompes de Fallope.

Les trompes de Fallope sont deux conduits étendus de l'ovaire à l'utérus.

Elles sont *situées* dans l'aileron supérieur du ligament large.

Leur *direction* est transversale. Rectilignes du côté de l'utérus, elles deviennent sinueuses à mesure qu'elles se rapprochent de l'ovaire.

Leurs *dimensions* sont les suivantes : longueur, 12 centimètres ; largeur, 4 millimètres vers l'utérus, 7 à 8 vers l'ovaire. Leur calibre augmente à mesure qu'on s'éloigne de l'utérus, de sorte qu'elles admettent avec peine une soie de sanglier vers l'orifice utérin et une sonde ordinaire vers l'orifice ovarique.

Les *rapports* qu'elles affectent avec les parties voisines sont les suivants. Entourées par le péritoine, elles forment le bord libre de l'aileron supérieur. Leur extrémité interne s'insère aux angles de l'utérus, à l'extrémité supérieure des bords de cet organe. Leur extrémité externe est placée au-dessus de l'ovaire, qu'elle surmonte et auquel elle adhère par une frange du pavillon. Dans toute leur étendue, les trompes sont en contact avec les anses intestinales.

La *cavité* des trompes s'étend de la cavité utérine à la cavité péritonéale, de sorte qu'un instrument très-fin pénétrant par l'orifice externe et conduit dans la cavité de la trompe pénétrerait dans la cavité utérine.

Le *pavillon* de la trompe est l'extrémité externe dilatée de ce conduit, extrémité autour de laquelle sont disposées des franges analogues à celles des pétales de certaines corolles. Ces franges présentent de particulier qu'elles sont dentelées sur leur bord ; ces dentelures se voient parfaitement dans l'eau. L'une des franges du pavillon forme une gouttière qui conduit dans la cavité de la trompe et vient s'insérer par son extrémité inférieure sur la partie externe de l'ovaire. On observe quelquefois deux, et même trois pavillons sur une même trompe.

Au niveau de l'orifice du pavillon, on voit le péritoine se continuer avec la muqueuse de la trompe, de sorte que la cavité péritonéale et la cavité utérine communiquent entre elles. C'est le seul exemple de la communication d'une séreuse et d'une muqueuse.

Structure. — Les trompes de Fallope se composent de trois tuniques.

1° *Tunique externe.* — Formée par le péritoine, elle se perd au niveau du bord libre du pavillon.

2° *Tunique moyenne.* — Cette tunique, musculaire, est formée de deux plans de fibres. Le plan superficiel présente des fibres longitudinales qui se continuent avec les fibres transversales de l'utérus. Le plan profond est formé par des fibres circulaires propres à la trompe.

3° *Tunique muqueuse.* — Continue en dedans avec la muqueuse utérine, en dehors avec le péritoine, cette tunique présente des plis longitudinaux qui ne s'effacent pas et qui s'appliquent les uns sur les autres. Très-adhérente à la tunique musculaire, la membrane muqueuse est recouverte d'un épithélium cylindrique à cils vibratiles.

§ 5. — Ligaments ronds.

Les ligaments ronds sont deux cordons qui partent de la partie latérale supérieure et un peu antérieure de l'utérus ; ils se portent dans le canal inguinal, qu'ils parcourent dans toute son étendue.

A leur origine, ils sont formés par la continuation de quelques fibres lisses de l'utérus, et dans leur moitié antérieure par des fibres striées. Après avoir traversé le canal inguinal, leurs fibres s'insèrent sur la paroi inférieure de ce canal, sur l'épine du pubis et à la face profonde de la peau du pubis.

CHAPITRE VI.

MAMELLE.

La mamelle offre à étudier une face antérieure, une face postérieure et une circonférence.

Face antérieure. — Au centre même de cette face se trouve un gros tubercule, ou *mamelon*, entouré d'un cercle brun, ou *auréole*.

1° *Mamelon.* — De volume variable, de consistance molle, le mamelon est susceptible d'érection, et prend alors la dureté du clitoris ou des corps caverneux.

Au sommet, il présente de dix à seize petits orifices qui constituent les embouchures des canaux galactophores.

2° *Auréole.* — Comme le mamelon, l'auréole est rosée chez la femme qui n'a pas eu d'enfants, et brune chez celle qui a été mère.

Le diamètre de l'auréole est variable ; il est de 5 centimètres ordinairement. Sa surface est extrêmement douce au toucher ; elle présente des saillies qui sont dues à la présence de glandes sébacées.

Face postérieure. — La face postérieure de la mamelle est plane ; elle repose sur le muscle grand pectoral.

Circonférence. — Elle se confond avec la peau environnante. A la partie inférieure, elle est accusée par un sillon, peu profond en général.

Structure.

La mamelle se compose : 1° de la peau ; 2° de tissu graisseux qui forme une grande partie de son volume ; 3° de la glande mammaire proprement dite ; 4° de vaisseaux et de nerfs.

Peau. — Le *mamelon* est formé, au centre, par les canaux galactophores, qui le parcourent de la base au sommet. Autour de ces canaux, on trouve un mélange de fibres musculaires de la vie organique, de fibres lamineuses et de fibres élastiques irrégulièrement distribuées. La surface de cet organe est hérissée de papilles entre lesquelles se voient les orifices de nombreuses glandes sébacées, situées dans l'épaisseur du derme.

L'*auréole* repose immédiatement sur la glande mammaire, sans intermédiaire de tissu graisseux. Elle est formée d'une couche épidermique, doublée de cellules pigmentaires; plus profondément, du derme dépourvu de fibres musculaires ; plus profondément encore, d'une couche musculaire appelée par Sappey *muscle sous-auréolaire.* Ce muscle est formé de fibres musculaires concentriques au mamelon, cessant d'exister sur les limites de l'auréole; il a une épaisseur de 2 à 3 millimètres. Dans le derme de l'auréole, on a trouvé des glandes sébacées assez nombreuses et très-développées.

Tissu graisseux. — Le tissu graisseux de la mamelle n'existe pas au-dessous de l'auréole. Autour de ce point, il forme une couche épaisse qui sépare la glande mammaire de la peau. Il envoie des prolongements entre les lobules de la glande.

Glande mammaire. — La glande mammaire est une glande en grappe composée, située au-dessous du tissu graisseux et au-devant du grand pectoral. Elle est formée par un grand nombre de lobes, très-sensibles au toucher, et donne naissance aux conduits galactophores. Les lobes sont entremêlés de tissu graisseux.

Le *tissu propre* de la glande est formé par des acini présentant de quarante à cinquante culs-de-sac, tapissés par un épithélium nucléaire ovoïde. Des acini partent des canalicules sécréteurs, qui se réunissent en tronc pour former des conduits excréteurs plus volumineux constituant les canaux galactophores.

Les *canaux galactophores*, partis des lobes de la glande mammaire, vont s'ouvrir, par autant d'orifices distincts, au sommet du mamelon, de sorte que cette glande serait comme la glande sublinguale et la prostate, c'est-à-dire la réunion de plusieurs glandes en grappe ayant chacune leur conduit.

Vaisseaux et nerfs.— Les *artères* de la mamelle viennent de la mammaire interne, de la mammaire externe et des intercostales. Les *lymphatiques* superficiels naissent de la peau de la mamelle, de l'auréole et du mamelon. Les profonds viennent de la glande mammaire ; ils se portent vers les premiers, autour du mamelon, et forment un réseau d'où partent des troncs qui vont se jeter dans les ganglions axillaires. Les *nerfs* sont fournis par les intercostaux correspondants.

CHAPITRE VII.

PÉRITOINE.

Membrane séreuse limitant une cavité close, et présentant à étudier un feuillet pariétal, un feuillet viscéral et les points de réunion de ces deux feuillets.

Le *feuillet pariétal*, partout continu, est plus épais que le viscéral. Il recouvre la paroi abdominale, les fosses iliaques, les parois du petit bassin et le diaphragme. Il glisse sur les parois, qu'il recouvre par l'intermédiaire d'une couche de tissu cellulaire lâche. Aussi les suppurations se montrent-elles assez fréquemment dans la couche sous-péritonéale.

Le *feuillet viscéral*, partout continu, recouvre les viscères, sur lesquels il est adhérent. Ce feuillet est mince et tout à fait transparent.

Les *points de réunion* des deux feuillets sont des ligaments, des méso et des épiploons. Les *ligaments* sont des replis séreux, étendus du feuillet pariétal au feuillet viscéral qui recouvre des viscères autres que les intestins. Les *méso* sont des replis séreux étendus du feuillet pariétal au feuillet viscéral qui recouvre les intestins ; exemple : *mésocôlon*, *mésorectum*, *mésentère*. Lorsqu'un repli séreux se porte d'un viscère à un autre viscère, on le nomme *épiploon*.

Pour bien suivre les rapports du péritoine, il est nécessaire de décrire séparément la portion sous-ombilicale et la portion sus-ombilicale, que l'on sépare en supposant un plan horizontal passant par l'ombilic.

A. — *Portion sous-ombilicale.*

De l'ombilic, si l'on suit le péritoine en descendant vers le bassin, cette membrane séreuse descend vers le bord antérieur de l'échancrure du grand bassin. Sur la ligne médiane, elle recouvre l'ouraque et les artères ombilicales oblitérées qui la soulèvent légèrement ; puis elle arrive sur le sommet de la vessie. De chaque côté, le péritoine se porte jusqu'à l'arcade crurale, après avoir recouvert la face postérieure du canal inguinal et les vaisseaux épigastriques. Plus en dehors, le péritoine descend du muscle transverse sur le muscle iliaque, qu'il recouvre.

Dans le petit bassin, le péritoine se réfléchit sur tous les organes et se comporte différemment chez l'homme et chez la femme.

Chez l'homme, le péritoine recouvre la moitié supérieure de la vessie, autour de laquelle il forme un cul-de-sal *périvésical*. De ce cul-de-sac, il se réfléchit en avant sur la paroi abdominale, latéralement sur les parois du bassin, et en arrière sur le rectum, pour former le cul-de-sac *recto-vésical* qui descend jusqu'à deux centimètres environ de la prostate. Chez la femme, il se réfléchit de la vessie sur l'utérus en formant le cul-de-sac *vésico-utérin*, qui recouvre les deux tiers supérieurs du corps de l'utérus. Puis il recouvre le fond de l'utérus et sa face postérieure ; il descend même sur la paroi postérieure du vagin dans une étendue de 2 à 3 centimètres, pour former le cul-de-sac *recto-vaginal*. Il se réfléchit ensuite sur le rectum. Au niveau de l'utérus, le feuillet antérieur et le feuillet postérieur s'adossent vers les bords de cet organe et forment les ligaments larges qui se portent sur les côtés du bassin, où les feuillets se séparent pour se porter, l'un en avant, l'autre en arrière. Dans les deux sexes, le péritoine arrive sur le rectum, contourne les faces latérales de cet organe pour s'adosser à lui-même entre la moitié supérieure du rectum et le sacrum, et constituer le *mésorectum*.

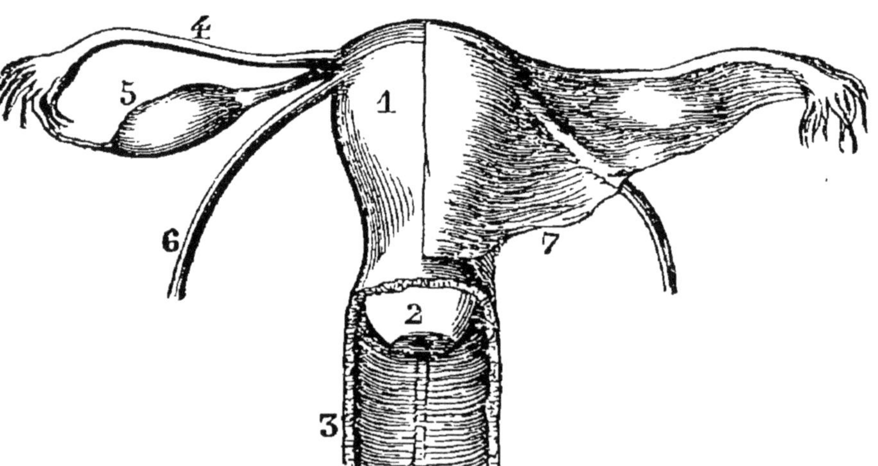

Fig. 133. — Utérus et annexes. A droite, on voit le ligament large ; à gauche, le péritoine a été enlevé.

Au niveau de la fosse iliaque, le péritoine se réfléchit en arrière de l'arcade crurale et recouvre, de dedans en dehors, l'anneau crural et le septum crural, les vaisseaux iliaques externes, épigastriques et circonflexes iliaques ; il applique sur la fosse iliaque les vaisseaux spermatiques, remonte en haut et en arrière en recouvrant le fascia iliaca, puis il se comporte différemment à droite et à gauche. A droite, tantôt il passe au-devant du cœcum, qu'il applique contre le fascia iliaca, tantôt il le contourne et s'adosse à lui-même au-dessous du cœcum, pour constituer le *mésocœcum*. A

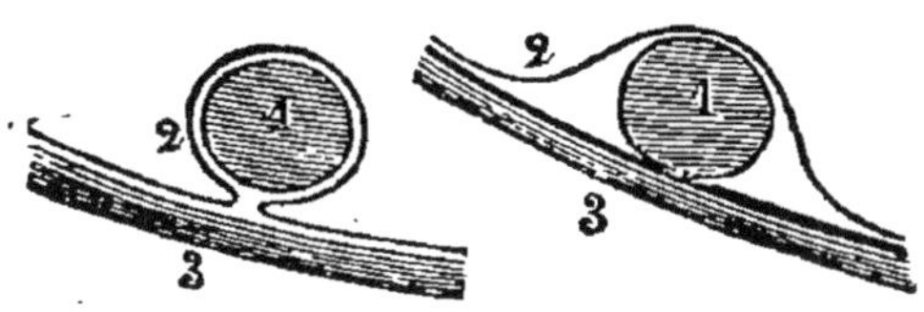

FIG. 134. — Mésocœcum.

gauche, il recouvre le côlon iliaque, et s'adosse ensuite à lui-même pour former le *mésocôlon iliaque*, dont l'extrémité droite se continue avec l'extrémité supérieure du mésorectum.

En suivant le péritoine en arrière, au-dessus des fosses iliaques, on le voit recouvrir la partie postérieure du muscle transverse, le carré des lombes, les côlons ascendant et descendant, le rein, le psoas, les vaisseaux spermatiques, l'uretère, l'aorte, la veine cave inférieure et la colonne vertébrale, au niveau de laquelle il s'adosse à lui-même pour former le mésentère. Il résulte des rapports que le péritoine affecte avec ces organes, qu'on pourrait atteindre ces organes par la partie postérieure du tronc, sans blesser le péritoine. Dans beaucoup de cas, les côlons ascendant et descendant ne sont pas ainsi appliqués contre la partie profonde de la cavité abdominale par le péritoine, mais celui-ci les entoure, s'adosse à lui-même et forme les *mésocôlons ascendant et descendant*.

Le *mésentère* est un repli du péritoine situé en avant de la colonne vertébrale et soutenant l'intestin grêle. Il est formé par deux feuillets péritonéaux adossés, entre lesquels on trouve les ramifications de l'artère mésentérique supérieure et de la grande veine mésaraïque, les chylifères, du tissu graisseux abondant et le plexus nerveux mésentérique supérieur. Si l'on considère le feuillet droit du mésentère, on voit qu'il se porte du psoas droit et de la veine cave inférieure vers l'intestin grêle, qu'il contourne à droite, en avant et à gauche, pour s'adosser à lui-même et se porter vers l'aorte et le psoas du côté gauche. Le mésentère est étendu de la deuxième vertèbre lombaire à la cinquième. Son extrémité supérieure effilée commence au-dessous du point où la troisième portion du duodénum passe au-dessous des vaisseaux mésentériques supérieurs. A ce niveau, les deux feuillets qui constituent le mésentère se séparent ; ils se portent à droite et à gauche pour former le feuillet inférieur du mésocôlon transverse. A leur extrémité inférieure, les deux feuillets du mésentère se perdent sur les parois du cœcum. Son bord antérieur soutient l'intestin, qui présente une longueur de 8 mètres. Pour cela le mésentère présente à ce niveau un élargissement considérable ; il est plissé sur lui-même et il décrit de nombreuses sinuosités, dont la direction suit celle des circonvolutions intestinales.

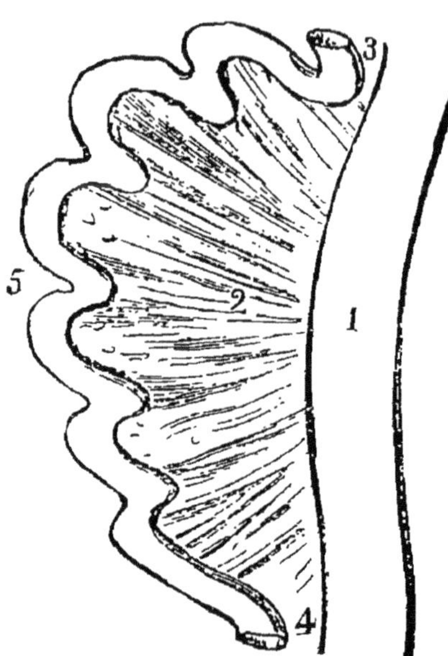

FIG. 135. — Mésentère.

B. — *Portion sus-ombilicale.*

De l'ombilic, le péritoine remonte vers la face inférieure du diaphragme, qu'il recouvre jusqu'au bord postérieur du foie, où il se réfléchit sur la face supérieure de cet organe, qu'il recouvre complétement. La portion réfléchie du péritoine du diaphragme sur la face supérieure du foie constitue le feuillet supérieur du *ligament coronaire* du foie. La veine ombilicale, qui se porte de l'ombilic au sillon antéro-postérieur du foie, soulève le péritoine et forme un repli triangulaire étendu de la paroi abdominale au bord antérieur du foie. C'est le *ligament falciforme* ou *suspenseur* du foie, dont l'extrémité postérieure se continue jusqu'au ligament coronaire, et forme une cloison verticale qui s'insère sur les faces inférieure du diaphragme et supérieure du foie.

De la face supérieure du foie, le péritoine se porte latéralement vers le diaphragme et forme le feuillet supérieur des *ligaments triangulaires* droit et gauche du foie, situés aux deux extrémités de cet organe. Cette portion du péritoine est continue avec celle qui constitue le feuillet supérieur du ligament coronaire. En avant, le péritoine hépatique se réfléchit sur le bord antérieur du foie et recouvre la face inférieure de cet organe. A droite et à gauche, sur cette face inférieure, le péritoine se porte vers les limites du foie et forme, en se portant vers le diaphragme, le feuillet inférieur des ligaments triangulaires du foie. Mais vers le milieu de la face inférieure de cette glande, le péritoine est arrêté par les organes du pédicule du foie qui pénètrent dans le hile. Il descend en avant de ces organes jusqu'à la petite courbure de l'estomac, et forme le feuillet antérieur du *petit épiploon*. De là il descend et recouvre toute l'étendue de la face antérieure de l'estomac, d'où il se continue, à gauche pour former le feuillet antérieur de l'*épiploon gas-*

tro-splénique, et en bas pour former le feuillet antérieur du *grand épiploon.*

A gauche de l'estomac, le feuillet du péritoine qui recouvre sa face antérieure se porte vers le hile de la rate, en formant, comme je l'ai déjà dit, le feuillet antérieur de l'épiploon gastro-splénique. Puis il tapisse la moitié antérieure de la face interne de la rate, son bord antérieur, sa face externe, son bord postérieur, et se porte de nouveau vers le hile. Puis ce feuillet se dirige vers le pilier gauche du diaphragme, où il se continue avec le péritoine pariétal. Entre ces deux feuillets sont contenus les vaisseaux spléniques et la queue du pancréas. Nous verrons bientôt qu'il existe encore entre ces deux feuillets un prolongement du péritoine de l'arrière-cavité des épiploons.

La portion du péritoine qui descend de l'estomac pour former le feuillet antérieur du grand épiploon arrive vers la partie inférieure de la paroi abdominale et remonte pour constituer le feuillet postérieur du grand épiploon, jusqu'au côlon transverse, dont elle recouvre la face inférieure, pour se confondre ensuite avec la portion du péritoine que nous avons déjà dit venir du mésentère. Ces deux feuillets du grand épiploon sont séparés par deux nouveaux feuillets, de sorte qu'il existe quatre lames séreuses dans ce repli péritonéal.

Hiatus de Winslow.— Au-dessous du foie, il existe un orifice qui peut admettre deux doigts. Pour le trouver, il faut passer la main au-dessous de l'extrémité droite du foie et faire passer le doigt en arrière de la veine porte contenue dans le bord droit du petit épiploon. Arrivé là, le doigt se trouve dans l'hiatus de Winslow. Cette ouverture fait communiquer la grande cavité péritonéale avec une autre cavité dont nous allons parler : c'est l'*arrière-cavité des épiploons*. L'hiatus de Winslow est limité en haut par le lobule de Spigel, en bas par la troisième portion du duodénum, en avant par le petit épiploon et le pédicule hépatique, en arrière par la veine cave inférieure.

De cette ouverture on pénètre dans l'arrière-cavité des épiploons, limitée en haut par le foie, en bas par le méso-côlon transverse, en avant par l'estomac, et en arrière par le pancréas. Le péritoine s'enfonce dans l'arrière-cavité des épiploons, en tapisse toutes les parois, et envoie deux prolongements dans l'épiploon gastro-splénique et dans le grand épiploon.

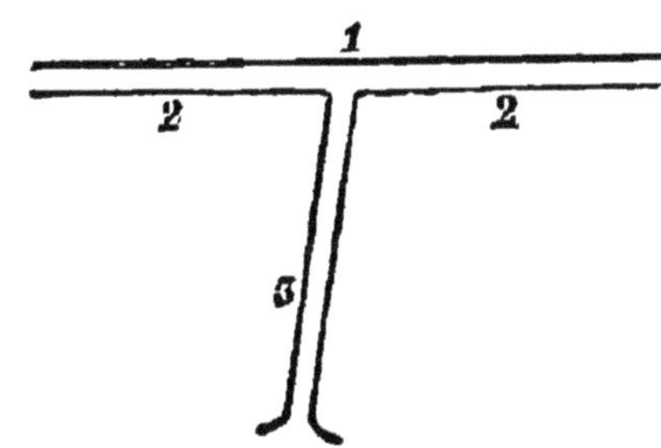

Fig. 136. — Coupe du mésocôlon transverse.

1. Feuillet supérieur du mésocôlon transverse formant la paroi inférieure de l'arrière-cavité des épiploons. — 2, 2. Feuillet inférieur du mésocôlon transverse, se continuant avec les deux feuillets du mésentère.— 3. Mésentère dirigé obliquement et se confondant avec le feuillet inférieur du mésocôlon transverse.

SECTION SEPTIÈME.

ORGANES DES SENS.

Les sens sont au nombre de cinq : le toucher, l'odorat, le goût, l'ouïe et la vue.

CHAPITRE PREMIER.

SENS DU TOUCHER (PEAU).

Le toucher a pour siége la peau.

La peau, ou tégument externe, est une membrane molle, sensible, qui limite de toutes parts la surface du corps, et qui se continue au niveau des orifices avec un système de membranes analogues tapissant les cavités du corps qui communiquent avec l'extérieur. Ces membranes sont appelées membranes muqueuses.

La peau présente à étudier deux faces : l'une profonde, l'autre superficielle et libre.

Face profonde. — Elle est toujours humide, et en rapport plus ou moins intime avec les parties sous-jacentes. Sur le tronc et sur les membres, la peau glisse sur les parties profondes au moyen d'une couche de tissu lamineux connue sous le nom de *fascia superficialis.* A la paume des mains et à la plante des pieds, l'adhérence est plus considérable et le déplacement de la peau presque impossible.

Face superficielle. — Cette face présente : 1° des productions cornées, normales et accidentelles ; 2° des saillies permanentes ; 3° des saillies passagères ; 4° des orifices ; 5° des sillons.

1° Les *productions cornées* seront étudiées avec la structure de l'épiderme.

2° Les *saillies permanentes*, qui ont reçu le nom de papilles, sont disséminées à la surface de la peau ; leur ensemble forme le *corps papillaire*.

3° Les *saillies passagères* se produisent à la surface de la peau, sous l'influence du froid, de la peur, etc. ; elles sont accompagnées du redressement des poils. C'est ce phénomène qui a reçu le nom de *chair de poule*.

4° De nombreux *orifices* se rencontrent à la surface de la peau. Chaque follicule pileux s'ouvre par un orifice distinct. Il en est de même de quelques glandes sébacées et de toutes les glandes sudoripares.

5° La peau est couverte de petits *sillons* bien marqués, surtout à la paume des mains et à la plante des pieds ; ils sont séparés par des crêtes couvertes de papilles.

Structure. — Deux couches forment cette membrane : l'une superficielle, ou épiderme ; l'autre profonde, ou derme.

Derme.

Le derme constitue la partie essentielle de la peau ; l'épiderme n'est placé au-dessus de lui que pour le protéger à la manière d'une couche de vernis. Il est formé d'éléments anatomiques nombreux, dont l'étude rend compte des propriétés du derme. C'est au milieu de ces éléments qu'on trouve disséminés les follicules pileux, les glandes sébacées, les glandes sudoripares. De petits prolongements se montrent du côté du derme qui est en contact avec l'épiderme : ce sont les papilles.

Fibres et corpuscules de tissu conjonctif ; fibres élastiques ; fibres musculaires de la vie organique ; substance amorphe ; vaisseaux ; nerfs : tels sont les éléments anatomiques qui constituent le tissu du derme.

Les *follicules pileux*, les *glandes sébacées*, les *glandes sudoripares* sont des organes contenus dans l'épaisseur du derme. Les follicules pileux seront étudiés avec les poils.

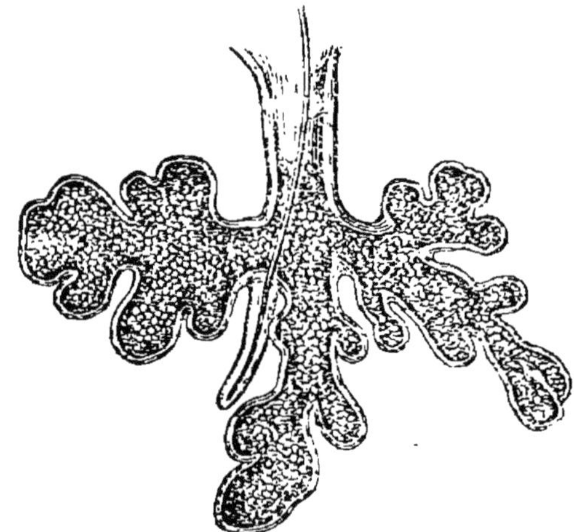

Fig. 137. — Follicule pilo-sébacé.

Glandes sébacées. — Disséminées dans l'épaisseur du derme, ces glandes manquent dans deux régions, à la paume des mains et à la plante des pieds, dépourvues aussi de poils. Elles sont presque toutes annexées aux follicules pileux, dans lesquels elles viennent s'ouvrir à l'union du tiers inférieur avec les deux tiers supérieurs. Chaque follicule pileux en reçoit deux, et quelquefois plus.

Le corps de la glande, situé entre les éléments du derme, a une épaisseur d'un millimètre environ ; il est formé par un ou plusieurs culs-de-sac (jusqu'à dix). Les culs-de-sac et le conduit ont une paroi propre. Ils sont tapissés par un épithélium à cellules sphéroïdales ou polyédriques.

Le canal est cylindroïque, d'un diamètre de 300 à 400 μ; il est formé d'une paroi propre qui fait suite à celle des culs-de-sac, et d'une couche d'épithélium.

Glandes sudoripares. — Elles existent dans l'épaisseur de la peau de toutes les régions. Situées dans la couche graisseuse sous-cutanée, au milieu des pelotons graisseux, elles sont abondantes surtout à la paume des mains et à la plante des pieds.

Le corps de la glande est jaunâtre; son diamètre est de 1/2 à 2 millimètres. Le tube qui le constitue par son enroulement est de 30 à 60 μ.

Le canal excréteur s'élève au-dessus de la glande en décrivant des sinuosités, puis il traverse perpendiculairement le derme jusqu'à l'épiderme; arrivé là, il décrit des tours de spire, surtout vers les couches superficielles, et vient s'ouvrir à la surface de la peau entre les papilles. Ces glandes sont formées par un tube en cul-de-sac enroulé sur lui-même vers son extrémité fermée. Le nombre de ses replis

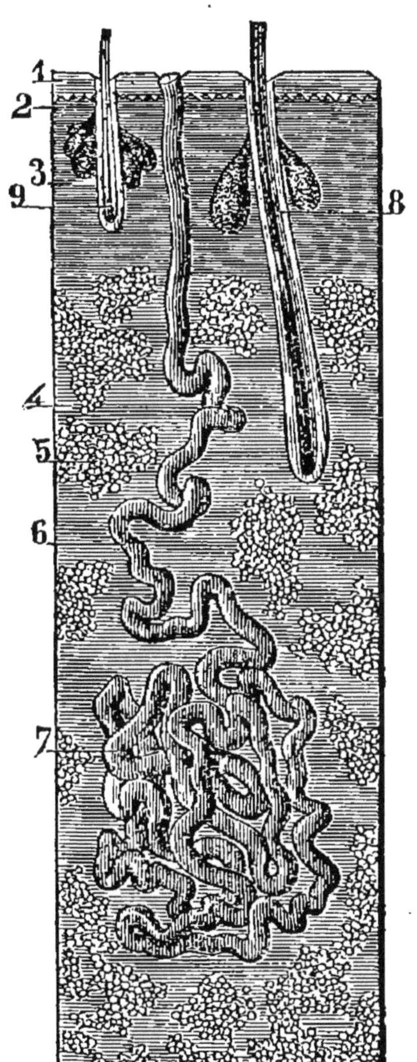

FIG. 138. — Glande sudoripare.

varie depuis six jusqu'à douze. D'une extrémité à l'autre, ce tube est formé par une membrane propre, épaisse de 30 μ au plus, résistant à l'action de l'acide acétique, de l'acide nitrique, de l'acide tartrique étendus, tapissée à l'intérieur d'une couche d'épithélium nucléaire qui remplit complétement le fond de la glande. Cet épithélium devient pavimenteux dans le canal excréteur.

Dans le creux axillaire, on trouve des glandes sudoripares plus volumineuses qui contiennent, dans l'épaisseur de la paroi du conduit excréteur, un certain nombre de fibres musculaires de la vie organique disposées circulairement ; l'épithélium qui le tapisse est pavimenteux dans toute l'étendue du tube (Robin).

Les *papilles*, dont nous avons déjà parlé, sont formées par des saillies du derme. Si l'on considère leur structure, on les divise en *papilles nerveuses* et en *papilles vasculaires*. Ces saillies, de 10 à 30 μ de hauteur, sont toutes formées de substance amorphe, renfermant quelques fines granulations et quelquefois des noyaux libres assez rares ; elles contiennent aussi quelques fibres élastiques et des fibres lamineuses. A leur surface se trouve un réseau très-fin de vaisseaux lymphatiques qui se continue avec celui du derme. Les papilles nerveuses contiennent encore l'élément nerveux, les papilles vasculaires ne renferment que des vaisseaux : chaque papille nerveuse reçoit un ou plusieurs tubes nerveux qui arrivent au niveau du *corpuscule du tact*, le contournent et se terminent par une extrémité libre, soit à la surface, soit plus souvent dans l'épaisseur de ce corpuscule. (Voy. *Système nerveux, Corpuscules du tact*). Les papilles nerveuses ne contiennent pas ordinairement de vaisseaux ; quelquefois, cependant, on trouve une anse vasculaire qui ne dépasse pas la base de la papille. Chaque papille vasculaire renferme de une à trois anses vasculaires ; ces papilles sont dépourvues de nerfs.

Épiderme.

A la surface du derme se trouve une autre couche mince, qui en trahit toutes les saillies, toutes les dépressions : c'est l'épiderme. Cette couche est uniquement constituée par des cellules appartenant au groupe des produits. L'étude des poils et des ongles s'y rattache.

La face superficielle présente des saillies, des sillons, des plis, des orifices.

La face profonde est moulée sur le derme et représente exactement toutes les saillies et dépressions du derme.

L'épiderme est formé de cellules d'*épithélium pavimenteux stratifié*. Ces cellules forment trois couches qui se confondent en une seule, et s'il est possible de diviser les deux superficielles sous les noms de *corps muqueux* et d'*épiderme proprement dit*, il faut dire que le mode de développement et l'identité des éléments anatomiques de ces deux couches ne nous permettent pas de les séparer. Profondément, dans la couche qui touche le derme, les cellules épithéliales de l'épiderme sont polyédriques, régulières, juxtaposées et colorées dans les régions où la peau est brune, dans la peau du nègre surtout, par de la mélanine. C'est à cette couche qu'on donne le nom de *pigment* ou de *couche pigmentaire*. Par-dessus cette couche, on en trouve une autre formée de cellules aplaties et confusément entassées ; elle est molle et peut être séparée du reste de l'épiderme. C'est cette couche qu'on appelle *corps muqueux de Malpighi*. Superficiellement enfin, des cellules minces et lamelleuses, généralement sans noyau, adhérentes entre elles, constituent la couche cornée ou épidermique.

Ongles. — Les ongles sont des lames cornées, de même nature que l'épiderme, qui recouvrent la face dorsale de l'extrémité libre des doigts et des orteils. Ils sont enchâssés dans une dépression de la peau qu'on appelle *matrice*.

La *racine* est enchâssée dans la matrice ; elle est blanche, opaque, mince et molle.

La *face profonde* du corps de l'ongle est très-adhérente au corps muqueux ; cependant on a vu, à la suite d'accidents, l'avulsion de l'ongle sans lésion du corps muqueux.

Cette face profonde présente les mêmes stries que la face superficielle, dues, comme elles, aux rangées papillaires du derme. Les bords du corps de l'ongle se dégagent peu à peu des extrémités de la matrice et se confondent avec l'épiderme, comme le bord dentelé de la racine.

Les *rapports* de l'ongle avec les différentes couches de la peau n'ont pas été indiqués de la même manière par les divers anatomistes. Aujourd'hui il paraît incontestable :

1° Que le derme recouvre une partie de l'ongle, s'adosse à lui-même pour y former un repli, et rétrograde pour passer à la face profonde en formant la *matrice;* il ne touche l'ongle par aucune de ses parties ;

2° Que le corps muqueux, ici seulement bien distinct des couches superficielles de l'épiderme, se comporte comme le derme, qu'il accompagne partout ; il n'est en contact avec l'ongle qu'à la face profonde de celui-ci, dans toute son étendue ;

3° Que la couche cornée de l'épiderme, arrivée au niveau du bord libre que forme la peau sur la racine de l'ongle, s'adosse à elle-même pour former le long de ce bord libre un repli mince et transparent qui le déborde de 1/2 à 1 millimètre. Cette couche accompagne ensuite le corps muqueux, en se renversant, jusqu'au fond de la matrice, où elle se confond intimement avec l'extrémité de la racine. Sur les bords, l'épiderme se confond avec l'ongle de la même manière. Enfin, au niveau du bord libre de l'ongle, l'épiderme s'insère sur lui au moment où il abandonne la pulpe du doigt pour devenir libre. On voit, en résumé, que l'ongle n'est autre chose qu'une portion des couches superficielles de l'épiderme épaissie, se confondant par sa périphérie avec les cellules de la même couche, et recouvrant comme ces derniers le corps muqueux de Malpighi.

La structure de l'ongle est la même que celle de l'épiderme ; les cellules y sont plus serrées et disposées en lamelles.

Follicules pileux. — Les poils sont contenus dans des dépressions de la peau analogues à la matrice des ongles, et qu'on pourrait appeler *matrices des poils :* ce sont les follicules pileux, dépressions qui ont de 1 à 5 millimètres de longueur, de 1/2 à 2 millimètres d'épaisseur, plus étroites à l'orifice que dans les parties profondes.

L'*orifice* du follicule est étroit et embrasse plus ou moins étroitement le poil.

Le *fond* du follicule présente un renflement : c'est le *bulbe pileux* (*papille* de Ruysch), sur lequel s'implante le poil.

Poils. — Des filaments de nature épidermique couvrent toute la surface du corps, la paume de la main et la plante des pieds exceptées ; la face palmaire des doigts et des orteils en est également dépourvue.

Le poil se compose de deux parties : la racine et la tige.

La racine est contenue dans le follicule pileux ; elle s'élargit en bas, et se confond avec le bulbe du follicule. Le renflement qui la termine a été appelé *bulbe du poil ;* il est formé de la même substance que le bulbe du follicule. Ces deux renflements superposés n'en forment qu'un seul.

La tige, de forme variable, le plus souvent cylindrique, se termine en pointe. Quelquefois elle est bifurquée et même trifurquée.

Le poil est creusé, d'une extrémité à l'autre, d'un canal rempli d'une matière grenue (*substance médullaire*), de consistance molle, plus ou moins brune, selon la couleur des cheveux.

CHAPITRE II.

SENS DE L'ODORAT.

L'appareil dans lequel réside le sens de l'odorat se compose : 1° d'un organe essentiel qui perçoit les odeurs, c'est la *muqueuse pituitaire* ; 2° de parties accessoires qui servent à protéger et à étendre la surface de cette membrane, ce sont les fosses nasales et le nez. Pour les fosses nasales, voyez *Ostéologie.*

Pituitaire.

La pituitaire, ou membrane de Schneider, présente une couleur rosée ; sa *surface libre* est creusée d'orifices qui sécrètent du mucus : ce sont les orifices des glandes.

La consistance de la pituitaire est faible.

D'une épaisseur très-variable sur les parois propres des fosses nasales, elle devient très-mince dans les nombreuses cavités qui constituent leurs prolongements.

Au niveau de la cloison, la pituitaire est plus épaisse vers la moitié antérieure. Elle est adhérente aux os et aux cartilages ; cependant on peut voir la formation de bosses sanguines entre l'os et sa face adhérente.

Structure. — Le *derme* de la pituitaire présente les caractères généraux du derme des muqueuses à épithélium cylindrique. Il adhère intimement au périoste sous-jacent.

L'*épithélium* est formé par des cellules cylindriques à cils vibratiles.

La pituitaire contient un grand nombre de glandes en grappe simple ou composée d'un petit nombre d'acini, dont les orifices en forme de boutonnière sont dirigés vers la partie postérieure des fosses nasales.

CHAPITRE III.

SENS DU GOUT.

Le sens du goût siége sur la muqueuse linguale. L'appareil sur lequel il est situé, connu sous le nom de langue, est composé d'un grand nombre de parties.

Structure.

La langue se compose : 1° d'un squelette ; 2° de muscles nombreux ; 3° d'une membrane qui entoure tous ces muscles à la manière d'un étui ; 4° de vaisseaux et de nerfs.

1° *Squelette.*

Le squelette de la langue est formé par l'os hyoïde (voy. cet os) et par deux membranes fibreuses, dont l'une est verticale et médiane, l'autre antéro-postérieure et transversale.

La première, appelée *fibro-cartilage médian*, est un peu épaisse, mais il est rare qu'elle présente quelques noyaux fibro-cartilagineux ; elle part du milieu de l'os hyoïde et se dirige en avant, vers la pointe, en conservant une direction verticale. C'est elle qui sépare les fibres entre-croisées des génio-glosses. Son sommet n'arrive pas jusqu'à la pointe de la langue.

L'autre membrane, appelée *hyo-glossienne*, part du bord supérieur de l'os hyoïde et se porte en haut et en avant, dans l'épaisseur de la base de la langue, dans une étendue de 2 à 3 centimètres.

2° *Muscles.*

Dissection. — 1° *Sciez le maxillaire à un demi-centimètre de la ligne médiane, désarticulez la plus petite des* *deux moitiés après avoir enlevé la joue et le muscle masséter ; 2° détachez cette portion d'os, après avoir préparé les muscles sous-hyoïdiens et séparé ces muscles à leur point d'insertion sur le maxillaire ; 3° tirez en avant la pointe de la langue et attaquez l'organe par la base ; 4° renversez en bas le digastrique, le mylo-hyoïdien avec la glande sous-maxillaire, vous mettrez ainsi à nu le stylo-glosse, l'hyo-glosse et le génio-glosse.*

On procède de la même manière pour préparer les nerfs de la langue.

Ces muscles prennent, pour la plupart, le nom de l'organe sur lequel ils s'insèrent, suivi de la terminaison *glosse ;* ainsi :

Trois viennent de parties osseuses. Ce sont : le *génio-glosse*, le *stylo-glosse*, l'*hyo-glosse ;*

Trois s'insèrent sur des parties non osseuses : le *palato-glosse*, le *pharyngo-glosse*, l'*amygdalo-glosse*.

Indépendamment de ces six muscles pairs, on trouve le *muscle transversal* dans l'épaisseur de la langue, le muscle *lingual supérieur*, impair, au-dessous de la muqueuse de la face supérieure de la langue, et le *lingual inférieur*, pair, sous-jacent à la muqueuse de la face inférieure. En tout, dix-sept muscles.

Génio-glosse. — Muscle triangulaire rayonné, situé sur la ligne médiane, où il s'adosse à celui du côté opposé.

Il *s'insère* par son point fixe sur les apophyses géni supérieures, au moyen d'un tendon résistant. Ses fibres se portent ensuite en divergeant, en arrière, en haut et en avant, comme les plis d'un éventail. Elles traversent l'épaisseur de la langue pour s'insérer à la muqueuse de la face dorsale dans toute son étendue, depuis la base jusqu'à la pointe.

Au-dessous du fibro-cartilage médian, les deux génio-glosses s'entre-croisent en grande partie, de sorte que beaucoup de fibres du côté droit passent à gauche, et *vice versâ*.

Stylo-glosse. — Ce muscle s'étend de l'apophyse styloïde du temporal jusqu'aux parties latérales de la langue. Il se dirige obliquement d'arrière en avant, de haut en bas et de dehors en dedans.

Son extrémité postérieure ou fixe s'insère à la partie interne de l'apophyse styloïde. Ses fibres se portent ensuite vers le côté de la langue, en passant entre la glande parotide et le muscle ptérygoïdien interne qui sont en dehors, et le constricteur supérieur du pharynx qui est en dedans. Arrivé à la langue, ce muscle se divise en trois faisceaux : un faisceau *supérieur*, qui se porte en dedans et en avant pour former des fibres transversales et obliques, au-dessous du palato-glosse ; un faisceau *moyen*, étendu de la base à la pointe, et situé sous la muqueuse du bord de la langue ; un faisceau *inférieur*, qui se porte au-dessous de cet organe en passant entre les deux portions de l'hyo-glosse, pour se continuer ensuite avec quelques fibres du lingual inférieur et du génio-glosse.

Hyo-glosse. — L'hyo-glosse est situé sur la partie inférieure et latérale de la langue. Il est quadrilatère et aplati.

Il s'insère, par son bord inférieur, sur le bord supérieur du corps de l'os hyoïde et de la grande corne. De l'os hyoïde, les fibres se portent verticalement en haut, sur le bord correspondant de la langue, au niveau duquel elles changent de direction, pour se porter en dedans et un peu en avant, et s'insérer sur le fibro-cartilage médian de la langue.

On appelle *basio-glosse* la portion du muscle qui s'insère au corps de l'os hyoïde, et *cérato-glosse* celle qui part de la grande corne. Entre ces deux portions, on voit souvent un intervalle celluleux qui permet d'apercevoir l'artère linguale un peu au-dessus de l'os hyoïde.

Les rapports de ce muscle sont importants à connaître.

Sa face interne est en rapport avec l'artère linguale et le constricteur moyen du pharynx ; sa face externe est en rapport avec le tendon du digastrique, le stylo-hyoïdien, la glande sous-maxillaire et les nerfs grand hypoglosse et lingual.

Ce muscle forme l'aire d'un triangle limité en haut par le nerf grand hypoglosse, et en bas par la concavité de la courbe que forme le tendon du digastrique. C'est dans ce triangle qu'il faut chercher l'artère linguale, lorsqu'on veut en pratiquer la ligature, après avoir divisé insensiblement les fibres de l'hyo-glosse.

Palato-glosse. — Le palato-glosse, ou glosso-staphylin, est le muscle contenu dans l'épaisseur du pilier antérieur du voile du palais. Il s'insère en haut à la face inférieure du voile, tandis qu'en bas il s'épanouit sur la face dorsale de la langue et concourt à former les fibres longitudinales (voy. *Voile du palais*).

Pharyngo-glosse. — On donne ce nom à quelques fibres que le constricteur supérieur du pharynx envoie à la langue. Ces fibres forment un faisceau assez irrégulier ; elles se portent en avant en se divisant : les unes se continuent avec le génio-glosse, d'autres avec le lingual inférieur, quelques-unes avec la partie antérieure de l'hyoglosse, sous lequel passe le pharyngo-glosse.

Amygdalo-glosse. — Ce muscle a été décrit par Broca. Il prend naissance à la face externe de l'amygdale, entre cette glande et l'aponévrose du pharynx. Il se dirige en avant et un peu en dedans, se place entre le faisceau moyen ou longitudinal du stylo-glosse et le palato-glosse, et concourt à former le plan longitudinal sous-muqueux de la langue.

Muscle transversal. — Le muscle transversal est le muscle intrinsèque de la langue. Il s'insère en dedans sur les faces du fibro-cartilage médian. Ses fibres se portent toutes transversalement en dehors, s'entre-croisent avec les fibres longitudinales, et s'insèrent à la face profonde de la muqueuse qui recouvre les bords de la langue.

Lingual supérieur. — Ce muscle, impair et médian, occupe la face supérieure de la langue. Il est placé au-dessous de la muqueuse. Il s'insère en arrière par trois faisceaux : un médian, qui se fixe au repli muqueux glosso-épiglottique médian, et deux latéraux, aux petites cornes de l'os hyoïde. Ces trois faisceaux se portent en avant en s'élargissant, et constituent un plan musculaire longitudinal qui s'insère à la face profonde de la muqueuse jusqu'à la pointe. Ce plan forme à la face dorsale de la langue un vrai muscle peaucier, que complètent sur les côtés les fibres du palato-glosse, du stylo-glosse et de l'amygdalo-glosse.

Lingual inférieur. — Le lingual inférieur est un faisceau musculaire situé à la face inférieure de la langue, de chaque côté des génio-glosses. Il naît en arrière, par un faisceau principal, sur la petite corne de l'os hyoïde et par quelques autres fibres venues, soit des fibres antérieures du génio-glosse, soit des fibres inférieures du stylo-glosse. Ce muscle se porte ensuite en haut et en avant vers la pointe de la langue, pour s'insérer à la face profonde de la muqueuse.

Pour la muqueuse, voyez *Muqueuse buccale*, page 606.

CHAPITRE IV.

SENS DE L'OUIE (OREILLE).

L'oreille est située, en grande partie, dans l'épaisseur du rocher. On la divise en trois portions : oreille externe, oreille moyenne, oreille interne.

1° OREILLE EXTERNE.

Elle offre à étudier le pavillon et le conduit auditif externe.

Le pavillon de l'oreille présente une face externe, une face interne et une circonférence.

Le conduit auditif externe fait suite à la conque. Il est limité profondément par la membrane du tympan. Le conduit auditif est *dirigé* transversalement, mais cette direction n'est pas rectiligne. Il décrit des flexuosités. Ainsi, sa moitié externe présente une légère courbure à concavité postérieure et supérieure, tandis que la courbure de la moitié interne est concave en bas et en avant.

Les *dimensions* varient aussi sur les divers points de son étendue. Dans son tiers externe, le conduit est aplati d'avant en arrière ; au tiers moyen, il est à peu près arrondi, et au tiers interne, aplati de haut en bas. Le tiers externe présente 11 millimètres pour le diamètre vertical, et 6 pour le diamètre antéro-postérieur ; le tiers moyen, 7 à 8 millimètres pour les deux diamètres ; le tiers interne, 7 à 8 pour le diamètre transversal, et 9 pour l'antéro-postérieur.

La longueur du conduit est de 20 à 22 millimètres au niveau de son axe : elle est plus étendue à la paroi inférieure, car le fond du conduit n'est pas un plan vertical, c'est une surface oblique dirigée de haut en bas et de dehors en dedans, et formée par la membrane du tympan.

2° OREILLE MOYENNE.

Appelée aussi *caisse du tympan*, l'oreille moyenne est une cavité située dans l'épaisseur du rocher, au fond du conduit auditif.

L'oreille moyenne est complétement séparée de l'externe et de l'interne. Elle est une dépendance des voies respiratoires, et elle est remplie d'un air qui se renouvelle pendant la respiration et pendant la déglutition. Cet air est nécessaire pour faire équilibre à l'air extérieur qui remplit l'oreille externe jusqu'à la membrane du tympan. L'oreille moyenne est rétrécie vers le pharynx, où elle prend le nom de trompe d'Eustache, dilatée au niveau du rocher, où elle prend celui de caisse du tympan, rétrécie de nouveau en arrière de la caisse, et enfin dilatée dans l'apophyse mastoïde, où elle forme les cellules mastoïdiennes.

Cette cavité a, dit-on, la forme d'un tambour dont les deux extrémités seraient rapprochées et en même temps déprimées. Son diamètre transversal est très-court (2 millimètres environ), tandis que ses diamètres vertical et antéro-postérieur sont beaucoup plus étendus (2 centimètres environ). La caisse du tympan est placée dans le rocher, de telle sorte que sa face externe regarde en bas, en dehors et en avant, tandis que sa face interne regarde en haut, en dedans et en arrière. Elle est plus large de haut en bas et d'avant en arrière que le conduit auditif externe et que l'oreille interne. Elle communique en outre avec l'arrière-cavité des fosses nasales par la trompe d'Eustache, et avec les cellules mastoïdiennes par un orifice particulier.

La caisse du tympan, toujours remplie d'air, est recouverte par un prolongement de la muqueuse de l'arrière-cavité des fosses nasales. Nous avons, par conséquent, à étudier dans la caisse du tympan : deux parois, une circonférence, la cavité traversée par une chaîne d'osselets, les muscles qui font mouvoir ces derniers, la trompe d'Eustache, les cellules mastoïdiennes, et la membrane muqueuse qui recouvre la cavité et ses deux prolongements.

Paroi externe.

Elle est formée par la membrane du tympan et par un cercle osseux qui l'entoure, appelé cercle tympanal.

Membrane du tympan. — La membrane du tympan sépare la caisse du tympan du conduit auditif externe. Elle est à peu près circulaire et présente un centimètre dans tous ses diamètres. La *face externe* est un peu concave et regarde en bas, en avant et en dehors. La *face interne* est convexe et donne attache au manche du marteau.

Cette mince membrane, qui est destinée à être tour à tour tendue et relâchée, est formée de trois feuillets : 1° un feuillet externe ou épithélial, c'est l'épiderme du fond du conduit auditif ; 2° un moyen, fibreux ; 3° un interne, muqueux, formé par la muqueuse de la caisse du tympan. Entre les couches fibreuse et muqueuse, on trouve la corde du tympan qui traverse la caisse d'arrière en avant, et qui décrit une courbe à concavité inférieure entre la grande branche de l'enclume et le manche du marteau.

Paroi interne.

Cette face présente, comme l'externe, une convexité centrale qui regarde celle de la membrane du tympan et réduit à 2 millimètres le diamètre transversal de la caisse du tympan. La saillie centrale qu'on y trouve s'appelle *promontoire.* Au-dessus du promontoire, on trouve un orifice allongé, auquel on donne le nom de *fenêtre ovale ;* au-dessous et en arrière, un orifice arrondi, connu sous le nom de *fenêtre ronde ;* en arrière, une saillie appelée *pyramide ;* en avant, une autre saillie qui forme la terminaison du *conduit du muscle interne du marteau.*

Osselets de l'ouïe.

On donne ce nom à quatre petits os situés dans la caisse du tympan et formant une chaîne non interrompue, s'étendant de la paroi externe à la paroi interne de cette cavité, c'est-à-dire de la membrane du tympan à la fenêtre ovale. Ces os sont solidement articulés entre eux, de sorte que le mouvement imprimé à l'os le plus externe de la chaîne se communique aux autres.

De dehors en dedans, ces osselets sont : le marteau, l'enclume, l'os lenticulaire et l'étrier.

Marteau. — Ce petit os a la forme que son nom indique. Il est dirigé verticalement, et situé à la face interne de la membrane du tympan. Il a une longueur de 6 à 7 millimètres, et présente une partie arrondie, supérieure, ou tête ; au-dessous de la tête, un point rétréci, ou col ; au-dessous, une tige amincie ou manche. A la partie antérieure du manche , près du col, est une longue pointe osseuse, apophyse grêle ou longue ; à la partie interne du col, un petit prolongement osseux qu'on appelle apophyse courte.

La *tête* est située au-dessus du cercle tympanal, et déborde par conséquent la partie supérieure de la membrane du tympam. Elle présente en arrière une surface articulaire qui s'articule avec l'enclume. Le *col* est en rapport avec le cercle tympanal. Le *manche* est implanté dans la couche moyenne fibreuse de la membrane du tympan, au niveau de sa convexité ; cette insertion est très-solide. L'*apophyse longue* se porte dans la scissure de Glaser. Elle donne attache au tendon du muscle externe du marteau ; on l'appelle aussi apophyse grêle de Raw. L'*apophyse courte* donne insertion au tendon du muscle antérieur du marteau.

Enclume. — L'enclume présente la forme que son nom indique. Cet os est dirigé verticalement comme le marteau, et situé comme lui à la face interne du cercle tympanal et de la membrane du tympan, dont il est séparé par un petit espace.

L'enclume présente un corps, une courte branche et une longue branche.

Le *corps*, quadrilatère, de 2 millimètres de diamètre environ, présente en avant une surface articulaire concave pour s'articuler avec la tête du marteau, une face externe en contact avec le cercle tympanal, et une face interne recouverte par la muqueuse de la cavité du tympan. C'est en arrière du corps que se trouvent les deux branches.

La *courte branche* adhère à la partie supérieure de la caisse du tympan au moyen d'un ligament

La *longue branche* se porte en bas, et se renverse vers la paroi interne de la caisse en décrivant une courbe à concavité interne et supérieure Elle s'articule à son sommet avec l'os lenticulaire.

Os lenticulaire. — Ce petit os a la forme d'un disque ; il atteint à peine un demi-millimètre de diamètre, comme la grande branche de l'enclume avec laquelle il est articulé, et un quart de millimètre transversalement. La face externe, articulaire, s'articule avec l'enclume ; la face interne, articulaire aussi, s'articule avec le sommet de l'étrier.

Étrier. — L'étrier est l'os le plus interne de la chaîne des osselets. Il a une grande analogie avec l'étrier des cavaliers. Il est articulé par son col avec l'os lenticulaire, et par sa base avec l'ouverture de la fenêtre ovale, où il est en contact avec le liquide du vestibule ; le col donne insertion par sa partie postérieure au muscle de l'étrier. Sa position est telle que ses branches sont antérieure et postérieure ; cette dernière est un peu plus longue que l'autre.

Muscles intérieurs de l'oreille.

Muscle interne ou antérieur du marteau. — Ce muscle s'insère au sommet du rocher, près de sa face inférieure, et à la portion cartilagineuse de la trompe d'Eustache. Il se porte ensuite dans un conduit parallèle et supérieur à la portion osseuse de la trompe d'Eustache, et s'amincit en arrivant vers la caisse du tympan. Il s'insère sur l'apophyse courte du marteau. Il est *tenseur de la membrane du tympan.*

Muscle externe du marteau. – Ce muscle, extrêmement grêle, s'insère en dedans à l'épine du sphénoïde. De ce point, il se porte en dehors et en arrière, passe dans la scissure de Glaser et s'insère à l'apophyse longue du marteau.

Il est aussi *tenseur de la membrane du tympan.*

Muscle de l'étrier. —Vertical et parallèle à l'aqueduc de Fallope, ce muscle s'insère à la partie inférieure du conduit dans lequel il est contenu. Son extrémité supérieure est située dans la pyramide, de la cavité de laquelle elle se dégage pour s'insérer sur le col de l'étrier. La portion charnue est verticale ; la portion tendineuse, oblique en haut, en dehors et en avant, comme la pyramide, est pourvue d'une synoviale.

Ce muscle a pour fonction de tirer en arrière le col de l'étrier. Il imprime à l'étrier un mouvement tel que sa branche postérieure se porte en dedans et refoule vers le vestibule la partie postérieure de sa base, qui *ébranle le liquide de l'oreille interne.*

Trompe d'Eustache.

La trompe d'Eustache est un conduit qui fait communiquer la caisse du tympan avec l'arrière-cavité des fosses nasales.

Ce conduit est dirigé obliquement en avant, en bas et en dedans.

Rétrécie à sa partie moyenne, la trompe d'Eustache est dilatée à ses deux extrémités. Sa longueur varie entre 3 centimètres et demi et 4 centimètres.

Cellules mastoïdiennes.

Les cellules mastoïdiennes sont des espaces limités par des cloisons osseuses, communiquant entre eux et avec la caisse du tympan, et situés au centre de l'apophyse mastoïde.

3° OREILLE INTERNE.

L'oreille interne, ou *labyrinthe*, est la partie essentielle de l'appareil de l'audition. C'est un ensemble de cavités communiquant toutes les unes avec les autres, et contenant un liquide transparent dans lequel les divisions terminales du nerf auditif sont en suspension.

Ces cavités sont complétement séparées de la caisse du tympan, en dedans de laquelle elles sont placées. La séparation qui existe entre l'oreille moyenne et l'oreille interne est formée par le promontoire, et présente deux orifices, la fenêtre ronde et la fenêtre ovale, fermées l'une par une membrane fibreuse ou tympan secondaire, l'autre par la base de l'étrier.

Le labyrinthe est situé vers la partie moyenne du rocher, en dedans de la caisse du tympan. Son axe est oblique d'arrière en avant et de dehors en dedans. Sa surface externe est en contact avec le tissu osseux du rocher, dont elle est facilement séparable chez le fœtus et très-difficilement chez l'adulte, car à cet âge le labyrinthe et le tissu osseux du rocher sont confondus.

La partie centrale du labyrinthe est creusée de cavités communiquant toutes entre elles. L'une est centrale et unique, c'est le *vestibule ;* en arrière du vestibule, on voit des cavités en forme de tubes qu'on appelle *canaux demi-circulaires ;* en avant, se trouve une cavité contournée en spirale comme la coquille d'un limaçon : on lui donne le nom de *limaçon.*

Nous verrons qu'à l'intérieur de l'oreille interne, on trouve des sacs membraneux qui représentent la configuration de la portion osseuse. Aussi décrit-on deux labyrinthes : le labyrinthe osseux et le labyrinthe membraneux.

§ 1. — Labyrinthe osseux.

Nous étudierons, dans le labyrinthe osseux, le vestibule, les canaux demi-circulaires et le limaçon.

Vestibule. — Le vestibule de l'oreille interne est une cavité située en dedans du promontoire, entre les canaux demi-circulaires et le limaçon. Sur les parois du vestibule on trouve sept grands orifices et de nombreux pertuis osseux.

L'un des sept *orifices* est la *fenêtre ovale*, fermée par la base de l'étrier et située sur la paroi externe.

Un autre orifice est situé à la partie antérieure et inférieure du vestibule : c'est l'embouchure de la cavité du limaçon, appelée *orifice de la rampe vestibulaire du limaçon.*

Les cinq derniers orifices sont tous situés sur la paroi postérieure du vestibule ; ils constituent les embouchures des trois canaux demi-circulaires. (*Voy.* plus loin.) Il n'y a que cinq embouchures au lieu de six, parce que deux des trois canaux demi-circulaires se réunissent par l'une de leurs extrémités avant d'arriver au vestibule.

Canaux demi-circulaires. — Ces canaux sont au nombre de trois ; ils sont situés en arrière et un peu en dehors du vestibule. Chacun décrit un demi-cercle et présente une partie moyenne et deux extrémités. Leur partie moyenne est située au milieu du tissu osseux du rocher, et détermine sur le bord supérieur de cet os une saillie visible du côté du crâne et avoisinant la base du rocher. Les extrémités s'ouvrent toutes dans le vestibule par des orifices distincts, excepté deux d'entre elles qui se confondent avant d'y arriver.

De ces trois canaux, l'un est horizontal et les deux autres verticaux. On appelle le premier *canal demi-circulaire externe*, à cause de sa situation. Les deux autres, pour la même raison, ont reçu le nom de *canal demi-circulaire supérieur* et *canal demi-circulaire postérieur*. Ces deux derniers se confondent par leur extrémité voisine pour arriver dans le vestibule et former un orifice commun.

Ces canaux ont une paroi interne lisse, polie, et revêtue d'un périoste très-mince et d'une couche d'épithélium pavimenteux simple.

Leur longueur moyenne est de 15 à 16 millimètres. Chaque canal demi-circulaire présente deux extrémités, dont l'une a le diamètre du canal, tandis que l'autre est renflée. Cette dernière constitue l'*extrémité ampullaire* du canal, et l'autre l'*extrémité non ampullaire*. La dilatation est appelée *ampoule*.

L'*ampoule* du canal supérieur est placée à son extrémité antérieure. celle du canal postérieur à son extrémité inférieure, et celle du canal externe à son extrémité antérieure.

Limaçon. — Le limaçon, appelé aussi *cochlée*, forme la partie antérieure du labyrinthe osseux. Il a la forme d'une coquille d'escargot, et affecte avec le tissu osseux du rocher les mêmes rapports que les autres parties du labyrinthe. Il offre à l'étude : 1° une paroi osseuse, ou écorce du limaçon, appelée *lame des contours ;* 2° un *noyau* central, étendu de la base au sommet du limaçon ; 3° une lame intérieure qui divise la cavité du limaçon en deux parties, c'est la *lame spirale ;* 4° les deux parties de la cavité séparées par cette lame, ou *rampes du limaçon.*

Lame des contours. — On donne ce nom à la paroi du limaçon. Si l'on considère sa surface extérieure, on voit qu'elle décrit une spirale, qui diminue d'étendue à mesure qu'on se rapproche du sommet du limaçon. Les tours qu'elle décrit sont variables ; on trouve des limaçons dont la lame des contours décrit seulement un tour et demi, tandis que d'autres peuvent atteindre trois tours complets. Le plus souvent, on trouve deux tours et demi. La lame des contours n'est pas réduite à sa paroi, comme la coquille d'un limaçon. Elle est formée par un tube qui s'enroule autour de l'axe ou noyau, de sorte qu'il existe une paroi interne amincie, en contact avec le noyau, et une paroi externe plus épaisse, surtout au niveau du sillon qui réunit les tours de spire. Le tube se rétrécit à mesure qu'il se rapproche de sommet du limaçon, et, à ce niveau, son dernier tour présente une disposition particulière. La paroi interne du dernier demi-tour cesse d'exister, et la paroi externe est réduite à une gouttière dont la concavité regarde le noyau.

Axe ou noyau. — Le noyau du limaçon est une tige osseuse autour de laquelle s'enroule la lame des contours. Il est dirigé de la base au sommet du limaçon.

Le noyau est traversé de la base au sommet par un canal central. Autour de ce canal, on voit une foule de conduits beaucoup plus étroits. Ces conduits naissent à la base du noyau qui correspond au fond du conduit auditif interne, se dirigent parallèlement au conduit central, dans une certaine étendue, puis s'inclinent vers la lame des contours, au niveau du bord interne de la lame spirale. Chacun des trous livre passage à un filament nerveux du nerf auditif.

Lame spirale. — On donne ce nom à une cloison qui divise en deux parties la cavité du tube enroulé, que nous avons étudié sous le nom de lame des contours. La lame spirale prend naissance sur la paroi externe du vestibule, au-dessus de la fenêtre ronde, se porte en bas et en avant, et décrit une spirale dans la cavité du limaçon. Elle présente un bord interne concave, confondu avec la paroi interne de la lame des contours, et un bord externe convexe, inséré sur la paroi externe de la lame des contours. La face postérieure regarde la rampe tympanique ; l'autre, la rampe vestibulaire. Son sommet effilé se confond avec le sommet du noyau du limaçon, mais il n'atteint pas le sommet de la lame des contours : de sorte qu'il existe à ce niveau un orifice qui fait communiquer entre elles les deux rampes du limaçon.

Sur le bord interne de la lame spirale qui s'attache à la lame des contours, il existe un petit canal en spirale comme ce bord lui-même : c'est le *canal spiral de Rosenthal.* Ce canal est rempli de cellules nerveuses, qui sont traversées dans toute l'étendue du canal par les fibres du nerf cochléen ; on donne le nom de *ganglion de Corti* à toutes ces cellules réunies.

Sur la face antérieure de la lame spirale, dans l'épaisseur même de cette lame, on trouve deux canaux décrivant une spirale : l'un antérieur, de forme triangulaire, appelé *canal cochléaire ;* l'autre postérieur, quadrangulaire, désigné sous le nom de *canal de Corti.*

Ces canaux juxtaposés communiquent à leur origine avec le saccule du vestibule membraneux ; ils se terminent par un cul-de-sac vers le sommet de la lame spirale. Ils sont remplis par l'endolymphe et tapissés par une couche d'épithélium pavimenteux simple. La membrane qui sépare les deux canaux constitue la *membrane de Corti.*

On trouve dans le canal de Corti une série d'éléments anatomiques qui constituent dans leur ensemble l'*organe de Corti.* C'est dans cet organe que viennent se terminer, probablement par des extrémités libres, les divisions du nerf cochléen, après que celles-ci ont traversé le ganglion de Corti, contenu dans le canal de Rosenthal.

Rampes. — Les rampes sont séparées par la lame spirale ; elles communiquent au moyen d'un orifice placé au sommet du limaçon, et formé par l'échancrure que présente cette lame à sa terminaison.

La rampe qui est située en arrière de la lame spirale s'ouvre, par un large orifice ovalaire, dans la cavité du vestibule : on l'appelle *rampe vestibulaire ;* celle qui est placée en avant se termine à la membrane fibreuse qui ferme la fenêtre ronde, et qui la sépare de la caisse du tympan : c'est la *rampe tympanique.*

§ 2. — Labyrinthe membraneux.

On appelle labyrinthe membraneux un ensemble de cavités membraneuses contenues dans le labyrinthe osseux, dont elles représentent la forme.

On distingue, comme dans le labyrinthe osseux, un vestibule membraneux et trois canaux demi-circulaires membraneux. Le limaçon ne renferme pas de limaçon membraneux.

Vestibule et canaux demi-circulaires membraneux. — Contenu dans le vestibule osseux, le vestibule membraneux se compose de deux vésicules superposées et communiquant entre elles. L'inférieure ou *saccule* est en rapport avec la fossette hémisphérique ; la supérieure, plus volumineuse, ou *utricule*, est en rapport avec la fossette semi-ovoïde. Le vestibule membraneux est pourvu de cinq orifices, qui sont les embouchures des canaux demi-circulaires.

Les canaux demi-circulaires sont au nombre de trois ; ils présentent la même longueur, la même direction et la même conformation que les canaux osseux. Comme ceux-ci, ils présentent une extrémité non ampullaire et une extrémité ampullaire correspondant à l'ampoule des canaux osseux. Ces canaux sont un peu flexueux ; ils ont un diamètre qui n'est que le tiers ou la moitié des canaux osseux.

Leur surface externe donne naissance à quelques prolongements fibreux qui s'insèrent à la face interne des canaux demi-circulaires osseux.

Liquide de l'oreille interne.

L'oreille interne est pleine d'un liquide transparent, au milieu duquel flotte le labyrinthe membraneux. Dans la cavité de celui-ci on trouve aussi un liquide. On donne au premier le nom de *périlymphe* ou *humeur de Valsalva*, et au dernier celui d'*endolymphe* ou *humeur de Scarpa*. Ces deux liquides sont parfaitement limpides et transparents. L'endolymphe est contenue dans le labyrinthe membraneux, dont elle remplit complétement la cavité. La périlymphe, située en dehors du labyrinthe membraneux, remplit complétement le labyrinthe osseux. On appelle encore ces liquides *liquide de Cotugno*.

Nerfs de l'oreille interne.

Le nerf auditif, au fond du conduit auditif interne, se divise en deux branches : une branche *vestibulaire* pour le vestibule, et une branche *cochléenne* pour le limaçon.

La *branche vestibulaire* donne trois rameaux, qui pénètrent dans le labyrinthe osseux par les trois *taches criblées.*

Les rameaux qui traversent la tache criblée antérieure se divisent en trois groupes, qui constituent les nerfs *utriculaire*, *ampullaire supérieur* et *ampullaire externe*, pour les dilatations membraneuses du même nom.

Le rameau qui traverse la tache criblée moyenne forme le *nerf sacculaire*, qui se rend au saccule.

Le rameau qui traverse la tache criblée postérieure va à l'ampoule du canal postérieur ; il est connu sous le nom de *nerf ampullaire postérieur.*

La *branche cochléenne* se divise en un grand nombre de filets qui traversent les conduits du noyau du limaçon, et qui se portent dans l'épaisseur de la lame spirale, sur laquelle ils forment un riche plexus dans toute l'étendue de cette lame.

CHAPITRE V.

SENS DE LA VUE.

L'appareil de la vision, destiné au sens de la vue, est composé d'une partie essentielle, le globe oculaire, et de parties accessoires.

ARTICLE PREMIER.

GLOBE OCULAIRE.

L'*œil* ou *globe oculaire* est une sphère presque régulière, présentant une légère saillie à sa partie antérieure.

Diamètre antéro-postérieur. . .	24 millim.	6
— transverse.	23 —	9
— vertical.	23 —	5

L'œil est composé de membranes superposées et de parties centrales. On a coutume de dire les *membranes* et les *milieux* de l'œil.

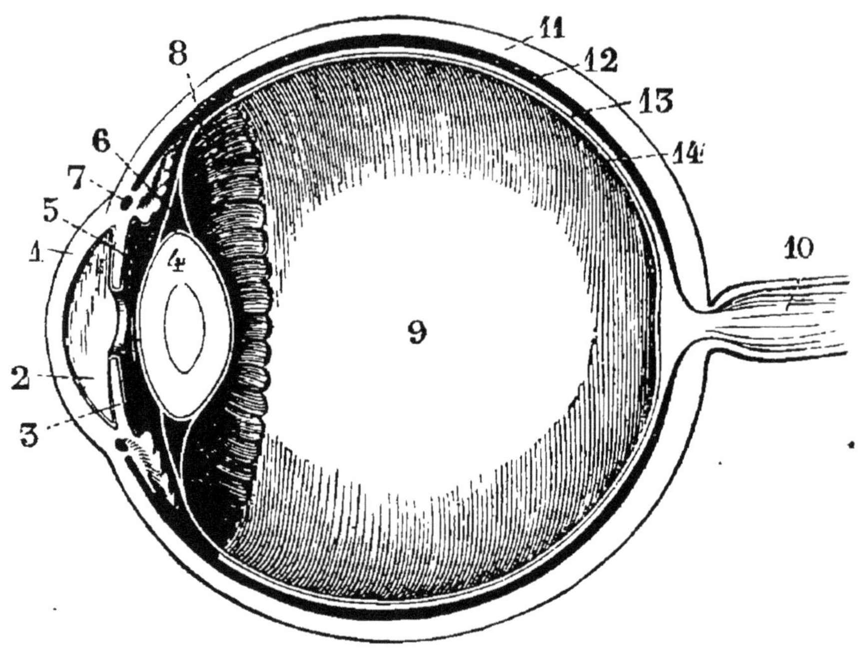

FIG. 139. — Coupe antéro-postérieure du globe oculaire. (Pour que cette figure soit exacte, il faut par la pensée porter le cristallin contre l'iris, de façon à effacer la chambre postérieure.)

1. Cornée. — 2. Chambre antérieure. — 3. Iris. — 4. Cristallin. — 5. Chambre postérieure qui n'existe pas. — 6. Canal de Petit, limité en avant par la zone de Zinn. — 7. Plexus veineux situé dans l'épaisseur de la sclérotique et appelé canal de Schlemm. — 8. Procès ciliaire. — 9. Corps vitré. — 10. Nerf optique. — 11. Sclérotique. — 12 Choroïde. — 13. Rétine. — 14. Membrane hyaloïde.

Les membranes, au nombre de trois, sont ainsi disposées de dehors en dedans :

1° Membrane fibreuse, ou *sclérotique* et *cornée ;*

2° Membrane vasculaire et musculaire, ou *choroïde* et *iris ;*

3° Membrane nerveuse, ou *rétine.*

Les milieux de l'œil sont liquides ou solides; si l'on traverse le globe avec une aiguille d'avant en arrière, on trouve derrière la cornée.:

1° La *chambre antérieure*, remplie par l'*humeur aqueuse ;*

2° La pupille et la *prétendue* chambre postérieure, qui n'existe pas;

3° Le *cristallin ;*

4° Le *corps vitré*, derrière lequel on voit la rétine.

§ 1. — Sclérotique.

La plus extérieure des membranes qui constituent le globe oculaire, la sclérotique, membrane fibreuse, presque inextensible, est de couleur blanche.

Elle présente un peu plus d'un millimètre d'épaisseur en arrière, un peu moins en avant; vers sa partie moyenne, elle ne possède guère que de 400 à 500 μ.

Surface extérieure. — La surface extérieure de la sclérotique est en rapport en arrière avec l'aponévrose orbito-oculaire ; elle donne insertion aux tendons des muscles de l'œil (voy. *Muscles*).

Surface intérieure. — Elle est séparée de la choroïde par une mince couche de tissu cellulaire appartenant à la choroïde, et à laquelle Zinn et Haller ont donné le nom de *lamina fusca.*

Ouverture. — En avant, la sclérotique est ouverte pour recevoir la cornée, qui, *dit-on*, s'insère dans l'ouverture de la sclérotique comme un verre de montre dans la rainure métallique de la montre.

Structure. — La sclérotique est percée d'un grand nombre de trous qui donnent passage à toutes les artères, à tous les nerfs qui se portent dans le globe oculaire, ainsi qu'aux *vasa vorticosa*. Parmi ces orifices, le principal est celui qui laisse passer le nerf optique.

Deux éléments constituent la sclérotique : des fibres du tissu cellulaire et des fibres élastiques.

§ 2. — Cornée.

La cornée est une membrane transparente, placée en avant de la sclérotique, et présentant une épaisseur d'environ un millimètre. Elle offre à l'étude : une face antérieure, une face postérieure, une circonférence et sa structure.

Face antérieure. — Convexe et lisse, cette face a les mêmes dimensions que l'ouverture ovale de la sclérotique ; elle présente, par conséquent, un diamètre vertical de 11 millimètres et un diamètre transversal de 12 millimètres.

Face postérieure. — Cette face est concave. Elle appartient à une sphère qui aurait 14 millimètres de diamètre ou bien 7 millimètres de rayon, ce qui veut dire que la cornée est un segment de sphère de petite dimension surajouté à une sphère de plus grande dimension. Cette face forme la paroi antérieure de la chambre antérieure de l'œil. Elle est baignée par l'humeur aqueuse. Tous ses diamètres sont de 13 millimètres.

Circonférence. — La circonférence s'adapte à l'ouverture antérieure de la sclérotique. A ce niveau, *les fibres de la cornée se continuent avec celles de la sclérotique.*

Structure. — La cornée est formée par cinq couches, qui sont, en procédant d'avant en arrière :

1° La membrane épithéliale ;

2° La lame élastique antérieure ;

3° La couche cornéenne ou cornée proprement dite ;

4° La lame élastique postérieure ;

5° La membrance de Descemet ou de Demours.

La *membrane épithéliale* est formée par l'épithélium pavimenteux de la conjonctive.

La *lame élastique antérieure* de Bowmann fait suite au derme de la conjonctive ; cette lame élastique est mince, et ne peut pas être suivie à plus de 2 millimètres au delà de la circonférence de la cornée. C'est dans son épaisseur qu'on trouve les seuls vaisseaux existant dans la cornée.

La *couche cornéenne* est formée par un *tissu spécial*, auquel on a donné le nom de tissu cornéen ; les micrographes sont aujourd'hui d'un accord unanime pour admettre que les *éléments du tissu cornéen sont des fibres de tissu conjonctif*, identiques à celles de la sclérotique, et se continuant, sans ligne de démarcation, avec celles de la sclérotique.

Les fibres de tissu conjonctif forment des lamelles que l'on parvient à séparer par une habile dissection. Entre ces lamelles, on constate des corpuscules étoilés (voy. *Système conjonctif*) s'anastomosant par leurs prolongements creux. Ce sont ces corpuscules qui, devenant le siége d'une prolifération rapide, régularisent les bords des ulcérations de la cornée et réparent ses pertes de substance.

La *lame élastique postérieure* de Bowmann est une couche mince, située entre le tissu cornéen et la membrane de Descemet. Cette membrane déborde la cornée, et à 1 millimètre environ au delà de la cornée, sur la sclérotique même, elle forme un épaississement connu sous le nom d'*annulus tendinosus* de Döllinger, anneau tendineux qui forme la *paroi postérieure du canal de Schlemm*. (Voy. *Canaux de l'œil.*)

La *membrane de Descemet* ou *de Demours* est formée par une couche simple d'épithélium pavimenteux, dont les cellules hexagonales sont régulièrement juxtaposées à la face profonde de la lame élastique postérieure.

Vaisseaux et nerfs. — La cornée proprement dite ne

possède pas de vaisseaux. Ceux qu'on rencontre dans la kératite sont des vaisseaux de nouvelle formation, développés sous l'influence de l'inflammation. Les seuls vaisseaux qu'on trouve dans cette membrane sont des anses vasculaires dont la convexité regarde le centre de la cornée ; ces anses appartiennent aux vaisseaux de la conjonctive, se trouvent seulement dans la lame élastique antérieure, et ne s'étendent pas au delà de 1 à 2 millimètres de la circonférence de la cornée. Chez le fœtus, cette couche est vasculaire dans toute son étendue.

Les nerfs y ont été découverts par Papenheim. Ils sont extrêmement fins.

§ 3. — Choroïde.

La choroïde est une membrane vasculaire, située entre la rétine et la sclérotique.

Face scléroticale ou externe.— Cette face est en rapport avec la sclérotique, à laquelle elle adhère, à sa partie antérieure et à sa partie postérieure, au moyen des vaisseaux, des nerfs et de la couche celluleuse ou *lamina fusca*, que nous avons vue à la face interne de la sclérotique.

Face rétinienne ou interne. — La face rétinienne ou interne est en contact avec la rétine, avec laquelle elle ne contracte aucune adhérence. Elle est très-lisse et d'un beau noir foncé, tandis que sa face scléroticale est tomenteuse et pourvue de petits prolongements de tissu cellulaire.

A sa partie postérieure, la choroïde est percée d'un trou pour laisser passer le nerf optique. Ce trou, comme celui de la sclérotique, est situé à 1 millimètre au-dessous et à 3 millimètres en dedans du centre de la membrane.

Extrémité antérieure. — L'extrémité antérieure est épaissie ; à ce niveau, la choroïde est moins foncée du côté de la face scléroticale. Cette portion antérieure ou épaissie de la choroïde se divise en deux parties ou feuillets : l'une, qui s'applique à la face interne de la sclérotique et à la face postérieure de l'iris, c'est le *muscle ciliaire* ou *tenseur de la choroïde ;* et l'autre qui se plisse de manière à former de nombreux replis ou *procès ciliaires*, entourant la circonférence du cristallin et la zone de Zinn, et s'adossant, par leur extrémité antérieure, à la face postérieure de l'iris. L'ensemble de ces replis autour du cristallin constitue la *couronne ciliaire.*

Structure.

Dans ses cinq sixièmes postérieurs, la choroïde est formée par plusieurs couches : couche pigmentaire externe, couche vasculaire, couche élastique ou anhyste, et couche pigmentaire interne. Ces couches sont énumérées de dehors en dedans. Nous les étudierons successivement, et nous ferons suivre leur description de celle du muscle ciliaire et des procès ciliaires.

1° Couche pigmentaire externe. — Cette couche est formée de tissu cellulaire, contenant entre ses éléments quelques cellules pigmentaires. Les artères ciliaires longues postérieures et les nerfs ciliaires passent dans cette couche.

2° Couche vasculaire. — La couche vasculaire constitue un petit appareil érectile. Elle est formée de vaisseaux nombreux, situés au milieu du *stroma* de la choroïde. Le *stroma*, ou tissu propre de la choroïde, est formé par des fibres musculaires de la vie organique, disposées sous forme de bandelettes, le long des vaisseaux, par des corpuscules de tissu conjonctif, les uns étoilés, s'anastomosant par leurs prolongements, les autres fusiformes, et par des fibres élastiques.

3° Couche élastique. — Elle est formée par une lame élastique, analogue à celle qu'on rencontre à la face postérieure de la cornée, et à la face interne de laquelle est situé le pigmentum.

4° **Couche pigmentaire interne.** — Elle est formée par une couche de cellules de pigment, cellules très-régulières, hexagonales, contenant un noyau ovale et de nombreuses granulations pigmentaires.

Muscle ciliaire. — Le muscle ciliaire, ou tenseur de la choroïde, est formé de fibres antéro-postérieures et de fibres circulaires de la vie organique. Les fibres antéro-postérieures s'insèrent en avant, sur l'anneau tendineux de Döllinger, en arrière du canal de Schlemm, et se perdent, en arrière, dans l'épaisseur de la couche vasculaire de la choroïde. Quelques-unes de ces fibres passent directement dans l'iris. A la partie antérieure de ces fibres et à leur face interne, près de l'iris, Rouget et H. Müller ont découvert, à la même époque, des fibres circulaires.

Le muscle ciliaire est en rapport, par sa surface externe, avec la sclérotique ; par sa surface interne, avec les procès ciliaires ; par son bord antérieur, avec la circonférence de l'iris ; par son bord postérieur, il se continue avec la couche vasculaire de la choroïde.

A ce niveau, le bord postérieur du muscle ciliaire présente un bord festonné, dentelé, qu'on a appelé *ora serrata*, et qui correspond à la terminaison de la rétine.

Le muscle ciliaire contient une grande quantité de nerfs. Lorsqu'il se contracte, il détermine la tension de la choroïde, et en même temps il augmente la longueur de l'axe du cristallin, en comprimant la circonférence de cet organe. C'est en augmentant l'épaisseur du cristallin que ce muscle sert à l'accommodation de l'œil aux diverses distances.

Procès ciliaires. — Ces replis sont situés à la face interne du muscle ciliaire. Il semble qu'à ce niveau la face interne de la choroïde ait été plissée. Ces procès sont au nombre de soixante-dix à quatre-vingts. Par leur réunion, ces replis forment autour du cristallin une couronne, *couronne ciliaire*. Lorsque le muscle ciliaire se contracte autour de la circonférence du cristallin, les procès ciliaires font l'office d'un coussinet qui rend plus douce et peut-être plus régulière cette compression.

§ 4. — Iris.

L'iris est une membrane musculaire et vasculaire, placée verticalement au-devant du cristallin, et destinée à régler la quantité de rayons lumineux qui doivent traverser cette lentille.

Il présente à étudier deux faces, deux circonférences et sa structure.

Face antérieure. — Un peu convexe, cette face forme la paroi postérieure de la chambre antérieure. Elle est diversement colorée, selon les sujets, et sa coloration dépend toujours de la quantité de pigment qui est situé sur sa face postérieure et dans son épaisseur. Sur cette face, on trouve autour de la pupille une portion annulaire plus foncée, qu'on appelle *anneau coloré interne*, et en dehors de cet anneau une portion plus claire, appelée *anneau coloré externe.*

Face postérieure. — La face postérieure de l'iris, un peu concave, est recouverte d'une couche de cellules pigmentaires dont la réunion constitue ce que les anciens appelaient membrane *uvée.*

Petite circonférence ou pupille. — La pupille n'occupe pas exactement le centre de l'iris ; elle est placée un peu en dedans et en haut. On la voit à chaque instant se dilater ou se rétrécir.

Grande circonférence. — La grande circonférence de l'iris ne s'insère point, comme le disent quelques auteurs, à l'union de la cornée et de la sclérotique, mais bien sur la sclérotique même, à 1 millimètre ou 1 millimètre 1/2 en arrière de la cornée. L'adhérence se fait par les fibres radiées de l'iris, qui vont s'insérer sur l'anneau tendineux de Döllinger et se confondre en partie avec les fibres musculaires du muscle ciliaire. Cette adhérence est consolidée par les organes vasculaires et nerveux qui viennent de la choroïde, c'est-à-dire du muscle ciliaire et des procès ciliaires.

Structure.— L'iris est formé d'un tissu propre ou stroma iridien, de vaisseaux et de nerfs. En outre, sa surface est recouverte en arrière par la membrane uvée, et en avant par une lame irrégulière.

Le tissu propre de l'iris est formé de fibres de tissu cellulaire et de fibres musculaires mélangées. Les premières vont de la grande circonférence de l'iris à la pupille en décrivant des flexuosités ; elles sont coupées par des fibres de la même espèce, décrivant des courbes concentriques autour de la pupille. Mais les fibres les plus importantes de l'iris sont celles qui déterminent les mouvements de contraction et de dilatation de la pupille. Ces fibres sont musculaires et appartiennent aux muscles de la vie organique. Les unes sont circulaires et contractent la pupille : on les appelle *sphincter pupillaire ;* les autres sont radiées et s'étendent de la grande à la petite circonférence de l'iris ; on les appelle, dans leur ensemble, *dilatateur pupillaire.*

§ 5. — Rétine.

La rétine est une membrane grisâtre, mince, très-délicate, et la plus interne des membranes du globe oculaire. Elle embrasse le corps vitré et se trouve placée entre lui et la choroïde, à laquelle elle adhère légèrement par contact, mais sans aucune espèce de continuité.

Elle offre à étudier deux surfaces et sa structure.

Surface choroïdienne.— Cette face externe ou convexe s'applique sur le pigment de la choroïde sans lui adhérer. Elle présente au niveau de l'axe antéro-postérieur de l'œil une fente transversale de peu d'étendue, correspondant à un pli situé au même point sur la surface opposée.

Surface hyaloïdienne.— Cette face interne ou concave est en contact avec la membrane hyaloïde, qui entoure le corps vitré, et ne contracte avec elle aucune adhérence.

Papille. — Au niveau du point correspondant à l'entrée du nerf optique, c'est-à-dire un peu au-dessous et en dedans de l'axe visuel, on aperçoit sur cette face une tache blanche circulaire de $1^{mm},5$ de diamètre, faisant une légère saillie, un peu déprimée au centre, qu'on appelle en anatomie *papille*, et en physiologie *punctum cæcum.*

Tache jaune. — Au fond de l'œil, exactement sur le diamètre antéro-postérieur, par conséquent un peu en dehors de la papille, on voit une *tache jaune*, *macula lutea*, large de 2 millimètres environ. La couleur jaune doré est due à une matière colorante jaune qui imprègne les éléments de la rétine à ce niveau. Cette tache se montre sur un pli de la rétine qu'on décrivait autrefois sous le nom de *pli transversal ;* il paraît que ce pli n'existe que sur le cadavre.

Fossette centrale. — Vers le milieu de la tache jaune, on trouve un point déprimé, un amincissement considérable de la rétine. Cette membrane devient tellement transparente à ce niveau, qu'on a cru à l'existence d'un trou : aussi a-t-on encore appelé cette fossette *foramen centrale* de la rétine. Elle mesure 20 μ de largeur en moyenne.

Structure. — Lorsqu'on étudie la structure de la rétine, on y trouve une infinité d'éléments de toutes sortes. On y rencontre : 1° une substance conjonctive spéciale qui sert de soutien, et forme une sorte de *stroma* aux éléments nerveux de la rétine ; 2° des éléments nerveux disposés sur quatre couches bien nettes ; 3° des vaisseaux.

1° Le *stroma* est formé par un réseau de substance conjonctive au milieu de laquelle sont disséminés les éléments nerveux. Cette substance se termine sur les deux faces de la rétine par une mince pellicule : celle qui touche la membrane hyaloïde est amorphe et s'appelle *membrane limitante interne;* celle qui est en contact avec la choroïde constitue la *membrane limitante externe.* Cette dernière est criblée d'un grand nombre de petites ouvertures qui donnent passage aux cônes et aux bâtonnets de la rétine.

2° Les *éléments nerveux* sont de divers ordres et disposés suivant quatre plans. De dedans en dehors, ces plans sont les suivants : plan des fibres nerveuses, épanouissement du nerf optique, *couche fibreuse ;* plan des cellules nerveuses, dont les pôles sont en communication avec les éléments de la couche fibreuse et de la couche granuleuse, *couche ganglionnaire;* plan de granules en continuité avec les pôles des cellules nerveuses, *couche granuleuse ;* plan d'éléments spéciaux, en continuité par des prolongements avec les granules de la couche précédente, *couche des cônes et des bâtonnets.* Ces éléments ont reçu ces noms à cause de la forme qu'ils affectent.

On voit une continuité complète entre les éléments du plan externe et le cerveau. Cette continuité se fait par les prolongements filiformes des cônes et des bâtonnets qui aboutissent aux granules, par les cellules nerveuses et les fibres du nerf optique qui arrivent aux centres nerveux, couches optiques et tubercules quadrijumeaux.

3° L'*artère centrale de la rétine*, branche de l'ophthalmique, traverse la papille et se divise en deux branches principales, quelquefois en trois ou quatre. Ces branches se ramifient au-dessous de la membrane limitante interne, et forment un réseau capillaire dont les vaisseaux fins, de 4 à 7 μ, limitent des mailles arrondies. Le réseau capillaire siége dans la couche des fibres nerveuses, et surtout dans celle des cellules nerveuses. Les deux couches externes sont à peu près complétement dépourvues de vaisseaux. La partie la plus fine du réseau se trouve à la partie antérieure de la rétine. De ce réseau naissent les veines qui accompagnent les artères ; elles donnent naissance à la *veine centrale de la rétine*, qui traverse la papille avec l'artère. Il n'y a pas de valvules dans ces veines.

§ 6. — Chambre antérieure et humeur aqueuse.

On donne le nom de chambre antérieure de l'œil à l'espace qui sépare la cornée de l'iris. Elle est remplie par l'humeur aqueuse, liquide transparent, très-fluide, dont la quantité correspond à 8 gouttes d'eau. L'humeur aqueuse est exhalée par la membrane de Descemet.

§ 7. — Chambre postérieure.

De l'absence de chambre postérieure, il résulte que la pupille est appliquée contre le cristallin, et qu'il ne sera plus utile de dire chambre *antérieure*, mais bien chambre de l'œil.

§ 8. — Cristallin.

Le cristallin est un corps transparent, solide, en forme de lentille biconvexe, et situé entre l'iris et le corps vitré.

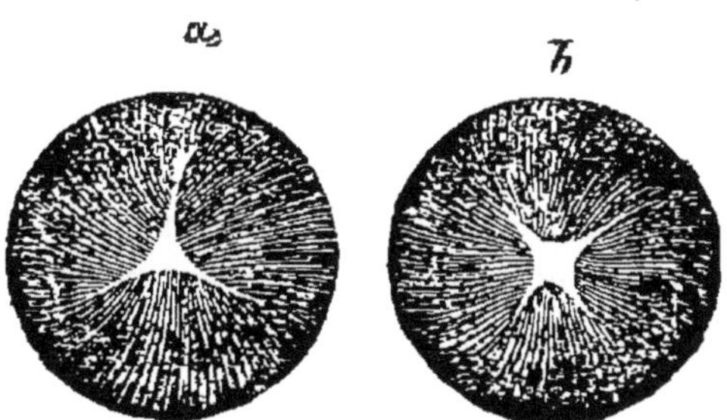

Fig. 140. *a.* Face antérieure du cristallin.

Fig. 141. *b.* Face postérieure du cristallin.

Le cristallin est en rapport, par sa face postérieure, avec la membrane hyaloïde et le corps vitré, creusé d'une dépression pour le recevoir. Par sa face antérieure, le cristallin est en rapport avec la pupille et l'iris. Sur les limites de cette face, le cristallin est recouvert par la zone de Zinn. Au niveau de sa circonférence, on voit la zone de Zinn et la membrane hyaloïde se séparer pour passer, la première en avant et la seconde en arrière, en formant un canal prismatique et triangulaire entourant la circonférence cristalline : c'est le *canal godronné de Petit.*

Autour de la circonférence du cristallin on trouve encore, en dehors de la zone de Zinn, la couronne ciliaire, et plus en dehors, le muscle ciliaire.

Structure. — Le cristallin est formé par la lentille proprement dite et par sa capsule. La *capsule* est mince, transparente, sans apparence d'organisation. Elle présente une certaine élasticité. Celle qui recouvre la face antérieure s'appelle *cristalloïde antérieure,* et la postérieure est connue sous le nom de *cristalloïde postérieure.*

§ 9. — Corps vitré et zone de Zinn.

On appelle corps vitré la substance demi-liquide qui remplit la plus grande partie de la cavité du globe oculaire.

Le corps vitré remplit tout l'espace qui sépare la rétine du cristallin. Sa surface est en rapport avec la face interne de la rétine en arrière, et avec la face postérieure du cristallin en avant. Entre le cristallin et la rétine il existe une portion de la surface du corps vitré recouverte par une membrane connue sous le nom de zone de Zinn.

Le corps vitré est formé d'un liquide, l'*humeur vitrée,* et d'une membrane qui l'entoure et qui envoie de nombreux prolongements dans l'épaisseur de ce liquide : c'est la *membrane hyaloïde.*

Cette membrane, excessivement mince, limite l'humeur vitrée ; elle est en rapport par sa face externe avec la rétine en arrière, le cristallin et la zone de Zinn en avant ;

par sa face interne, elle envoie de nombreuses cloisons qui s'entre-croisent et qui limitent des aréoles communiquant les unes avec les autres.

Zone de Zinn.

On donne ce nom à une membrane fibreuse que quelques auteurs considèrent comme un épaississement de la membrane hyaloïde, et que d'autres prennent pour la continuation d'une partie de la rétine. La zone de Zinn est une membrane indépendante, qu'on peut comparer à l'iris pour sa forme et sa position. En effet, cette membrane présente un orifice central, ou petite circonférence, en arrière de la pupille, et une grande circonférence. Elle présente aussi une face postérieure, et une face antérieure en arrière de l'iris.

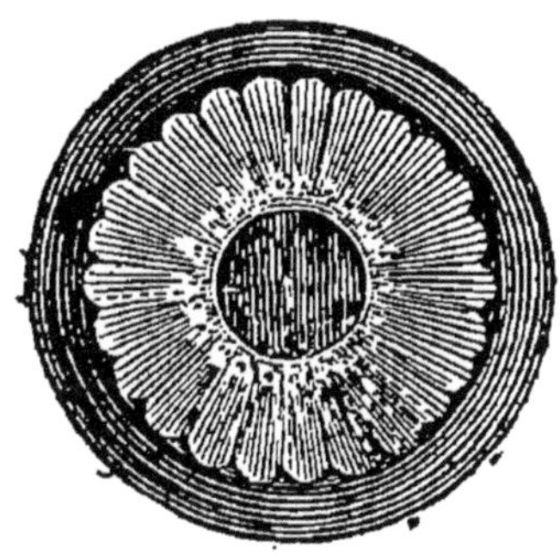

FIG. 142. — Zone de Zinn. Le point central est le cristallin. La zone périphérique noire représente le corps vitré. La zone blanche représente la face antérieure de la zone de Zinn.

La *petite circonférence* est située sur les limites de la face antérieure du cristallin, qu'elle recouvre, de sorte que l'orifice qu'elle forme est rempli par le cristallin. Cette circonférence est parallèle et en contact avec la pupille, lorsque celle-ci est fortement dilatée. Son diamètre est de 8 millimètres environ.

La *grande circonférence* se continue directement avec la rétine au niveau de l'*ora serrata*.

La *face postérieure* de la zone de Zinn est très-adhérente

à la membrane hyaloïde, qu'elle recouvre dans toute la portion qui sépare le cristallin de l'extrémité antérieure de la rétine. Elle est en rapport avec la membrane hyaloïde et avec la circonférence du cristallin. En quittant la membrane hyaloïde pour rejoindre le cristallin, la zone de Zinn forme la paroi antérieure d'un canal prismatique et triangulaire qui décrit un cercle autour du cristallin. Ce canal, appelé *canal de Petit*, est limité par la membrane hyaloïde en arrière et par le cristallin en dedans.

La *face antérieure* de la zone de Zinn est en rapport, de la petite circonférence vers la grande : 1° avec la face postérieure de l'iris, à laquelle elle est contiguë ; 2° avec les procès ciliaires. Elle présente des replis qui s'engrènent avec les procès ciliaires. Ces replis portent le nom de procès ciliaires de la zone de Zinn, par opposition aux autres qu'on appelle procès ciliaires de la choroïde.

§ 10. — Vaisseaux de l'œil.

Le sang arrive au globe oculaire par les artères, comme dans tous les organes de l'économie. Les artères donnent naissance à des capillaires, d'où partent les veines.

Toutes les artères de l'œil viennent de l'artère ophthalmique ou de ses branches ; *toutes les veines* se rendent dans la veine ophthalmique ou dans quelques-unes de ses branches. Ces vaisseaux appartiennent presque tous à l'appareil d'adaptation, c'est-à-dire à la choroïde et à l'iris.

Artères. — Les artères du globe oculaire sont la centrale de la rétine, les ciliaires courtes postérieures, les ciliaires longues postérieures, et les ciliaires courtes antérieures. Les trois premières sont fournies par le tronc de l'ophthalmique ; les dernières viennent des musculaires, branches de l'ophthalmique.

1° *Artère centrale de la rétine*. — Voyez *Rétine*.

2° *Artères ciliaires courtes postérieures*. — Ces artères, au nombre de quinze à vingt, sont fournies par le tronc de l'ophthalmique. Elles traversent la sclérotique autour du nerf optique, et pénètrent ensuite la choroïde pour se distribuer à cette membrane. Ces artères affectent une direction postéro-antérieure ; elles se terminent dans la choroïde et jusqu'aux procès ciliaires ; elles fournissent peu de branches à l'iris. (Voy. *Choroïde.*)

3° *Artères ciliaires longues postérieures.* — Ces artères sont au nombre de deux. Elles traversent la sclérotique de chaque côté du nerf optique, en dehors du point où cette membrane laisse passer les ciliaires courtes. Elles se placent ensuite à la face externe de la choroïde, entre cette membrane et la sclérotique, et se dirigent en avant, en suivant exactement le diamètre transversal du globe oculaire. Elles se bifurquent en arrière du muscle ciliaire, et leurs deux branches de bifurcation se portent en haut et en bas, vers celles du côté opposé, pour concourir à la formation du grand cercle artériel de l'iris, qui est complété par les ciliaires courtes antérieures.

4° *Artères ciliaires antérieures.* — Parties des musculaires, les artères ciliaires antérieures pénètrent la sclérotique à la partie supérieure et à la partie inférieure, au niveau des tendons des muscles droits supérieur et inférieur. Elles sont au nombre de trois ou quatre de chaque côté. Après avoir traversé la sclérotique, ces artères s'anastomosent au niveau du muscle ciliaire, à la grande circonférence de l'iris, avec les branches de bifurcation des artères ciliaires longues postérieures, et forment avec elles le *grand cercle artériel de l'iris.* Du grand cercle artériel naissent une grande quantité de rameaux se portant vers la pupille, où ils forment par leurs anastomoses le *petit cercle artériel de l'iris.*

Veines. — Les veines qui rapportent à la veine ophthalmique le sang du globe oculaire viennent de la rétine et de l'appareil d'adaptation de l'œil, choroïde et iris. Celles qui naissent de l'iris (*veines iriennes*) vont se jeter *toutes, sans exception*, dans les veines de la choroïde, pour former les origines des *vasa vorticosa*. Sur des pièces fort bien préparées, Rouget a démontré cette terminaison des veines de l'iris qu'il importe de noter, à cause de la terminaison différente que leur assignent d'autres auteurs. Ces veines sont *très-faciles à injecter* du côté de la veine ophthalmique comme du côté de l'artère. Elles possèdent peu de valvules. (Rouget.)

Les *veines choroïdiennes* sont formées, à leur origine, par les veines qui viennent de l'iris et par de petits plexus veineux venus des procès ciliaires. Elles se divisent en une foule de petits groupes qui forment comme des étoiles. De ces étoiles partent des troncs, qui se réunissent en tourbillonnant pour donner naissance à quatre veines connues sous le nom de *vasa vorticosa*. Toutes ces veines forment le plan externe de la couche vasculaire. Les *vasa vorticosa*, au nombre de quatre, traversent la sclérotique sur l'équateur de l'œil, aux extrémités des deux diamètres transverse et oblique du globe oculaire.

ARTICLE II.

PARTIES ACCESSOIRES DE L'APPAREIL DE LA VISION.

Considérées dans leur ensemble, les parties accessoires de l'appareil de la vision sont désignées sous le nom de *tutamina oculi*.

Ces parties sont les suivantes ; leur description sera faite dans le même ordre que leur énumération : 1° l'aponévrose orbito-oculaire ; 2° le tissu cellulo-graisseux de l'orbite ; 3° les muscles de l'orbite ; 4° la conjonctive ; 5° les paupières ; 6° l'appareil lacrymal.

§ 1. — Aponévrose orbito-oculaire.

On donne ce nom à une membrane fibreuse, continue à la dure-mère, étalée sur les parois de l'orbite, d'où elle se détache à la base de cette cavité pour recouvrir la surface du globe oculaire.

Elle peut être comparée à une séreuse dont le feuillet orbitaire représenterait le feuillet pariétal, tandis que le feuillet viscéral serait représenté par le feuillet oculaire ; la cavité, analogue à celle de la séreuse, est remplie d'un tissu cellulo-graisseux que traversent les muscles, les vaisseaux et les nerfs.

Le *feuillet orbitaire* fait suite à la dure-mère, qui se prolonge dans l'orbite par la fente sphénoïdale et par le trou optique. Il représente le périoste de la cavité orbitaire, sur les parois de laquelle il est peu adhérent. Il est partout continu et passe, sans se déprimer, d'une lèvre à l'autre de la fente spléno-maxillaire. Arrivée au niveau de la base de l'orbite, l'aponévrose orbitaire se dédouble pour se continuer, d'une part, avec le périoste des os de la face, et, d'autre part, pour se porter vers les paupières et le globe oculaire.

§ 2. — Tissu graisseux de l'orbite.

Le tissu graisseux de l'orbite est situé entre les deux feuillets de l'aponévrose orbito-oculaire. Il forme un coussin sur lequel repose l'œil.

§ 3. — Muscles de l'orbite.

Dissection. — 1° *Procédez comme pour le nerf ophthalmique, seulement faites en sorte de ne point enlever la portion de voûte orbitaire qui soutient la poulie cartilagineuse du grand oblique ; 2° enlevez la graisse et les nerfs ; 3° soulevez les muscles avec des fragments de liége ou de bois.*

Les muscles de l'orbite sont au nombre de sept. Six sont

destinés au globe oculaire ; le septième, à la paupière supérieure. Parmi les six premiers, quatre sont appelés muscles droits, et deux muscles obliques, d'après leur direction.

Releveur de la paupière supérieure. — Ce muscle s'insère par son *point fixe* à la face inférieure de la petite aile du sphénoïde, près du sommet de l'orbite. De là, il se porte en avant en suivant la paroi supérieure de l'orbite, et vient s'épanouir par un large tendon dans l'épaisseur de la paupière supérieure. Ce large tendon constitue son *insertion mobile ;* il se fixe au bord supérieur du cartilage tarse, et par ses deux extrémités à la partie externe et à la partie interne de la base de l'orbite.

Muscles droits de l'œil. — Au nombre de quatre, ces muscles, d'après leur situation, portent les noms de droit supérieur, droit inférieur, droit interne et droit externe.

Ils s'insèrent tous en arrière, autour du trou optique et sur la gaîne fibreuse du nerf optique, au niveau de ce trou. Les droits supérieur, inférieur et externe paraissent naître d'un petit anneau fibreux, *anneau de Zinn*, que quelques auteurs considèrent comme une bifurcation du tendon du muscle droit externe. De là, les muscles droits se portent en avant et se divisent, au niveau du globe oculaire, en deux tendons, l'un oculaire et l'autre orbitaire.

Le *tendon oculaire* traverse le feuillet oculaire de l'aponévrose de l'orbite et se porte, en se coudant légèrement, sur la face externe de la sclérotique, avec laquelle il confond ses fibres. A ce niveau, la sclérotique est amincie et séparée de ces tendons par un tissu cellulaire très-lâche, transformé quelquefois en bourse séreuse. Le tendon du droit supérieur s'insère à la sclérotique, à 8 millimètres en arrière de la cornée, le droit externe à 7, le droit inférieur à 6, et le droit interne à 5.

Le *tendon orbitaire* se confond avec l'aponévrose orbitaire et va s'insérer avec ses ailerons ligamenteux à la base de l'orbite. (Voy. *Aponévrose*.) Parmi ces tendons, ceux des muscles droit interne et droit externe sont très-résistants ; ils s'insèrent aux extrémités du diamètre transversal de la base de l'orbite ; celui du droit supérieur s'insère à la partie supérieure de cette base par un tendon mince et large ; enfin celui du droit inférieur se porte dans l'épaisseur de la paupière inférieure.

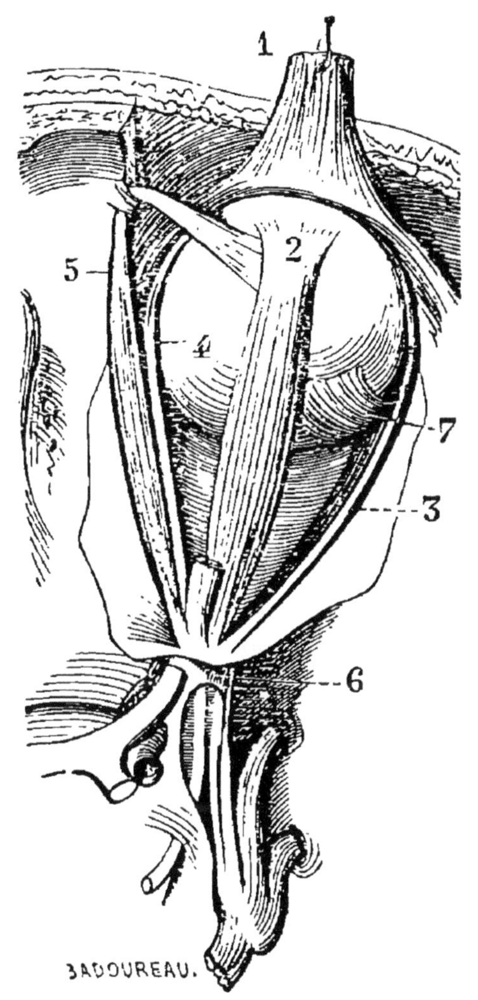

FIG. 143. — Muscles de l'œil.

D'après ces détails, il est facile de comprendre que chaque muscle entraîne la pupille de son côté, en faisant tourner le globe oculaire dans la coque fibreuse que lui forme l'aponévrose orbito-oculaire.

Muscle grand oblique. — Le muscle grand oblique, ou oblique supérieur, s'insère par son point fixe en dedans et au-dessus du trou optique, et sur la gaîne du nerf optique.

Il se porte en avant vers la partie interne de l'arcade orbitaire, où il devient tendineux. Arrivé là, il glisse dans la poulie cartilagineuse située à ce niveau, au moyen d'une synoviale, et se réfléchit pour se porter, en s'élargissant, à la partie postérieure et externe du globe oculaire, sur lequel il s'insère.

Action. — Il porte son point d'insertion mobile vers la poulie de réflexion, et, par conséquent, la pupille en bas et en dehors.

Muscle petit oblique. — Ce muscle, ou oblique inférieur, est large et court. Il s'insère par son point fixe sur le plancher de l'orbite, près de sa base et du sac lacrymal, et prend même quelques insertions sur la paroi du sac lacrymal. De là, ses fibres se portent en arrière et en dehors, pour s'insérer à la face externe de la sclérotique, au-dessous du tendon du grand oblique.

Action. — Ce muscle porte le point mobile vers le point fixe ; par conséquent, il porte la pupille en haut et en dehors (Bonnet).

Les deux obliques réunis forment une ceinture musculaire entourant obliquement la partie postérieure et externe du globe oculaire. Cette ceinture est fixée par sa partie moyenne à la sclérotique ; par ses extrémités, elle correspond à la partie interne du rebord orbitaire supérieur et du rebord orbitaire inférieur. Ces deux muscles ont pour mission de faire mouvoir le globe oculaire en sens inverse de la tête, quand celle-ci s'incline. Ces mouvements ont pour but de conserver un rapport constant entre l'objet que l'on regarde et l'image que cet objet forme sur la rétine : car si les globes oculaires suivaient les mouvements de la tête, il y aurait de la diplopie pendant les mouvements d'inclinaison.

D'après ces détails, on comprend facilement que, dans l'inclinaison de la tête à droite, il est indispensable que le grand oblique droit et le petit oblique gauche se contractent pour que les yeux ne suivent pas le mouvement de la tête ; de même que le grand oblique gauche et le petit oblique droit se contracteront lorsque la tête s'inclinera à gauche.

§ 4. — Conjonctive.

On appelle conjonctive, ou *tunica adnata*, une membrane muqueuse qui couvre la face postérieure des paupières, et qui se réfléchit sur la partie antérieure du globe oculaire.

Confondue avec la peau au niveau du bord libre des paupières, elle se porte sur la face postérieure de ces voiles membraneux pour se réfléchir sur le globe oculaire, en formant un cul-de-sac circulaire, appelé cul-de-sac *oculo-palpébral*, et interrompu seulement à la commissure interne des paupières. On est dans l'habitude de lui décrire plusieurs parties, selon les régions qu'elle occupe. Nous étudierons par conséquent : 1° la conjonctive palpébrale ; 2° la conjonctive du cul-de-sac ; 3° la conjonctive de la commissure interne des paupières ; 4° la conjonctive oculaire.

1° La *conjonctive palpébrale* est très-adhérente aux paupières et très-vasculaire ; elle présente de petites papilles qui s'hypertrophient sous l'influence de l'inflammation pour former des granulations.

2° La *conjonctive du cul-de-sac* forme le cul-de-sac oculo-palpébral, qui occupe les parties supérieure, inférieure et externe du globe oculaire. Ce cul-de-sac est plus profond à la partie supérieure qu'à la partie inférieure, et plus à ce niveau qu'à la partie externe. En haut et en bas, il correspond au sillon orbito-palpébral.

3° La *conjonctive de la commissure interne* des paupières forme la caroncule lacrymale et le repli semi-lunaire. La *caroncule* est une saillie de la conjonctive, de couleur rougeâtre, et située au grand angle de l'œil. Cette saillie muqueuse est due à la présence de dix à douze follicules pileux et de quelques glandes sébacées situées à ce niveau. A la surface de la caroncule, on voit sortir l'extrémité de petits poils situés dans ces follicules pileux. Le *repli semi-lunaire* est situé en dehors de la caroncule ; il est formé par la conjonctive qui s'adosse à elle-même. Ce repli forme un croissant vertical dont la concavité regarde en dehors. Lorsque la pupille se porte en dedans, le croissant diminue de surface ; lorsqu'elle se porte en dehors, sa surface augmente. Ce repli est le rudiment de la membrane clignotante de quelques animaux.

4° La *conjonctive oculaire* se comporte différemment sur la cornée et sur la sclérotique. Au niveau de la sclérotique, elle glisse sur cette membrane au moyen d'un tissu cellulaire lâche, et recouvre à ce niveau l'extrémité antérieure des tendons des muscles de l'œil. Au niveau de la cornée, la conjonctive se réduit à son feuillet épithélial qui passe seul sur la face antérieure de la cornée. (Voyez *Cornée*.) La conjonctive oculaire s'appelle aussi *bulbaire*.

Structure. — La conjonctive est formée de deux couches superposées, de vaisseaux, de nerfs et de glandes.

La *couche profonde*, ou derme, est mince ; des éléments de tissus cellulaire et élastique la constituent. La *couche superficielle* est formée de cellules épithéliales, cellules qui sont pavimenteuses et disposées en une seule couche sur la cornée ; pavimenteuses et polyédriques mélangées sur le reste de la conjonctive, où elles forment plusieurs couches superposées.

Les *glandes* de la conjonctive sont de petits lobules pourvus d'un canal excréteur qui traverse l'épaisseur de la muqueuse. Ces lobules sont disséminés dans le tissu cellulaire sous-conjonctival.

§ 3. — Paupières.

Les paupières sont deux voiles membraneux placés au-devant du globe oculaire, qu'ils protégent et sur lequel ils se moulent.

Bord libre. — Le bord libre est la partie de la paupière qui mérite le plus de fixer l'attention. Ce bord libre est divisé en deux parties par une saillie appelée *tubercule lacrymal*. La portion du bord située en dedans du tubercule a reçu le nom de *portion lacrymale* du bord libre des paupières ; le reste de ce bord, en dehors du tubercule lacrymal, forme la *portion oculaire* ou *ciliaire*.

Le *tubercule lacrymal* est une saillie située près du grand angle de l'œil, sur le bord libre de la paupière. Celui de la paupière supérieure est un peu plus interne que l'autre. Au sommet de ce tubercule, on voit un point noir qui occupe la lèvre postérieure du sommet, ou, en d'autres termes, qui regarde en arrière pour se mettre en contact avec le globe oculaire. Ce point, appelé *point lacrymal*, est l'orifice béant d'un conduit qui prend les larmes à la surface de la conjonctive pour les porter dans le sac lacrymal.

La *portion lacrymale* du bord libre des paupières est arrondie et se réunit à celle de la paupière opposée pour former l'angle interne de l'œil. Cette portion est complétement dépourvue de cils. A son niveau, on voit une ligne blanche à travers la peau transparente ; cette ligne est formée par le conduit lacrymal et le ligament des cartilages tarses.

La *portion oculaire* ou *ciliaire* présente une surface de 1 millimètre de large, à laquelle on peut considérer deux lèvres et un interstice. La lèvre postérieure, en contact avec le globe oculaire, présente les orifices des glandes de Meibomius ; sur la lèvre antérieure on trouve l'implantation des cils, et l'interstice vient au contact de celui du côté opposé pendant l'occlusion des paupières.

Structure.

Les paupières se composent de plusieurs couches superposées dans l'ordre suivant :

1° Couche cutanée ; 2° couche celluleuse sous-cutanée ; 3° couche musculaire ; 4° couche fibreuse et cartilagineuse ; 5° couche muqueuse.

1° Couche cutanée. — La peau des paupières est excessivement mince et ne diffère pas de la peau du reste du corps.

2° Couche cellulaire sous-cutanée. — Le tissu sous-cutané des paupières est mince et très-lâche.

3° Couche musculaire. — La couche musculaire est formée par l'orbiculaire des paupières.

4° Couche fibreuse et cartilagineuse. — Cette couche est cartilagineuse au niveau du bord libre des paupières, et fibreuse dans le reste de son étendue. La portion cartilagineuse est formée par le *cartilage tarse.*

Le cartilage tarse est une lamelle cartilagineuse de près de 1 millimètre d'épaisseur, occupant presque toute la longueur de la portion ciliaire du bord libre des paupières.

Le cartilage tarse de la paupière supérieure est plus grand que celui de la paupière inférieure. Il a la même longueur ; mais il présente une hauteur plus considérable ; son bord adhérent est convexe ; celui de la paupière inférieure est horizontal et parallèle au bord libre.

La portion fibreuse de cette couche est formée par un prolongement du périoste du rebord orbitaire. Connu sous le nom de *ligament large,* ce prolongement fibreux occupe les deux paupières et s'insère sur le bord adhérent du cartilage tarse, et de chaque côté de ce cartilage, sur les ligaments interne et externe des commissures. Ces ligaments sont disposés de manière à fermer complétement la base de l'orbite avec les cartilages tarses, pendant l'occlusion des paupières.

En arrière de ce ligament large, on trouve le tendon aplati du muscle releveur de la paupière supérieure. En arrière de celui de la paupière inférieure, on voit l'expansion tendineuse du muscle droit inférieur de l'œil.

5° Couche muqueuse. — La couche muqueuse est formée par la conjonctive (voy. *Conjonctive*).

Glandes. — Les glandes des paupières sont assez nombreuses. On y trouve celles qui se rencontrent dans toutes les régions de la peau, celles de la conjonctive, et en outre deux rangées de glandes en grappe au niveau du bord libre. Ces glandes sont les glandes de Meibomius et les glandes ciliaires.

Glandes de Meibomius. — Ce sont des glandes en grappe, allongées, et situées sur la face postérieure du cartilage tarse des deux paupières.

Glandes ciliaires. — On donne le nom de glandes ciliaires à des glandes sébacées situées dans l'épaisseur du bord libre des paupières et s'ouvrant dans le follicule pileux des cils. Ces glandes sont nombreuses.

§ 6. — Appareil lacrymal.

L'*appareil lacrymal* est un appareil de sécrétion. Il est situé au-devant du globe oculaire , en partie dans l'épaisseur des paupières.

On donne le nom de *voies lacrymales* aux divers organes qui sont en contact avec les larmes, depuis le point de leur sécrétion jusqu'aux fosses nasales.

L'appareil lacrymal se compose : 1° d'un organe sécréteur, la *glande lacrymale*, qui occupe la partie externe de l'orbite ; 2° de conduits vecteurs qui portent les larmes dans le cul-de-sac conjonctival, les *canaux de la glande lacrymale ;* 3° de la surface de la conjonctive, sur laquelle les larmes s'étalent ; 4° du *lac lacrymal*, espace dans lequel les larmes séjournent ; 5° des *condu ts lacrymaux*, étendus du lac lacrymal au sac lacrymal ; 6° du *sac lacrymal*, réservoir des larmes ; 7° enfin du *canal nasal*, qui conduit les larmes dans le méat inférieur.

Glande lacrymale. — La glande lacrymale est une glande en grappe située à la partie externe et supérieure de la base de l'orbite, dans la fossette lacrymale. Cette glande présente deux portions : l'une principale, ou *portion orbitaire ;* l'autre accessoire, ou *portion palpébrale*.

La *portion orbitaire* est contenue dans un dédoublement du feuillet orbitaire de l'aponévrose orbito-oculaire. Sa face supérieure est en rapport avec l'os frontal ; sa face inférieure avec le releveur de la paupière supérieure, et un peu avec le droit externe de l'œil. Son bord postérieur reçoit les vaisseaux et les nerfs ; son bord antérieur déborde souvent l'arcade orbitaire et soulève légèrement l'orbiculaire des paupières.

Cette glande en grappe est formée par une enveloppe fibreuse qui envoie des prolongements entre les lobules, et d'un tissu propre. Le tissu propre est formé par des acini dont les conduits sécréteurs se réunissent pour former des conduits excréteurs, au nombre de cinq à huit, qui viennent s'ouvrir à la partie externe du cul-de-sac oculo-palpébral supérieur, à une distance de 2 à 3 millim. les uns des autres. Ces conduits viennent de la portion orbitaire et reçoivent, chemin faisant, ceux de la portion palpébrale.

Lac lacrymal. — On nomme ainsi l'espace qui sépare es deux paupières à l'angle interne de l'œil. On voit les deux points lacrymaux plonger dans le lac lacrymal pour y puiser les larmes. La caroncule lacrymale est située au milieu du lac.

Conduits lacrymaux. — Les conduits lacrymaux s'étendent des points lacrymaux au sac lacrymal. Il existe un conduit pour chaque paupière. Le supérieur, parti du point lacrymal supérieur, se porte en haut, dans une étendue de 2 millim., pour s'incliner ensuite en bas et en dedans, dans l'épaisseur du bord libre de la paupière supérieure, jusqu'à la commissure interne des paupières.

L'inférieur, parti du point lacrymal inférieur, se porte en bas. Après un trajet de 2 millimètres, il s'incline en dedans, vers le conduit supérieur, auquel il se réunit, à 4 ou 5 millimètres en dedans de la commissure interne des paupières. Ces deux conduits confondus se portent horizontalement en dedans jusqu'au sac lacrymal, sur la paroi externe duquel ils s'ouvrent par un orifice commun.

Des points lacrymaux au sac lacrymal, ces conduits mesurent une longueur de 8 à 10 millim. La portion commune est un peu plus courte que les autres portions. Les conduits lacrymaux sont toujours béants et font communiquer la conjonctive avec la muqueuse du sac lacrymal. Ils sont formés de deux couches : une interne muqueuse, et une externe fibreuse.

Les points lacrymaux, ou orifices des conduits, se trouvent situés au sommet des tubercules lacrymaux, et sont en contact avec le globe oculaire, contre lequel ils sont maintenus par les deux faisceaux musculaires appelés muscles de Horner (voy. *Muscle orbiculaire*).

Sac lacrymal.— On donne ce nom à une poche fibreuse située dans la gouttière lacrymale, au-dessus du canal nasal, dans lequel elle s'ouvre par sa petite extrémité.

Ce sac présente 12 à 15 millim. environ de longueur, et 3 à 4 de largeur. Le fond est placé en haut, le sommet, ouvert, se continue avec le canal nasal.

Il est en rapport, en dedans, avec la gouttière lacrymale ; en dehors, avec la portion commune des deux conduits lacrymaux, qui s'ouvrent à la réunion du tiers supérieur et des deux tiers inférieurs.

Le sac lacrymal est formé d'une tunique fibreuse et d'une muqueuse. La muqueuse se continue avec celle des conduits lacrymaux et du canal nasal.

Canal nasal. — Formé par les os du maxillaire supérieur, unguis et cornet inférieur, le canal nasal s'étend du sac lacrymal au méat inférieur des fosses nasales (voy. *Os de la face*). Une membrane muqueuse le tapisse et établit une continuité entre la muqueuse pituitaire et celle du sac lacrymal, et même avec la conjonctive, par l'intermédiaire du sac et des conduits lacrymaux.

SECTION HUITIÈME.

EMBRYOLOGIE.

§ 1. — Vésicules de de Graaf.

Les vésicules de de Graaf sont de petits sacs membraneux, dispersés entre les éléments qui constituent la couche superficielle de l'ovaire.

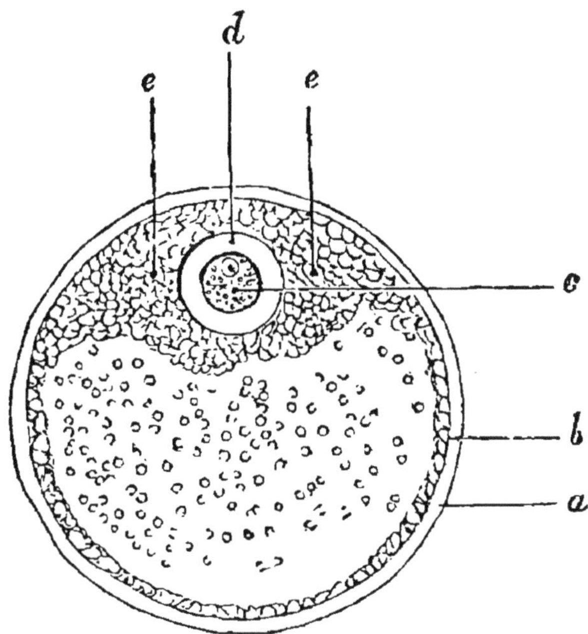

FIG. 144. — Vésicules de de Graaf.

La paroi des vésicules adhère assez intimement, par la surface externe, au parenchyme ovarien.

Dans la vésicule, on trouve un *liquide*, un *épithélium* et l'*ovule*.

Le *liquide* est albumineux ; il distend la tunique de la vésicule et en détermine l'accroissement.

L'*épithélium* est prismatique et forme à la surface interne de la tunique propre de la vésicule une couche mince qui a reçu le nom de membrane granuleuse. Il forme en outre une petite masse qui entoure l'ovule au centre de la vésicule, et qu'on désigne sous le nom de *disque proligère.*

Tous les mois, une de ces vésicules doit se rompre pour livrer passage à l'ovule. Cette rupture se fait à chaque époque menstruelle, en vertu d'un travail particulier à la femme.

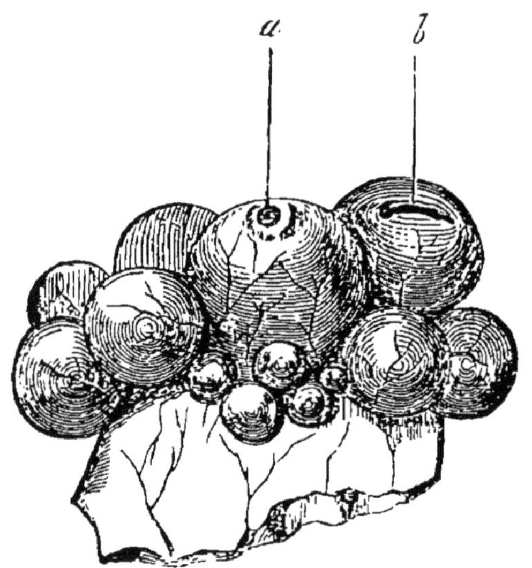

FIG. 145. — Ovules à maturité.

a, *b*. Variétés d'ouvertures dans les vésicules.

Pendant la menstruation, une grande quantité de sang afflue vers les organes génitaux. C'est à ce moment qu'une des vésicules se distend considérablement sous l'influence du travail de congestion ovarique. La vésicule acquiert des proportions si considérables, qu'on peut la voir atteindre le volume d'une noisette. Lorsqu'elle est arrivée à un certain degré, la résistance de la paroi de la vésicule est vaincue ; elle se déchire, se rétracte brusquement par son élasticité, projette vers l'orifice péritonéal de la trompe de Fallope le liquide avec l'ovule qu'elle renferme, et la rupture se fait dans le point le plus saillant de la vésicule, dont la paroi est amincie à ce niveau.

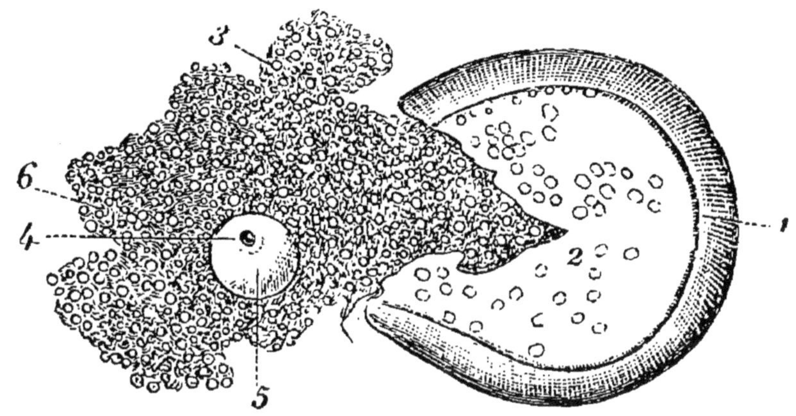

FIG. 146. — Rupture de la vésicule de de Graaf, et déhiscence de l'œuf.

1. Paroi de la vésicule. — 2. Déchirure de la vésicule. — 3 et 6. Granulations du disque proligère expulsées de la cavité de la vésicule. — 4. Vésicule germinative. — 5. Ovule.

§ 2. — Ovule ou œuf.

Petit corps sphérique contenu dans le vésicule de de Graaf, au centre du disque proligère. L'œuf est transparent et offre un diamètre de 1 cent. Il présente au microscope une paroi transparente, *membrane vitelline ;* un contenu, *vitellus*, dans lequel on trouve une cellule claire, *vésicule germinative.* Dans cette cellule on trouve une tache arrondie, c'est la *tache germinative.*

L'ovule, projeté par le retrait de la vésicule, se porte dans la trompe de Fallope, qui par les contractions de ses parois a appliqué l'orifice de son pavillon sur l'ovaire.

Le disque proligère, qui entourait l'ovule dans la vésicule, l'accompagne dans la trompe ; en même temps, l'ovule s'entoure d'une matière albumineuse. Le vrai rôle de cette matière albumineuse, c'est de nourrir l'œuf fécondé, jusqu'à ce qu'il se développe des vaisseaux dans son épaisseur.

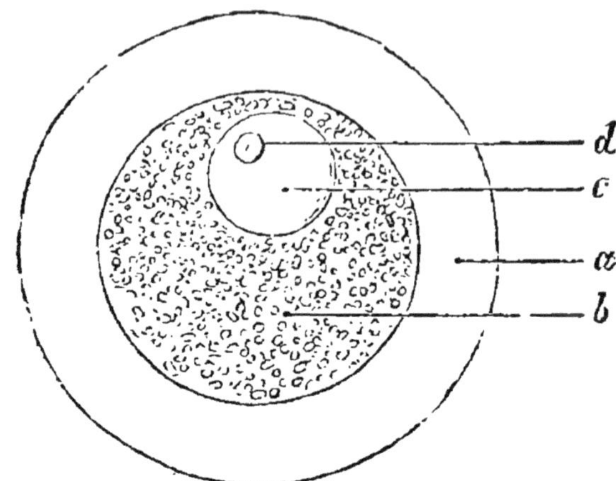

FIG. 147. — Ovule extrait de la vésicule de la figure 144.

a. Membrane vitelline. — *b*. Vitellus. — *c*. Vésicule germinative. — *d*. Tache germinative.

FÉCONDATION.

La fécondation est un phénomène des plus curieux, résultant du contact des éléments mâle et femelle. De nombreuses expériences démontrent que ces éléments doivent être dans un état d'intégrité parfaite.

Pendant la copulation, le sperme est déposé sur le col de l'utérus et dans le cul-de-sac vaginal qui l'entoure. Par capillarité, et peut-être, a-t-on dit, par des mouvements d'aspiration du col utérin, le sperme pénètre dans la cavité utérine, où il rencontre les cils vibratiles qui facilitent son mouvement ascensionnel. De la cavité utérine, ce liquide passe dans les trompes de Fallope.

Si des vésicules de de Graaf sont près d'éclore, la fécondation peut avoir lieu, sinon les spermatozoïdes disparaissent au milieu des mucus.

Lorsque la fécondation doit se faire, l'ovule et le spermatozoïde vont au-devant l'un de l'autre. Lorsqu'ils se rencontrent, le spermatozoïde enfonce sa tête dans l'épaisseur de l'ovule et disparaît. Dès ce moment l'ovule est fécondé, et l'être nouveau naîtra de l'ovule qui tient en dissolution le spermatozoïde. Le lieu de la fécondation varie : tantôt les deux éléments se rencontrent dans l'utérus, tantôt sur l'ovaire, le plus souvent dans les trompes de Fallope (toujours sur l'ovaire, d'après Coste).

DÉVELOPPEMENT DE L'ŒUF.

L'œuf fécondé marche de la trompe vers l'utérus, où il arrive vers le huitième jour qui suit la fécondation. Pendant ce temps, il a augmenté de volume, et il est quatre ou cinq fois plus volumineux. Les changements rapides qui s'opèrent dans l'œuf fécondé ont été vus chez la femme à partir du douzième jour.

Je diviserai ainsi cette étude : 1° développement de l'œuf avant le douzième jour qui suit la fécondation ; 2° développement de l'œuf après le douzième jour.

§ 1. — Développement de l'œuf avant le douzième jour.

1er *Phénomène. — Disparition de la vésicule germinative, et segmentation de l'œuf.* — Dès que l'ovule est sorti de la vésicule ovarienne et même avant ce temps, la vésicule germinative disparaît. Ce phénomène s'observe aussi bien dans les ovules qui n'ont pas été fécondés. Immédiatement après, mais sur l'œuf fécondé seulement, on voit la segmentation du jaune. Au centre du vitellus se développe spontanément un *noyau vitellin*, sphérique, transparent et homogène, pendant que la masse du vitellus devient granuleuse.

Une heure après, on voit le noyau s'allonger, s'étrangler au milieu, et une séparation se faire en même temps dans la masse du vitellus. Chacune des deux moitiés du noyau vitellin présente les mêmes changements ; elle s'allonge, s'étrangle au milieu, et l'on a quatre noyaux au lieu de deux. Les masses vitellines se séparent aussi, et l'on a quatre masses au lieu de deux.

La segmentation des noyaux et des masses vitellines continue jusqu'à ce que l'intérieur de l'ovule soit rempli d'une quantité considérable de petits corps dont l'ensemble est appelé *corps muriforme*. Chacun de ces corps va se transformer rapidement en cellule. Telle est l'origine des *cellules blastodermiques*, ou *cellules embryonnaires*.

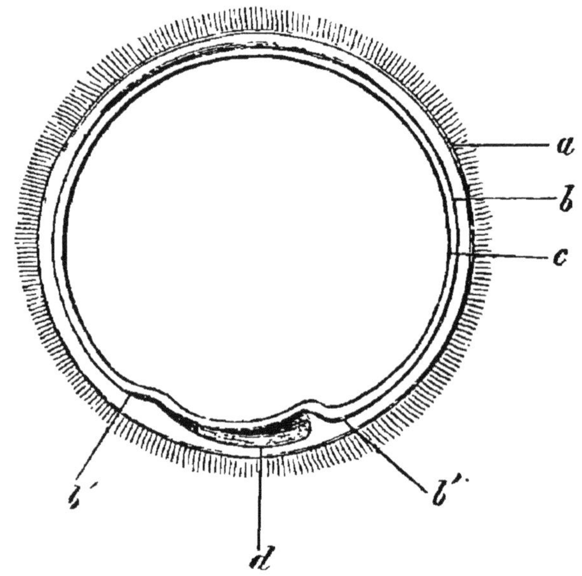

Fig. 148. — Œuf au douzième jour.

a. Membrane vitelline et villosités choriales. — *b*. Feuillet externe du blastoderme. — *c*. Feuillet interne du blastoderme. — *d*. Corps de l'embryon. — *b'*, *b''*. Soulèvement du feuillet externe du blastoderme devant former les capuchons céphalique et caudal.

2e *Phénomène. — Le vitellus se transforme en une membrane appelée blastoderme.* — Lorsque, par suite de la segmentation du vitellus, la cavité de l'œuf est remplie de cellules, celles-ci se portent vers la surface interne de la membrane vitelline, s'aplatissent et se juxtaposent pour former une membrane continue, pendant qu'un liquide albumineux se développe dans la cavité de l'ovule. C'est à cette membrane formée par la juxtaposition des cellules blastodermiques qu'on a donné le nom de *blastoderme*, ou *vésicule blastodermique*.

3e *Phénomène. — Apparition de l'embryon.* — Immédiatement après la formation du blastoderme, on voit un point de cette membrane qui devient obscur et s'épaissit légèrement. Ce point est appelé *tache embryonnaire*, *area germinativa*. Il est formé par une certaine quantité de cellules embryonnaires qui n'ont pas participé à la formation du blastoderme. Cette tache, circulaire d'abord, devient bientôt elliptique, et présente au centre une ligne claire qui est l'indice de la moelle épinière.

4e *Phénomène. — Dédoublement du blastoderme.* — Pendant que la tache embryonnaire augmente de volume, le blastoderme se dédouble, et présente par conséquent deux vésicules concentriques; l'œuf se trouve donc formé à cette époque, de dehors en dedans, de la *membrane vitelline*, du *feuillet externe* et du *feuillet interne* du blastoderme.

a. Feuillet externe. — Le feuillet externe, *feuillet séreux* ou *feuillet animal*, est en rapport avec la membrane vitelline; il formera plus tard la peau de l'embryon.

b. Feuillet interne. — Le feuillet interne ou *muqueux* sépare l'externe du liquide contenu dans l'œuf. Plus tard, ce feuillet formera la muqueuse intestinale.

5e *Phénomène. — Apparition des premiers vaisseaux dans l'embryon.* — Pendant que les deux feuillets du blastoderme se forment, le blastème qui doit donner naissance à l'embryon augmente entre les deux feuillets, et l'embryon s'épaissit. Des vaisseaux se développent de toutes pièces dans ce blastème et forment un réseau auquel on donne le nom de *feuillet vasculaire* ou *intermédiaire* du blastoderme.

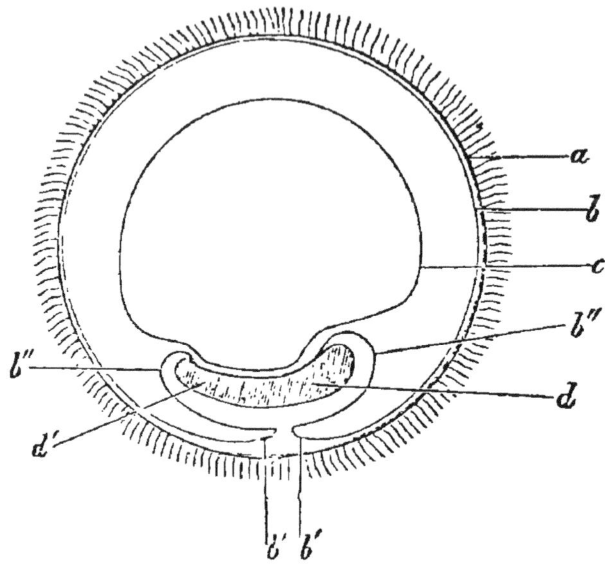

FIG. 149. — Œuf de quinze à seize jours.

a. Membrane vitelline (chorion). — *b*. Feuillet externe du blastoderme. — *b'*, *b'*. Replis du feuillet externe du blastoderme marchant au-devant l'un de l'autre. — *b''*, *b''*. Capuchon céphalique et capuchon caudal. — *c*. Feuillet interne du blastoderme devant former la vésicule ombilicale. — *d'*, *d'*. Corps de l'embryon.

6e *Phénomène. — Épaississement de l'embryon et modification du feuillet externe du blastoderme.* — Nous avons vu le blastème embryonnaire situé entre les deux feuillets du blastoderme. L'embryon formé par ce blastème est placé de telle façon que sa face dorsale correspond au feuillet externe qui formera la peau, tandis que sa face antérieure ou ombilicale correspond au feuillet interne. Mais la tache embryonnaire s'épaissit et s'allonge. En même temps, la face dorsale de l'embryon devient saillante, tandis que ses deux extrémités, de même que les côtés, s'incurvent vers le centre de l'œuf. L'incurvation est plus manifeste au niveau des extrémités, de sorte que l'embryon a la forme d'une petite nacelle. Si nous nous rappelons que le feuillet externe du blastoderme adhère à la face dorsale de l'embryon dont il forme la peau, nous comprendrons facilement qu'en s'incurvant vers le centre de l'œuf, les extrémités et les bords de l'embryon soulèvent le feuillet externe du blastoderme. Celui-ci, tout en suivant les bords et les extrémités de l'embryon, s'étale sur sa face dorsale en formant un repli circulaire qui se rétrécit insensiblement jusqu'au milieu de cette face. Lorsque toute la surface dorsale est recouverte, la fusion s'opère entre les replis du feuillet externe, qui se trouve alors divisé en deux parties : l'une qui continue à former le feuillet externe du blastoderme et qui est appliquée à la face interne de la membrane vitelline; l'autre qui, après s'être complétement séparée de la précédente, entoure la face dorsale du fœtus et forme l'*amnios*.

Pendant que l'embryon s'incurve vers le centre de l'œuf, il s'épaissit à ses deux extrémités, plus d'un côté que de l'autre. L'extrémité la plus volumineuse s'appelle *extrémité céphalique*, tandis que l'autre s'appelle *extrémité caudale*; les bords sont connus sous le nom de *lames ventrales*. C'est au niveau de ces deux extrémités qu'on a coutume d'étudier la réflexion du feuillet externe du blastoderme sur le dos de l'embryon pour former l'amnios : aussi a-t-on appelé *capuchon céphalique* la portion qui se réfléchit sous la tête, et *capuchon caudal*, la portion qui se réfléchit au-dessous de l'extrémité caudale.

Il serait plus exact de dire que l'embryon présente un capuchon périphérique tout autour de sa face dorsale.

7e *Phénomène*. — *Modification du feuillet interne du blastoderme*. — Pendant que l'embryon situé entre les deux feuillets s'incurve vers le centre de l'œuf et qu'il soulève le feuillet externe pour former les capuchons, et plus tard l'amnios, le feuillet interne se divise insensiblement en deux parties : l'une qui sera contenue dans la cavité abdominale de l'embryon, et l'autre hors de la cavité, à l'intérieur de l'œuf. Le point qui sépare ces deux portions est un grand orifice qui deviendra l'ombilic. La portion du feuillet interne du blastoderme enfermé dans le corps de l'embryon formera la *muqueuse intestinale*, tandis que l'autre représentera la *vésicule ombilicale*.

Tous ces phénomènes se montrent dans l'œuf fécondé avant le douzième jour, époque à laquelle l'embryon ne présente que 4 à 5 millimètres de longueur. Les premiers phénomènes jusqu'au huitième jour se sont opérés pendant le passage de l'œuf à travers la trompe, les autres ont lieu dans la cavité utérine.

Dans les premiers jours, l'œuf n'est pas vasculaire ; il se nourrit probablement aux dépens de la couche albumineuse qui l'entoure. Ce n'est qu'après le huitième jour qu'il contient des vaisseaux, lorsqu'il s'est arrêté dans la cavité utérine.

§ 2. — Développement de l'œuf après le douzième jour.

A cette époque, nous connaissons déjà : 1° l'*embryon ;* 2° le *feuillet externe* et sa dépendance l'*amnios ;* 3° le feuillet interne devant former la *cavité intestinale* et la *vésicule ombilicale ;* 4° l'enveloppe de l'œuf ou *chorion*. Nous verrons encore naître, aux dépens du feuillet interne du blastoderme, la *vésicule allantoïde*, le *placenta* et le *cordon ombilical*.

Nous étudierons successivement l'amnios, les dépendances du feuillet interne du blastoderme, et le chorion.

Amnios. — L'amnios est une membrane recouvrant la face dorsale de l'embryon, dont elle est séparée par une couche liquide qui baigne sa peau, et formée par la rencontre des capuchons du feuillet externe du blastoderme. L'amnios est donc une dépendance de ce feuillet externe.

Au moment où l'amnios représente une membrane distincte (du vingtième au vingt-cinquième jour), l'œuf est constitué par l'enveloppe qui formera le chorion, par la membrane amnios qui contient un peu de liquide, par la vésicule ombilicale pleine de liquide, et enfin par l'embryon.

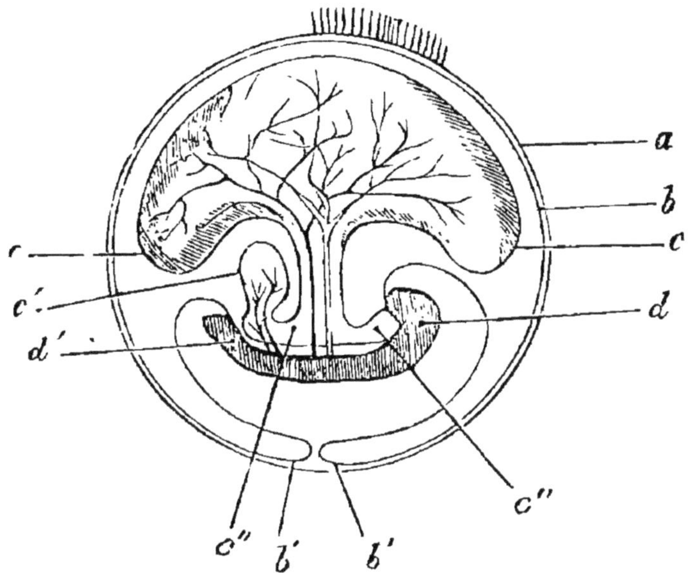

FIG. 150. — Œuf de vingt à vingt-cinq jours (Béclard).

La cavité de l'œuf, abstraction faite de l'embryon, est donc remplie par deux poches, l'amnios et la vésicule ombilicale. Le liquide de l'amnios augmente de plus en plus et détermine l'extension de cette membrane aux dépens de la vésicule ombilicale, qui s'atrophie, ou plutôt qui ne s'accroît plus. Du côté de la face dorsale de l'embryon, l'amnios vient s'appliquer à la face interne de la membrane vitelline ; du côté de la face ventrale, l'amnios gagne aussi en étendue, et comme la vésicule ombilicale tient à l'ombilic, où elle se continue avec la cavité intestinale, il comprime cette vésicule et l'atrophie peu à peu, de manière à la réduire à un cordon qui maintient l'embryon suspendu par l'ombilic dans le liquide de l'amnios.

Vers le troisième mois, l'amnios remplit à peu près la cavité de l'œuf. Le liquide amniotique augmente jusqu'au cinquième mois, et reste stationnaire ensuite ; on en trouve, à la naissance, de 500 grammes à 1,000 grammes. La membrane amnios est formée de fibres lamineuses et d'une couche interne d'épithélium pavimenteux simple.

Dépendances du feuillet interne ou muqueux du blastoderme. — Ces dépendances sont : la vésicule ombilicale, la vésicule allantoïde, le cordon ombilical et le placenta.

1° *Vésicule ombilicale.* — Formée par la portion extra-fœtale du feuillet muqueux, la vésicule ombilicale est de courte durée. Vers la fin du premier mois, elle remplit complétement la cavité de l'œuf. Mais à mesure que l'amnios se développe, elle diminue et se réduit à un cordon creux qui se porte de l'ombilic de l'embryon à un point de la paroi de l'œuf. Ce cordon creux est le *conduit omphalo-mésentérique*. La paroi de la vésicule ombilicale est vasculaire ; ses vaisseaux se nomment *omphalo-mésentériques ;* ils ont des communications avec ceux de l'embryon. Après le premier mois, cette vésicule se sépare de l'embryon, et s'atrophie peu à peu.

2° *Vésicule allantoïde.* — Pendant que la vésicule ombilicale remplit presque complétement la cavité de l'œuf et que l'amnios commence à se développer, on voit vers le quinzième jour se montrer une petite saillie sur la portion du feuillet interne du blastoderme comprise dans la cavité abdominale. Cette saillie proémine à travers l'ombilic au-dessous de la vésicule ombilicale, du côté de l'extrémité caudale de l'embryon. Elle s'allonge insensiblement jusqu'à la surface interne du chorion, et se trouve divisée, à la manière de la vésicule ombilicale, en deux portions : une contenue dans la cavité abdominale et qui formera la *vessie*, l'autre dans la cavité de l'œuf et qui constitue l'*al-*

lantoïde proprement dite. L'étranglement ombilical sépare ces deux parties. Des *vaisseaux allantoïdiens* se montrent à sa surface et communiquent avec le corps de l'embryon.

La vésicule allantoïde se développe rapidement dans sa portion extra-fœtale, et s'étale entre l'amnios et la vésicule ombilicale. Arrivée au chorion, elle s'applique à sa surface interne, ou mieux à la face interne du feuillet externe du blastoderme, qu'elle recouvre dans toute son étendue, en dehors de l'amnios et de la vésicule ombilicale. Elle emporte avec elle les vaisseaux allantoïdiens, de telle sorte que ces vaisseaux viennent s'étaler à la surface interne du chorion. Quelques-uns de ces vaisseaux donneront naissance au placenta, les autres s'atrophieront, et la portion de vésicule allantoïde étendue de l'ombilic à la vessie formera l'*ouraque*. Ce sont les vaisseaux allantoïdiens qui constituent plus tard les artères et la veine ombilicales. L'une des veines allantoïdiennes s'est atrophiée.

3° *Cordon ombilical*. — On donne ce nom au cordon qui s'étend de l'ombilic au placenta, et qui maintient le fœtus au milieu des eaux de l'amnios. C'est par le cordon que passe le sang du fœtus. D'après le mode de formation des trois membranes précédentes, rien de plus facile que de se faire une idée du cordon. Il est formé par trois vaisseaux contournés en spirale, la veine ombilicale et les artères ombilicales ; par le vestige de l'allantoïde, sorte de cordon fibreux ; par une enveloppe complète extérieure, dépendante de l'amnios ; enfin par une substance conjonctive, réunissant les vaisseaux, et appelée *gélatine de Warthon*. (Voy. *Circulation du fœtus.*)

4° Le *placenta* est une masse spongieuse, aplatie, seul moyen d'union vitale entre la mère et le fœtus.

Il s'insère ordinairement au fond de la cavité utérine ; mais il peut s'implanter sur tous les autres points, même sur le col.

Cet organe, en forme de disque aplati, est quelquefois ovale. Il présente de 12 à 15 centimètres de largeur, de 2 à 3 d'épaisseur.

Chorion.— Le chorion est l'enveloppe la plus extérieure de l'œuf. Très-mince dans les premiers temps de la vie embryonnaire, cette membrane augmente d'épaisseur à mesure que l'œuf grossit. Dans les premiers jours qui suivent la fécondation, le chorion est formé par la membrane vitelline. Un peu plus tard, à cette membrane vient s'ajouter le feuillet externe du blastoderme, qui en recouvre la surface interne. Quelque temps après, ce feuillet se trouve lui-même doublé, à sa surface interne, par l'épanouissement de la vésicule allantoïde, qui s'interpose à la paroi de l'œuf et à la membrane amnios.

D'après Coste, les trois membranes précédemment citées formeraient trois chorions successifs, de telle sorte que le premier chorion serait formé par la membrane vitelline. Celle-ci disparaîtrait pour faire place au deuxième chorion, représenté par le feuillet externe du blastoderme, qui disparaîtrait à son tour pour être définitivement constitué par la vésicule allantoïde enveloppant l'amnios.

Dès que l'œuf est arrivé dans la cavité utérine, le chorion se recouvre de petits prolongements ou *villosités.* Au moment où la vésicule allantoïde s'étale à la surface interne du chorion, c'est-à-dire vers le treizième jour, les villosités deviennent vasculaires. Un peu plus tard, les villosités, qui se mettent en rapport avec la muqueuse utérine et doivent former le placenta, se développent, tandis que les autres s'atrophient.

Au moment de la naissance, l'œuf est constitué comme il suit. Il est formé de trois membranes superposées de dehors en dedans : la membrane caduque, le chorion et l'amnios ; d'un liquide intérieur ; du fœtus, suspendu au milieu du liquide au moyen du cordon ombilical ; et enfin du placenta, pédicule vasculaire qui établit la seule communication existant entre la mère et l'enfant.

CIRCULATION DU FŒTUS.

La *première circulation* est liée à l'existence de la vésicule ombilicale; elle est, pour ainsi dire, extra-fœtale, tandis que la *deuxième circulation*, ou intra-fœtale, ne commence qu'à la disparition de la vésicule ombilicale.

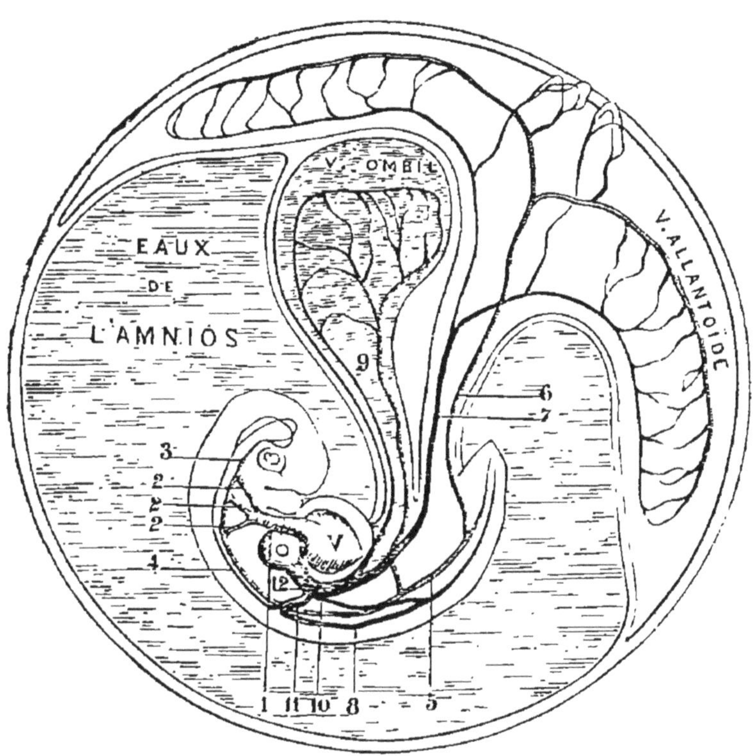

FIG. 151. — Deuxième circulation de l'embryon. On voit l'amnios, la vésicule ombilicale avec ses vaisseaux qui commencent à s'atrophier, et la vésicule allantoïde, dont quelques anses vasculaires pénètrent dans la paroi de l'œuf pour former le placenta.

V. Ventricules du cœur. — 1. Tronc aortique. — 2, 2, 2. Artères branchiales du côté droit. — 3. Aorte ascendante. — 4. Tronc des veines caves supérieures. — 5. Aorte descendante. — 6. Artères allantoïdiennes. — 7. Veines allantoïdiennes. — 8. Veine azygos. — 9. Vaisseaux omphalo-mésentériques. — 10. Veine cave inférieure. — 11. Confluent des veines caves supérieures et de l'azygos. — 12. Confluent de toutes les veines qui apportent du sang au cœur.

Première circulation. — Les vaisseaux se montrent vers le quinzième jour qui suit la fécondation, sur le feuillet interne du blastoderme. Ces vaisseaux se groupent tout autour de la tache embryonnaire, et forment un cercle appelé *sinus terminal.* Du sinus terminal partent deux ordres de rameaux : 1° des rameaux qui se répandent à la surface de la vésicule ombilicale et qui pénètrent, en formant deux troncs, par l'ouverture ombilicale du fœtus, pour s'anastomoser avec deux gros vaisseaux, arcs aortiques, qui partent du cœur : ces deux troncs s'appellent *artères omphalo-mésentériques*, et le sang poussé par le cœur chemine dans ces artères, de la cavité fœtale vers le sinus terminal ; 2° d'autres rameaux partent du sinus terminal et pénètrent par l'ouverture ombilicale, en formant deux troncs veineux, *veines omphalo-mésentériques.* Elles se terminent à la partie inférieure du cœur.

En résumé, le sang part du cœur, passe dans les artères omphalo-mésentériques, se distribue aux parois de la vésicule ombilicale, et arrive au sinus terminal, d'où il part en formant les deux veines omphalo-mésentériques qui viennent au cœur.

Pendant l'existence de la première circulation, l'embryon ne se nourrit point par le placenta, et les matériaux de la nutrition proviennent du liquide contenu dans la vésicule ombilicale, et porté à l'embryon par les vaisseaux omphalo-mésentériques.

La première circulation cesse au moment où l'autre s'établit, c'est-à-dire après le premier mois. Tous les vaisseaux omphalo-mésentériques disparaissent, excepté une veine qui formera plus tard le tronc de la *veine porte.*

Deuxième circulation. — Après le premier mois, lorsque

la vésicule allantoïde s'est développée, elle est extrêmement vasculaire, et présente deux *artères allantoïdiennnes* et deux *veines allantoïdiennes*, allant du fœtus à la paroi de la vésicule allantoïde. Les ramifications de ces vaisseaux se portent aux villosités choriales, se développent au niveau du point où s'implante le placenta, et s'atrophient sur les autres parties. Au bout de peu de temps, le rôle de la vésicule allantoïde est rempli, une veine s'atrophie, et il reste deux artères et une veine, qui changent de nom et sont appelées *artères* et *veine ombilicales*. A ce moment, la deuxième circulation est définitivement constituée jusqu'à la naissance. Cette circulation diffère de celle qui suit la naissance par la présence de certains vaisseaux qui disparaissent plus tard, artères et veine ombilicales, canal veineux et canal artériel.

Si nous suivons le sang parti du placenta, nous le voyons, après avoir subi le contact vivifiant des vaisseaux de la mère, passer dans la veine ombilicale qui se porte vers le foie. Arrivé au foie, il se divise en deux courants : l'un qui pénètre dans le foie par une branche de communication de la veine ombilicale avec la veine porte, et qui se rend ensuite à la veine cave inférieure par les veines sus-hépatiques ; l'autre qui se porte directement aussi dans la veine cave inférieure par un petit conduit, terminaison de la veine ombilicale, le *canal veineux*.

Dans la veine cave inférieure, le sang rencontre celui qui vient des extrémités inférieures, et, mélangé à lui, il monte au cœur pour se jeter dans l'oreillette droite. Arrivé là, au lieu de pénétrer dans le ventricule droit, le sang de la veine cave inférieure est porté dans l'oreillette *gauche* par une sorte de gouttière membraneuse, formée par la réunion de la valvule d'Eustache et de l'anneau de Vieussens. De l'oreillette gauche, le sang passe dans le ventricule gauche. Le cœur gauche est donc rempli par le sang venu de la veine cave inférieure, tandis que la veine cave supérieure remplit le cœur droit. Laissons pour un instant le cœur gauche.

Le sang de la veine cave supérieure, qui a les mêmes sources que chez l'adulte, arrive à la paroi supérieure de l'oreillette droite, et tombe dans cette oreillette sans se mélanger au sang de la veine cave inférieure, de sorte qu'il existe dans cette oreillette deux courants : un courant vertical descendant dans l'oreillette et le ventricule droit, et un courant oblique passant de droite à gauche dans l'oreillette gauche.

Reprenons la circulation au niveau des ventricules. Ceux-ci se contractent en même temps, le sang du ventricule gauche passe dans l'artère aorte, celui du ventricule droit se porte à l'artère pulmonaire, et de là par le *canal artériel* à la crosse de l'aorte, où il se mélange au sang venu du ventricule gauche. Ainsi mélangé, ce liquide descend le long de l'aorte et se porte à toutes ses divisions, dont les deux principales sont les artères ombilicales qui se rendent au placenta.

D'après cette description, on voit que les vaisseaux pulmonaires ne reçoivent pas de sang, et, par conséquent, que le fœtus est privé de la petite circulation.

Le sang artériel et le sang veineux du fœtus ne sont nulle part à l'état de pureté, et dans tous les vaisseaux ils présentent à peu près invariablement une couleur rouge brun.

Il n'y a aucune communication entre les vaisseaux de la mère et ceux du fœtus.

FIN.

TABLE DES MATIÈRES.

PREMIÈRE PARTIE.

ANATOMIE GÉNÉRALE ET HISTOLOGIE.

DEUXIÈME PARTIE.

ANATOMIE DESCRIPTIVE.

SECTION PREMIÈRE.

OSTÉOLOGIE.

SECTION DEUXIÈME

MYOLOGIE.

SECTION TROISIÈME.

ARTHROLOGIE.

SECTION QUATRIÈME.

ANGÉIOLOGIE.

SECTION CINQUIÈME.

NÉVROLOGIE.

SECTION SIXIÈME.

SPLANCHNOLOGIE.

SECTION SEPTIÈME.

ORGANES DES SENS.

SECTION HUITIÈME.

EMBRYOLOGIE.

FIN DE LA TABLE DES MATIÈRES.

POITIERS. — TYPOGRAPHIE DE HENRI OUDIN.

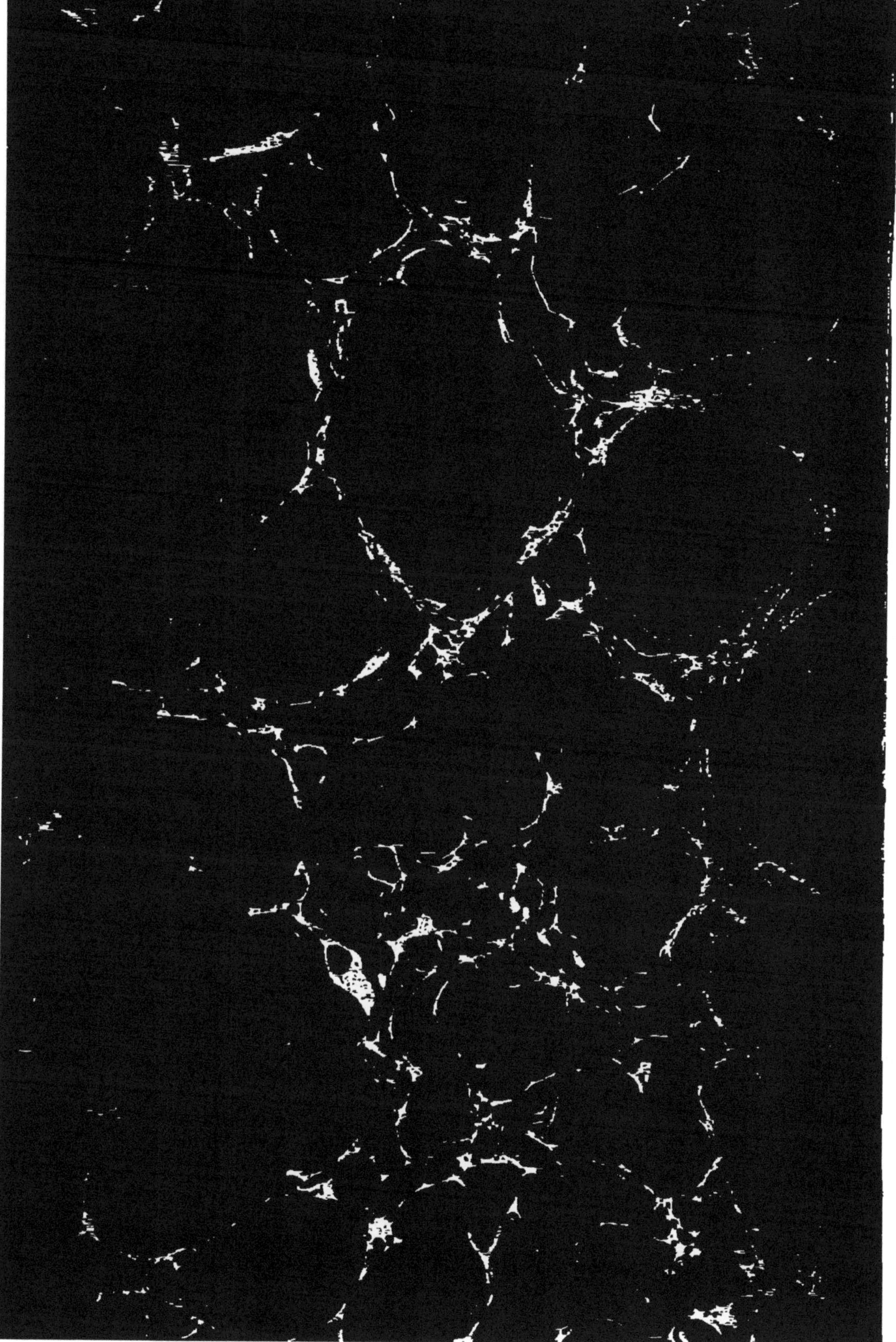

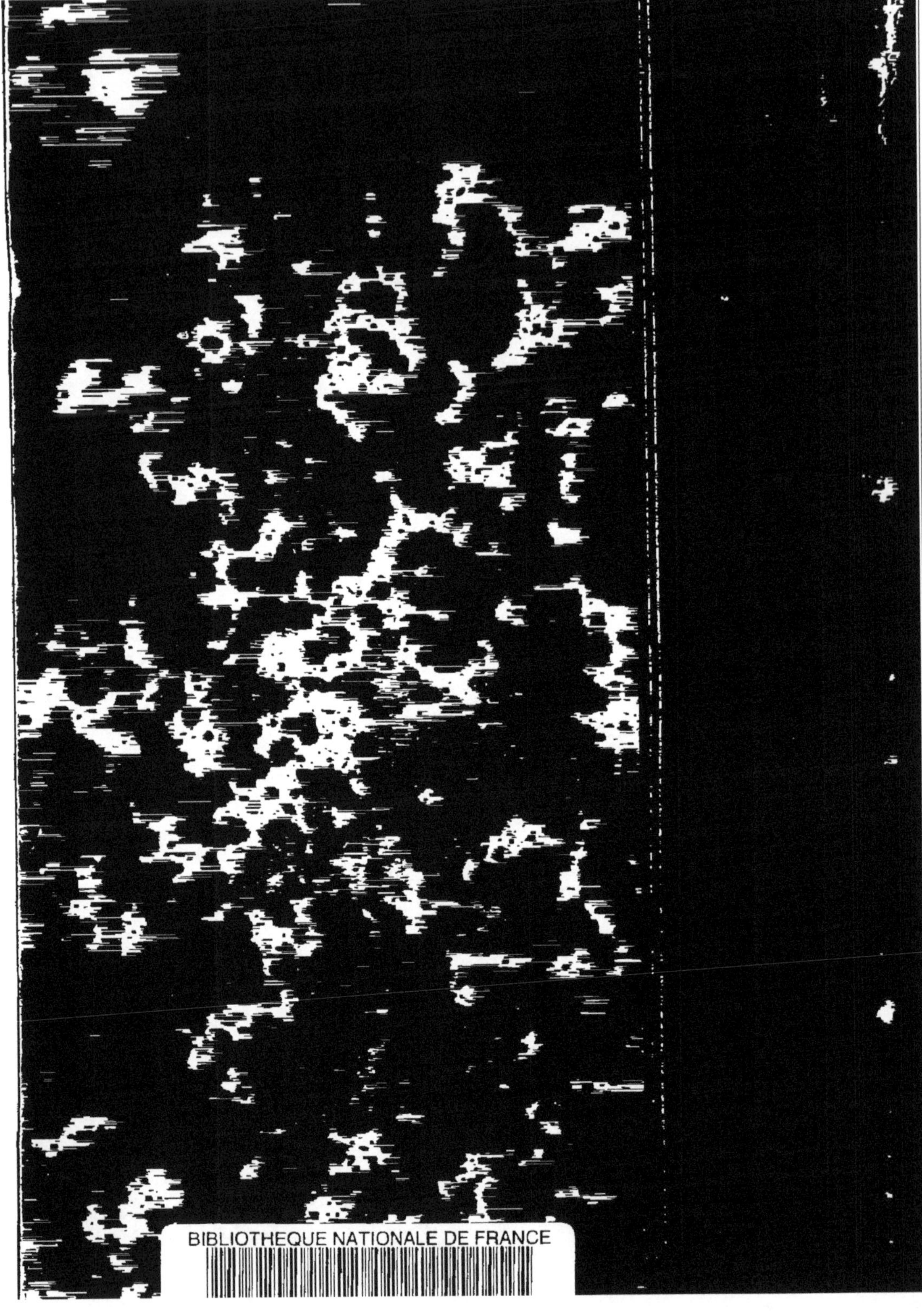

www.ingramcontent.com/pod-product-compliance
Ingram Content Group UK Ltd.
Pitfield, Milton Keynes, MK11 3LW, UK
UKHW020253230726
13925UKWH00001B/18

9 782013 493345